U0245310

中 国 医 学 科 学 院
北 京 协 和 医 学 院

年 鉴

YEARBOOK
Chinese Academy of Medical Sciences
Peking Union Medical College

—2013—

中国协和医科大学出版社

图书在版编目（CIP）数据

中国医学科学院、北京协和医学院年鉴：2013版/《中国医学科学院、北京协和医学院年鉴》编委会编．—北京：中国协和医科大学出版社，2014.11

ISBN 978-7-5679-0115-5

Ⅰ．①中…　Ⅱ．①中…　Ⅲ．①中国医学科学院-2013-年鉴②北京协和医学院-2013-年鉴
Ⅳ．①R-40

中国版本图书馆 CIP 数据核字（2014）第 148055 号

中 国 医 学 科 学 院　**年　鉴**（2013）
北 京 协 和 医 学 院

编　　　者：中国医学科学院北京协和医学院年鉴编委会
责任编辑： 韩　鹏
助理编辑： 杨小杰

出版发行：**中国协和医科大学出版社**
　　　　　（北京东单三条九号　邮编 100730　电话 65260378）
网　　址：www.pumcp.com
经　　销：新华书店总店北京发行所
印　　刷：北京佳艺恒彩印刷有限公司

开　　本：787×1092　　1/16 开
印　　张：29.25
彩　　页：16
字　　数：650 千字
版　　次：2014 年 11 月第 1 版　　2014 年 11 月第 1 次印刷
印　　数：1—1000
定　　价：120.00 元

ISBN 978-7-5679-0115-5

（凡购本书，如有缺页、倒页、脱页及其他质量问题，由本社发行部调换）

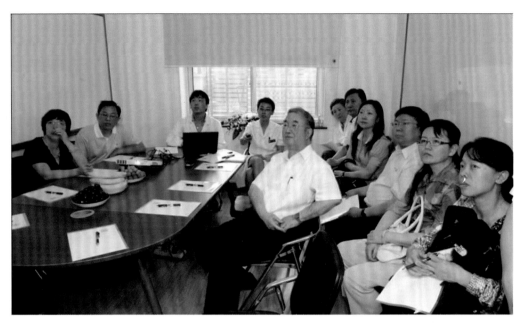

2012 年 7 月 19 日，全国人大常委会副委员长桑国卫率领卫生部、科技部等领导来阜外医院就"十二五"期间的 GCP 建设进行调研

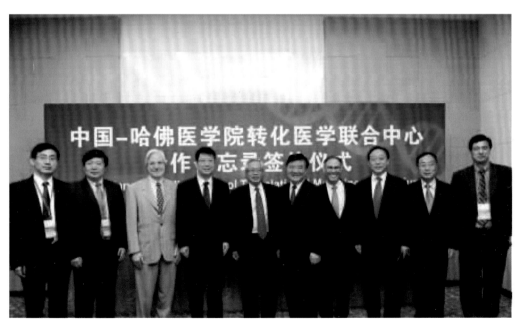

2012 年 5 月 10 日，中国医学科学院、上海交大医学院、复旦大学上海医学院与美国哈佛医学院建立中国-哈佛医学院转化医学联合中心在上海国际会议中心举行合作备忘录签署仪式。卫生部部长陈竺出席。医科院曹雪涛院长、交大医学院章雄副院长、复旦大学桂永浩副校长，与哈佛医学院执行院长 William Chin 等在合作备忘录上签字

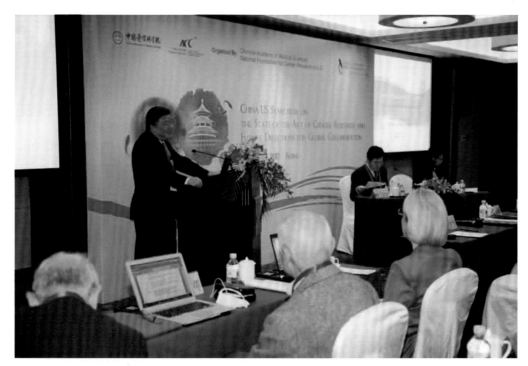

　　2012 年 11 月 4~6 日，由中国医学科学院与美国国家癌症基金会共同举办、肿瘤医院承办的
"中美癌症及全球合作方向高峰论坛"在京召开，卫生部部长陈竺、中国医学科学院院长曹雪涛
及来自中美两国癌症基础研究、临床研究和药物研发领域的多位院士、首席科学家共 50 多人出
席了此次高峰论坛

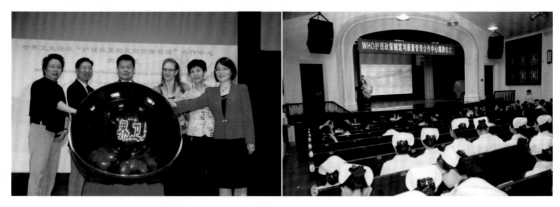

　　2012 年 6 月 7 日，护理学院隆重举行世界卫生组织"护理政策制定与质量管理"合作中心挂牌仪
式。卫生部领导、院校领导、世界卫生组织、国际护士会、中华护理学会、北京护理学会、国外世卫合
作中心、境内外兄弟院校、医院、院直机关的代表约 100 人参加了仪式。卫生部医政司郭燕红副司长、
国际合作司李明柱副司长、曾益新校长、世界卫生组织驻华代表处高级项目管理官员 MariannaTrias 博
士、中华护理学会李秀华理事长、护理学院刘华平院长以及机关部分职能部门负责人出席了揭牌仪式

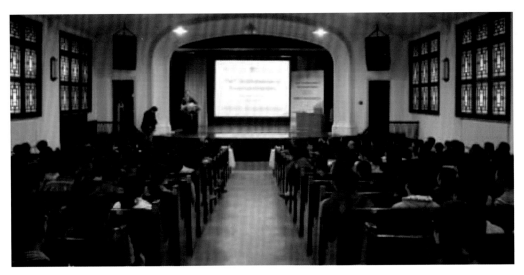

　　2012年4月26~27日，首届中国医学科学院-香港大学李嘉诚医学院转化医学论坛在东单三条礼堂举行。论坛主席由中国医学科学院院长曹雪涛院士和香港大学李嘉诚医学院院长李心平教授共同担任，来自两家医学机构的医学科学家和我院校研究生代表共300余人参加了此次学术交流活动

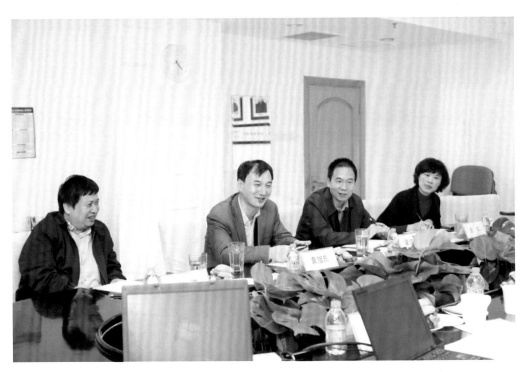

　　2012年10月19日，国家外国专家局经济技术专家司袁旭东司长来阜外医院调研

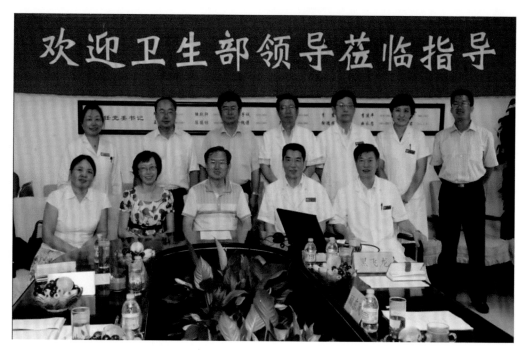

2012 年 7 月 9 日，卫生部科教司副司长金生国、卫生部科教司继续教育处处长陈昕煜、北京协和医学院继续教育学院何仲院长一行来阜外医院调研继续教育及住院医师培养工作

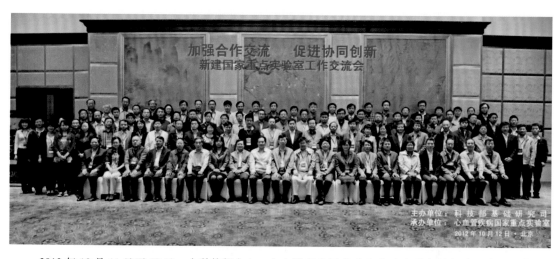

2012 年 10 月 11 日至 12 日，由科技部主办、心血管疾病国家重点实验室承办的新建国家重点实验室工作交流会在京胜利召开

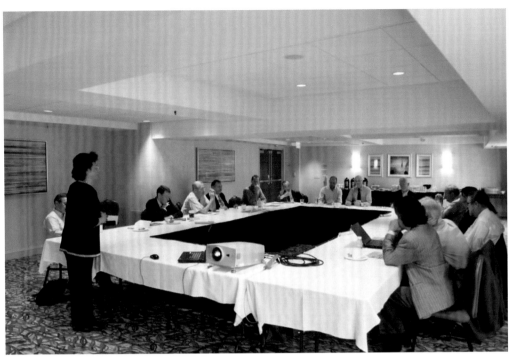

2012 年 4 月 22 日，微循环所修瑞娟教授应邀出席在美国圣迭戈举行的世界微循环联盟常务理事会报告了第十届世界微循环大会的筹备进展

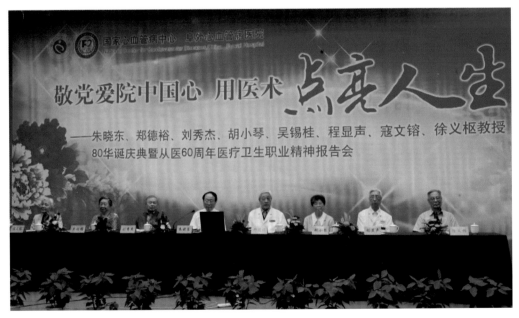

2012 年 8 月 8 日，院所隆重召开朱晓东、郑德裕、刘秀杰、胡小琴、吴锡桂、程显声、寇文镕、徐义枢 8 位教授从医 60 周年医疗卫生职业精神报告会

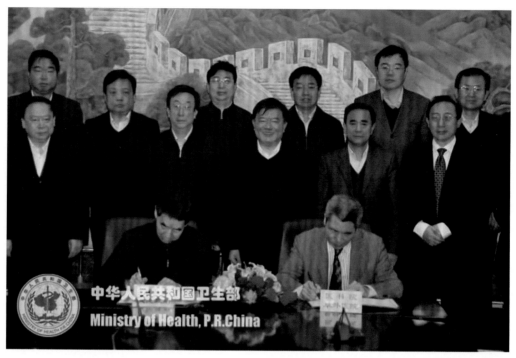

2012 年 2 月 14 日，河南省人民政府、中国医学科学院阜外心血管病医院在北京举行合作共建框架协议签字仪式

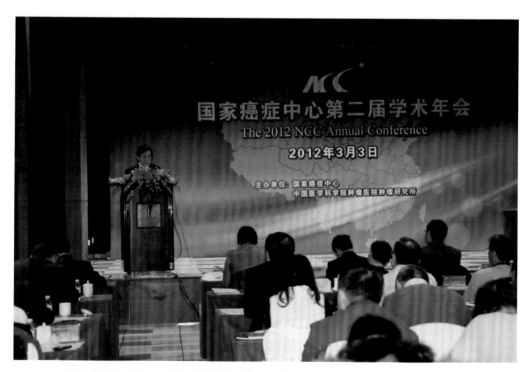

2012 年 3 月 3 日，中国医学科学院肿瘤医院召开国家癌症中心第二届学术年会

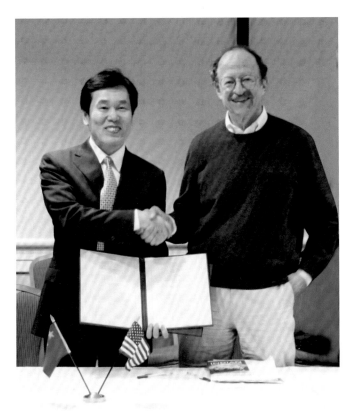

2012 年 3 月 14 日，中国医学科学院肿瘤医院与美国 NCI 签署重要协议

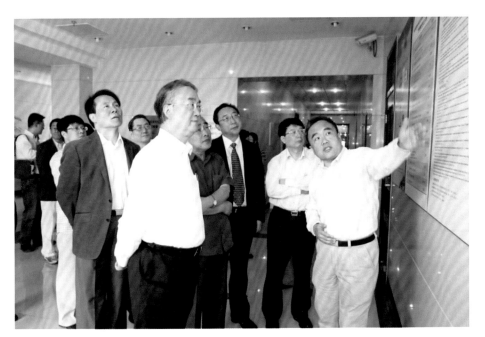

2012 年 5 月 14 日，"重大新药创制"国家科技重大专项"十一五"综合性大平台和孵化基地课题验收启动仪式及现场验收会在药物研究所举行，药物所尹大力教授向专家组介绍化学药物合成与先导化合物优化平台取得的成果

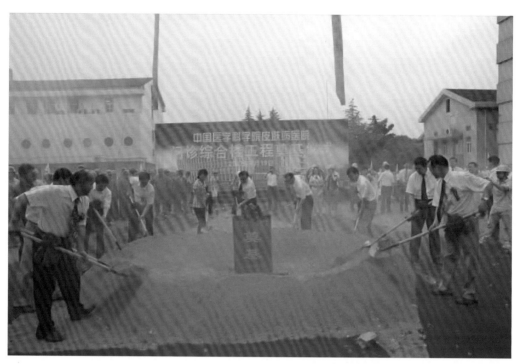

2012 年月 6 月 18 日，皮肤病医院门诊综合楼工程奠基仪式隆重举行

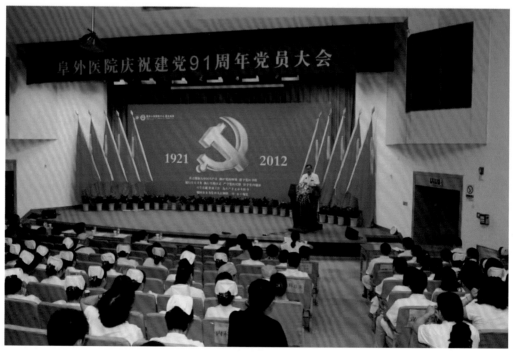

2012 年 6 月 29 日，阜外医院隆重召开庆祝中国共产党成立 91 周年党员大会

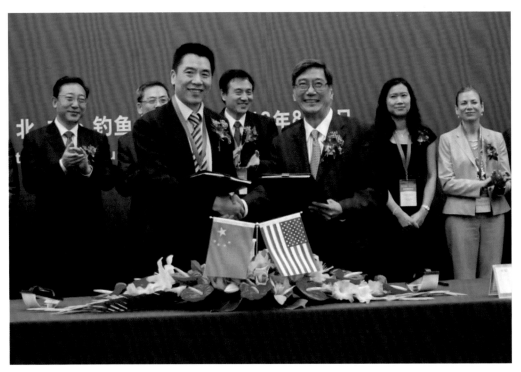

2012 年 8 月 1 日，国家心血管病中心阜外心血管病医院与默克实验室合作签字仪式在钓鱼台国宾馆隆重举行

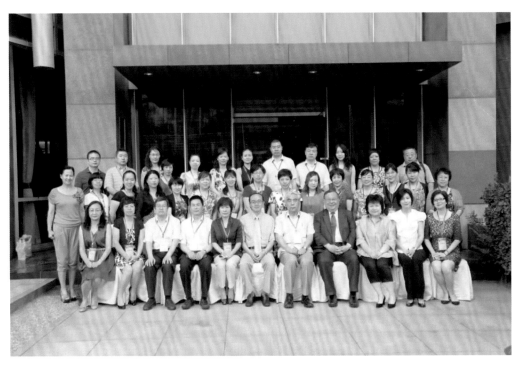

2012 年 8 月 9 日，中国肿瘤医院患者服务中心启动暨培训会，中国医学科学院肿瘤医院成立全国首家肿瘤专科医院患者服务中心

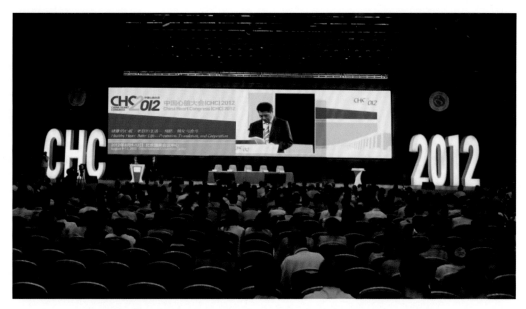

2012 年 8 月 9~12 日，中国心脏大会 2012 在国家会议中心隆重召开

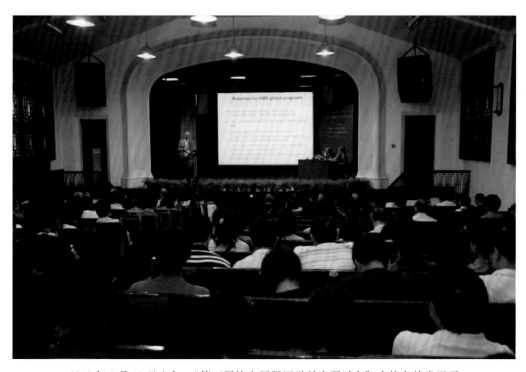

2012 年 9 月 19 日上午，"第五届协和国际医学教育研讨会"在协和礼堂召开

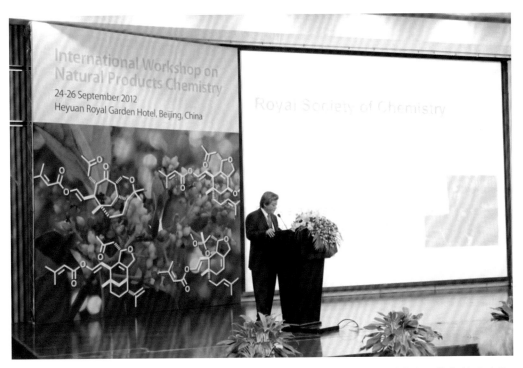

2012 年 9 月 24~26 日，由国家自然基金委员会和英国皇家化学会共同举办，药物所"天然药物活性物质与功能国家重点实验室"承办的国际天然产物化学研讨会在北京成功举办，药物所庾石山副所长在主持会议

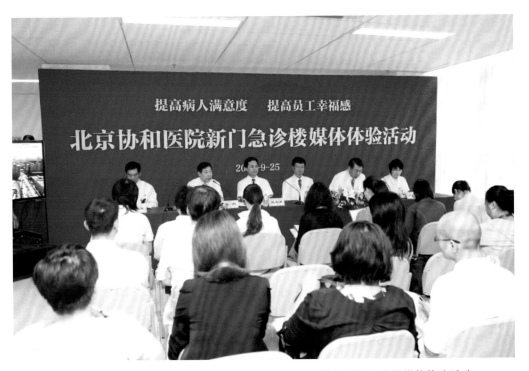

2012 年 9 月 25 日，北京协和医院在新门急诊楼一层举行新门急诊楼媒体体验活动

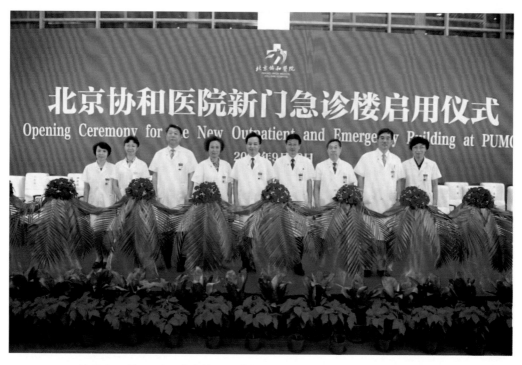

2012 年 9 月 28 日，北京协和医院新门急诊楼启用仪式（北区新门诊楼）

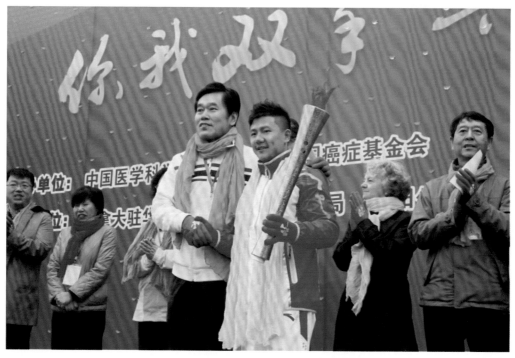

2012 年 11 月 3 日，中国医学科学院肿瘤医院举行第 14 届 "北京希望马拉松——为癌症患者及癌症防治研究募捐义跑" 活动

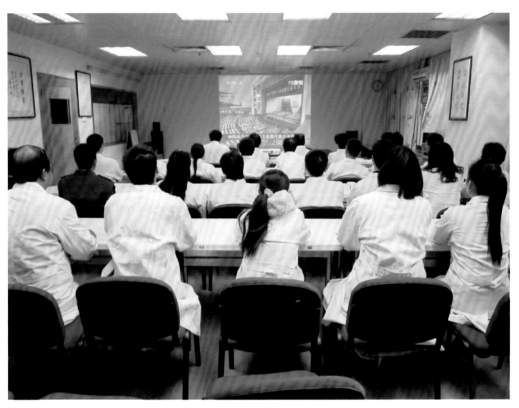

2012 年 11 月 8 日，微循环所全体师生在三层报告厅集中收看中国共产党第十八次全国代表大会开幕的直播盛况

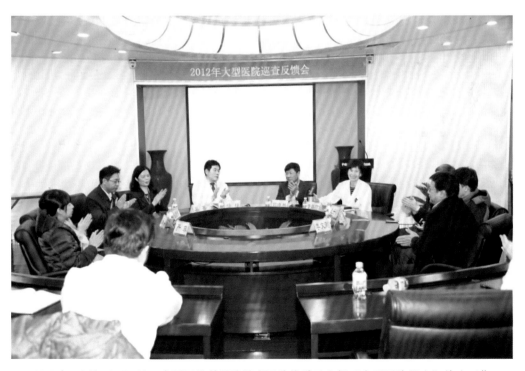

2012 年 12 月 20~21 日，中国医学科学院肿瘤医院接受卫生部"大型医院巡查"检查工作

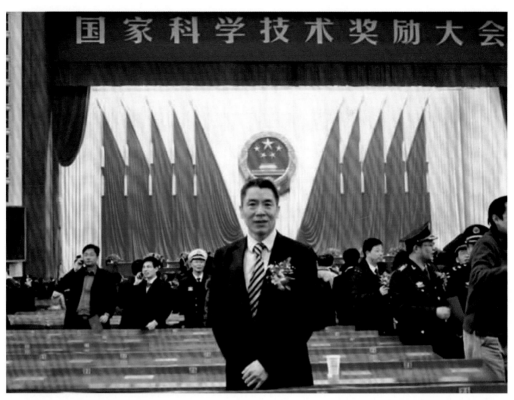

　　2012 年 2 月 14 日，胡盛寿院长主持完成的"冠心病外科微创系列技术的建立及应用推广"项目荣获国家科技进步二等奖

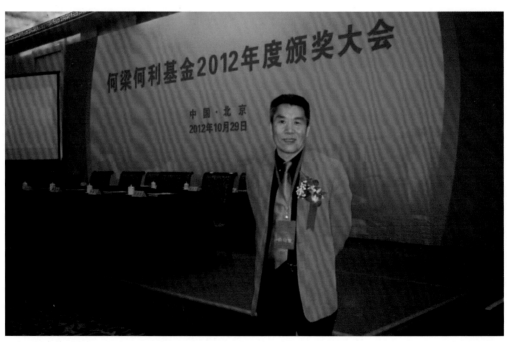

　　2012 年 10 月 29 日，阜外心血管病医院院长、心血管疾病国家重点实验室主任胡盛寿教授喜获何梁何利基金"科学与技术进步奖"

中国医学科学院　北京协和医学院
年鉴编委会名单

京外所、院分布示意图

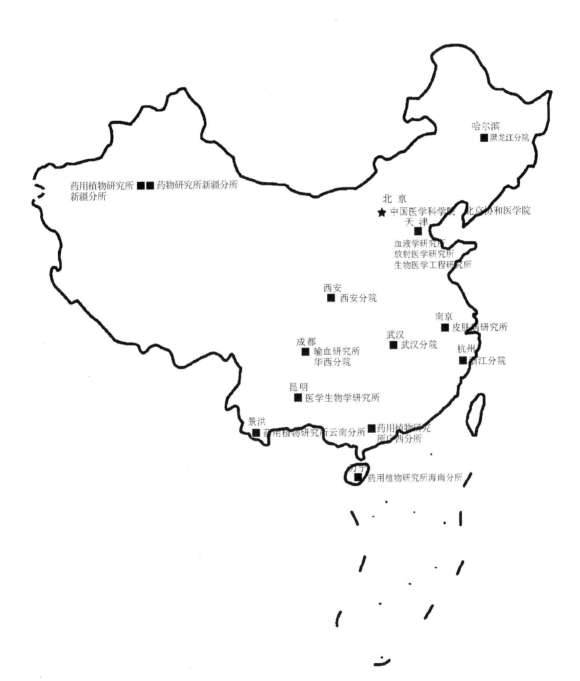

哈尔滨
■黑龙江分院

药用植物研究所■■药物研究所新疆分所
新疆分所

北 京
★中国医学科学院 北京协和医学院
天 津
血液学研究所
放射医学研究所
生物医学工程研究所

西安
■ 西安分院

南京
■皮肤病研究所

武汉
■武汉分院

杭州
■浙江分院

成都
■ 输血研究所
华西分院

昆明
■ 医学生物学研究所

景洪
■药用植物研究所云南分所

■药用植物研究
所广西分所

■ 药用植物研究所海南分所

在京所、院分布示意图

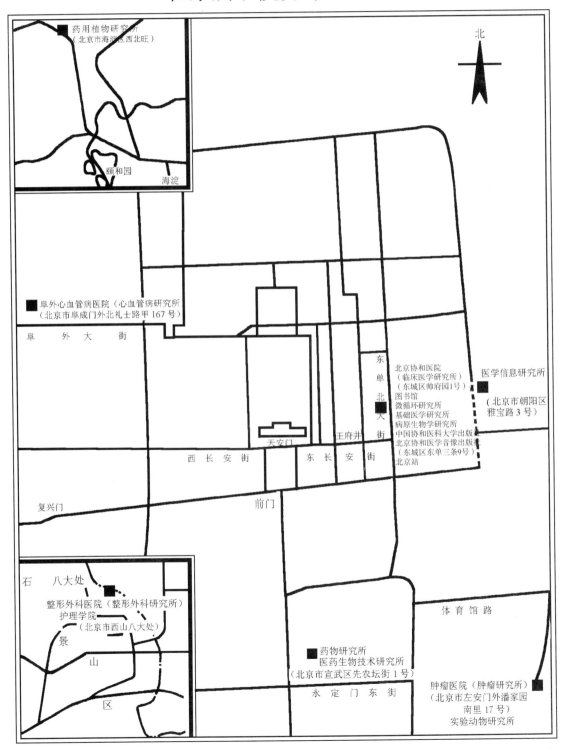

北

药用植物研究所
（北京市海淀区西北旺）

颐和园　　海淀

阜外心血管病医院（心血管病研究所）
（北京市阜成门外北礼士路甲167号）

阜　外　大　街

东单北大

北京协和医院
（临床医学研究所）
（东城区帅府园1号）
图书馆
微循环研究所
基础医学研究所
病原生物学研究所
中国协和医科大学出版社
北京协和医学音像出版社
（东城区东单三条9号）
北京站

医学信息研究所

（北京市朝阳区
雅宝路3号）

天安门　　王府井街

西　长　安　街　　东　长　安　街

复兴门　　　　　前门

石　　八大处

整形外科医院（整形外科研究所）
护理学院
（北京市西山八大处）

景

山

区

药物研究所
医药生物技术研究所
（北京市宣武区先农坛街1号）

体　育　馆　路

肿瘤医院（肿瘤研究所）
（北京市左安门外潘家园
南里17号）
实验动物研究所

永　定　门　东　街

目　　录

院校重要活动纪事

科 研 工 作

教 学 工 作

医疗卫生工作

产　业　工　作

人才建设与培养

国际交流与合作

各所、院工作概况

中国医学科学院分院和共建单位

大　事　记

院校重要活动纪事

中国医学科学院　北京协和医学院
2012 年度工作概况

2012 年是深化医改承上启下的关键之年，也是院校"十二五"规划顺利实施的关键之年。一年来院校在卫生部等上级部门的领导、支持与帮助下，坚定不移地高举中国特色社会主义伟大旗帜，以邓小平理论和"三个代表"重要思想为指导，深入贯彻落实科学发展观，认真学习党的十八大精神，全面落实全国卫生工作会议部署，重点突破院校发展的瓶颈问题，积极推动院校事业科学发展。

一、积极推进院校人才培养与支持体系建设

2012 年院校按照"十二五"规划确定的人才培养与支持体系建设思路积极开展工作，着力狠抓人才队伍建设，全年投入人才培养经费 5880 万元，投入总额创院校历史新高，成效显著。

（一）高层次人才建设

2012 年度，程根宏当选"国家千人计划"；葛东亮、冯晓明 2 人当选"青年千人计划"；王建伟、黄波 2 人获得国家杰出青年基金；吕志明当选长江学者讲座教授；院校共有 7 人获"新世纪优秀人才支持计划"资助；5 人获得北京市优秀人才培养资助。

（二）创新团队建设

2012 年度教育部创新团队评审中，基础所蒋澄宇教授牵头的"急性肺损伤的转化医学研究"、血研所程涛教授牵头的"造血干细胞生物学"被评为教育部"创新团队"。

（三）协和学者特聘教授、协和创新团队和协和新星建设

2012 年，院校继续开展协和学者特聘教授、协和创新团队与协和新星的评审。朱兰等 14 名教授受聘协和学者特聘教授，寿伟年等 4 名教授受聘协和学者讲座教授，"女性盆底障碍性疾病及生殖道畸形"等 5 个团队当选 2012 年协和创新团队，龙笑等 11 人当选协和新星。截至 2012 年 11 月 29 日，共资助平台经费 2730 万元，人员经费 200 万元。

（四）博士后工作

2012 年院校办理博士后进站 67 人，出站 41 人，截至 2012 年底，在站 155 人。积极实施院校十二五人力资源规划，开展协和博士后科学基金评审工作，赵静勇等 10 位博士后研究人员获得协和博士后科学基金资助，资助平台经费 50 万元。组织中国博士后科学基金第五批特别资助申报工作，院校申报 4 人，3 人当选。组织中国博士后科学基金第五十一批和五十二批面上资助申报工作，院校 1 人获得一等资助，15 人获得二等资助。

（五）人才队伍制度建设

印发了《"长江学者奖励计划"长江学者实施细则》《"协和学者与创新团队发展计划"协和学者实施办法》《"协和学者与创新团队发展计划"创新团队实施办法》《"协和新星人才支持计划"实施办法》《博士后工作管理规定》和《博士后工作管理办法细则》等院校人才工作管理办法（试行），起草完成《院校人才引进计划实施方

案（征求意见稿）》并征求意见，为院校人才队伍建设提供制度保障。

二、积极推进院校管理体制、机制创新建设

根据院校现行的管理体制，修订完成了《院校会议制度和议事规则》，将院校决策会议规定为党委常委（扩大）会议、院长办公会议和校长办公会议，并制定了每个会议的组织形式和议事规则。组织制定《北京协和医学院章程》，目前已形成初稿；完成对《中国医学科学院章程》制定的前期调研工作。

进一步修订《国家医学科技创新体系建设规划》，组织撰写《院校科技创新体系规划（2012~2020）》和《关于我国医学科技创新发展研究总报告》。其中，《院校科技创新体系规划（2012~2020）》经9月27日院长办公会讨论通过；《关于我国医学科技创新发展研究总报告》已通过多种途径送达卫生部、财政部、科技部等国家部委的主要领导，为院校发展争取资源奠定基础。

2012年，在总结2006~2012年院校科研院所修购专项成效与执行经验的基础上，组织院校各所院编制2013~2015年院校科研院所修缮购置专项资金规划。院校将根据国家需求，继承临床、科研、教学、产业特色与综合优势，协调跨所院、跨学科优势研究，形成协同创新、协同发展的良好局面，在承担国家任务、研究解决实际问题的实践中，加强国际化，增强国际竞争力，推动院校持续发展。

三、积极推进医学科技创新体系建设，科研实力和水平稳步提升

（一）适时适地建设中国医学科学院分院

2012年，院校与天津市、江苏省、上海市等地方政府和卫生行政部门沟通联系，探讨中国医学科学院分院建设。其中，与天津市政府经过多次会谈，形成《关于合作建

设中国医学科学院创新园区暨天津分院的项目合作战略框架协议书》。为支持天津分院建设，卫生部将与天津市签署《卫生部/天津市人民政府共建中国医学科学院天津分院合作协议》。目前2个协议文本已经准备完成，等待卫生部、天津市确定时间签约。2012年卫生部与江苏省签订部省共建框架协议。在此框架协议的指导下，院校经与江苏省卫生厅、南京市政府及有关部门多次会谈，初步形成《南京市人民政府/中国医学科学院关于合作共建中国医学科学院江苏分院南京国际医学中心的框架协议》。目前正在根据部务会的精神，与江苏省、南京市会谈，修改完善协议。同时，院校与泰州医药高新技术产业开发区探讨共建"疫苗产业化平台"的项目也在进行中。

（二）稳步推进国家中心建设

2012年，经过反复研讨论证，阜外医院和肿瘤医院分别制定了国家心血管病中心和国家癌症中心建设方案并提交卫生部。同年12月，两个中心领导班子建议人选方案报送卫生部并经卫生部党组会讨论。以输血研究所为依托的国家血液安全中心的建设工作也在积极的推进中，国家血液安全中心建成后，将承担血液安全决策支持、信息服务及资源调配与整合、支撑技术研究与推广、质量管理与控制等工作，为我国的血液安全做出贡献。同时，院校积极推进以北京协和医院为依托的国家转化医学中心（北方中心）（筹）以及妇幼中心（筹）的建设工作。

（三）积极筹备构建国家医学创新体系，加强学术交流

设立中国医学科学院协和学术沙龙，成立学术沙龙学术委员会，并拟定每期主题，每周三晚举办学术交流活动，为院校学术创新培育土壤，目前已成功举办10期；设立协和大师讲堂，邀请诺贝尔奖获得者、美国科学院院士等大师级学者来院校讲座，从

2013 年开始，每月一期，提升院校学术交流国际水平；成立中国医学科学院青年科学家创新联盟及理事会，拟定理事章程，定期召开会议，充分发挥青年科学家的创造性，为单位发展建言献策。

（四）科技创新能力不断增强，科技实力稳步提升

根据已公布或掌握的数据，2012 年院校共新中标各类科研课题 1185 项，获得总经费 10.7 亿元（包括院校基本科研业务费），到位科研经费总数约为 8.6 亿元。其中国家自然科学基金项目获得资助 245 项，含重点项目及重大研究计划共 5 项，获资助经费 1.3 亿元。科技成果奖励 37 项，其中国家科技进步二等奖 1 项。申报专利 217 项，授权专利 89 项。根据 2012 年 12 月科技部信息所公布的结果，院校 2011 年度发表科技论文 4346 篇，其中 SCI 收录论文达 1079 篇，影响因子在 3.0 以上 332 篇。

四、积极推进北京协和医学院教学实体化工作

（一）加强制度建设，推进教学改革和教育发展

2012 年初，成立了由院校领导牵头的教学实体化制度文件写作小组，修订完善了《北京协和医学院临床医学专业教学改革指导原则（试行）》《北京协和医学院学系制度建设暂行办法（试行）》《北京协和医学院教师岗位专业技术职务聘任办法（试行）》《北京协和医学院临床医学专业学生导师制管理规定（试行）》四个教育事业发展的基础性、主体性制度文件；同时，也同步起草制定了《北京协和医学院国际教育顾问委员会制度（试行）》《北京协和医学院学生基层社会实践方案（试行）》《北京协和医学院临床医学专业学生境外交流学习管理细则（试行）》《北京协和医学院导师师德行为规范（试行）》等若干个配套性、附属性制度文件，为教育事业发展和人才队伍建设明确了指引和方向，提供了规范和保障，发挥了激励和推动的作用。

（二）以教学改革为动力、不断提升教育教学水平

按照"以明确原则为基础，以课程整合为重点，以机制模式创新为驱动，以资源体系建设为支撑"的思路，务实推进本专科教学改革，不断提升办学水平：①修订完善了《北京协和医学院临床医学专业教学改革指导原则》，进一步明确了教学改革的指导原则和基本思路，凝聚了思想和共识、明确了目标和方向；②以"预科与基础衔接、基础和临床整合"为重点，先期进行了"解剖学与临床外科的横向整合，微生物课程和临床感染控制，基础药理学与微生物学的横向整合，以整合课为基础的教材建设"四个方面的探索，取得了良好的收效并积累了一定的经验；③在现行教育体制框架内进行改良的同时，积极探索教育体制模式的创新，比如：专科招生模式改革试点，通过增加多站式面试，更好了解考生综合素质，收到了良好的效果；④一年多以来，学校完成了北京协和医学院创新性教学资源体系建设（二期），建成了网络教学及远程教学系统，网络阅卷和成绩生成、分析系统和教学管理系统，集成了引自密西根大学的大量的教学音频和视频材料，优化了临床模拟教学中心的建设和使用。而且，教学资源体系建设三期项目已经通过评审，并获得 1100 万经费支持。

（三）研究生教育改革平稳推进

根据我校研究生教育的实际情况，紧紧抓住优化生源质量和提高培养质量这两个重点任务：一方面，多渠道、多途径加大招生宣传力度，生源质量得到了明显提升：推免比例再创新高，达 37%，位居全国第 7 位，北京市第 4 位，高于其他同类医学院校；另一方面，2012 年 12 月，学校成立了研究生课程改革领导及工作小组，并多次召开课程改革研讨会，研究探索研究生课程改革方案。一年多以来，重新修订了 13 个一级学科、63 个二级学科的培养方案，并在教学改革方面进行了一系列的探索和尝试：①研究生培养方式改革：基础学院生物学一级学科，新生入学不定导师；②设立研究生创新基金项目：学校共投入 350 万元，累计资助了 117 个创新项目，极大提升了研究生的创新积极性和研究生培养水平；③首次设立研究生出国交流基金：2012 年共计资助 8 个所院的 20 名研究生出国交流，拓宽了我校研究生的国际视野，推进了我校研究生教育的国际化进程；④首次开展博士论文的同行专家双盲评议，确实保证和有效提高我校博士学位论文的质量。除此之外，学校开展了包括北京、天津、南京、成都、昆明在内的遍布各个所院的研究生导师培训工作，有效提升了研究生导师的教育能力，进一步提高了研究生的培养质量。

五、强化医疗工作内涵建设

（一）医院管理工作稳步推进

2012 年院校 6 家医院共有床位数 5186 张，6 家医院门急诊人次 497.8 万人，6 家医院入院人数 19.39 万人，比较 2011 年分别上涨 0.89%、9.6%、9.7%。在床位数与上年基本不变的状况下，医院通过提高工作绩效，例如，缩短出院患者平均住院日、增加床位使用率、周转率，通过中、青年医师出门诊敞开挂号等措施，千方百计缓解大医院"看病难"问题。在"十二五"对口支援协议的基础上，西藏自治区人民医院结合自身的发展规划，提出了对 8 个重点科室进行"科对科""院对科"形式的不间断帮扶。针对重点科室，院校派出了由北京协和医院、阜外医院、肿瘤医院医护人员组成的 6 人医疗队赴藏，同时院校也接收了西藏自治区人民医院的 14 名进修生。

（二）积极推进公立医院改革

临床路径的编写、试点及推广，是卫生部贯彻落实医改政策的一项重要工作。院校组织临床和医疗管理专家共同承担了包括内分泌科、消化内科、心血管内科和心血管外科，共 34 个病种临床路径规范的编写工作，并于 4 月 25 日举行了《临床路径释义》研讨暨新书发布会。院校组织相关专家参与《三级综合医院评审标准实施细则》及《医院评审员手册》的编写工作，对全国三级医院的评审具有重要的指导意义。同时，院校各医院继续巩固"医院管理年"活动，继续深入开展"创先争优，为民服务"和"三好一满意活动"，认真落实"医疗质量万里行"方案，不断提高医疗质量和服务水平。

（三）加强创建教研型医院

医院的临床学科能力是一个医院持续发展的核心动力。院校非常重视所属医院临床学科方面的发展，2012 年院校有 8 个专业获得国家临床重点专科项目，使院校国家临床重点专科总数达到 28 项。

（四）不断改善就医环境

2012 年各医院不断努力改善就医环境，为服务医改做出贡献。北京协和医院的新门急诊楼于今年 9 月投入使用；阜外医院扩建结构工程已完工，转入内装修阶段；心血管病研究中心建设工程二期进入二次结构施工阶段；肿瘤医院启动住院综合楼工程立项工作，规划建设规模 6.9 万平方米；整形外科医院向发改委提交《医院改扩建工程可行性研究报告》；皮肤病医院新门诊楼于 6 月动工。

六、整体推进院校空间与基地建设

（一）积极推进北区建设项目，争取早日立项

2012 年 6 月，国家发改委原则确定中国医学科学院北区项目建设规模为 15 万平方米，投资额为 9.5 亿元。11 月初，国家发改委委托北京中设泛华工程咨询有限公司组织北区项目评审工作，目前已完成评审，评估公司肯定了项目建设的必要性、可行性和紧迫性，使项目推进工作取得了重大进展。下一步院校将尽快成立北区建设班子。北区的建成将极大缓解院校空间紧张的局面，突破院校发展的瓶颈。

（二）积极推进通州新校区建设

积极贯彻卫生部与北京市政府（河北省政府）战略框架合作协议的指示精神，认真落实北京协和医学院教学实体化工作的总体部署，按照"北上、南下、东拓、合作"的总体思路，积极反复与北京市政府、河北省政府洽谈，竭力寻求北京协和医学院空间建设上的突破，努力为教学事业的开展、协和文化的传承以及协和精神的传播，提供必要的土壤和必需的保障：①在与燕达集团合作方面：落实卫生部与河北省合作协议的精神，在老年医学等专科医疗以及全科医学继续教育培训方面，寻求与燕达国际医院商谈合作的可能性；②在通州校区建设方面，落实温总理和卫生部指示，支持老专家们的建议，积极推进与通州区政府合作，并签署了战略合作协议，北京市和通州区为我校预留了约 1100 亩土地，用于通州新校区建设，并给予我校特殊优惠的土地政策。

（三）积极推进大兴医药产业园区建设

在与相关所院协调的基础上，两次向卫生部规财司汇报，争取上级支持。

七、推进院校国际化发展

2012 年，院校通过多种途径加强与国际医疗教育、研究机构和合作与交流：组建了医学教育国际顾问委员会，为院校教育发展建言献策；与加州大学洛杉矶分校（UCLA）、巴黎公立医院集团、哈佛医学院签署合作备忘录，加强相互之间的交流合作；接待朝鲜医科院代表团、伊朗卫生部代表团、泰国诗琳通公主访问团等，体现院校的国家任务；与克利夫兰医学中心、宾夕法尼亚大学、加拿大 Baycrest 老年医学中心、梅里埃基金会、国际医学组织联盟、美国癌症协会、求是基金会等国际机构开展交流，促进了相互间合作。

八、继续推进院校科技产业工作，促进科技成果转化

2012 年，院校制定促进科技产业创新与发展的指导意见，为今后院校科技产业发展提供纲领和指导；补充修订院校科技成果转化的相关政策，促进院校的科技成果转化；编写院校对外投资管理相关申报审批程序的指导文件，加强科技产业规范管理；在院校产业工作会提出建设"院校产学研一体化创新基地"的倡议。截至 2012 年 12 月，院校及所属各单位投资设立和参股的企业共有 75 户，涉及生物制药、医药贸易、图书音像、科技开发、后勤服务等众多经营领域。2012 年度，纳入院校国有资产基础管理范围的 54 户企业的营业收入总额为 159 404. 34 万元，比上年增长 13.6%；实现利润总额 37 850. 46 万元，比上年增长 12.3%，其中利润总额在 1000 万元以上的企业 6 户，占全部企业的 11.3%；100 万元以上的企业 13 户，占全部企业的 24.1%。

九、以重大活动为平台、凝心聚力推进文化建设

为纪念北京协和医学院建校 95 周年、中国医学科学院建院 56 周年，9 月 21 日院校隆重举行了协和精神座谈会。中央政治局常委、国务院副总理、党组副书记李克强和中共中央政治局委员、国务委员刘延东、教育部等部委领导为院校校庆发来贺信；全国人大常委会副委员长桑国卫，卫生部党组书记张茅，卫生部部长陈竺，教育部高教司副司长石鹏建，清华大学校长陈吉宁，北京大学常务副校长、医学部常务副主任柯杨，美国中华医学基金会代表，国外校长代表，美国国立卫生研究院代表等 500 余人参会。

院校庆的系列活动整体分成五个部分：①协和精神座谈会：2012 年 9 月 21 日，在党中央国务院、卫生部、教育部和兄弟院校以及海内外校友的亲切关怀和大力支持下，成功举办了协和精神座谈会，李克强副总理、刘延东国务委员分别发来了贺信；②校庆系列论坛：以院校庆为契机，组织举办了"第五届协和国际教育论坛""院校庆学术报告会""全国皮肤病与性病博士论坛""全国血液病与干细胞博士论坛"等一系列学术和教育论坛活动。在第五届协和国际教育论坛中，特邀 UCSF、Harvard、UCSD、Upenn、Duke、Michigan、Melbourne、台湾大学医学院、香港中文大学医学院等国际顶尖医学院院长作主题报告；③校友系列活动：以院校庆为契机，克服重重困难，使协和校友会获得了卫生部、教育部的正式批准及民政部的支持，举办了校友会（筹）成立大会，健全了校友组织、整合了校友资源、凝聚了校友力量；④文化遗产保护：与中央电视台纪录片频道陈晓卿团队合作，成功制作了大型宣传片《协和济世》，并举办了《光荣与梦想》大型图片展，出版了《协和精英》，举办了《协和往事》影像回顾展；有效地回顾了协和的历史、传承了协和的文化、发扬了协和的精神、传播了协和的理念；⑤争取社会各界支持：院校庆期间，我们得到了国药集团、广东珠江集团有限公司、广州立白集团公司的大力支持和资助，为院校庆的各项活动提供了良好的条件保障和充分的经费支持。

十、举办 2012 年度院校系列会议

为了统一思想，凝聚人心，更好地开展下一阶段的各项工作，院校于 2012 年举办了系列会议：

1. 1 月 8 日举办国际合作与外事研讨会，会议传达了全国外事工作会的会议精神；邀请卫生部、外专局、基金委等领导讲解政策；邀请中科院、中疾控、北大医学部等兄弟单位介绍经验；各所院交流工作经验，并就如何更好开展外事工作展开探讨，推进院校国际化发展。

2. 2 月 27 日举办教育工作会，探讨 2012 年教学工作的重点、"小规模特色办学"的落实、八年制医学课程改革、教学实体化建设、学系建设和吸引优秀人才等议题。

3. 4 月 1 日举办科技工作会，会议邀请巴德年院长、清华大学施一公教授、第四军医大学王茜副校长、葛兰素史克鲁白博士、浙江大学罗建红教授做大会报告，大会就如何强化科研管理、强化科研人才建设等议题展开探讨。

4. 4 月 7 日召开医疗工作会，邀请了中国工程院副院长樊代明院士、四川大学华西医院院长石应康教授、上海交通大学医学院附属瑞金医院院长朱正纲教授、中国人民解放军总医院任国荃副院长做报告，会议围绕国家公立医院改革及院校发挥的作用展开讨论。

5. 11 月 7 日召开信息工作座谈会，京津地区所院分管信息工作领导、信息部门负责人共约 40 余人参加了会议，会议主题为加强院校及所院信息化建设，推动院校整体信息工作全面、可持续发展，会议探讨了院校网站群建设和英文网站的建设。

6. 11 月 16 日举办人才工作会，邀请清华大学施一公院长、中科院生物物理研究所刘力副所长介绍各自单位的人才管理经验；会议总结了院校近年来人才状况并对今后如何做好人才工作、加强院校人才队伍建设等问题进行深入探讨。

7. 11 月 17 日召开科技产业工作研讨会，所院主管领导、科技产业部门负责人，产工委委员，重点企业负责人等近 100 人参加了会议，会议探讨了"院校产学研一体化创新基地"建设。

8. 12 月 13 日召开院校科技大会，表彰了长期以来为院校科技事业的发展做出卓越贡献的老一辈科学家，表彰了在 2010～2011

年期间为院校科技事业发展做出突出贡献的科技工作者和先进集体。

9. 12月14日举办学习十八大精神推进院校文化建设宣传工作会，贯彻学习十八大精神，表彰了优秀撰稿人、优秀撰稿单位。

2013年是院校发展的重要战略机遇期，院校将全面贯彻党的十八大以及全国卫生工作会议精神，以邓小平理论、"三个代表"重要思想、科学发展观为指导，求真务实、开拓进取，做好"十二五"期间院校改革发展的各项工作，为国家医药卫生事业进步、医学科技创新、医学人才培养做出新的贡献。

（院校党政办公室　编）

联系电话：（010）65105518
E-mail：elviahe@163.com

2012 年度院校党委工作概况

2012 年是中国共产党第十八次全国代表大会召开之年，也是院校"十二五"规划顺利实施的关键之年。院校党委按照中央和上级党委的部署，紧密围绕院校的中心任务，统一思想、凝心聚力、精诚团结，扎实推进党委各项工作，并在党建和思想政治工作方面取得丰硕成果。

一、加强党建和思想政治工作

（一）积极迎接北京市委教育工委北京市普通高校《基本标准》入校检查

院校党委针对党建思想政治工作的新形势、新任务、新要求，根据北京市委教育工委《北京市普通高校党建和思想政治工作基本标准》检查的精神，进一步夯实院校党建和思想政治工作基础，推进党建工作创新。院校党委高度重视检查工作，对照《北京市普通高校党建和思想政治工作基本标准》认真自查，以评促建，更加规范、科学地开展党建和思想政治工作。2012 年 10 月院校接受了北京市委教育工委组织的《基本标准》入校检查，院校党委各部门认真准备了支撑材料、自查报告、特色报告、书记汇报，指导二级所院积极开展评建工作。院校的党建和思想政治工作以及特色工作得到北京市委教育工委的高度肯定，下一步院校党委还将按照教工委入校检查的反馈意见，继续扎实推进党建和思想政治工作，进一步总结凝练基层院所党建工作的好经验、好做法，不断提升党建工作的科学水平。

（二）结合创先争优基层组织建设年活动，集中力量抓好基层党组织建设

对基层党组织抓好分类定级，认真做好党支部的对标整改和晋位升级。在党支部的

制度建设、工作机制、活动方式等方面有新的提高；抓好培训，加大基层党组织工作条件保障力度，普遍提升院校基层党支部工作水平。院校组织了创先争优表彰工作，表彰院校先进基层党组织 25 个，优秀共产党员 157 名。多个党组织和多名党员获得各级各类上级机构的表彰。院校 1 个基层党组织荣获全国创先争优先进基层党组织称号。按照上级部署，院校党委开展了创先争优总结活动，进行了创先争优群众满意度测评，群众满意度达 98.78%。

（三）充分发挥院校理论研究优势，做好党建研究

开展创先争优理论研究，不断增强党建研究的针对性和实效性。组织各所院参加 2012 党建课题申报。经过组织动员，共有 15 个单位和部门申报 15 项课题，院校推荐的 2 项课题参加了专委会中期交流。

二、加强干部队伍建设、管理和培训工作

（一）加强干部队伍建设

保持院校和谐快速发展的良好势头，关键在班子、关键在干部。加强领导班子建设，造就一支精干高效、作风优良的干部队伍，事关院校发展全局。为全面加强院校干部队伍建设，院校党委以提高干部工作科学化、规范化为目标，根据中央和卫生部相关文件精神，结合院校机关和所院干部队伍现状，进一步完善干部管理制度，制定了《关于加强院校干部队伍建设的意见》及《院校干部队伍建设的有关规定》，对干部队伍建设提出更高要求，进一步明确了今后工作目标。院校党委调整干部 26 人次，其中：

提拔干部7人；干部免职9人；干部交流3人；干部轮岗4人；干部续聘3人。此外，协助卫生部公开选拔中国医学科学院副院长3名、北京协和医学院副校长2名（进行中）；会同卫生部公开选拔基础医学研究所所长1名、药用植物研究所所长1名、医药生物技术研究所所长1名（进行中）。

（二）加强监督，认真做好干部考核和日常管理工作

院校党委严格执行干部年度考核、届满考核、试用期考核制度，坚持全面、客观、准确地考核评价领导干部。协助卫生部完成院校领导干部年度考核，考核5人。组织完成2011年各所院领导班子和机关处级干部年度考核，共考核112人；根据卫生部要求，开展干部选拔任用"一报告两评议"工作，院校党委书记做干部选拔任用工作专题报告，对院校干部选拔任用工作和18名新提拔和平级交流的院管干部进行了民主评议。组织各所院开展干部选拔任用"一报告两评议"工作，对17个所院干部选拔任用工作评议结果进行统计，对14个所院共85名新选拔任用干部民主评议结果进行统计，评议结果反馈各所院。

（三）分级分类做好干部培训工作

根据2012年度干部培训计划，采取分级分类、综合运用多种教育方式，对干部进行大规模培训。一年来，共培训干部500多人。采取专题讲座方式解读十七届六中全会精神，京内各所院班子成员、党办主任、机关处级干部及党员共150人参加了学习；完成两期院校基层党组织负责人培训班，京津地区所院各级党组织负责人、党办主任及院校机关处级干部和党支部书记200多人参加了培训；为学习贯彻十八大精神，举办了《学习贯彻十八大精神专题讲座》，邀请中央党校马克思主义理论教研部主任深入解读十八大精神；举办院校中青年干部培训班。京内外各所院、院校机关90名中青年干部

参加了学习。院校党委李立明书记为退休党员、党支部书记和党员讲党课。

选派干部参加各级各类培训。继续选派6名同志参加卫生部党校一年两次的处级干部培训班；选派1名同志参加国家教育行政学院高校中青年干部培训班；选派1名同志参加北京市高校学习贯彻两会精神培训班；选派6名同志参加北京高校优秀党支部书记示范培训班。

三、坚持和完善"党管人才"制度，推进院校人才队伍建设

在院校党委确定的大人才观指导下，今年院校党委继续推进院校5个层次的协和人才队伍建设工作。5个团队当选2012年协和创新团队，14位同志受聘协和学者特聘教授，4位同志受聘协和学者讲座教授，11位同志当选协和新星。截至2012年11月29日，共资助平台经费2730万元，人员经费200万元。10位博士后研究人员获得协和博士后科学基金，资助平台经费50万元。院校2012年有1人（葛东亮）当选第三批"青年千人计划"人选，2人当选杰青人选。2012年11月院校组织召开了院校人才工作会，系统梳理了院校的人才队伍建设现状和工作思路。基础性的工作是印发了《"长江学者奖励计划"长江学者实施细则》《"协和学者与创新团队发展计划"协和学者实施办法》《"协和学者与创新团队发展计划"创新团队实施办法》《"协和新星人才支持计划"实施办法》《博士后工作管理规定》和《博士后工作管理办法细则》等一系列院校人才工作管理办法（试行）。起草完成了"院校人才引进计划实施方案"（征求意见稿），征求资深专家、青年专家、所院领导及相关部门负责人意见。开展了近年来院校职工高度关注的岗位设置管理与聘任工作。

四、扎实推进反腐倡廉工作

2012年，院校党委继续加强党风廉政

建设工作，坚持党风廉政工作与党政其他工作同部署、同落实、同检查、同考核。认真学习宣传贯彻党的十八大精神，推进院校党风廉政建设。

完成对京津地区各所院的纪委委员、纪检监察干部进行专项培训工作。发放《党的十八大反腐倡廉精神辅导读本》《高等学校教职工廉洁教育知识读本》《大学生廉洁知识读本》等；组织各医院的纪检监察干部参加《2012全国卫生纠风工作培训班》。

在院校机关和病原生物学研究所开展了权力运行监控机制建设试点工作的基础上，院校党委决定，在全院校范围内开展权力运行监控机制建设工作，印发了院校《2012年加强廉政风险防控规范权力运行工作方案》。

院校认真贯彻卫生部专项活动工作部署，印发院校《关于集中开展落实<关于卫生系统领导干部防止利益冲突的若干规定>活动的工作方案》。院校和各所院管理的干部完成《报告表》填报工作的统计数为：院校领导班子成员8人（报卫生部专项活动办公室）、各所院领导班子成员72人（其中23人报卫生部专项活动办公室）、院校机关副处级以上干部49人、各所院内设部门负责人334人。

为了进一步推动院校党务公开工作，经过所院推荐，聘任了北京协和医院马宇生等9位同志为院校党务公开第一批监督员。

五、加强宣传舆论引导，传承协和精神

（一）积极迎接十八大，开展十八大精神的学习宣传活动

为迎接党的十八大召开，院校党委各部门深入、细致地开展了大量政治宣传环境布置。十八大闭幕后，院校党委各部门组织了一系列十八大精神学习、宣传活动，包括面向全院校广大党员干部的"学习贯彻十八大精神专题讲座"、面向中青年干部的"院校中青年干部培训班"、面向宣传干部的"学习十八大精神，推进院校文化建设宣传工作会"、面向纪检监察干部的十八大精神专题讲座、面向党外人士的学习贯彻党的十八大精神座谈会、面向离退休干部的离退休干部党支部书记培训班。院校党委积极组织院校广大师生员工参加了北京市教工委的"百万师生微党课"及院校微博建设。做到了深入、全面和有针对性的领会和学习十八大精神。

（二）以北京协和医学院建校95周年中国医学科学院建院56周年为契机，举办"协和精神座谈会"系列活动

院校的协和精神和文化建设一直是受到上级党委和社会高度肯定的思想政治工作特色之一。2012年适逢北京协和医学院建校95周年、中国医学科学院建院56周年，院校党委以此为契机，开展了一系列系统整理、弘扬协和精神的活动。分别举办了《光荣与梦想》大型图片展、《协和往事》影像回顾展，与中央电视台纪录片频道合作制作了大型宣传片《协和济世》，召开了"协和精神座谈会"，举办了"北京协和医学院校友代表大会暨校友会筹备会议"和"协手和声"学生文艺晚会，出版了《协和精英》，对校史陈列室的史料进行了修订和补充。

六、加强统一战线工作

院校重视发挥统一战线优势，为院校"十二五"规划实施和医教研产等各项工作发展凝聚各方力量。为深化政治共识，开展"同心"教育，巩固与党团结奋斗的共同思想政治基础。以"同心"思想教育为主题，结合北京精神，学习践行社会主义核心价值体系，引导院校统一战线广大成员坚定在中国共产党领导下走中国特色政治发展道路的信念和信心，与党同心同德、同心同向、同心同行，在本职岗位上，创先争优，为院校中心工作做贡献。组织好统一战线学习宣传贯彻党十八大精神活动。

落实《中央关于加强新形势下党外代表人士队伍建设的意见》（中发〔2012〕4号）文件精神，做好党外代表人士队伍建设工作。加强党对民主党派组织的政治领导，做好基层民主党派工作。以党派换届为契机，发挥人才优势，配合做好委员候选人推荐考察工作。完成农工党医科院委员会换届工作。积极推动九三学社医科院委员会换届工作。认真做好民族宗教工作；进一步做好港澳台侨工作。

七、加强对工会和共青团组织的领导

发挥工会作用，密切党群联系，按期召开院校第八届四次工代会暨第四届四次教职代会。

评先创优，树立楷模，倡导良好风气。开展师德先进评选工作，共评选出五位师德楷模，其中，肿瘤医院赫捷荣获北京市师德标兵，协和医院沈铿、曾学军，药植所郭顺星，病原所金奇等四名同志荣获师德先进个人称号。为营造工会工作的良好氛围和表彰在工会工作中成绩突出的同志，院校工会每2年开展一次"优秀职工之友""优秀工会干部""优秀工会积极分子"评选表彰活动，共评选出先进172人。

坚持做好送温暖工程，为困难职工解决实际问题，对50余位困难职工进行了帮扶慰问；为院校一名职工争取到"首都教职工爱心基金"的5000元慰问金救助。劳动节和春节期间，两级工会对院校全体劳模和市级以上先进工作者进行了慰问。

以文体活动为载体，增强院校工作活力。积极推进女工特殊疾病互助保障和重大疾病互助保险工作。

发挥共青团组织作用，构建和谐校园，传承协和文化。组织了"纪念建团90周年文艺演出暨科技文化节"，纪念北京协和医学院建校95周年文艺晚会等。组织开展院校第四届青年男子篮球比赛、学生运动会等活动。

发挥暑期社会实践教育优势，全面提高学生综合素质水平，2012年7月，由4名带队老师的带领，临床2008级38名同学成为首批实践成员。我校共派出校级社会实践团5支，其中大学生宣讲实践团1支、大学生科技志愿服务实践团2支、乡镇村社会实践团1支，基层调研支队1支，总计103名师生。实践团队分别在19个省（直辖市、自治区）辖内的22个市（地、州）、县开展了丰富多彩的社会实践活动。

八、加强离退休干部工作

一年来，院校离退休干部工作以邓小平理论，三个代表重要思想为指导，全面落实科学发展观，迎接党的第十八次代表大会胜利召开。围绕院校中心工作，紧扣"让党放心，让老干部满意"的工作目标，扎实做好各项离退休干部工作。

继续推进创先争优活动的深入开展，坚持讲党性、重品行、作表率，学先进，见行动，争优秀。组织开展离退休党支部党员思想教育活动，做好党员的思想政治工作，始终与党中央保持一致。巩固和拓展"五好"离退休干部党支部创建成果，着力推进学习型、创新型、奉献型离退休干部党组织建设，切实把老干部党支部建设成为组织老同志、凝聚老同志、教育老同志的坚强堡垒。积极发挥老同志在思想政治工作上的特殊作用，做好离退休人员的思想政治工作。在老同志中积极倡导自我教育，自我管理，老有所乐，使老同志晚年生活安康祥和。

认真落实老干部的政治、生活待遇。坚持组织离退休干部阅读文件，向老同志通报情况，让老领导老同志及时了解院校改革发展情况。

坚持走访慰问制度，并积极开展文娱活动，丰富老同志精神文化生活。

九、综合协调，统筹管理，推进各项工作

"学生职业素养工程"在2012年取得了

阶段性成果。制定了《医学生职业素养教育大纲（征求意见稿）》《医学生职业生涯与就业指导方案（征求意见稿）》等文件。完成了20个课题的中期考核，编辑了《学生职业素养培育研究系列读物》。发挥学生暑期社会实践教育的优势，从2008级八年制医学专业开始，安排了每位学生必须参加的社会实践活动，提高学生的职业素养，开阔学生的视野。

做好安保政保工作。认真贯彻落实市教工委和卫生部办公厅、市局文保总队一系列会议和文件精神，积极开展十八大维稳、涉日稳定等安全防范工作，不断推进"平安校园"创建、"安全生产年""清剿火患战役"和反邪教等安全稳定工作并取得了良好的效果。按照院校的工作要求积极开展治安、消防等安全工作，确保了全院校的稳定，全年未发生影响政治稳定、重大刑事治安、消防安全等重大责任事故。做到有组织、有计划、有措施、有要求，截止到2012年11月底，全院校共排查出隐患70个，解决67项，其他3项正在组织积极整改，为全面消除火患，确保消防安全创造了较好的条件。

推进党务公开建设工作。为进一步推动党内民主，加强党内监督，按照上级党委的部署，为加强党务公开工作，院校党委印发了《中共北京协和医学院委员会党务公开实施办法（试行）》，成立了以院校党委书记为组长的院校党务公开工作领导小组，制定了北京协和医学院党务公开目录。创新载体，提高党务公开的效率和范围，在院校门户网站建立了信息公开网站，包括党务公开和院校务公开两部分。院校党委各部门积极主动将应该向社会公开的内容上传到信息公开网站。聘任了院校党务公开第一批监督员。院校的党务公开工作在北京市教工委入校检查时受到了北京市教工委的高度肯定。

2013年院校党委将认真学习、宣传贯彻党的十八大精神，求真务实、开拓进取，与推动院校中心工作紧密结合起来，创造党建和思想政治工作生动活泼的新局面，为院校事业发展保驾护航。

（院校党政办公室 编）

突出重点，全面推动院校"十二五"规划各项工作，开创院校发展新局面

—— 曹雪涛院长在中国医学科学院北京协和医学院
第四届四次教职工代表大会上的工作报告

（2012 年 3 月 2 日）

各位代表，同志们：

2011 年，是近期医改五项重点的攻坚之年，也是"十二五"卫生发展的开局之年。一年来院校在卫生部等上级部门的领导、支持与帮助下，坚定不移地高举中国特色社会主义伟大旗帜，以邓小平理论和"三个代表"重要思想为指导，深入贯彻落实科学发展观，认真学习党的十七大和十七届四中、五中和六中全会精神，全面落实全国卫生工作会议部署，群策群力，谋全局、抓改革、促发展，积极推动院校事业科学发展。现在，我向各位代表和同志们报告院校2011 年的主要工作，部署 2012 年院校的主要任务。

首先，我要向与会的各位代表和同志们报告去年教职工代表大会上确定的 8 项院校2011 年重点工作的完成情况。

一、2011 年重点工作回顾

（一）按照院校"十二五"规划，开展5 个层次的人才培养与支持体系建设

2011 年院校按照"十二五"规划确定的人才培养与支持体系建设思路积极开展工作，全年投入经费 2980 万元着力狠抓人才队伍建设，投入经费比 2010 年增长 2.8 倍，成效显著。

1. 新增院士 3 人　2011 年度中国科学院和中国工程院开展院士增选，院校推荐了9 位候选人，其中 3 位候选人当选，赵玉沛当选为中国科学院院士，郎景和、詹启敏当

选为中国工程院院士。目前院校共有中国科学院院士 10 人、中国工程院院士 17 人。两院院士总数达 27 人。

2 优秀创新团队建设　2011 年度长江学者创新团队评审中，药用植物研究所陈士林教授为带头人的"中药资源学"被评为长江学者创新团队。

3. 协和学者特聘教授、协和创新团队和协和新星建设　2011 年，院校首次开展了"协和创新团队"评审，"造血干细胞移植治疗艾滋病的基础及临床前研究"等 7 个团队当选 2011 年协和创新团队，每个团队资助科研配套经费 100 万元。聘任廖泉等 13位同志为协和学者特聘教授，每位教授资助科研配套经费 100 万元，聘任胡勇同志为协和学者讲座教授，资助科研配套经费 50 万元。李剑等 15 位同志当选"协和新星"，每人资助科研配套经费 30 万元，以上经费由院校和所院共同匹配。

4. 博士后工作　2011 年院校办理博士后进站 54 人，出站 23 人，在站 100 余人。积极实施院校十二五人力资源规划，开展协和博士后科学基金评审工作，顾海勇等 11位博士后研究人员获得协和博士后科学基金，资助平台经费 55 万元。组织中国博士后科学基金第四批特别资助申报工作，院校申报 5 人，2 人当选。组织中国博士后科学基金第四十九批面上资助申报工作，院校 4人获二等资助。组织中国博士后科学基金第

五十批面上资助申报工作，院校 2 人获一等资助，2 人获二等资助。

（二）深入贯彻党的十七大、十七届五中、六中全会精神，全面加强党委工作

1. 深入扎实开展创先争优活动 院校党委制定了《中国医学科学院 北京协和医学院深入开展创先争优活动 2011 年工作要点》，对全年创先争优工作作出部署。院校网站设置了创先争优专题网站，深入宣传报道创先争优活动。把深入开展创先争优活动与中心工作相结合，与落实"十二五"规划相结合，通过各具特色、形式多样的主题实践活动、党员承诺制、党员志愿者活动、党支部主题活动等，引导党员立足岗位创先争优。2 名同志荣获北京高校优秀共产党员称号，表彰了院校先进基层党组织 27 个，优秀共产党员 155 名，优秀党务工作者 47 名。

2. 做好迎接建党 90 周年的各项工作 举办了"信仰与责任——纪念中国共产党成立九十周年大型展览"；举办了院校纪念建党 90 周年暨"七一"表彰大会；举办了纪念中国共产党成立 90 周年征文活动。结合实际工作与行业特点，组织丰富多彩的主题实践和教育活动，强化党员意识。激励党员、群众以更优异的工作成绩为迎接建党 90 周年献礼。

3. 进一步推动创建学习型政党 以党务工作为专题，组织党建工作课题研究，继续推进学习型领导班子建设。组织各所院参加 2011 党建课题申报，共有 16 个单位申报 17 项课题。2 篇研究论文被选为 2011 年全国党建研究会科研院所专委会年会交流论文，分获二等奖和三等奖。加强干部培训，2011 年重点进行"重上井冈山，再走挑粮路"党性党史专题教育，分四期在井冈山进行，院校共共 171 人参加，155 名参训人员的心得体会汇编成册。进一步加强了院校领导干部的党性修养，坚定了理想信念。

（三）制定院校在国家新型医学科技创新体系中发挥核心作用的路线图和工作开展方案

2011 年 4 月 25 日上午院校主要领导向卫生部部务会汇报院校"十二五"发展规划的制定情况和相关内容。根据卫生部领导的指示精神，4 月 25 日下午院校党政联席会决定成立院校发展规划办公室，负责协助院校领导制定国家新型医学科技创新体系建设方案和北京协和医学院教学实体化方案。

院校发展规划办公室成立后，在曹雪涛院长、曾益新校长的领导下，召开专家研讨会、脱产写作、征求院校领导班子意见，几易其稿，反复提炼。2011 年 7 月，国家新型医学科技创新体系方案和北京协和医学院教学实体化方案已提交院校领导班子务虚会审议通过。

按照《国家医学科技创新体系建设规划》的总体部署，将围绕国家医药卫生事业发展需求，突破制约我国医学科技自主和持续创新的机制障碍，以中国医学科学院为主体，建设中国医学科技创新体系；以公益性行业专项等为调控手段，集成和优化地方医学科技优势资源，适时共建中国医学科学院分院；与其他部委所属单位共建研究中心，形成从中央到地方、较为完整的医学科技创新研究网络。形成以体系核心—体系分支—体系节点构成的布局优化、机制灵活、支撑有力的新型医学科技创新体系，在破解我国服务全民健康的科技难题上取得关键性、阶段性和标志性成果，提升国家保障健康与防治疾病的科技水平。

——形成一套创新机制。建立促进共享、共进与共赢的新机制，国家医学科技创新发展模式更加完善。

——形成三大方面储备。建立适应发展和具有国际水平的人才储备、知识储备和技术储备，国家医学科技创新实力更加强大。

——形成多层次研究网络。建立联合协

作与具有中国特色的医学科技研究网络，保障全民健康的国家医学科技支撑更加有力。

《国家医学科技创新体系建设规划》中还制定了国家医学科技创新体系路线图，路线图涵盖了 2011～2020 年国家医学科技创新体系建设的任务，为中国医学科学院的中长期发展指明了方向。下一步院校还将在全院校范围内对《国家医学科技创新体系建设规划》反复研讨论证，形成《国家医学科技创新体系建设规划》定稿。

（四）制定北京协和医学院教学实体化建设的路线图和工作开展方案

《北京协和医学院教学实体化方案》的总体目标是建设中国引领、国际一流的医学院。具体目标包括：①优化与发展高层次、长学制医学精英教育的理论与规律；②实现学校管理体制、师资队伍、办学条件、办学空间的实化；③以国家教育体制改革试点工作为契机，推进教育教学改革，创新培养模式；④积极探索和建立充分利用院校合一的优势建设研究型医学院的运行机制；⑤建设国际一流的医学院附属医院及教学医院；⑥建设学科门类较为齐全的现代医学教育体系和医学教育研究体系。

《北京协和医学院教学实体化方案》提出了北京协和医学院教学实体化的 10 项主要任务，即：①实化学校的领导班子和相应的管理职能部门；②实化学校的教师队伍；②实化学校运行机制；④以国家教育体制改革试点为契机，进行卓越医学人才培养模式改革；⑤加强学科建设，提高研究生培养质量；⑥建设全国住院医师规范化培训示范基地和全科、专科医师师资培训基地；⑦探索建立与科研院所一体、科研支持教学的研究型大学管理和运行体制；⑧加强与清华大学合作办学；⑨推进大医学教育体系建设；⑨实化和拓展学校办学空间。

《北京协和医学院教学实体化方案》中也制定了教学实体化路线图，路线图涵盖了

2011～2020 年北京协和医学院教学实体化建设的任务，为北京协和医学院的中长期发展指明了方向。

（五）加强院校科研工作内涵建设，提高科研实力和水平

1. 成立中国医学科学院药物研究院根据国家中长期发展规划中新药创制工作的发展思路，结合国家的重大需求、国际前沿学科的发展趋势，以及院校发展规划中建立重大新药创新研究体系的目标，通过近两年的筹建，经 2011 年 9 月 30 日院校党委常委会议研究决定，正式成立了"中国医学科学院药物研究院"（以下简称"药物研究院"）。药物研究院以药物研究所、医药生物技术研究所、药用植物研究为核心，并整合实验动物研究所、基础医学研究所的相关优势学科，以及北京协和医院、阜外心血管病医院、肿瘤医院的临床药理研究中心等单位或机构，通过功能整合、研究方向凝炼，组建"相互依托、优势互补、互为支撑、相辅相成"的科技资源体系，从而构成从药用资源、基础研究、新药研发、实验动物、临床试验为一体化、交叉性及完整的重大新药创制体系。药物研究院拟由 16 个研究及技术中心构成。药物研究院成立仪式已于 2011 年 12 月 17 日在北京隆重举行，桑国卫副委员长、陈竺部长以及有关部委、国内相关科研院所、企业等单位代表、嘉宾和院校人员等约 300 人参加了成立及揭牌仪式，并同时举办了药研院的首次药学论坛大会。

2. 成立中国医学科学院糖尿病研究中心　根据院校的发展规划，经 2011 年 9 月 30 日党政联席会研究决定，院校成立了"中国医学科学院糖尿病研究中心"（以下简称"糖尿病研究中心"）。糖尿病研究中心的成立及揭牌仪式于 2011 年 11 月 14 日在北京协和医院成功举行。糖尿病研究中心将针对国家需求，着眼院校发展，注重学科交叉和转化医学研究，注重跨所院的科研协

作和团队建设，整合内部资源，争取外部资源，积极承担国家任务，对严重威胁人民健康并给社会带来沉重经济负担的糖尿病进行深入、广泛的创新研究，并实现自身的可持续发展。

3. 筹建院校转化医学中心 从国家重大需求出发，以攻克重大疾病如心血管疾病、恶性肿瘤、代谢性疾病及重要传染病等为着眼点，院校多次召开由院校领导、所院领导和专家参加的院校转化医学中心建设规划与协调会。将以北京协和医院为牵头单位，整合医科院相关所院的优势资源及条件，突出研究重点，重视平台建设，利用临床优势，结合基础条件，加紧建设"中国医学科学院协和转化医学中心"，争取达成国家转化医学南、北中心"同行同试"。目前已完成转化医学中心发展规划的起草撰写工作。

4. 重点实验室建设 2011 年阜外医院"心血管疾病国家重点实验室"和药物所申报的"天然药物活性物质与功能国家重点实验室"获得批准筹建。目前院校共有 5 个国家重点实验室，分别是：分子肿瘤学国家重点实验室、医学分子生物学国家重点实验室、实验血液学国家重点实验室、心血管疾病医学国家重点实验室和天然药物活性物质与功能国家重点实验室。

（六）启动国家教育体制改革试点项目，提高教育教学质量

2010 年国务院文件（国办发［2010］48 号）将我校"医学专业人才培养模式改革"列为国家教育体制改革试点，这标志着我校的教育改革作为国家任务确定下来，并且将作为高层次医学教育改革的唯一引领和示范。一年来，学校积极启动国家教育体制改革试点项目，开展了一系列工作：

1. 为国家教育体制改革试点储备师资，启动了骨干师资培训工作 在新的培养模式改革中，为了促进培养目标的实现，教育教学方法的改革尤为重要。通过教育教学方法的改革，可以促进学生的自主学习，培养学生的职业素养，提高学生的临床技能，培养学生形成终身学习的习惯。2011 年学校经过笔试、二级学院预选、校级专家面试等多轮选拔，挑选了基础学院和临床学院 6 名骨干教师赴美国密西根大学医学院进行为期 2 个月的有关课程整合及相关教学技术的交流学习。这批骨干教师于 2011 年 9 月派出，已于 11 月学成回国。在学校基础学院、临床学院进行了学习汇报交流，发挥了骨干的作用，带动了一批中青年教师积极探索教育教学方法改革，申请相关的教育改革课题，为学校承担的国家教育改革试点项目储备了师资。

2. 为国家教育体制改革试点储备学习资源 随着医学教育学的发展，为促进学生的自主学习能力，按照"成人学习理论"（adult learning），许多新的教学方法逐步得到应用，如 e-learning、虚拟教学、模拟教学等。支撑新的教育教学方法的，是丰富的学习资源，如网络教学资源、模拟病人、虚拟病例等。2011 年下半年，学校完成了北京协和医学院创新性教学资源体系建设（一期）。建成了网络教学及远程教学系统，网络阅卷和成绩生成、分析系统和教学管理系统。按照合作协议，从密西根大学引入了大量的教学音频和视频材料，目前正在进行资料的整理和处理，以便上网供师生们使用。引进了美国 DXR 的虚拟诊断软件，经过临床学院教学团队的大量工作，已经完成了其中病例的汉化，并经过临床专业学生的试用和评估，目前已经进入临床模拟教学中心的建设计划。通过小范围的使用，可以肯定该软件系统适合医学生和医生的技能培训，符合中国的国情，同时能反映出目前国际上普遍采用的有关临床思维模式和训练方式的优点，结合标准化病人的应用，能有效提高教学效率和规避临床风险，从而更好地训练学生的临床能力。

3. 开展考核评价方法改革培训　保障国家教育体制改革试点培养目标的实现，必须建立科学合理的考核评价体系，通过考核评价促进教师的教和学生的学。为建立与新的培养模式相适应的考核评价指标体系，2011 年 10 月 14~15 日，学校召开了"北京协和医学院首期试题库与考试系统培训及研讨会"。各所院教务管理教师及一线教师 80 余人参加了此次会议，会议邀请专家进行了"现代医学考试系统，命题，题库建设的理论与实践""开发计算机模拟病例考试系统（CCS），培养学生临床诊治能力""美国国家执业医师考试（NBME）最新进展""医学考试的出题与审题"及"命题、考试系统的功能及操作方法"等专题讲座，并对相关内容进行了分组培训和讨论。为我校与课程改革相匹配的考核评价方式改革奠定了基础。

4. 推进学生职业素养工程建设　在"医学专业人才培养模式改革"项目实施中，"职业素养教育"将是改革后的医学专业人才培养模式的重要组成部分。学校组织开展了多项"职业素养"相关研究。近百名师生申请了 18 个课题，从教育教学内容改革、隐形课程设计、协和传统等方面对培养学生职业素养培养进行了探讨。编辑出版了 10 余本、60 余万字的"学生职业素养培育工程"系列读物。

（七）推进公立医院改革，创建教研型医院

1. 积极推进公立医院改革　3 月 27 日院校召开了以"深化改革，促进发展"为主题的 2011 年院校医疗工作会。在公立医院改革攻坚和"十二五"规划开局的 2011 年，通过院校医疗工作会议的方式促进院校所属各家医院进一步加强交流，深化认识，明确任务，更好地落实国家公立医院改革中的各项规划。同时，优质护理服务工作是公

立医院改革的一项重点工作，结合医改要求，院校举办了"优质护理服务示范工程"院校护理骨干培训班，达到凝聚护理队伍、互相学习、共同提高的目的。为配合卫生部合理使用抗生素专项治理活动，院校组织对京津 5 所医院病房主管医师进行合理使用抗生素的培训，促进临床规范用药及合理降低医疗费用。

2. 举办了 2011 年度协和、北医、首医系统医院管理经验交流会　为扩大交流，交换与学习医院管理经验，院校举办了 2011 年度协和、北医、首医系统医院管理经验交流会，院校医院管理处、北京大学医学部医管处、首都医科大学医管处及其各附属医院医务处处长 30 余人参加了此次会议。

3. 积极创建教研型医院　为加强院校临床学科建设，积极组织各医院申报国家临床重点专科建设项目。2011 年院校各医院共有 10 个专科获得资助，目前院校共有 20 项国家临床重点专科建设项目，其中北京协和医院 14 个，阜外心血管病医院 4 个，肿瘤医院 1 个，血液病医院 1 个。阜外医院和肿瘤医院分别制订了国家心血管病中心和国家癌症中心的建设方案（草案），并分别在陈竺部长调研时向陈竺部长汇报，积极推进国家心血管病中心和国家癌症中心的建设。

（八）努力实现院校空间发展新的突破

空间问题一直是困扰院校发展的瓶颈问题。为努力实现院校空间发展的新突破，2011 年 4 月 26 日，院校启动编制院校创新园区（北区）建设工程项目建议书的工作。成立了由总务长担任组长的工作小组，安排专门人员组织实施该项工作。该项目建设规模 183 946 平方米，总投资 153 400 万元。2011 年 7 月项目建议书经院校领导班子务虚会审议。8 月分别经过院校和卫生部两级组织的专家评审。8 月底上报卫生部，10 月上旬卫生部上报国家发展改革委。这是多年来院校的空间发展规划第一次走出卫生部进

入发改委的论证程序。

其次，2011 年北京协和医学院的实体化工作取得了突破性的进展，这就是进入了财政部小规模特色高校试点，解决了我校长期以来精英教育教育经费不足的困扰。

二、进入财政部小规模特色高校试点

为寻求北京协和医学院教学实体化的财政支持，院校组织专人撰写了《医学精英教育的特点及资助模式的研究》，并于 2011 年 1 月 11 日和 2011 年 3 月 31 日两次向财政部教科文司专题汇报。

2011 年 11 月 2 日财政部召开了"2012 年小规模特色高校预算安排情况通气会"，将北京协和医学院和中央戏剧学院、中央美术学院、国际关系学院、外交学院、北京外国语大学等 6 所大学列为小规模特色高校试点。北京协和医学院采取最高标准拨款。调整后，北京协和医学院 2012 年财政拨款将达到 2 亿元以上，极大改善学校的办学条件。

按照财政部的要求，此项工作为试点工作，一年后反馈工作情况，根据实际情况确定第二年拨款。试点的政策导向是鼓励特色办学，鼓励学校提高教学质量，走内涵发展的道路。拨款标准已经达到国内高校最高。同时要求学校不能扩大招生规模，学生数超过 5000 人，则此政策停止，同时此项经费不允许用于大规模的基建。

三、常规工作平稳推进

1. 科研工作　根据已公布或掌握的数据显示，2011 年院校共申报省部级以上各类科研课题 539 项，到位科研经费总数约为 52 216.28 万元。其中国家自然科学基金项目获得资助 275 项（2010 年 190 项），重点项目及重大研究计划共 8 项。获资助经费 11 163 万元（2010 年为 6044 万元）。国际科技合作项目 7 项，获得资助 2658 万元。科技成果奖励 25 项，其中国家科技进步二等奖 2 项。申报 293 项（2010 年 178 项），其

中国际专利 103 项（2010 年 43 项）；授权专利 80 项（2010 年 36 项），其中国际专利 6 项（2010 年 7 项）。根据 2011 年 12 月科技部信息所公布的结果，2010 年度发表科技论文 4508 篇，其中 SCI 收录论文达 1222 篇，比 2009 年度统计的结果（1111 篇）增长了 3.2%。

2. 教学工作　2010 年我校共招生 1384 人，在校全日制学生为 4317 人，毕业生为 946 人。在岗博士生指导教师 487 人，硕士生指导教师 713 人。截至目前学校共获得国家级和北京市级"质量工程"项目 13 类 68 项。研究生生源不断改善；研究生培养机制改革平稳推进，11 篇论文为校优秀博士论文，1 篇论文获北京市优秀博士论文，4 篇论文获全国优秀博士论文提名。评选出 72 项为 2011 年创新基金项目。承办全国暑期学校——内分泌代谢学基础与临床进展学习班，承办皮肤病与性病学、血液学博士论坛。开设"协和讲堂"，提升研究生人文社会知识素养。通过清华大学建设高水平大学项目选派我校 6 位研究生与国外相关院校联合培养博士生，2 位硕士应届毕业生到国外直接攻读博士。经推荐和面试，我校 2 位博士生参加"优秀博士生出席德国诺贝尔奖获得者大会"。将护理学由二级学科博士点调整为一级学科博士点，成为首批具有护理学一级学科博士学位授予权的医学院校。组织申报临床医学专业学位全科医学领域和临床病理学领域，扩大我校专业学位领域。学校划拨 600 万元专款用于学科建设。

3. 医疗工作　2011 年院校 6 家医院共有床位数 5140 张，6 家医院门急诊人次 454.4 万人，6 家医院入院人数 176 641 人，手术 62 428 人次，比较 2010 年分别上涨 10.63%、11.58%、5.44%，在床位数与上年（5111 张）基本持平的状况下，医院通过提高工作绩效例如：缩短出院患者平均住院日、增加床位使用率、周转率，中、青年

医师出门诊敞开挂号等方面千方百计缓解大医院"看病难"问题。创新思路，在"十二五"期间继续做好对口援藏工作，与西藏人民医院合作设立高原医学硕士点、培养定向临床研究生，共同申请重大专项课题。同时，将每年给西藏自治区人民医院的专项资助资金由80万提高到120万。2011年，院校派出了由协和医院、阜外医院、肿瘤医院医护人员组成的11人医疗队赴藏。

4. 产业工作　2011年7月16~17日和11月23~24日，院校分别组织召开"2011院校科技产业创新与发展研讨会"和"2011年院校科技产业工作会"。制定了《院校科技产业发展"十二五"规划（讨论稿）》和《院校关于促进科技产业创新与发展的指导意见》（征求意见稿）。截止到2011年12月，院校及所属各单位投资设立的企业共有78户，涉及制药、医药贸易、图书音像、科技开发、后勤服务等众多经营领域。2011年度，纳入院校国有资产基础管理范围的53户企业的营业收入总额为140 273.14万元，同比增长18.86%；实现利润总额33 712.47万元，同比增长21.81%，其中利润总额在1000万元以上的企业6户，占全部企业的11.32%；100万元以上的企业16户，占全部企业的30.18%。企业上缴国家税金共计15 460.50万元，与上年基本持平。

5. 国际合作　接待国（境）外来访28批105人次；短期出国（境）257人次；长期出国5人次。邀请270名外宾到下属所院访问。接待哈佛等学校交换学生6人，派出交换学生13人，交换教师2人。申请了4个CMB项目，1项获批，3项待批；获得外国专家局项目重点项目41项，普通7项，共计423万元。申请了一个"111"引智基地。授予名誉教授7人，客座教授1人。1人担任亚洲癌症中心联盟主席。组织大型国际知名专家学术报告会4次。组织和参与组织了一系列大型国际学术会议，如第一届吴宪·吴瑞国际学术研讨会、中美转化医学国际论坛（CAMS-NIH）、第四届协和转化医学研究国际论坛、北京国际心血管病论坛、第三届国际美容整形外科高级研讨会暨第一届中欧整形美容外科会议、首届国际微血管医学论坛等。

6. 围绕中心，服务大局，推进党委的各项工作　以建党90周年和迎接校庆95周年为契机，积极开展宣传活动，营造良好的院校文化；加强安全稳定工作，为中心工作保驾护航；加强统一战线工作，充分调动党外人士的积极性，了解情况、掌握政策、协调关系、举荐人才；加强离退休干部工作，认真落实两项待遇，倡和谐、乐晚年；加强对工会和共青团的指导。

面向2012年，人才问题、空间问题和机制体制问题依然是院校发展中面临的主要矛盾和困难。院校领导班子在深入研讨以上问题的基础上，确定了院校2012年的工作重点。

四、2012年工作重点

（一）加强人才队伍建设

结合学科建设和重大科研专项的实施，做好人才引进和培养的规划。着力推进院校"十二五"高层次人才发展规划中第二层次"具有国际领先水平的学科带头人和优秀创新团队"建设，加强高层次人才（千人计划、青年千人计划）引进、加强创新团队的建设、加强复合型管理人才的引进与培养。制定人才引进管理规定，发挥院校与所院两级积极性，建立稳定的人才资助经费体系。稳步推进岗位设置工作。院校人力资源处（组织部）认真研究、制定标准，将人才队伍建设工作业绩纳入二级所院领导干部考核评价指标体系。

（二）全面加强党委、党务工作

围绕院校中心工作，深入推进创先争优活动。加强管理干部队伍建设。进一步优化所院领导班子配备，加强年轻干部和后备干部培养选拔力度。结合迎接党的十八大召开，围绕"推动院校科学发展、促进院校和谐"开展专题活动。加强院校文化建设。以校庆95周年为契机，进行协和文化整理和宣传，营造良好的院校文化。围绕中心，服务大局，推进党委的各项工作。加强党风廉政建设，加强廉政风险防控，加强党风廉政建设责任制的落实，在所属医院中扎实推进开展"三好一满意"活动。

（三）积极推进院校管理体制、机制创新建设

开展制定《中国医学科学院章程》的相关工作，开展制定《北京协和医学院章程》的相关工作，包括调研、撰写、论证等工作。修订《院校会议制度和议事规则》。完善《新型国家医学科技创新体系规划》并定稿。

（四）积极参与国家医学科技创新体系建设

建设中国医学科学院科学与技术委员会。进行院校学术委员会改选，加强学术委员会的职能。深入研讨、论证和制定中国医学科学院分院建设方案。适时适地建设中国医学科学院分院。

（五）推进北京协和医学院教学实体化工作

启动北京协和医学院的领导班子实化工作。完善教学主体单位的学系建制。推进师资队伍建设，制定师资队伍准入、考核评价标准和激励机制。将小规模特色高校试点工作与国家教育体制改革试点工作相结合，做好八年制医学专业培养模式改革，办出特色，争取2012年有1~2个亮点向财政部汇报。通过小规模特色高校试点，增加研究生培养投入，提高研究生生源质量和培养质量。

（六）整体推进院校空间与基地建设

积极推进中国医学科学院创新园区（北区）建设项目，争取早日立项。积极推进与大兴医药产业园区的合作。积极推进重点实验室和内设研发中心的建设。

（七）强化医疗工作内涵建设

积极参与国家医改工作、探索公立医院管理机制改革与创新。探讨"强专科、综合性"的专科医院发展模式。加强国家临床重点专科建设。积极发展临床医疗新技术。

（八）举办北京协和医学院95周年校庆和中国医学科学院56周年院庆

2012年适逢北京协和医学院成立95周年、中国医学科学院成立56周年。院校将成立院校庆办公室。举办院校庆年系列活动，包括学术活动、社会服务、师生活动、校友互动、国际交流活动。加快推进北京协和医学院校友会的申请筹备和筹备成立工作，争取在庆祝大会期间召开校友大会，完成校友会的成立工作。举办院校庆活动，包括庆祝北京协和医学院建校95周年中国医学科学院建院56周年大会、中国医学科学院第九届科学年会、北京协和医学院第五届医学教育国际研讨会等系列活动。

（九）推进院校国际化发展

建立中国医学科学院科学发展国际咨询委员会。初步建立二级所院国际化评估指标体系。组建北京协和医学院医学教育国际顾问委员会。拓展、加强院校与国际一流医学机构的交流与合作。

（十）举办2012年度院校系列会议

举办院校科技大会，总结、表彰院校科技工作成果，制订科技发展规划，全面提升院校科技创新能力和水平。举办院校医疗工作会、教育工作会、科技管理工作会、人才工作会和思想建设与宣传工作会，结合院校工作会确定的重点工作，部署工作、制定计划，保障院校2012年工作目标的顺利实现。举办院校战略发展研讨会、科技成果转化与产业化研讨会、国际合作与交流研讨会、信息化建设研讨会、实验室与基地建设研讨

会，研讨院校在新形势下事业发展思路与举措。结合院校庆，举办北京协和医学院第五届医学教育国际研讨会，探讨八年制医学专业课程体系改革。

各位代表，同志们，2012年是院校发展的重要战略机遇期，让我们增强责任感、使命感和紧迫感，始终保持锐意进取的冲劲、奋勇争先的拼劲、锲而不舍的韧劲，深入贯彻落实科学发展观，深入贯彻2012年全国卫生工作会议精神，全面推动"十二五"各项工作，全面实现院校发展目标，为国家医药卫生事业发展做出新的贡献，以优异的成绩迎接党的十八大胜利召开！

曾益新校长在北京协和医学院 2012 届
毕业典礼上的讲话

（2012 年 7 月 13 日）

尊敬的各位老师、各位同学：

大家早上好！

今天我们欢聚在这典雅质朴的医学殿堂，隆重举行北京协和医学院 2012 届毕业典礼。在这喜悦而神圣的时刻，我谨代表北京协和医学院、中国医学科学院向圆满完成学业的 2012 届毕业生致以热烈的祝贺！向专程前来与同学们共享学业成功喜悦的清华大学领导致以热烈的欢迎！向为培养同学们倾注心血、谆谆教诲、辛勤耕耘、无私奉献的全体教职员工致以崇高的敬意！向为同学们成长托付希望并提供坚强后盾的亲属们致以诚挚的问候！

同学们，光阴荏苒，毕业在即。

首先我要祝贺你们，祝贺你们在东单和王府井浮华诱惑的地标之间、医患关系日益复杂之际，为了医学的梦想执着地坚守、为了救死扶伤的誓言奋力地前行，圆满地完成了学业，成为一名协和的毕业生，载入协和的档案史册！

其次，我要感谢你们！几年来，你们刻苦钻研、锐意进取、团结拼搏，用实际行动演绎并不断丰富和发展着"协和"精神。你们关注国家社会发展，你们钻研挑战医学疑难，你们关爱病弱疾困民众，你们团结协作勇往直前。你们关心学校发展，积极建言献策，情至真、意至切。正是由于你们的活力，才有协和的精彩；正是由于你们的精彩，才有协和的辉煌。你们用崇高的理想、执着的信念、聪慧的才智和不懈的努力证明，你们无愧于"协和"这一承载着 90 余年光荣与梦想的称号！母校为你们的成长感

到无比的欣慰和自豪！母校将把你们的每一次成功、每一份精彩、每一个印记都永久珍藏。是你们的共同努力使得协和事业向前，薪火相传！

同学们，"协和"以其悠久的历史、厚重的文化、博精的精神，熏陶并培育了一代又一代的协和人。在即将离别的特殊时刻，让我们来共同凝练、感悟这份历史的厚重、精神的博大、文化的精深！感悟协和文化，就是张孝骞等老一辈医学家为了病例中的一个字都要反复审慎斟酌的"严谨"，感悟协和文化，就是宽厚学术基础上术业有专攻的"博精"；感悟协和文化，就是顾方舟老院长历尽千辛、排除万难，终于在国内首先研制出骨髓灰质炎疫苗的"创新"；感悟协和文化，就是 ICU 杜斌教授在病床旁坚守 3 个月，终于救回车祸中生命垂危病人的"奉献"。

同学们，明天你们即将离开母校，完成了从校园走向社会的华丽转身！在这依依惜别的日子里，我更多的是对你们寄予希望和期待，期待你们成为协和精神的新载体，成为新一代的协和人。

首先，希望同学们传承并发扬协和人"科学济人道"的人文情怀。医学是一门仁学，本应是温暖的科学。除了客观的诊断和治疗之外，还应包括心灵的沟通、情感的交流、温馨的祝福、热情的鼓励。医学先贤曾说过："医学，偶尔去治愈，经常去帮助，总是去安慰。"希望同学们成为一名真正的医生以后，牢记"科学脑，人文心"，坚持对病人高度负责的敬业精神，对事业高度执

着的奉献精神。加强医学工作者同情、利他、奉献的职业素养培育。

其次，希望同学们追求卓越，力争成为业务精英。离开学校后在人生课堂中增长知识，在工作实践中淬炼智慧。胡适先生在1932年《赠与今年的大学毕业生》的演讲中，给毕业生开出了"三个药方"：一是"时时寻一两个值得研究的问题"，二是"多发展一些非职业的兴趣"，三是要相信"信心可以移山"。今天，我想把胡适先生的话转赠给你们。"时时寻一两个值得研究的问题"依然可以帮助你们发现和抓住身边的机遇，从而不会"放弃学问"，坚持终身学习，在新的环境里积累知识和增长才干；利用一些时间"多发展一些非职业的兴趣"，往往会"无心插柳柳成荫"，可以为你们创造更多的发展空间和机遇。

再次，希望同学们传承并发扬协和人"爱国、为民、责任、奉献"的社会责任担当。胡锦涛总书记在今年纪念中国共青团成立90周年大会上的讲话中指出，广大青年一定要把个人奋斗同人民为实现中国特色社会主义共同理想的奋斗紧密结合起来，不为任何风险所惧、不为任何干扰所惑，矢志不渝朝着崇高理想奋进，在为党和人民事业的奋斗中创造人生辉煌。这是对你们的殷殷期待，发人深省，催人奋进。希望你们在今后的道路上，要树立远大的理想和高远的境界，修身、齐家、治国、平天下，把自己的成长成才，融入到国家的进步和中华民族的伟大复兴之中，实现人生更大的价值。

同学们，今年你们的母校将迎来建校95周年，协和95年的发展史，始终与国家民族兴衰紧紧相连，与中国现代医学发展息息相关。总结过去，协和以开放的观念、创新的精神，把握世界医学发展的趋势，结合中国医疗卫生的实情，把当时最先进的医学教育理念、教育模式、教育队伍引入中国，并发展成为中国医学教育精英教育的标准，成为了医者和国人"魂牵梦萦"的医学圣殿！

立足当前，随着经济社会的发展、医学科学的进步、医学模式的转变、思想观念的变化，医学教育的发展，协和也进入了新的历史时期和发展阶段。近一段时间以来，在全体教职员工以及老专家的共同努力下，我们积极稳步地推进学校的各项改革和事业的全面发展：并着重在顶层设计上，进一步梳理协和的办学理念、目标定位、办学特色、办学模式，努力传承协和文化、协和理念、协和精神；在体制机制建设上，着力学系建设和师资队伍实体化，以此来有效推进协和教学实体化工作；在办学条件支持上，我们取得了国家小规模教育的特殊经费支持，并以此为契机，给每一个八年制学生出国交流的机会，充分的开拓视野、启迪思维、启发智慧；与此同时，让每一个八年制和护理学生深入基层社会实践、理解国情、洞察民情、历练心智。希望通过我们的共同努力，让协和永葆青春和活力，引领中国医学教育的发展和未来。

9月，学校将迎来95华诞，离开母校的同学们，欢迎你们回来看看，看看母校的发展状况、"协和"的前进步伐。我坚信，只要我们几代"协和"人团结一心，弘扬"协和"精神，不断创新，开拓进取，就一定会创造"协和"新的辉煌！

最后，祝各位老师、各位同学身体健康，工作顺利，生活美满，事业成功！

谢谢大家！

曹雪涛院长在 2012 年开学典礼上的讲话

（2012 年 8 月 31 日）

尊敬的各位老师、各位新同学：

大家上午好！

今天我们在这神圣的医学殿堂，隆重举行 2012 级新生开学典礼。首先请允许我代表院校，向全体同学表示热烈的欢迎和衷心的祝贺。并向培养同学们的家长和老师们表示崇高的敬意和亲切的问候！

同学们，这座位于北京金街和银街之间的医学殿堂，已经有 95 年历史。95 年来无数的医学大家从这里走出，成为新中国医学事业的奠基人，推动了我国医学科学各学科的建立和发展。

今天，同学们在这个特殊的地点，参加你们人生中最有意义的一次仪式。此时此刻，你们也许正在享受着成为一名新协和人的喜悦和收获，但从今天开始，你们也站在人生新的起点上，开始一段必将在你们人生中留下浓墨重彩一笔的协和生活。为此，我在这里提几点期望和建议，希望能帮助你们更好地迎接新挑战，争创新成绩。

第一，希望你们一定要深刻领悟协和的文化和精神。20 世纪初，协和的创业者以开放的观念、开创的精神，把当时最先进的医学教育理念、教育模式、教育队伍引入中国，因地制宜，与中国国情相结合，建立了一套符合医学人才成长规律的教学方法和培养制度，形成了严谨、科学、求真的工作作风。在此基础上代代相传并不断补充完善，"协和"逐渐形成了独树一帜的办学特色，即坚持医学精英教育，实行高进优教严出，注重能力素质培养，强调三高三基三严，开放办学博采众长，传扬优良文化传统。逐渐形成的"协和"传统与特色孕育出了以医学精英教育为本质的"协和"精神，集中体现为"严谨、博精、创新、奉献"。"严谨"即科学严谨，对工作要有严格的要求、严密的方法和严肃的态度；"博精"即博大精深、博学，具备丁字形知识结构；"创新"即要有创新意识、创新思维、创新能力和创新实践；"奉献"即要有高尚的医德、精湛的医术、强烈的社会责任感和奉献精神。

第二，希望同学们能把握医学发展现状，胸怀大志，放眼未来。随着我国经济和社会的发展，老龄化和慢性病高发严重影响了人口质量和劳动力；新发、突发传染病威胁人口健康，影响社会稳定；食品安全、职业卫生、环境卫生等重大公共卫生问题仍然严重。这些问题给国家医疗卫生保障和医疗卫生服务能力造成巨大压力，加剧了经济与社会发展的不协调，亟待我们医学科学研究去解决。未来的医学将更加重视"环境—社会—心理—工程—生物"综合的医学模式，更加重视整体医学观和有关复杂系统的研究；系统医学与转化医学将得到很大发展；医学伦理学问题将日益突出；注重健康促进、疾病预防和个体化处理的 3P 医学模式将得到空前重视与普及。面对新的医疗卫生和生物医学格局，同学们在学校学习期间要牢固树立起高尚的医德，充分发挥聪明才智，不断增强创新意识，提高创新能力，加强创新实践，练就真才实学，为将来积极投身于医药卫生事业做好知识、能力和素质的准备。

最后，我真切的期望同学们能够珍惜在协和的学习机会，培养起未来从事医学的良好职业素养：

同学们要学会包容和协作。养成"泰山不弃抔土，长江不择细流"的胸怀。大学之所以成为大学，首先在于她的包容之大。协和今日的辉煌，得益于命名之初便将协和——Union 深深印入了协和的理念和文化之中。

同学们要学会专注和执着。人与人之间最小的差距是智商，最大的差距便是专注和执着。要静得下心、沉得住气、坐得住冷板凳。虽然我们无法否认更无力阻止市场经济对大学文化的冲击，各种诱惑无处不在，急功近利的思想在社会上盛行。但是，协和人做学问，必须是做真学问。

同学们要学会使命和担当。同学们，你们选择了医学，就选择了一生的使命，你们选择了协和，就选择了一生的责任。在协和 95 年的历史中，从北平第一卫生事务所到河北定县的农村卫生保健体系的建立，从抗日学生救护队到各种重大自然灾害中协和医疗队的及时出现，无不体现着协和人的使命和担当。目前我们国家正在深入推进医疗卫生体制改革，希望你们能在未来的医改中，在社区医学等领域发挥更大的担当和作用。

同学们，新的旅程即将开启，新的梦想即将启航！在未来的协和求学生涯中，希望同学牢记今天的誓言，踏实做好每件事，认真对待每一天！用优秀的成绩书写的无悔的青春，用几年的协和生涯奠定今后几十年的发展基石！

希望，就在每一位同学的身上。我真心祝福大家，愿你们在协和度过人生中最美好、最有意义的一段时光，愿你们的前程光明远大，愿你们都实现自己的梦想！

谢谢大家！

曾益新校长在北京协和医学院庆祝 2012 年教师节暨表彰大会上的讲话

（2012 年 9 月 10 日）

尊敬的各位老师、各位同学，同志们：

大家下午好！

金秋送爽、桃李芬芳。在全党、全社会喜迎党的十八大召开之际，我们迎来了第 28 个教师节。今天，我们欢聚一堂，共同庆祝属于我们自己的节日和喜悦，共同分享赋予人民教师的幸福和收获。在此，我谨代表院校向为院校的改革与发展事业开拓进取，在教学、科研、医疗事业上恪尽职守，在行政、管理、后勤战线上默默耕耘的全体教职员工致以节日的问候和衷心的感谢；向关心、支持院校建设与发展的老领导、老专家、老教授们致以诚挚的问候和崇高的敬意；向今天获得表彰和嘉奖的各位老师和教育工作者表示热烈的祝贺！

"善之本在教，教之本在师"。中华民族自古便有尊师重教的优良传统。《荀子·大略》中就有"国将兴，必贵师而重傅""国将衰，必贱师而轻傅"的名言。1983年，第六届全国人大常委会九次会议，以法律的形式将 9 月 10 日正式确定为教师节。28 年以来，在全党、全国各族人民的共同努力下，社会逐步形成了尊师重教、尊重知识、尊重人才的良好风气，人民教师也正在成为社会上最受人尊重、最值得羡慕的职业。

教师的岗位平凡，但事业伟大！选择了教师，就选择了光荣和使命；选择了教师，就选择了无私和奉献。为了学校的工作，我们广大教师不讲条件、不计报酬，克服了种种个人困难，工作中无论怎样繁忙，生活中不管有多少烦恼，总是面带微笑地走进课堂！课堂授课时的循循善诱，临床带教时的言传身教，课余生活中的悉心指导。正是教师们对梦想的执着，对职责的恪守，才让莘莘学子的青春乐章更加多彩，智慧之泉更加清澈，职业情操更加高尚。也正是这种奉献和收获，才让我们可以自豪地说：我们从事着太阳底下最光荣的职业！

北京协和医学院即将迎来 95 周年华诞，回顾协和 95 年的辉煌历程，起始于准确的办学目标和定位，取决于科学的办学理念和思路，得益于先进的办学模式和方法。但是，其根本上还是根源于强大的"师资"队伍。"名教授"作为久负盛名的"协和三宝"之一，一直是院校弥足珍贵的教育资源和宝贵财富。他们以教书育人的职业精神，严谨博精的治学精神，执着奉献的敬业精神，遵循医学教育的规律，总结出一套优秀的协和育人传统，并结合医学教育的发展不断改革创新，在中国现代医学教育领域辛勤耕耘，倾心育人，终得桃李满天下，铸就了协和今天的辉煌，推进了中国现代医学教育事业的发展，在中国现代医学教育事业的发展史上写下了浓墨重彩的一笔。

回顾过去一年里，我校的教育教学工作者辛勤耕耘，挥洒汗水，取得了教育教学以及各项工作的累累硕果：叶菜英教授荣获第八届北京市高等学校教学名师奖；5 名教师荣获北京市师德标兵、师德先进个人称号；1 部教材入选教育部 2011 年精品教材；3 部教材入选"2011 年度北京市高等教育精品教材"；在导师的悉心培养下，2 名博士生的论文被评为北京市优秀博士生论文。

以上这些成绩的取得，离不开我们这支素质高、业务精、勇于奉献的优秀教学和管理队伍，离不开全院校教职员工的共同奋进。在此，我谨代表学校党政班子向辛勤工作的全校教职员工表示衷心的感谢和崇高的敬意！希望全校师生员工以今天受到表彰的同志为榜样，学习他们学为人师、行为世范的高尚品格，学习他们默默耕耘、无私奉献的卓越精神，继续为深化我校教育教学改革、提高教育质量做出更加积极的贡献。

同志们，再过 11 天，我们将迎来北京协和医学院成立 95 周年，中国医学科学院成立 56 周年庆典，院校将以此为契机，系统总结协和精神、全面传承协和文化。并注重在顶层设计上，系统梳理协和的办学理念、目标定位、办学特色和办学模式；在体制机制上，统筹推进学系建设和师资队伍实体化；在实践探索中，积极加大高层次紧缺人才的引进力度，大力强化传、帮、带的"老、中、青"梯队建设力度，有序推进教育教学改革的各项工作任务，希望全校师生员工以推动医学教育的进步、学校的发展为己任，秉承协和人的理想信念、继承协和人的优良传统，发扬与时俱进、开拓创新、奋发向上的创业精神，把协和人严谨博精、专注务实、执着进取的敬业精神应用到学校改革发展中来，把北京协和医学院建设成为国内引领、国际一流的卓越医学人才培养基地。让我们大家共同奋斗，用汗水、智慧、责任和信念创造协和更加辉煌灿烂的明天。

最后，我衷心地祝愿大家身体健康、工作顺利、阖家幸福！祝大家教师节愉快！

科　研　工　作

2012 年度院校科研工作概况

2012 年是"十二五"科技计划实施的第二年，是院校改革发展的重要战略机遇期。在《国家中长期科学和技术发展规划纲要（2006～2020 年）》（以下简称《科技规划纲要》）提出的"自主创新、重点跨越、支撑发展、引领未来"的方针指导下，根据国际医学前沿的发展及我国人口与健康事业的需求，围绕加快推进院校医学科技创新体系建设，通过进一步加强转化和系统整合、基地平台建设、引进优秀人才、组建优势团队等措施，使院校自主创新能力和科技支撑体系建设等方面得到了明显提升，科研布局更趋完善合理，实现了院校整体科研水平的稳步发展。

一、院校科研概况

2012 年院校新中标院校级以上科研课题 663 项，获得总经费 10.2 亿元（不包括中央公益性院所基本科研业务费）。其中国家重大专项 64 项，重大科技计划 4 项，国家自然科学基金项目 254 项，各部委级课题 84 项。2012 年院校到位科研经费总数约为 8.6 亿元。全年科技计划执行情况良好，597 项课题按计划结题。全年共完成科技成果鉴定（含登记）84 项，共获得各类科技成果奖励 37 项，其中国家自然科学二等奖 1 项，省部级科技奖励 18 项，高校科技奖励 6 项，中华医学科技奖 4 项，其他奖励 8 项。全年申报专利 217 项，获得专利 89 项。根据各所院截至 2012 年 12 月 31 日上报的数据显示，院校 2012 年度共发表科技论文 4300 篇，SCI 收录论文数为 1191 篇，其中影响因子在 3.0 以上 439 篇（统计数据截至 2012 年 12 月 31 日）。

二、项目申报及获资助情况

1. 顺利完成《重大新药创制》国家重大科技专项"创新药物研究开发技术平台建设"项目的"十一五"任务指标，该项目直接滚动进入"十二五"阶段，获得经费资助 1.1 亿元。

2. 申报并获得国家自然科学基金项目 254 项，获资助经费 13 480 万元。组织提交重大研究计划项目建议 19 项。组织申报科技部科研院所开发专项 1 项，获得资助 109 万元。

3. 组织申报并获得教育部"创新团队" 2 项；"新世纪优秀人才支持计划" 7 项；教育部科学研究重大项目 1 项，获资助经费 50 万元；霍英东教育基金 1 项，获资助经费 10 万元；教育部留学回国启动基金 10 项，获资助经费 32 万元；完成 2012 年博士点基金的组织申报工作，获得资助博导类 16 项，获资助经费 192 万元；新教师类 19 项，获资助经费 76 万元；优先发展领域类 3 项，获资助经费 120 万元。

4. 完成"中央级科研院所基本科研业务费"和"中央高校基本科研业务费"的实施工作。通过制定"中央级科研院所基本科研业务费"的实施方案，执行完成本年度 2418 万元经费；完成"中央高校基本科研业务费"的实施方案，组织立项评审，共资助 138 项，资助经费 1990 万元。

5. 组织申报 2012 年北京市教委产学研共建项目 1 项，获资助经费 49 万元；组织申报人事部留学回国人员启动基金 10 项，获资助经费 49 万元。

6. 完成 2013～2015 年院校科研院所修

缮购置专项资金的规划编制工作，并会同条财处完成院级和 12 个研究所的组织申报工作，申报资金约 10 亿元。

三、成果与奖励情况

1. 获奖情况　2012 年共获得各类科技成果奖励 37 项，其中国家自然科学二等奖 1 项；省部级科技奖励 18 项，包括北京市科学技术奖 11 项，天津市科学技术奖 3 项，云南省科学技术奖 4 项；高校科技进步奖 6 项；中华医学科技奖 4 项；其他奖励 8 项。

2. 召开院校科技大会　2012 年 12 月 13 日在协和学术会堂隆重举行了院校"科技大会"，卫生部刘谦副部长、何维司长以及院校领导、院士、所院领导、老中青科技人员代表和获奖人员等约 450 人参加。本次大会旨在深入贯彻落实全国科技创新大会和《中共中央国务院关于深化科技体制改革加快国家创新体系建设的意见》精神，并表彰长期以来为院校科技事业的发展做出卓越贡献的老一辈科学家和在 2010～2011 年期间为院校科技事业发展做出突出贡献的科技工作者和先进集体。本次大会共表彰并奖励了包括 5 位终身成就奖的 72 名科技工作者、19 个先进集体和数十个单项成果奖。科技管理处荣获"科技管理先进集体奖"。

为使院校科技表彰与奖励工作形成制度化，科技管理处负责起草和制定了《中国医学科学院北京协和医学院科技奖励办法》和《中国医学科学院北京协和医学院科技奖励办法实施细则》，制定了《院校科技奖励评审标准》等文件。

四、基地建设情况

组织并协助申报两部共建、省部级、北京市等各级各类重点实验室。

1. 推荐北京协和医院卫生部与科技部两部共建《胰腺与内分泌重点实验室》。

2. 医药生物技术所《微生物产物化学生物学重点实验室》和北京协和医院《风湿免疫病重点实验室》申报教育部重点实验室。

3. 病原所和药植所分别申报了 2 个北京市重点实验室。

4. 协助卫生部科教司完成卫生部重点实验室的"十二五"发展规划以及新建实验室的调研工作。

五、合作与交流情况

目前，承担科技部国际合作专项在研项目 13 项，其他横向国际合作项目 48 项，国家外专局引进人才项目 14 项。此外还组织召开多次学术交流会议：

1. 协和精神座谈会——（院校庆）学术报告会，邀请陈润生院士、张运院士、杨宝峰院士和美国科学院院士 E Harlow 等 6 位国内外知名专家、院士就医学科学发展前沿和热点领域作了专题报告。

2. 生命伦理学论坛，促进了科研伦理知识的普及，提高了所院伦理委员会的能力建设。

3. 创新药物研发战略研讨会，凝炼了院校在创新药物研发方面的战略目标、战略布局和战略举措，提升了院校在创新药物研发方面的战略思路。

4. 协助组织了"协和学术沙龙"活动，并与中科院共同完成中科院—医科院医学论坛的组织工作。

（科技管理处　编）

联系电话：（010）65105969

E-mail：vltrablue@139.com

2012 年度院校获奖科研成果题录

一、国家级奖项

序号	项目名称	完成单位	主要完成人	奖项
1	小檗碱纠正高血脂的分子机理、化学基础、及临床特点	医药生物技术研究所，南京医科大学南京第一医院	蒋建东　宋丹青　魏　敬　孔维佳　潘淮宁	自然科学二等奖

二、北京市科技进步奖

序号	项目名称	单位	主要完成人	奖项
1	核医学功能分子影像的技术研发与临床应用	北京协和医院	李　方　朱朝晖　陈黎波　张太平　曾正陪　李单青　景红丽　杜延荣　石希敏　霍　力　崔瑞雪　程午樱　程　欣　巴建涛　李从心	科技进步二等奖
2	规范化肠内肠外营养支持治疗新技术的推广应用	北京协和医院	于健春　康维明　马志强　于　康　陈　伟　刘晓红　韦军民　段学宁　唐　云　贾建国　彭　斌　叶　欣　李晓光　周　立　郭淑丽	科技进步三等奖
3	嗅觉障碍机制、评估和治疗体系的建立和应用	北京协和医院	倪道凤　刘剑锋　王　剑　有　慧　朱莹莹　陈兴明　关　静　徐春晓　陈志宏　王晓薇　高志强　王洪奎　李春景	科技进步三等奖
4	细胞移植治疗缺血性心肌病的转化医学研究	阜外心血管病医院	胡盛寿　张　浩　郑　哲　侯剑峰　刘　盛　李立环　石　丽　赵世华　苏文君　张士举	科技进步一等奖
5	肥厚型心肌病基础与临床系列研究	阜外心血管病医院	乔树宾　惠汝太　宋云虎　华　伟　袁建松　王　虎　尤士杰　段福建　高润霖　田月琴　张　岩	科技进步三等奖
6	恶性肿瘤靶向治疗药物载体技术平台的建立	肿瘤研究所	马　洁　赵　平　赫　捷　曹利人　袁　伟　赵　晨	科技进步三等奖
7	调强放疗技术的优化设计及简化应用	肿瘤医院	戴建荣　胡逸民　李晔雄　王绿化　张永谦　崔伟杰　高　黎　徐英杰　马　攀　杨瑞杰	科技进步二等奖
8	适合于发展中国家的宫颈癌快速筛查技术研究	肿瘤研究所	乔友林　赵方辉　鲍彦平　陈　凤　陈　汶　章文华　潘秦镜　李　凌　张　润　胡尚英	科技进步二等奖

续 表

序号	项目名称	单位	主要完成人				奖项
9	一些免疫及炎性基因遗传变异对基因功能和肿瘤易感性的作用	肿瘤研究所	林东昕 孙 瞳 谭 文 曾长青 于典科 赵 丹 杨 明 周翊峰 石远凯 沈洪兵				科技进步二等奖
10	心脑血管、神经退行性疾病非临床药效评价关键技术平台建立及应用	药物研究所	王晓良 朱海波 陈乃宏 彭 英 王 玲 李 江 徐少锋 杨 柳 冯 楠 苑玉和 王伟平 渠 凯				科技进步三等奖
11	桑属植物及其代谢产物的化学和生物活性基础研究	药物研究所	陈若芸 于德泉 申竹芳 谭永霞 张庆建 刘 超 刘 泉 戴胜军 杨 燕 康 洁 王洪庆 崔锡强 王 磊 孙胜国 倪 钢				科技进步一等奖

三、天津市科技进步奖

序号	项目名称	单位	主要完成人				奖项
1	急性白血病治疗靶点和策略研究	血液病研究所	王建祥 秘营昌 王 敏 饶 青 张新伟 魏 辉 邢海燕 陈 森				科技进步二等奖
2	脐带间充质干细胞技术及应用研究	血液病研究所	韩忠朝 韩之波 龚 伟 卢士红 池 颖 梁 璐 张 磊 耿 洁				技术发明二等奖
3	肿瘤细胞辐射敏感性相关基因及辐射增敏剂的研究和应用	放射医学研究所	王小春 张晓东 刘 强 樊飞跃 佘 义				科技进步三等奖

四、云南省科技进步奖

序号	项目名称	单位	主要完成人				奖项
1	树鼩饲养繁殖种群建立及其在 HCV 动物模型中的应用	医学生物学研究所	代解杰 夏雪山 孙晓梅 罕园园 冯 悦 江勤芳 匡德宣 陆彩霞 高家红 刘 丽 黄璋琼				科技进步奖一等奖
2	HSV1 病毒感染相关分子的生物学功能研究	医学生物学研究所	李琦涵 刘龙丁 董承红 王晶晶 张 莹				自然科学奖二等奖
3	流感病毒 Vero 细胞适应株的选育及疫苗关键技术研究与应用	医学生物学研究所	廖国阳 孙明波 周 健 马 磊 宋绍辉				技术发明奖三等奖
4	基因工程重组蛋白技术体系的创新与应用	医学生物学研究所	李智华 姬秋彦 孙强明 闫玲梅 李健峰 肖红剑 彭正华				科技进步三等奖

五、高等学校科学研究优秀成果奖（科学技术）

序号	项目名称	完成单位	主要完成人				奖项
1	核医学分子影像的技术创新与临床应用	北京协和医院	李 方 曾正陪 巴建涛 马艳茹	朱朝晖 李单青 程午樱 刘轶敏	陈黎波 景红丽 石希敏 李从心	张太平 杜延荣 罗亚平	二等奖
2	适合于发展中国家的宫颈癌快速筛查技术研究	肿瘤研究所	乔友林 潘秦镜 陈 汶	赵方辉 张 洵 胡尚英	章文华 鲍彦平	李 凌 陈 凤	二等奖
3	一些免疫及炎性基因遗传变异对基因功能和肿瘤易感性的作用	肿瘤研究所	林东昕 于典科 石远凯	孙 瞳 赵 丹 沈洪兵	谭 文 杨 明 赵 平	曾长青 周翊峰 胡志斌	一等奖
4	桑属植物及其代谢产物的化学和生物活性基础研究	药物研究所	陈若芸 王洪庆 王 磊	于德泉 谭永霞 倪 刚	戴胜军 张庆建 孙胜国	康 洁 崔锡强	二等奖
5	传统中药丹参的水溶性成分现代药理学研究	药物研究所	杜冠华 杨秀颖	张均田 唐民科	黎莲娘 任德成	王守宝	二等奖
6	免疫性血小板减少症	血液病研究所	杨仁池 张 磊	韩忠朝 许剑辉	周泽平 李洪强	刘 斌	二等奖

六、中华医学奖

序号	项目名称	单位	主要完成人				奖项
1	中国教学医院连续十年多中心细菌耐药监测和耐药机制研究	北京协和医院	徐英春 王 瑶 刘文静 窦红涛	杨启文 王 贺 赵 颖 王 澎	王 辉 陈民钧 谢秀丽 郭莉娜	孙宏莉 张小江 朱任媛	中华医学科技奖三等奖
2	B型利钠肽在重症心血管病患者中的应用	阜外心血管病医院	杨跃进 倪新海 张 健 张宇辉	赵雪燕 吴 超 浦介麟	毛 懿 丛祥凤 陈 曦	韦丙奇 李一石 刘 蓉	中华医学科技奖三等奖
3	心脑血管、神经退行性疾病非临床药效评价关键技术平台建立及应用	药物研究所	王晓良 王 玲 冯 楠	朱海波 李 江 苑玉和	陈乃宏 徐少锋 王伟平	彭 英 杨 柳 渠 凯	中华医学科技奖二等奖
4	桑属植物及其代谢产物的化学和生物活性基础研究	药物研究所	陈若芸 谭永霞 杨 燕 王 磊	于德泉 张庆建 康 洁 孙胜国	申竹芳 刘 超 王洪庆 倪 刚	戴胜军 刘 泉 崔锡强	中华医学科技奖三等奖

七、夏医学科技奖

序号	项目名称	完成单位	主要完成人				奖项
1	肾上腺外科疾病诊治的临床与基础研究	北京协和医院	李汉忠　张玉石　曾正陪　罗爱伦 纪志刚　严维刚　肖　河　徐维锋 张学斌　刘广华				华夏医学科技奖三等奖

八、中国抗癌协会科技奖

序号	项目名称	完成单位	主要完成人				奖项
1	调强放疗的优化设计及简化应用	肿瘤研究所	戴建荣　胡逸民　李晔雄　王绿化 张永谦　崔伟杰　高　黎				中国抗癌协会科技奖二等奖
2	6700万人口中吸烟与死因关系的研究：一项创新流行病学方法及应用	肿瘤研究所	刘伯齐　姜晶梅　黎钧耀　邹小农 武燕萍　刘　盛　范金虎				中国抗癌协会科技奖二等奖
3	恶性肿瘤个体化治疗的临床与基础研究	肿瘤研究所	徐兵河　袁　芃　马　飞　王佳玉 林东昕　于典科　李　青				中国抗癌协会科技奖二等奖
4	胰腺癌的综合防治模式	肿瘤研究所	赵　平　王成锋　林东昕　单　毅 代　敏				中国抗癌协会科技奖三等奖

九、中国实验动物学会科学技术奖

序号	项目名称	完成单位	主要完成人				奖项
1	艾滋病灵长类动物模型研究体系的建立和应用	医学动物学研究所	魏　强　秦　川　王　卫　丛　喆 蒋　虹　朱　华　黄　澜　佟　巍 卢耀增　吴小闲　邓　巍　徐艳峰				2012年中国实验动物学会科学技术奖一等奖
2	动物生物安全实验室保障技术平台的建立	医学动物学研究所，病原生物学研究所	秦　川　魏　强　王健伟　高　虹 邓　巍　朱　华　孔　琪　蒋　虹 丛　喆　熊朝晖　鲍琳琳　许黎黎 向志光　占玲俊　杨　旭				2013年中国实验动物学会科学技术奖一等奖

十、中国医院协会医院科技创新奖

序号	项目名称	完成单位	主要完成人				奖项
1	护士分层管理体系的建立与应用	北京协和医院	吴欣娟　于晓初　曹　晶　张晓静 孙　红　张红梅　郭　娜　赵艳伟 马玉芬　李艳梅　史冬雷　焦　静 陈亚丹　徐　园				中国医院协会医院科技创新奖三等奖

2012 年度院校新获各渠道院校级以上基金项目题录

单位	项目（课题）	类型	课题编号	课题名称	批准（合同签订）时间	负责人
北京协和医院	科技部	科技重大专项（重大新药创制）	2012ZX09303-006-002	自身免疫病、糖尿病及骨质疏松症药物新药临床评价研究技术平台	2012 年 5 月	江 骥 张奉春
北京协和医院	科技部	科技重大专项（重大传染病防治）	2012ZX10001003	成人艾滋病适宜治疗策略研究与应用	2012 年 5 月	李太生
北京协和医院	科技部	"十二五"国家科技支撑计划	2011BAI08B03	脑血管病二级预防方案优化与推广应用研究	2012 年 5 月	崔丽英
北京协和医院	科技部	"十二五"国家科技支撑计划	2011BAI10B02	CKD并发症治的关键技术	2012 年 5 月	李雪梅
北京协和医院	科技部	"十二五"国家科技支撑计划	2011BAI11B11	慢性心力衰竭患者心脏性猝死的一级预防	2012 年 5 月	方 全
北京协和医院	科技部	"十二五"国家科技支撑计划	2012BAI23B06	基于光学-核素-磁共振多模分子影像的重大疾病转化医学研究	2012 年 5 月	金征宇
北京协和医院	科技部	"十二五"国家科技支撑计划	2012BAI12B01	耳科疾病的组织修复与功能重建研究	2012 年 5 月	高志强
北京协和医院	科技部	"十二五"国家科技支撑计划	2012BAI35B03	针对不同疾病的临床营养治疗研究	2012 年 5 月	马 方
北京协和医院	科技部	"十二五"国家科技支撑计划	2012BAJ18B03	农村慢性病控制关键技术集成与应用示范研究	2012 年 5 月	李雪梅
北京协和医院	科技部	国家科技支撑计划	2012EP001004	超级细菌的预警监控和临床防治综合评价信息化平台的建立	2012 年 5 月	李太生
北京协和医院	科技部	"863"计划	2012AA02A212	胰腺癌和脑胶质瘤的"组学"研究	2012 年 5 月	廖 泉

续　表

单位	项目（课题）	类型	课题编号	课题名称	批准（合同）签订时间	负责人
北京协和医院	科技部	"863" 计划	2012AA02A513	系统性红斑狼疮分子分型和个体化诊疗技术	2012年5月	曾小峰
北京协和医院	科技部	"863" 计划	2012AA02A507	卵巢癌分子分型和个体化诊疗技术	2012年5月	杨佳欣
北京协和医院	科技部	子课题 "863" 计划	2011AA02A113	代谢性疾病、感染性疾病、内分泌性疾病等其他常见疾病体外诊断试剂的研制	2012年5月	李永哲
北京协和医院	国家自然科学基金	面上项目	31271565	Wnt通路在砷诱导胰腺癌程序性死亡中的作用机制	2012年9月	陈革
北京协和医院	国家自然科学基金委	青年科学基金项目	81200584	基于全外显子测序技术的中国新生儿糖尿病分子遗传学研究	2012年9月	于淼
北京协和医院	国家自然科学基金委	青年科学基金项目	81200869	miR-203活化的JAK-STAT信号通路传导对神经病理性疼痛机制及干预的研究	2012年9月	申乐
北京协和医院	国家自然科学基金委	青年科学基金项目	81200916	层粘连蛋白及其受体整合素α6β1调控脑损死后血管神经再生的机制研究	2012年9月	包新杰
北京协和医院	国家自然科学基金委	青年科学基金项目	81201112	HIF-1α及VEGF对乳腺癌肿瘤新生血管功能的调控及其超声光散射断层成像检测	2012年9月	朱庆莉
北京协和医院	国家自然科学基金委	青年科学基金项目	81201121	基于18FDG PET在年欣病精神障碍及致病机制中的研究	2012年9月	程欣
北京协和医院	国家自然科学基金委	青年科学基金项目	81201566	自噬在乙肝病毒诱导肝癌中的作用及可能的机理研究	2012年9月	杨华瑜
北京协和医院	国家自然科学基金委	青年科学基金项目	81201734	PVT1在胰腺癌化疗耐药中的作用及分子机制研究	2012年9月	由磊
北京协和医院	国家自然科学基金委	青年科学基金项目	81202360	趋化因子受体CXCR3在原发性胆汁性肝硬化发病机制中作用的研究	2012年9月	费允云
北京协和医院	国家自然科学基金委	青年科学基金项目	81202361	类风湿关节炎抗炎治疗的新靶点：CD200/CD200R1	2012年9月	蒋颖

续 表

单位	项目（课题）	类型	课题编号	课题名称	批准（合同）签订）时间	负责人
北京协和医院	国家自然科学基金委	面上项目	81270381	巨噬细胞 ABCG1 致动脉粥样硬化作用的机制研究	2012 年 9 月	严晓伟
北京协和医院	国家自然科学基金委	面上项目	81270390	Notch 信号通路在腹主动脉瘤发生中作用及调控炎性反应的分子机理	2012 年 9 月	郑月宏
北京协和医院	国家自然科学基金委	面上项目	81270399	神经因素在治疗性血管生成中的作用机制及潜在新治疗策略研究	2012 年 9 月	李拥军
北京协和医院	国家自然科学基金委	面上项目	81270656	突触细胞黏附分子 Necl2 与女性青春期发育的生物学功能研究	2012 年 9 月	陈 蓉
北京协和医院	国家自然科学基金委	面上项目	81270681	子宫内膜异位症转录组深度测序和功能鉴定的研究	2012 年 9 月	冷金花
北京协和医院	国家自然科学基金委	面上项目	81270717	母血浆非性别依赖胎儿游离 DNA 对早期预测子痫前期价值的研究	2012 年 9 月	刘俊涛
北京协和医院	国家自然科学基金委	面上项目	81270873	遗传及免疫因素在汉族人特发性甲状腺功能减退症发病机制中的作用	2012 年 9 月	邢小平
北京协和医院	国家自然科学基金委	面上项目	81270878	端粒长度与线粒体功能相关基因对 2 型糖尿病的预测作用和发病机制的研究	2012 年 9 月	李玉秀
北京协和医院	国家自然科学基金委	面上项目	81270879	糖尿病易感基因的 microRNA 结合位点多态性与妊娠期糖尿病发病关系研究	2012 年 9 月	聂 敏
北京协和医院	国家自然科学基金委	面上项目	81271043	甲状腺相关眼病易感基因与病情严重程度的相关性研究	2012 年 9 月	李 辉
北京协和医院	国家自然科学基金委	面上项目	81271053	转录因子 GFI1 和 LMO4 与小分子 RNA 对毛细胞分化的作用机制	2012 年 9 月	陈晓巍
北京协和医院	国家自然科学基金委	面上项目	81271544	隐源性癫痫的 7T 磁共振成像形态与功能研究	2012 年 9 月	冯 逢

续　表

单位	项目（课题）	类型	课题编号	课题名称	批准（合同）签订时间	负责人
北京协和医院	国家自然科学基金委	面上项目	81271545	基于神经影像学脑网络分析方法的康复治疗（rTMS）对脑卒中患者的脑结构与脑功能重塑机制研究	2012 年 9 月	张伟宏
北京协和医院	国家自然科学基金委	面上项目	81271614	心肌梗死的整合素 αvβ3 受体显像研究	2012 年 9 月	朱朝晖
北京协和医院	国家自然科学基金委	面上项目	81271942	全外显子组测序探寻先天性脊柱侧凸发生发展相关基因的研究	2012 年 9 月	吴志宏
北京协和医院	国家自然科学基金委	面上项目	81272009	microRNA 在激素性股骨头坏死骨髓干细胞成骨分化中调控机制的研究	2012 年 9 月	翁习生
北京协和医院	国家自然科学基金委	面上项目	81272053	先天性脊柱侧凸正常－患病同卵双生子的表观遗传学研究	2012 年 9 月	沈建雄
北京协和医院	国家自然科学基金委	面上项目	81272054	青少年特发性脊柱侧凸骨质干细胞差异蛋白相关"转录因子-miRNA"调控通路研究	2012 年 9 月	庄乾宇
北京协和医院	国家自然科学基金委	面上项目	81272484	miRNAs 在胰腺癌耐药调控网络中的作用机制研究	2012 年 9 月	张太平
北京协和医院	国家自然科学基金委	面上项目	81272573	胰腺癌髓系抑制细胞及肿瘤相关巨噬细胞功能调控与化疗增效的研究	2012 年 9 月	廖　泉
北京协和医院	国家自然科学基金委	面上项目	81272767	AKR1B10 蛋白翻译后修饰在肝癌细胞脂代谢紊乱和化疗敏感性中的作用机制研究	2012 年 9 月	刘子文
北京协和医院	国家自然科学基金委	面上项目	81272768	儿茶酚胺氧位甲基转移酶影响结直肠癌生物学行为的机制研究	2012 年 9 月	吴文铭
北京协和医院	国家自然科学基金委	面上项目	81272890	JNK/P62 信号通路在耐药结肠癌中的保护作用及其机制研究	2012 年 9 月	向　阳
北京协和医院	国家自然科学基金委	面上项目	81272891	宫颈癌不同照射剂量模式生物学效应研究	2012 年 9 月	张福泉

续 表

单位	项目（课题）	类型	课题编号	课题名称	批准（合同）时间	负责人
北京协和医院	国家自然科学基金委	面上项目	81273173	HPV 感染与头颈部鳞癌发病风险的病例对照研究	2012 年 9 月	陈兴明
北京协和医院	国家自然科学基金委	面上项目	81273277	小麦主要致敏蛋白 ω-5 醇溶蛋白 HLA-DR 分子限制性 T 细胞表位预测与鉴定	2012 年 9 月	尹 佳
北京协和医院	国家自然科学基金委	面上项目	81273312	系统性红斑狼疮中 IL-21 通过 PI3K/Akt 调控 B 细胞异常机制研究	2012 年 9 月	张 烜
北京协和医院	国家自然科学基金委	面上项目	81273850	针刺对脑缺血大鼠损伤相关 miRNA 及可能靶蛋白的调节作用	2012 年 9 月	孙 华
北京协和医院	国家自然科学基金委	专项基金项目科学部主任基金	81241045	卒中后运动系统突触跨突触变性机制和重复磁刺激干预研究	2012 年 11 月	刘明生
北京协和医院	国家自然科学基金委	专项基金项目科学部主任基金	81241032	AGL 基因剪切突变和糖原累积症 III 型肌肉受累的相关性研究	2012 年 11 月	邱正庆
北京协和医院	国家自然科学基金委	专项基金项目科学部主任基金	81250010	巨噬细胞 Ly6Clow 亚群在诱导心肌梗死后炎症反应向瘢痕修复转化过程中的作用和机制	2012 年 11 月	陈 未
北京协和医院	国家自然科学基金委	专项基金项目科学部主任基金	81250013	女性性唤起功能障碍发病机制的研究	2012 年 11 月	史宏晖
北京协和医院	国家自然科学基金委	专项基金项目科学部主任基金	81250014	靶向基因捕获和高通量测序识别遗传相关性甲状腺功能减退症相关致病基因	2012 年 11 月	连小兰
北京协和医院	国家自然科学基金委	专项基金项目科学部主任基金	81250021	胰腺内分泌肿瘤中 PGP9.5 和 DAXX 基因的异常改变与肿瘤良恶性的鉴别及预后判断	2012 年 11 月	陈原稼
北京协和医院	国家自然科学基金委	专项基金项目科学部主任基金	81250026	异丙酚作用相关特异性 microRNA 鉴定及其调节 Th1/Th2 细胞平衡的机制研究	2012 年 11 月	赵 晶
北京协和医院	国家自然科学基金委	专项基金项目科学部主任基金	81250043	lncRNA 调控淋巴管生成在口腔鳞癌颈淋巴转移中的作用及其机制	2012 年 12 月	张 韬

续表

单位	项目（课题）	类型	课题编号	课题名称	批准（合同 签订）时间	负责人
北京协和医院	教育部	新世纪优秀人才支持计划	NCET-11-0289	肝癌	2012 年 3 月	赵海涛
北京协和医院	教育部	留学回国人员启动基金	\	散发性嗜铬细胞瘤发病中 Ras/Raf/MEK/Erk 及 PI3K/Akt/mTOR 信号途径的作用研究	2012 年 11 月	童安莉
北京协和医院	教育部	留学回国人员启动基金	\	胰腺癌同质细胞治疗靶点的蛋白质组学筛查及鉴定	2012 年 11 月	王维斌
北京协和医院	教育部	科学研究重大项目	313009	围绝经期综合管理预防妇女老年慢性疾病的研究	2012 年 11 月	郁琦
北京协和医院	教育部	博士点基金博导类	20121106110002	三维立体肝功能检测在肝脏术前评估中的应用	2012 年 12 月	毛一雷
北京协和医院	教育部	博士点基金博导类	20121106110047	白介素 36 受体及其配体对银屑病 IL-23/Th17 细胞轴影响的研究	2012 年 12 月	晋红中
北京协和医院	教育部	博士点基金博导类	20121106110003	炎性因子在糖尿病周围神经修复再生中的作用及中药筋脉通对其影响的研究	2012 年 12 月	梁晓春
北京协和医院	教育部	博士点基金新教师类	20121106120048	miRNA1204-1209 在胰腺癌化疗耐药中的作用及分子机制研究	2012 年 12 月	由磊
北京协和医院	教育部	博士点基金新教师类	20121106120003	结核特异性 IFN-γ+IL-17A+多能 T 细胞应答在结核病发生及转归中的作用及调控机制	2012 年 12 月	张丽帆
北京协和医院	教育部	博士点基金优先发展领域	20121106130002	应用活体动物光学成像及超声微血管显像动态监测 HIF-1α 对乳腺癌新生血管的调控	2012 年 12 月	姜玉新
北京协和医院	卫生部	卫生行业科研专项	201202007	胰腺癌早期诊断与综合治疗的转化医学研究	2012 年 3 月	赵玉沛
北京协和医院	卫生部	卫生行业科研专项	201202004	风湿免疫诊疗关键技术临床推广及转化应用研究	2012 年 3 月	张奉春
北京协和医院	卫生部	卫生行业科研专项	201202011	在突发公共事件中重症医学平台建立与生命支持关键技术研究与推广	2012 年 3 月	刘大为

续 表

单位	项目（课题）	类型	课题编号	课题名称	批准（合同）签订时间	负责人
北京协和医院	人事部	留学人员科技活动项目择优资助经费	优秀类	出血性脑卒中急诊 CTA 扫描标准程序的建立及其转归相关的独立危险因素研究	2012 年 11 月	陆菁菁
北京协和医院	人事部	留学人员科技活动项目择优资助经费	启动类	褪黑激素受体激动剂——雷美尔通对老龄大鼠异氟烷吸入麻醉后神经行为障碍的影响	2012 年 11 月	谭 刚
北京协和医院	人事部	留学人员科技活动项目择优资助经费	优秀类	脂肪源性干细胞在富 bFGF 环境中促进缺血/再灌注损伤皮瓣动脉形成的机制	2012 年 11 月	王 阳
北京协和医院	人事部	留学人员科技活动项目择优资助经费	启动类	基于互联网的、医患互动的患者随访系统开发及其应用的可行性研究	2012 年 11 月	严雪敏
北京协和医院	人事部	留学人员科技活动项目择优资助经费	启动类	口腔鳞癌颈淋巴转移及淋巴管生成相关 lncRNA 的筛选与鉴定	2012 年 11 月	张 韬
北京协和医院	北京市科委	首都特色临床医学	Z121107001012119	新型整合素受体显像剂 68Ga-PRGD2 用于肺癌新生血管显像的临床转化研究	2012 年 7 月	朱朝晖
北京协和医院	北京市科委	首都特色临床医学	Z121107001012139	遗传性失盐性肾病诊疗体系的建立	2012 年 7 月	陈丽萌
北京协和医院	北京市科委	首都特色临床医学	Z121107005112002	外周血循环肿瘤细胞分离鉴定新方法的建立及其在肺癌个体化诊疗中的意义	2012 年 7 月	崔 巍
北京协和医院	北京市科委	子课题科技计划招标	\	慢病合并常见老年综合征社区管理规范研究	2012 年 10 月	刘晓红
北京协和医院	北京市科委	子课题科技计划招标	D121100004212001	人工关节置换术围手术期镇痛及术后康复研究	2012 年 10 月	翁习生
北京协和医院	北京市卫生局	首发基金自主创新类	首发 2011-4001-01	结直肠癌序贯筛查方案在体检人群中的应用及优化	2012 年 7 月	李景南
北京协和医院	北京市卫生局	首发基金自主创新类	首发 2011-4001-02	系统性红斑狼疮 CD200/CD200R1 调控免疫耐受机制研究	2012 年 7 月	张 烜
北京协和医院	北京市卫生局	首发基金青年类	首发 2011-4001-03	自体造血干细胞移植和马法兰联合塞米松（MDex）方案治疗初治 POEMS 综合征的非随机的前瞻性对照研究	2012 年 7 月	李 剑

续 表

单位	项目（课题）	类型	课题编号	课题名称	批准（合同）签订时间	负责人
北京协和医院	北京市卫生局	首发基金自主创新类	首发 2011-4001-04	脉搏血氧波形在心肺复苏质量反馈控制系统应用研究	2012 年 7 月	徐军
北京协和医院	北京市卫生局	首发基金重点攻关类	首发 2011-4001-05	应用扩展系统化治疗流程减低严重感染（sepsis）致多器官功能障碍综合征（MODS）病死率的临床研究	2012 年 7 月	刘大为
北京协和医院	北京市卫生局	首发基金重点攻关类	首发 2011-4001-06	多技术辅助下扩大经蝶窦入路处理海绵窦区病变的解剖剂及临床研究	2012 年 7 月	王任直
北京协和医院	北京市卫生局	首发基金重点攻关类	首发 2011-4001-07	构建以普通内科为桥梁的慢性病社区-医院连续性医疗服务模式	2012 年 7 月	曾学军
北京协和医院	北京市卫生局	首发基金重点攻关类	首发 2011-4001-08	早期诊断干预对改善医院获得性急性肾损伤预后的临床与基础研究	2012 年 7 月	李雪梅
北京协和医院	北京市卫生局	首发基金重点攻关类	首发 2011-4001-09	北京地区侵袭性真菌病酵母样真菌流行病学及体外药物敏感性研究	2012 年 7 月	徐英春
北京协和医院	北京市卫生局	首发基金重点攻关类	首发 2011-4001-10	中国人群息肉状脉络膜血管病变的单核苷酸多态性研究	2012 年 7 月	陈有信
北京协和医院	北京市科委	子课题科技计划招标		创新型核酸酶技术治疗艾滋病的研究	2012 年 7 月	李太生
北京协和医院	北京市科委	北京自然基金面上项目	7132169	富氢水通过 ask1-JNK 抑制细胞凋亡促进皮瓣成活的研究	2012 年 12 月	王友彬
北京协和医院	北京市科委	北京自然基金面上项目	7132170	白塞病葡萄膜炎的炎症标记物研究	2012 年 12 月	张美芬
北京协和医院	北京市科委	北京自然基金面上项目	7132179	miR-497 调控胰腺癌 EGFR-TKI 分子靶向药物耐药的机制研究	2012 年 12 月	张太平
北京协和医院	北京市科委	北京自然基金面上项目	7132189	从自噬-氧化应激-线粒体探讨中药改善糖尿病周围神经损伤的机制	2012 年 12 月	屈岭

续表

单位	项目（课题）	类型	课题编号	课题名称	批准（合同）签订时间	负责人
北京协和医院	北京市科委	北京自然基金面上项目	7132192	三阴性乳腺癌预后相关 microRNA 的筛选与功能研究	2012 年 12 月	沈松杰
北京协和医院	北京市科委	北京自然基金面上项目	7132198	中药增液润燥汤影响干燥综合征唾液流率的机制：对 BAFF 及其下游致病途径的研究	2012 年 12 月	郝伟欣
北京协和医院	北京市科委	北京自然基金面上项目	7132200	中国遗传性血管水肿患者临床异质性的遗传背景的研究	2012 年 12 月	支玉香
北京协和医院	北京市科委	北京自然基金面上项目	7132203	大疱性类天疱疮发病新机制：抗 BP180 NC16A IgE 的启动和 EOS 浸润机制	2012 年 12 月	左亚刚
北京协和医院	北京市科委	北京自然基金面上项目	7132206	干燥综合征患者中调节性 B 细胞的表达和功能研究	2012 年 12 月	张 文
北京协和医院	北京市科委	北京自然基金面上项目	7132209	EIF5A2-MTA/c-MYC 轴调控 EMT 促进胃癌侵袭转移	2012 年 12 月	于健春
北京协和医院	北京市科委	北京自然基金面上项目	7132218	家族性 ACTH-非依赖性肾上腺大结节增生的遗传学研究	2012 年 12 月	李汉忠
北京协和医院	北京市科委	北京自然基金面上项目	7132221	巨噬细胞亚群 Ly6Clow 诱导心肌梗死后炎症反应向瘢痕修复的转化	2012 年 12 月	陈 末
北京协和医院	北京市科委	北京自然基金预探索项目	7133256	接受 HAART 治疗的艾滋病患者泪液中 HIV-1 病毒的基因分析研究	2012 年 12 月	韩 扬
阜外心血管病医院	863 计划		2012AA02A514	高血压分子分型和个体化诊疗技术	2012 年 5 月 9 日	顾东风
阜外心血管病医院	863 计划		2012AA021009	心脏移植标准化技术及免疫调控研究	2012 年 5 月 9 日	王 巍
阜外心血管病医院	国家自然科学基金	青年科学基金项目	81200107	阿托伐他汀促进急性心肌梗死周边心肌自噬抑制心肌凋亡的机制研究	2012 年 8 月 21 日	董秋婷

续表

单位	项目（课题）	类型	课题编号	课题名称	批准（合同签订）时间	负责人
阜外心血管病医院	国家自然科学基金	青年科学基金项目	81200108	药物联合MSCs移植趋化CXCR4＋骨髓干细胞群持久靶向归巢修复梗死心肌及其机制研究	2012年8月21日	宋雷
阜外心血管病医院	国家自然科学基金	青年科学基金项目	81200109	七氟烷后处理与心肌β肾上腺素能信号转导通路的交互作用	2012年8月21日	姚允泰
阜外心血管病医院	国家自然科学基金	青年科学基金项目	81200135	左心室心内膜起搏对犬失同步化心室肌电生理特性的影响	2012年8月21日	丁立刚
阜外心血管病医院	国家自然科学基金	青年科学基金项目	81200190	上皮钠通道基因变异与氢氯噻嗪药物基因组学研究	2012年8月21日	罗芳
阜外心血管病医院	国家自然科学基金	青年科学基金项目	81200213	自噬在泡沫细胞发生和发展中的作用机制	2012年8月21日	崔永春
阜外心血管病医院	国家自然科学基金	青年科学基金项目	81201108	应用左房超声指标联合心室长轴应变建立舒张性心衰早期诊断模型的初步研究	2012年8月21日	吴伟春
阜外心血管病医院	国家自然科学基金	面上项目	81270164	CCM下游信号通路基因在血管发育缺陷及脑中风发病中的分子遗传机制研究	2012年8月21日	张伟丽
阜外心血管病医院	国家自然科学基金	面上项目	81270225	乙醛脱氢酶2基因多态性对紫绀型先心病外科心肌保护影响的实验研究	2012年8月21日	张浩
阜外心血管病医院	国家自然科学基金	面上项目	81270241	不同心房颤动模型心房电图的机制探讨	2012年8月21日	方丕华
阜外心血管病医院	国家自然科学基金	面上项目	81270242	立体标测心房碎裂电位及改良步进法消融慢性房颤	2012年8月21日	马坚
阜外心血管病医院	国家自然科学基金	面上项目	81270243	大心肌梗死后T波电交替预测猝死的机制及迷走神经刺激干预研究	2012年8月21日	张澍
阜外心血管病医院	国家自然科学基金	面上项目	81270288	αB—晶体蛋白在mTOR活化引起的心肌肥厚中的作用	2012年8月21日	颜红兵

续　表

单位	项目（课题）	类型	课题编号	课题名称	批准（合同）签订时间	负责人
阜外心血管病医院	国家自然科学基金	面上项目	81270302	雪旺细胞通过逆转神经重构降低移植后心脏心律失常易感性研究	2012 年 8 月 21 日	袁　昕
阜外心血管病医院	国家自然科学基金	面上项目	81270333	肾小管上皮钠转运系统在肥胖高血压中的机制研究	2012 年 8 月 21 日	汪一波
阜外心血管病医院	国家自然科学基金	面上项目	81270334	盐敏感性高血压易感基因多态鉴定及其分子调控机制研究	2012 年 8 月 21 日	王来元
阜外心血管病医院	国家自然科学基金	面上项目	81270356	IC53 基因新功能－促动脉粥样硬化作用及其机制	2012 年 8 月 21 日	陈敬洲
阜外心血管病医院	国家自然科学基金	面上项目	81270384	miR-194 调控 SUMO 蛋白表达：深低温管循环诱导脑源性脑保护作用的新机制	2012 年 8 月 21 日	吉冰洋
阜外心血管病医院	国家自然科学基金	面上项目	81270385	血管平滑肌细胞表型异常对主动脉瘤形成的作用	2012 年 8 月 21 日	于存涛
阜外心血管病医院	国家自然科学基金	面上项目	81271583	彩色实时三维超声心动图评价主动脉瓣反流容积的实验研究	2012 年 8 月 21 日	王　浩
阜外心血管病医院	国家自然科学基金	面上项目	81273153	甘油三酯代谢相关基因与冠心病的关联分析及功能研究	2012 年 8 月 21 日	陈恕凤
阜外心血管病医院	国家自然科学基金	面上项目	81273909	参松养心胶囊提高心率的机制研究	2012 年 8 月 21 日	浦介麟
阜外心血管病医院	国家自然科学基金	青年科学基金项目	81201208	干细胞在心肌组织中增殖及胞吐对磁共振在体示踪信号影响规律及其机制的实验研究	2012 年 8 月 21 日	刘　琼
阜外心血管病医院	国家自然科学基金	科学部主任基金	81241120	压力导丝新技术评价中药介入治疗术后微循环功能的研究	2012 年 8 月 21 日	吴永健
阜外心血管病医院	国家自然科学基金	科学部主任基金	81241007	表没食子儿茶素（EGCG）调节 PPARα，L-FABP，APOA5 基因表达对脂质代谢的影响及临床意义	2012 年 8 月 21 日	黄晓红

续 表

单位	项目（课题）	类型	课题编号	课题名称	批准（合同签订）时间	负责人
阜外心血管病医院	国家自然科学基金	面上项目	81271571	双源 CT 动态负荷心肌灌注扫描定量评估慢性心肌缺血和微循环障碍的实验研究	2012 年 8 月 21 日	吕 滨
阜外心血管病医院	国家自然科学基金	面上项目	81241121	HDL 颗粒与冠心病患者心血管事件及炎症的相关研究	2012 年 8 月 21 日	李建军
阜外心血管病医院	北京市科技新星计划	北京市科技新星计划	Z111107054511080	干细胞迁移在大网膜包裹术改善心肌梗死后心脏神经重塑的机制研究	2012 年 8 月 10 日	侯剑峰
阜外心血管病医院	北京市科技计划	首都临床特色应用研究	Z121107001012014	血管迷走性晕厥的去神经介入治疗	2012 年 8 月 10 日	姚 焰
阜外心血管病医院	北京市科技计划	首都临床特色应用研究	Z121107001012118	CT 动态负荷心肌灌注新技术量化评价心肌缺血的临床研究	2012 年 8 月 10 日	吕 滨
阜外心血管病医院	北京市科技计划	首都临床特色应用研究	Z121107001012015	首都地区冠心病人群血脂新指标 HDL 颗粒检测应用与临床意义	2012 年 8 月 10 日	李建军
阜外心血管病医院	北京市科技计划	首都临床特色应用研究	Z121107001012114	钆对比剂延迟强化磁共振成像在肥厚型心肌病预后与危险分层中的临床意义	2012 年 8 月 10 日	赵世华
阜外心血管病医院	北京市科技计划	首都临床特色应用研究	Z121107001012018	体外循环杂交全弓置换术与深低温停循环全弓置换术后脑并发症的前瞻性随机对照研究	2012 年 8 月 10 日	常 谦
阜外心血管病医院	北京市科技计划	首都临床特色应用研究	Z121107001012017	改良扩大 Morrow 手术治疗肥厚梗阻性心肌病手术疗效的临床研究	2012 年 8 月 10 日	王水云
阜外心血管病医院	北京市自然科学基金	面上项目	7122149	脱细胞支架复合骨髓间充质干细胞体外构建组织工程带瓣血管的研究	2012 年 8 月 10 日	王 强
阜外心血管病医院	中央科研院所基本科研业务费	中央科研院所基本科研业务费		微小 RNA 表观遗传修饰对骨髓间充质干细胞在缺血心肌移植后存活能力影响实验研究	2012 年 10 月 7 日	侯剑峰
阜外心血管病医院	中央科研院所基本科研业务费	中央科研院所基本科研业务费		他汀动员 EPC 改善 DES 术后再内皮化延迟和减少 LST 发生风险及机制研究	2012 年 10 月 7 日	王天杰

续 表

单位	项目（课题）	类型	课题编号	课题名称	批准（合同）签订时间	负责人
阜外心血管病医院	中央科研院所基本科研业务费	中央科研院所基本科研业务费		临床试验偏倚来源的量化评价方法研究	2012 年 10 月 7 日	王 杨
阜外心血管病医院	中央科研院所基本科研业务费	中央科研院所基本科研业务费		Genistein 通过 miR-34a 调控血管内皮细胞端粒酶活性和动脉粥样硬化的机制研究	2012 年 10 月 7 日	陈 宇
阜外心血管病医院	中央科研院所基本科研业务费	中央科研院所基本科研业务费		瑞舒伐他汀提高缺氧环境下骨髓干细胞存活的实验研究	2012 年 10 月 7 日	徐 辉
阜外心血管病医院	中央科研院所基本科研业务费	中央科研院所基本科研业务费		右圆锥支动脉缺血在 Brugada 综合征室速/室颤发生中的作用机制研究	2012 年 10 月 7 日	郑黎晖
阜外心血管病医院	中央科研院所基本科研业务费	中央科研院所基本科研业务费		热损伤性电重构与房颤消融术后房速的机制研究	2012 年 10 月 7 日	陈 刚
阜外心血管病医院	中央科研院所基本科研业务费	中央科研院所基本科研业务费		在短期胰岛素泵强化未缓解的 2 型糖尿病患者中应用西格列汀的治疗	2012 年 10 月 7 日	安雅莉
阜外心血管病医院	中央科研院所基本科研业务费	中央科研院所基本科研业务费		铁支架对动脉粥样硬化的影响	2012 年 10 月 7 日	罗 彤
阜外心血管病医院	中央科研院所基本科研业务费	中央科研院所基本科研业务费		β 受体阻断剂对七氟烷心肌保护作用的影响	2012 年 10 月 7 日	龚俊松
阜外心血管病医院	中央科研院所基本科研业务费	中央科研院所基本科研业务费		血浆组织蛋白酶抑制素对心肌梗死预后的影响与机制研究	2012 年 10 月 7 日	赵汉军
阜外心血管病医院	中央科研院所基本科研业务费	中央科研院所基本科研业务费		无器质性心脏病室性心律失常患者室性心律下异常电位预测消融与常规标测方法的前瞻性对比研究	2012 年 10 月 7 日	王 靖
阜外心血管病医院	中央科研院所基本科研业务费	中央科研院所基本科研业务费		心肌梗死后瘢痕的磁共振成像及体积定量方法的优选探究	2012 年 10 月 7 日	尹 刚
阜外心血管病医院	中央科研院所基本科研业务费	中央科研院所基本科研业务费		动脉粥样硬化易损斑块的 PET-CT 显像研究	2012 年 10 月 7 日	孙晓昕

续　表

单位	项目（课题）类型	课题编号	课题名称	批准（合同）签订时间	负责人
阜外心血管病医院	中央科研院所基本科研业务费		升主动脉瘤壁 PI3K/Akt/mToR 通路信号蛋白的表达及实验研究	2012 年 10 月 7 日	蒙延海
阜外心血管病医院	中央科研院所基本科研业务费		Atg7 介导的自噬在左室重构中的作用及高场强核磁共振成像研究	2012 年 10 月 7 日	李世国
阜外心血管病医院	中央科研院所基本科研业务费		乙醛脱氢酶 2 基因多态性对紫绀大鼠肺缺血/再灌注损伤影响的研究	2012 年 10 月 7 日	贾爱
阜外心血管病医院	中央科研院所基本科研业务费		DAN 对人肺动脉平滑肌细胞增殖的抑制作用及其机制研究	2012 年 10 月 7 日	崔存珏
阜外心血管病医院	中央科研院所基本科研业务费		血清半胱氨酸蛋白酶抑制剂 C（Cystatin C）对老年冠状动脉旁路移植术患者近期及远期结果的预测作用	2012 年 10 月 7 日	林野
阜外心血管病医院	中央科研院所基本科研业务费		综合语音标提高超声对心脏再同步化治疗的预测价值	2012 年 10 月 7 日	孙欣
阜外心血管病医院	中央科研院所基本科研业务费		腺苷负荷磁共振成像评估心肌缺血的临床应用研究	2012 年 10 月 7 日	万俊义
阜外心血管病医院	中央科研院所基本科研业务费		二甲双胍心脏停跳液对离体大鼠心肌缺血再灌注损伤保护作用研究	2012 年 10 月 7 日	段欣
阜外心血管病医院	中央科研院所基本科研业务费		超声斑点追踪技术评价肥厚型心肌病患者预后的临床研究	2012 年 10 月 7 日	张红菊
阜外心血管病医院	中央科研院所基本科研业务费		管理－耗材信息管理系统及高值耗材分类编码的研究	2012 年 10 月 7 日	马胜琦
阜外心血管病医院	中央科研院所基本科研业务费		管理－"阜外"特色医学人文课程体系的开发与应用	2012 年 10 月 7 日	杨宁燕
阜外心血管病医院	中央科研院所基本科研业务费		护理－介入手术室医务人员手消毒方法的研究	2012 年 10 月 7 日	董烨

续 表

单位	项目（课题）	类型	课题名称	课题编号	批准（合同）签订时间	负责人
阜外心血管病医院	横向课题		自体血液回收机和配套一次性使用血液回收耗材		2012年8月16日	龙村
阜外心血管病医院	横向课题		一项12周、多中心、双盲、随机、双模拟、活性药物对照的平行组研究，在氟伐他汀钠治疗后血脂水平未达标的中度或高度心血管病风险的原发性高胆固醇血症或混合性血脂异常的中国患者中，比较氟伐他汀钠一次与氟伐他汀钠缓释片80mg每日一次与氟伐他汀钠速缓胶囊40mg每日两次治疗的疗效和安全性		2012年6月25日	李建军
阜外心血管病医院	横向课题		评价患有肺动脉高压的儿童每日服用三次波生坦（bosentan）分散片（儿童制剂）的药物动力学、耐受性、安全性及疗效的开放式前瞻性多中心研究		2012年7月12日	李守军
阜外心血管病医院	横向课题		一项评价在常规治疗的基础上联合托伐普坦片治疗心源性水肿（充血性心力衰竭引起的体液潴留）的有效性和安全性的随机、双盲、多中心、安慰剂平行对照临床研究		2012年8月21日	张健
阜外心血管病医院	横向课题		奥美沙坦酯氨氯地平治疗轻中度原发性高血压的随机、双盲、双模拟、阳性药物平行对照、多中心临床研究		2012年10月30日	张慧敏
阜外心血管病医院	横向课题		慢病防治适宜技术在社区应用研究		2012年6月26日	赵连成
阜外心血管病医院	横向课题		胰腺α细胞功能对中国2型糖尿病患者血糖调节的贡献作用——西格列汀对中国2型糖尿病患者胰高血糖素分泌、胰岛素分泌及胰岛素抵抗的作用		2012年2月29日	李光伟

续表

单位	项目（课题）	类型	课题编号	课题名称	批准（合同签订）时间	负责人
阜外心血管病医院	横向课题			低剂量冠脉 CTA 迭代重建和滤波反投影法的对比研究	2012 年 5 月 11 日	吕 滨
阜外心血管病医院	横向课题			肾动脉去神经射频消融系统动物实验	2012 年 8 月 1 日	蒋雄京
阜外心血管病医院	横向课题			一项多中心、开放、随机、平行试验，在二甲双胍单药治疗控制不佳的 2 型糖尿病患者中，比较加入维格列汀 50mg 每日两次与将二甲双胍加量至最大剂量相比治疗 24 周的疗效（VISION 研究项目）	2012 年 6 月 13 日	李光伟
阜外心血管病医院	横向课题			冠心病多支病变 PCI 完全与部分血运重建安全性和远期疗效的对比研究	2012 年 10 月 12 日	杨跃进
阜外心血管病医院	横向课题			通过已植入心脏起搏装置观察充血性心力衰竭患者 T 波电交替的临床预试验	2012 年 7 月 23 日	陈柯萍
阜外心血管病医院	横向课题			介入生物瓣膜动物实验研究	2012 年 10 月 9 日	孙寒松
阜外心血管病医院	横向课题			家庭监护系统在双腔起搏器、CRTP 中应用研究	2012 年 8 月 22 日	张 澍
阜外心血管病医院	横向课题			房颤患者长期口服血栓治疗全球登记研究（第一阶段）（简称 GLORIA-AF 研究）	2012 年 3 月 20 日	杨艳敏
阜外心血管病医院	横向课题			"中国 2 型糖尿病伴有心血管疾病高危因素患者综合纵向队列研究"（3B Extension）	2012 年 1 月 10 日	李光伟
阜外心血管病医院	横向课题			冠心病高危患者 PCI 术后支架内血栓的抗血小板策略研究	2012 年 3 月 1 日	唐熠达
阜外心血管病医院	横向课题			ALPHA 西罗莫司药物洗脱冠状动脉支架系统药代动力学研究	2012 年 11 月 12 日	邱 洪

续 表

单位	项目（课题）	类型	课题编号	课题名称	批准（合同签订）时间	负责人
阜外心血管病医院	横向课题			SPECT 指导左心室导线植入提高 CRT 疗效（前瞻性、随机、多中心）临床研究	2012 年 10 月 24 日	华 伟
肿瘤医院	国家科技支撑计划		2013BAI01B02	消化系统肿瘤微创诊治平台的建立与应用	2013 年 1 月 1 日	王贵齐
肿瘤医院	863 计划		2012AA02O206	肿瘤蛋白质分子标志物的研究与开发	2012 年 1 月 1 日	赵晓航
肿瘤医院	863 计划		2012AA02A209	食管癌的"基因-环境""组学"研究	2012 年 1 月 1 日	宋咏梅
肿瘤医院	863 计划		2012AA02A502	肺癌的分子分型和个体化诊疗技术	2012 年 1 月 1 日	赫 捷
肿瘤医院	863 计划		2012AA02A503	食管癌分子分型和个体化诊疗技术	2012 年 1 月 1 日	王明荣
肿瘤医院	国家自然科学基金		91229126	食管鳞癌中炎性相关基因异常表达的分子调控机制研究	2013 年 1 月 1 日	林东昕
肿瘤医院	国家自然科学基金		81260000000	BRCA1 在 DNA 双链断裂修复和乳腺癌治疗中的作用	2013 年 1 月 1 日	姜 伟
肿瘤医院	国家自然科学基金		81228015	溶瘤病毒模拟急性感染以改善肿瘤微环境增加溶瘤病毒肿瘤	2013 年 1 月 1 日	刘滨磊
肿瘤医院	国家自然科学基金		81241086	拷贝数变异与胰腺癌遗传易感性的关联研究	2013 年 1 月 1 日	车 旭
肿瘤医院	国家自然科学基金		81241091	食管癌筛查队列的前瞻性随访研究	2013 年 1 月 1 日	魏文强
肿瘤医院	国家自然科学基金		31250001	OLC1 基因调控 BRCA1 分子通路与人食管癌变机理的研究	2013 年 1 月 1 日	童 彤

续表

单位	项目（课题）	类型	课题编号	课题名称	批准（合同）签订时间	负责人
肿瘤医院	国家自然科学基金		81272769	肿瘤引流淋巴结和前哨淋巴结中 T 细胞免疫状态与结直肠癌预后关系的研究	2013 年 1 月 1 日	张海增
肿瘤医院	国家自然科学基金		81272616	局部晚期非小细胞肺癌放射敏感性及预后基因（群）预测模型的构建及验证	2013 年 1 月 1 日	王绿化
肿瘤医院	国家自然科学基金		81272512	EGFR 高表达的食管鳞状细胞癌放疗获益的分子机制研究	2013 年 1 月 1 日	肖泽芬
肿瘤医院	国家自然科学基金		81272510	单核苷酸多态性预测直肠癌术后同步放化疗毒副反应和疗效的研究	2013 年 1 月 1 日	金 晶
肿瘤医院	国家自然科学基金		81272414	用于评估肺鳞状细胞癌预后的分子细胞遗传学标志和基因筛选研究	2013 年 1 月 1 日	林冬梅
肿瘤医院	国家自然科学基金		81272413	EMP2 基因对于肺癌细胞转移的作用及其分子机制	2013 年 1 月 1 日	高燕宁
肿瘤医院	国家自然科学基金,		81272337	一项新的子宫颈筛查分子指标的研究与验证	2013 年 1 月 1 日	陈 汶
肿瘤医院	国家自然科学基金		81272308	食管鳞癌染色体 5p15.31 扩增区段中候选预后标志物 NSUN2 的研究	2013 年 1 月 1 日	吕 宁
肿瘤医院	国家自然科学基金		81230047	细胞周期蛋白 Np 在维持基因组稳定和肿瘤发生中的作用和分子机制	2013 年 1 月 1 日	詹启敏
肿瘤医院	国家自然科学基金		81202109	差异表达基因 microRNA 结合位点遗传变异与中国人乳腺癌发病机制的研究	2013 年 1 月 1 日	袁 芃
肿瘤医院	国家自然科学基金		81202108	小分子 RNA（miRNA）预测 LuminalA 型乳腺癌早期和后期复发及复发机制的研究	2013 年 1 月 1 日	樊 英
肿瘤医院	国家自然科学基金		81201967	染色质重塑基因 ARID2 在肝癌中的临床意义及相关功能研究	2013 年 1 月 1 日	赵 宏

单位	项目（课题）	类型	课题编号	课题名称	批准（合同签订）时间	负责人
肿瘤医院	国家自然科学基金		81201966	差异分泌组鉴定 periostin 介导肿瘤细胞与基质细胞间相互作用及机制研究	2013 年 1 月 1 日	马恰茗
肿瘤医院	国家自然科学基金		81201856	创建新型可调控融合性 HSV 溶瘤病毒 KTR27-F 治疗肺癌的研究	2013 年 1 月 1 日	李 宁
肿瘤医院	国家自然科学基金		81201818	新癌基因 E3 连接酶 HECTD3 表达调节机制的研究	2013 年 1 月 1 日	李 义
肿瘤医院	国家自然科学基金		81201701	T1 模糊聚类法定量动态增强磁共振成像与肾细胞癌肿瘤血管生成的相关性研究	2013 年 1 月 1 日	陈 雁
肿瘤医院	国家自然科学基金		81201593	食管癌中 NTRK3 基因重排的鉴定及其作用机制研究	2013 年 1 月 1 日	郝佳洁
肿瘤医院	国家自然科学基金		81201592	SMC4 及其肺发育相互作用分子在肺癌发生发展中的作用研究	2013 年 1 月 1 日	冯 林
肿瘤医院	国家自然科学基金		81201567	长链非编码 RNAHULC 在肝癌中的生物学功能及机制研究	2013 年 1 月 1 日	李 丹
肿瘤医院	国家自然科学基金		81201357	循环 miR-21 与表皮生长因子受体的相关性研究	2013 年 1 月 1 日	郑翠玲
肿瘤医院	国家自然科学基金		11275270	伽马射线立体定向放疗的物理基础研究	2013 年 1 月 1 日	戴建荣
肿瘤医院	北京市科技计划		SCW2012-07	结肠癌早期预警及筛查规范研究	2012 年 6 月 1 日	王贵齐
肿瘤医院	北京市科技计划		Z111102071011001	抗肿瘤新药的临床评价研究技术平台建设	2012 年 1 月 1 日	石远凯
肿瘤医院	首都卫生发展科研专项		2011-4002-01	多灶肺腺癌克隆性分析及组织学亚型对完善临床分期的意义	2012 年 12 月 1 日	林冬梅

续　表

单位	项目（课题）	类型	课题编号	课题名称	批准（合同）签订）时间	负责人
肿瘤医院	首都卫生发展科研专项		2011-4002-02	三阴性乳腺癌异质性与紧密连接蛋白的关联研究	2012 年 12 月 1 日	徐兵河
肿瘤医院	首都卫生发展科研专项		2011-4002-03	腹腔镜前哨淋巴结活检联合内镜黏膜下切除在早期胃癌治疗	2012 年 12 月 1 日	周志祥
肿瘤医院	首都卫生发展科研专项		2011-4002-04	肿瘤引流淋巴结免疫状态和结直肠癌分期和预后关系	2012 年 12 月 1 日	张海增
肿瘤医院	首都卫生发展科研专项		2011-4002-05	ⅢA～N2 期非小细胞肺癌术后精确放疗的随机对照研究	2012 年 12 月 1 日	惠周光
肿瘤医院	首都临床特色应用研究			颈底中线区肿瘤内镜术治疗规范探讨	2012 年 12 月 1 日	李学记
肿瘤医院	首都临床特色应用研究		Z121107005112005	非小细胞肺癌疗效预测的新型分子标物研究	2012 年 6 月 1 日	韩晓红
肿瘤医院	首都临床特色应用研究		Z121107001012164	保留盆腔自主神经宫颈癌根治术的术式改良研究	2012 年 6 月 1 日	李斌
肿瘤医院	首都临床特色应用研究		Z121107001012134	肝癌肝切除术安全性评估体系建立的临床研究	2012 年 6 月 1 日	李智宇
肿瘤医院	首都临床特色应用研究		Z121107001012084	细胞学标本检测肺癌患者 EGFR，k-ras 基因突变的临床应用研究	2012 年 6 月 1 日	张智慧
肿瘤医院	首都临床特色应用研究		Z121107001012004	T2-3N0M0 期食管癌术后新技术调强放疗（IMRT）获益亚群的临床研究	2012 年 6 月 1 日	肖泽芬
肿瘤医院	教育部留学回国人员科研启动基金			单核苷酸多态性预测胃癌术后同步放化疗不良……	2012 年 1 月 1 日	任骅
肿瘤医院	教育部留学回国人员科研启动基金			MTA1 基因在肿瘤干细胞发生中的生物学效应及调控机制研究	2012 年 1 月 1 日	钱海利

续表

单位	项目（课题）	类型	课题编号	课题名称	批准（合同）签订时间	负责人
肿瘤医院	院校CMB基金			口腔黏膜TCT联合低剂量CT在肺癌高危人群健康管理中的作用——预警与筛查	2012年7月1日	徐志坚
肿瘤医院	北京协和医学院协和青年科研基金			差异表达的血清miRNA预测食管癌放化疗效的转化医学研究	2012年10月1日	惠周光
肿瘤医院	北京协和医学院协和青年科研基金			预测结直肠癌异时性肝转移分子标志物的临床验证	2012年1月1日	孙力超
肿瘤医院	北京协和医学院协和青年科研基金		2012J29	干细胞标记ALDH1在三阴性乳腺癌中的临床应用	2012年9月26日	马飞
肿瘤医院	北京协和医学院协和青年科研基金			MR功能成像对喉及下咽癌同步放化疗效早期评估的价值	2012年9月26日	陈薇伊
肿瘤医院	北京协和医学院协和青年科研基金			膀胱尿路上皮癌浸润相关分子网络中关键基因的筛选和验证	2012年9月26日	陈皇
肿瘤医院	北京协和医学院协和青年科研基金			全基因组分析ER在letrozole耐药中的功能及作用机制	2012年9月26日	陈洪岩
肿瘤医院	院校基本科研业务费骨干			PLK1调控Nedd4表达的分子机制	2012年12月1日	张钰
肿瘤医院	院校基本科研业务费骨干			Lgr5+结肠干细胞在结肠炎相关肿瘤发生过程中的变化规律	2012年12月1日	汪红英
肿瘤医院	院校基本科研业务费引智			靶向抑制G2/M期基因UBE2C治疗去势难治性前列腺癌（Castration resistant prostate cancer, CRPC）的研究	2012年12月1日	陈洪岩
肿瘤医院	院校基本科研业务费青年教师			HPV基因型别预测宫颈癌发病风险的14年前瞻性研究	2012年12月1日	赵方辉
肿瘤医院	院校基本科研业务费科研团队			肿瘤干细胞的转化医学研究	2012年12月1日	冉宇靓

续 表

单位	项目（课题）	类型	课题编号	课题名称	批准（合同）签订）时间	负责人
肿瘤医院	北京市优秀博士学位论文指导教师科技项目		YB2012100230 1	转化生长因子-β通路基因遗传变异与食管癌放疗敏感性研究	2013年1月1日	林东昕
整形外科医院	国家自然基金	面上项目	81272131	RANKL/RANK/OPG系统经缝牵引成骨中的作用	2012年8月	赵振民
整形外科医院	国家自然基金	青年项目	31201102	视黄酸对ALX3的基因调控作用和分子机制研究	2012年8月	傅散
整形外科医院	国家自然基金	青年项目	81201467	KGF和TGF-β1活性短肽缓释型重构瘢痕真皮替代物RSDS的实验研究	2012年8月	宗宪磊
整形外科医院	国家自然基金	青年项目	81201480	"不完全"脱细胞气管材料在气管再造中的应用	2012年8月	臧梦青
整形外科医院	国家自然基金	面上项目	81272124	小耳畸形重要候选基因的分子遗传学研究及功能标记开发	2012年8月	潘博
整形外科医院	国家自然基金	青年项目	31201006	全外显子组测序鉴定非综合征型先天小耳畸形家系致病突变	2012年8月	章庆国
整形外科医院	北京市科委首都医疗特色项目	一般项目	z121107001012112	基于数字化技术的儿童半侧颜面短小畸形早期综合治疗效果的评估	2012年6月	张智勇
整形外科医院	北京市科委首都医疗特色项目	一般项目	z121107001012110	正颌外科结合含环治疗下颌前突的临床研究	2012年6月	滕利
整形外科医院	北京市科委首都医疗特色项目	一般项目	z121107001012111	小耳畸形耳廓再造术标准模式的构建	2012年6月	何乐人
整形外科医院	首都卫生发展科研专项	自主创新	首发2011-4004-01	先天性小耳畸形舌形颞筋膜瓣外耳道及听力重建和有限元分析	2012年12月	蒋海越
整形外科医院	北京协和青年基金	青年教师		人脂肪间充质干细胞增龄性变化的研究	2012年11月	王永前

续 表

单位	项目（课题）	类型	课题编号	课题名称	批准（合同）签订时间	负责人
整形外科医院	北京协和青年基金	青年教师		穿动脉的MSCTA检查及临床应用	2012年11月	陈威威
整形外科医院	北京协和青年基金	学生项目		α7nAChR激动剂后处理对心肌细胞低氧/富氧损伤保护效应的研究	2012年11月	程怡
整形外科医院	人事部留学人员科技活动项目择优资助经费	启动项目		困难气道模拟培训教室的初步建立	2012年8月	杨冬
整形外科医院	国家国际科技合作专项项目	子课题	2011DFA32190	创建基于人胚干细胞的预测健康安全新体系	2012年6月	肖苒
整形外科医院	"中央高校基本科研业务费"项目	青年培养项目		高热量摄入对间充质干细胞的调控作用研究	2012年12月	肖苒
整形外科医院	北京市自然科学基金	面上项目		全外显子测序技术下遗传性小耳畸形新致病基因的克隆研究		林琳
整形外科医院	北京市科技计划重大项目	重大项目	D090807036660901	组织工程骨的临床应用研究	2012年11月	曹谊林
基础医学研究所	973计划	973课题	2013CB967202	肿瘤微环境在肿瘤发展过程中对CSC的表观调控机制		罗云萍
基础医学研究所	973计划	973课题	2013CB531301	MDD分子遗传学与表观遗传学机制		张业
基础医学研究所	973计划	973课题	2013CB530805	器官和个体生物学衰老及老年疾病风险评价体系的研究		高友鹤
基础医学研究所	973计划	973课题	2013CB944903	肝脏造血免疫组织发育分化的分子调控		姜明红
基础医学研究所	973计划	973项目	2013CB530503	免疫识别、免疫调节与免疫相关性疾病发生和干预的基础研究		曹雪涛

续表

单位	项目（课题）	类型	课题编号	课题名称	批准（合同）签订时间	负责人
基础医学研究所	NSFC	主任基金	31250003	以改造鞭毛蛋白为基础的广谱 HPVL2 多表位预防性疫苗的研究		许雪梅
基础医学研究所	NSFC	面上	81273182	Foxa1/2 与类固醇激素受体调控网络遗传易感性在中国人群肝癌发生过程中的作用及机理研究		王丽
基础医学研究所	NSFC	青年	31201103	miR-221～222 簇在小鼠胚胎干细胞诱导多能干细胞中的功能机制研究		马艳妮
基础医学研究所	NSFC	青年	81201728	羧胺三唑联合糖酵解抑制剂对肿瘤相关巨噬细胞炎性作用及其机制研究		鞠瑞
基础医学研究所	NSFC	青年	31200614	基于靶向蛋白质组学技术的尿蛋白疾病标志物验证筛选平台的建立及其在 IgA 肾病研究中的应用		邵晨
基础医学研究所	NSFC	青年	31200977	RNA 结合蛋白介导的 miR-150 作用机制的新发现及其在造血分化中的功能研究		王芳
基础医学研究所	NSFC	青年	31200654	DNA 甲基化调控的转录因子 EGR1 对树突状细胞的功能调控研究		张迁
基础医学研究所	NSFC	青年	31200684	miR-143/145 cluster 在 I 型干扰素介导免疫反应中的作用及其表观遗传机制研究		林莉
基础医学研究所	NSFC	面上	81271688	多功能可控释 siRNA 载体系统的构建及其对肿瘤微环境中巨噬细胞表型的调控作用研究		刘健
基础医学研究所	NSFC	面上	81273181	基于最优 ROC 曲线的原发性高血压遗传与环境风险预测模型的构建		姜晶梅
基础医学研究所	NSFC	面上	81271239	痛觉神经元 Fc-gamma- I 型受体在慢性痛发生中的作用		马超

单位	项目（课题）	类型	课题编号	课题名称	批准（合同）签订时间	负责人
基础医学研究所	NSFC	面上	81272230	NOK癌基因对肿瘤糖代谢的影响及作用机制研究		刘　力
基础医学研究所	NSFC	面上	81271926	直接检测血液中疟原虫RNA：高灵敏度、高通量分子诊断疾方法的建立和应用研究		郑　直
基础医学研究所	NSFC	面上	81271415	Thorase在脑卒中发生过程中对神经元保护作用的研究		张建民
基础医学研究所	NSFC	面上	81273158	彝族移民心血管代谢危险的纵向比较和预测研究		单广良
基础医学研究所	NSFC	面上	81272229	RYBP：一个新的抑癌基因在肝癌发生与治疗中的作用及其分子机制		陈　等
基础医学研究所	NSFC	面上	31271345	反常性痤疮表型性别差异的分子机制研究		刘雅萍
基础医学研究所	NSFC	面上	31271470	miR-A在骨骼肌干细胞激活、增殖和分化中的功能及Myostatin对miR-A基因表达调控的分子机制		张　勇
基础医学研究所	NSFC	面上	31270945	E-selectin调控巨噬细胞IFNγ受体β亚基膜转位参与天然免疫应答的研究		许小青
基础医学研究所	NSFC	面上	31271227	组蛋白去乙酰化酶SIRT1对于心肌肥厚的影响及机制研究		陈厚早
基础医学研究所	NSFC	面上	3126116049I	TAM受体酪氨酸激酶在血睾屏障及睾丸天然免疫中的功能		韩代书
基础医学研究所	NSFC	面上	31270931	Notch信号调控TLR信号的靶点筛选及其在抗感染免疫中的作用		王春梅
基础医学研究所	NSFC	优青	31222031	DTNBP1选择性剪接异常在精神分裂症发病中的作用机制研究		许　琪

续　表

单位	项目（课题）	类型	课题编号	课题名称	批准（合同）签订时间	负责人
基础医学研究所	NSFC	培育	91231111	用转座子介导的体细胞突变小鼠模型研究肿瘤克隆进化		黄粤
基础医学研究所	NSFC	杰青	31250003	肿瘤免疫		黄波
基础医学研究所	NSFC	重点	81230002	非编码RNA-蛋白质功能网络在急性肺损伤发生发展中的调控机理研究和防护药物研发		蒋澄宇
基础医学研究所	NSFC	重点	81230015	重要出生缺陷遗传致病基因的识别及功能研究		张学
基础医学研究所	北京市自然基金	面上	5132028	局灶性节段性肾小球硬化诊断标志物的尿蛋白质组学研究		邵晨
基础医学研究所	行业基金			重要肺炎和急性肺损伤新型诊断标准的建立及临床防治方案的优化		蒋澄宇
基础医学研究所	行业基金			健康人群与重大疾病状态免疫功能数据库建立及其在疾病早期诊断和治疗评估中的应用		程根宏
基础医学研究所	教育部			精神神经疾病的发病机制		许琪
基础医学研究所	教育部			急性肺损伤的精确转化医学研究		蒋澄宇
基础医学研究所	教育部			重大疾病发生发展的机理研究滚动		蒋澄宇
基础医学研究所	科技部			中国国民健康状况和基本生理参数本底调查（二期）		王恒/单广良
基础医学研究所	科技部			人口健康共享平台-基础医学数据中心		王恒

续 表

单位	项目（课题）类型	课题编号	课题名称	批准（合同签订）时间	负责人
基础医学研究所	科技部		实验细胞资源的整理、整合与共享（2005DKA21502）		刘玉琴
基础医学研究所	重大专项 新药		抗DR5人源化抗体治疗肿瘤的临床前研究		史 娟
基础医学研究所	重大专项 传染病	2013ZX09103003-007	mTOR异常活化乙肝病毒诱导肝癌中的作用及其临床价值		张宏冰
基础医学研究所	重大专项 新药	2013ZX10002008-004	新型预防性疫苗品种及关键技术研发		邵丁丁
基础医学研究所	外文教	2013ZX09102043	典型城市机动车大气污染健康影响评价方法及对策研究		许 群
基础医学研究所	外文教		遗传伦理学Genethics		翟晓梅
基础医学研究所	外文教		非编码RNA调控成体干细胞增殖和分化的分子机制		彭小忠
基础医学研究所	外文教		逐拍标注中国人心电图数据库		张正国
基础医学研究所	外文教		磷脂酰肌醇4-激酶β（PI4Kβ）信号通路促进Kv4.2通道蛋白向质膜转运的机制研究		曹济民
基础医学研究所	协和青年基金	2012X12	常见单基因遗传病的高通量的突变检测技术台的建立		肖继芳
基础医学研究所	协和青年基金	2012X11	利用小鼠胰腺癌模型筛选和鉴定控制肿瘤转移的关键基		曾 放
基础医学研究所	协和青年基金	2012J10	KLF11影响机体代谢的分子机理研究		常永生

续　表

单位	项目（课题）	类型	课题编号	课题名称	批准（合同）签订）时间	负责人
基础医学研究所	协和青年基金		2012J09	Notch 信号通路在内侧颞叶癫痫发生中的作用		许　琪
基础医学研究所	协和青年基金		2012J11	外周感觉神经元 Fc 受体参与痒觉和瘙痒症的机制		马　超
基础医学研究所	协和青年基金		2012G04	抑癌性长编码 RNA 在胃癌中的甲基化修饰鉴定及功能研究		余　佳
基础医学研究所	协和青年基金		2012D06	线粒体蛋白 Mitofilin 在心肌肥厚中作用及机制研究		陈厚早
基础医学研究所	国家重点实验室优秀骨干项目		2012S0	干扰素调节因子 9 在心肌肥厚中作用及其机制研究		陈厚早
基础医学研究所	国家重点实验室优秀骨干项目		2012S05	mTOR 通路在内侧颞叶癫痫中的作用机制及药物靶标研究		
基础医学研究所	引智基金项目（实验室）		2012C05	胚胎干细胞异倍体的生物学效应研究		
基础医学研究所	引智基金项目（团队）		2012C08	成体干细胞基础及应用		
药物研究所	重大新药创制科技重大专项	参加	2012ZX09304011	国家化合物样品库的建设发展和资源共享——卫星库建设	2012 年 1 月	药物所
药物研究所	重大新药创制科技重大专项	参加	2011ZX09102-002-02	治疗缺血性脑卒中的化学 1.1 类新药 H45E 的临床前研究	2012 年 1 月	彭　英
药物研究所	重大新药创制科技重大专项	参加	2011ZX09101-002-05	治疗缺血性脑卒中的化学 1 类新药 PHPB 的临床研究	2012 年 1 月	李　江
药物研究所	重大新药创制科技重大专项	承担	2013ZX09103001-008	抗高血压血管病变的新靶点药物 DL0805 的成药性研究	2012 年 1 月	方莲花

续 表

单位	项目（课题）	类型	课题编号	课题名称	批准（合同）签订）时间	负责人
药物研究所	重大新药创制科技重大专项-广东省重大科技专项	参加	2011A080403020	珍稀红树植物及其内生真菌来源的靶向性天然化合物库的构建与创新药物研发	2012 年 1 月	戴均贵
药物研究所	重大新药创制科技重大专项	承担	2013ZX09102110	新尼群地平创新晶型药物的临床前研究	2012 年 1 月	吕 扬
药物研究所	重大新药创制科技重大专项	承担		新型抗帕金森病药物（化药 1.1 类）百可利（Baicalein）的研究	2012 年 1 月	杜冠华
药物研究所	重大新药创制科技重大专项	承担	2013ZX09101005	抗糖尿病创新中药桑枝总生物碱片临床研究	2012 年 1 月	刘玉玲
药物研究所	重大新药创制科技重大专项	参加	2011ZX09202-101-17	抗阿尔茨海默敷药重酒石酸卡巴拉汀及其胶囊的研究开发	2012 年 1 月	吴 松
药物研究所	重大新药创制科技重大专项	参加	2011ZX09202-101-04	治疗帕金森病手性药物盐酸普拉克索原料及片剂开发	2012 年 1 月	吴 松
药物研究所	重大新药创制科技重大专项-军队保密专项	承担	2013ZX09J13102-06C	新型治疗急性肺损伤药物 SyI927 的临床前研究	2012 年 1 月	尹大力
药物研究所	重大新药创制科技重大专项-军队保密专项	承担	2013ZX09J13102-05C	新型防治辐射损伤药物 DL0908 的候选药物研究	2012 年 1 月	刘 睿
药物研究所	重大新药创制科技重大专项	参加	2011ZX09102-011-08	代综方干预代谢综合征早期糖脂代谢紊乱的新药临床前研究	2012 年 1 月	申竹芳
药物研究所	重大新药创制科技重大专项	参加	2011ZX09101-007-02	新型抗炎药物盐酸氯苯哌酮的临床研究	2012 年 1 月	黄海洪
药物研究所	重大新药创制科技重大专项	参加	2011ZX09203-001	甾体性激素原料药技术改造	2012 年 1 月	吴 松

续　表

单位	项目（课题）	类型	课题编号	课题名称	批准（合同签订）时间	负责人
药物研究所	"863" 计划子项目	参加	2012AA020303	针对重要疾病的靶标发现和成药性功能确证	2012 年 1 月	胡金凤
药物研究所	"863" 计划子项目	参加		针对重要疾病的新化学实体的发现与优化	2012 年 1 月	尹大力
药物研究所	"863" 计划子项目	参加		深海微生物活性物质的挖掘及其利用技术	2012 年 1 月	邹建华
药物研究所	科技部科技基础条件平台	参加	DD12-67	傅里叶变换离子回旋共振质谱远程共享服务网络运行	2012 年 1 月	张金兰
药物研究所	科技部科技基础条件平台	参加		中国应急分析测试平台食品安全技术领域运行服务——保健品分析测试技术资源整合及服务	2012 年 5 月	张金兰
药物研究所	科技部科技计划管理项目	承担		创新药物品种国际化研究	2012 年 1 月	蒋建东
药物研究所	科技部支撑计划课题	参加	2012BAK08B02	保健食品中违禁物质检测技术研究	2012 年 3 月	李鹰飞
药物研究所	科技部支撑计划子课题-中医药管理局	参加	2008BAI51B02	中药有效成分群功效关联性评价技术研究	2012 年 1 月	张天泰
药物研究所	科技部重大科技仪器开发专项子课题	承担	2011YQ170067	新型高分辨杂化质谱仪器的研制应用与开发——（参加任务 1、任务 2、任务 10）	2012 年 1 月	再帕尔·阿不力孜
药物研究所	国家食品药品监督管理局应急项目	承担		化妆品中灰黄霉素、诺氟沙星等禁用物质检测方法标准研究——化妆品中灰黄霉素等 9 种抗真菌类禁用物质检测方法，化妆品中诺氟沙星等 10 种喹诺酮类禁用物质检测方法	2012 年 1 月	张金兰
药物研究所	国家自然科学基金国际（地区）合作与交流项目	承担		第一届国际天然产物化学研讨会	2012 年 1 月	庾石山
药物研究所	国家自然科学基金国际（地区）合作与交流项目	承担	8126112039l	新型夫拉平度类似物的抗 HIV 作用研究	2012 年 1 月	肖志艳

单位	项目（课题）	类型	课题编号	课题名称	批准（合同）签订）时间	负责人
药物研究所	国家自然科学基金面上项目	承担	21272278	黄皮中抗衰老年活性咔唑生物碱的发现及其构效关系研究	2012 年 1 月	张东明
药物研究所	国家自然科学基金面上项目	承担	21272279	1,2,3-三唑并哌啶（酮）及 1,2-异噁唑并哌啶酮类 Hsp90 抑制剂先导化合物的优化与抗肿瘤活性评价	2012 年 1 月	俞晓明
药物研究所	国家自然科学基金面上项目	承担	31270796	黄菌素源 7-木糖紫杉烷糖基水解酶结构与功能关系研究	2012 年 1 月	朱 平
药物研究所	国家自然科学基金面上项目	承担	81273380	新型 Pin1 小分子抑制剂设计、合成和抗肿瘤活性研究	2012 年 1 月	徐柏玲
药物研究所	国家自然科学基金面上项目	承担	81273405	植物黄酮异戊烯基转移酶基因工程菌构建及其生物催化应用	2012 年 1 月	戴均贵
药物研究所	国家自然科学基金面上项目	承担	81273406	以结构分析辅助天然产来源的 β-分泌酶非竞争性抑制剂的优化	2012 年 1 月	方唯硕
药物研究所	国家自然科学基金面上项目	承担	81273484	基于鞘脂质组学 DNFB 诱导型迟发型超敏反应炎症模型生物标志物及其公藤及其主要活性成分抗炎作用机制研究	2012 年 1 月	张金兰
药物研究所	国家自然科学基金面上项目	承担	81273514	新型调脂分子 WS070117 激活靶蛋白 AMPK 作用方式探究	2012 年 1 月	朱海波
药物研究所	国家自然科学基金面上项目	承担	81273529	IL-17A 抑制自噬和活化老化反应促进肺纤维化发展	2012 年 1 月	胡卓伟
药物研究所	国家自然科学基金面上项目	承担	81273561	酶学及热力学研究：天然产物抗 HIV 机制及作用特点	2012 年 1 月	邵 颖
药物研究所	国家自然科学基金面上项目	承担	81274066	虎杖多靶点、多环节抗糖尿病药效物质基础研究	2012 年 1 月	张培成

续　表

单位	项目（课题）	类型	课题编号	课题名称	批准（合同）签订时间	负责人
药物研究所	国家自然科学基金面上项目	承担	81274122	以 α-突触核蛋白为靶点的抗帕金森病创新药物的基础研究	2012 年 1 月	陈乃宏
药物研究所	国家自然科学基金青年科学基金项目	承担	31200071	土曲霉中 Butyrolactone Ⅰ异戊烯基转移酶基因的克隆与功能鉴定	2012 年 1 月	谢 丹
药物研究所	国家自然科学基金青年科学基金项目	承担	81202432	两种杜鹃花科有毒植物中新颖结构二萜类化合物的发现及其生物活性研究	2012 年 1 月	刘云宝
药物研究所	国家自然科学基金青年科学基金项目	承担	81202433	（+）-去氧娃儿藤宁新型衍生物的设计、合成及抗恶性脑瘤活性研究	2012 年 1 月	吕海宁
药物研究所	国家自然科学基金青年科学基金项目	承担	81202434	基于特异性共价结合的抗耐药肿瘤巴卡亭微管稳定剂研究	2012 年 1 月	王少戎
药物研究所	国家自然科学基金青年科学基金项目	承担	81202521	腺苷受体和 GABAA 受体双靶点新结构激动剂 YZG331 镇静催眠作用机制研究	2012 年 1 月	冀呈雪
药物研究所	国家自然科学基金青年科学基金项目	承担	81202538	Formononetin 调控 CYP450-EETs-sEH 通路抗心肌缺血再灌注损伤的机制	2012 年 1 月	王守宝
药物研究所	国家自然科学基金青年科学基金项目	承担	81202545	以 S1PR1 为靶点的新型免疫抑制剂的药理学研究	2012 年 1 月	金 晶
药物研究所	国家自然科学基金青年科学基金项目	承担	81202546	靶向 XBP1 新结构激动剂筛选及抗溃疡性结肠炎作用机制研究	2012 年 1 月	吴练秋
药物研究所	国家自然科学基金青年科学基金项目	承担	81202568	流感病毒血凝素活性抗流感病毒感染的机制研究及结构优化	2012 年 1 月	陈 劲
药物研究所	国家自然科学基金青年科学基金项目	承担	81202574	线粒体蛋白 SIRT5 对氧化/硝化应激诱导胰岛 beta 细胞损伤的调控作用及机制研究	2012 年 1 月	刘率男
药物研究所	国家自然科学基金青年科学基金项目	承担	81202990	基于药物代谢酶和转运蛋白调控的中药生脉散配伍机制及相关动力学研究	2012 年 1 月	王宝莲

续 表

单位	项目（课题）	类型	课题编号	课题名称	批准（合同）签订）时间	负责人
药物研究所	国家自然科学基金重大研究计划	承担	91229127	非可控炎性疾病网络体内定量监视预测技术研究	2012 年 1 月	朱海波
药物研究所	北京市科委计划项目——十病十药研发	承担		桑枝总生物碱片治疗糖尿病的临床研究	2012 年 1 月	刘玉玲
药物研究所	北京市科委项目——科技研发机构创新能力提升	承担		"药物靶点研究与新药筛选"北京市重点实验室	2012 年 12 月	杜冠华
药物研究所	北京市科委项目——创新药物研究开发技术平台建设	承担	Z111102071211001	创新药物研究开发技术平台建设（国家科技重大专项课题编号 2009ZX09301-004）	2012 年 12 月	刘玉玲
药物研究所	北京市科委项目——科技研发机构创新能力提升	承担	Z111102055311078	药物传输技术及新型制剂北京市重点实验室	2012 年 12 月	夏学军
药物研究所	北京市科委项目——科技研发机构创新能力提升	承担	2012ZX09301-002-001	新药作用机制研究与药效评价北京市重点实验室	2012 年 9 月	王晓良
药物研究所	科技院——国家重点实验室运行费	承担		"天然药物活性物质与功能"国家重点实验室	2012 年 1 月	庾石山
药物研究所	医科院协和青年科研基金（教师类）	承担		非病毒载体（PEG5K-PCL1.2K）1.4-g-PE110K 的转染机制及递送功能 siRNA 治疗恶性肿瘤的研究	2012 年 7 月	黄 伟
药物研究所	医科院协和青年科研基金（教师类）	承担		氨基香豆素类抗生素的结构改造与抗菌活性研究	2012 年 7 月	李云峰
药物研究所	医科院协和青年科研基金（教师类）	承担		虎眼万年青皂苷 OSW-1 苷元 16β 羟化酶基因克隆及功能鉴定	2012 年 7 月	孔建强

续 表

单位	项目（课题）	类型	课题编号	课题名称	批准（合同）签订时间	负责人
药物研究所	医科院协和青年科研基金（教师类）	承担		靶向 NVU 调控靶点 RAGE 防治 AD 药物评价体系的建立和应用	2012 年 7 月	刘睿
药物研究所	医科院协和青年科研基金（教师类）	承担		番荔枝酰胺衍生物 FLZ 对星形胶质细胞调控机制研究	2012 年 7 月	张丹
药物研究所	医科院协和青年科研基金（学生类）	承担		Toll 样受体 4 调控腹主动脉瘤中细胞衰老及其机制	2012 年 7 月	付小明
药物研究所	中央高校基本科研业务费——国家重点实验室优秀青干项目	承担	2012S08	通过抑制神经炎症治疗帕金森氏病新靶标的研究	2012 年 12 月	张丹
药物研究所	中央高校基本科研业务费——青年教师培养项目	承担	2012Y07	天麻中抗炎活性成分的合成与结构衍生化研究	2012 年 12 月	林生
药物研究所	中央高校基本科研业务费——新兴与交叉科研团队项目	承担	2012N06	药用天然产物合成生物学	2012 年 12 月	戴均贵
药物研究所	中央高校基本科研业务费——引智基金项目（团队）	承担	2012C09	质谱新技术及其在生物标志物研究中的应用	2012 年 12 月	张瑞萍
医药生物技术研究所	"十二五"科技重大专项	承担	2012ZX09301002-001	创新药物研究开发技术大平台建设	2012 年	蒋建东
医药生物技术研究所	"十二五"科技重大专项	承担	2012ZX 09102101-001	新型抗病毒药 ODE-TFV 的研究开发	2012 年	李卓荣
医药生物技术研究所	"十二五"科技重大专项	承担	2012ZX09102101-018	发展抗艾滋病毒（HIV-1）创新药物的新策略	2012 年	岑山

续 表

单位	项目（课题）	类型	课题编号	课题名称	批准（合同签订）时间	负责人
医药生物技术研究所	“十二五”科技重大专项		2012ZX09103101-037	新型抗 HBV 药物 IMB144 成药性研究	2012 年	宋丹青
医药生物技术研究所	“十二五”科技重大专项		2013ZX09103001-013	新结构新靶点的抗结核化合物 IMB-3 的研究	2012 年	肖春玲
医药生物技术研究所	“十二五”科技重大专项		2012ZX09401-407	抗体药物技术创新产学研联盟	2012 年	苗庆芳
医药生物技术研究所	“十二五”科技重大专项		2012ZX09103-720	靶向 CD20 的抗肿瘤烯二炔强化抗体融合蛋白	2012 年	弓建华
医药生物技术研究所	“十二五”科技重大专项		2013ZX10004601-002	病毒性疾病的感染组学关键技术平台建立与应用	2012 年	岑　山
医药生物技术研究所	“十二五”科技重大专项		2012ZX10004501-004-001	拟建立流感病毒达菲、金刚乙胺耐药株小鼠模型	2012 年	李玉环
医药生物技术研究所	973		2012CB911102	宿主因子在艾滋病易感性、病程进展及耐药性发生中的作用	2012 年	岑　山
医药生物技术研究所	973		2012CB911103	病毒天然防御因子的分子作用机制及结构生物学的研究	2012 年	韩燕星
医药生物技术研究所	863		2012AA02A301	抗体库、人源化抗体关键技术及候选抗体药物筛选	2012 年	苗庆芳
医药生物技术研究所	国家科技支撑计划重点项目		2012BAK25B01	科研用生化与分子生物学试剂与集成示范	2012 年	张靖溥
医药生物技术研究所	国家自然科学基金	青年科学基金项目	31200010	系统学指导的放线菌万古霉素类化合物的快速筛选与发现	2012 年	王　浩
医药生物技术研究所	国家自然科学基金	青年科学基金项目	31200136	citron kinase 促进 HIV-1 病毒颗粒包装出芽机制的研究	2012 年	丁寄葳

续 表

单位	项目（课题）	类型	课题编号	课题名称	批准（合同签订）时间	负责人
医药生物技术研究所	国家自然科学基金	面上项目	31270210	MOV10 蛋白抑制逆转录转座子 LINE-1 转座的机理研究	2012 年	李晓宇
医药生物技术研究所	国家自然科学基金	青年科学基金项目	81201665	靶向肿瘤干细胞和肿瘤血管的多功能融合蛋白的制备及抗肿瘤作用	2012 年	郑艳波
医药生物技术研究所	国家自然科学基金	青年科学基金项目	81202414	以宿主细胞蛋白为靶点的新型 HCV 抑制剂的合成与构效关系研究	2012 年	李艳洋
医药生物技术研究所	国家自然科学基金	青年科学基金项目	81202443	新型微生物来源的 Hsp90 抑制剂的筛选研究	2012 年	李京艳
医药生物技术研究所	国家自然科学基金	青年科学基金项目	81202444	药用地衣中内生菌抗菌活性物质的研究	2012 年	王莉宁
医药生物技术研究所	国家自然科学基金	青年科学基金项目	81202488	配体修饰的双功能耐药菌靶向脂质体的构建及其细胞内化机制	2012 年	李桂玲
医药生物技术研究所	国家自然科学基金	青年科学基金项目	81202567	必需基因 Rv3582c 作为抗结核药物新靶标的可行性研究	2012 年	杨延辉
医药生物技术研究所	国家自然科学基金	面上项目	81271844	HIV-1 宿主限制因子 BST-2 和拮抗蛋白 Vpu 的相互作用研究	2012 年	周金明
医药生物技术研究所	国家自然科学基金	面上项目	81273414	LC-MS 和基因序列分析介导的海洋来源放线菌抗耐药菌活性物质的发现研究	2012 年	甘茂罗
医药生物技术研究所	国家自然科学基金	面上项目	81273415	突变生物合成与化学半合成相结合的策略合成新型抗结核抗生素 Sansanmycin 衍生物	2012 年	解云英
医药生物技术研究所	国家自然科学基金	面上项目	81273427	基于结核分枝菌 P450 酶系的药物筛选策略	2012 年	杨信怡
医药生物技术研究所	国家自然科学基金	面上项目	81273439	作用于人 IMPDH 的新型苯基嘧啶类抗病毒药物的设计、优化及活性研究	2012 年	李卓荣

续 表

单位	项目（课题）	类型	课题编号	课题名称	批准（合同）签订时间	负责人
医药生物技术研究所	国家自然科学基金	面上项目	81273515	介导胆固醇外流细胞受体调控网络及作为新型抗动脉粥样硬化药物靶标研究	2012年	司书毅
医药生物技术研究所	国家自然科学基金	面上项目	81273553	博来霉素水解酶表达的调节机制及其肿瘤药理学应用研究	2012年	何琪杨
医药生物技术研究所	国家自然科学基金	面上项目	81273554	靶向下敲MR-1诱导慢性粒细胞白血病分化及其作用机制研究	2012年	邵荣光
医药生物技术研究所	国家自然科学基金	国际合作项目	81211149	Capuramycin类抗生素生物合成机制在新一代抗结核药物发现中的应用	2012年	杨兆勇
医药生物技术研究所	北京市自然科学基金	面上项目	7132166	基于宿主细胞APOBEC3G蛋白的N-芳基苯酰胺类HCV抑制剂研究	2012年	李艳萍
医药生物技术研究所	北京市自然科学基金	青年科学基金项目	7133249	塔拉玛干沙漠来源抗感染新抗生素的发现	2012年	蒋忠科
医药生物技术研究所	"中央高校基本科研业务费"第二轮项目	新兴与交叉科研团队项目	2012N09	创新和高产的微生物药物合成生物技术	2012年	洪斌
医药生物技术研究所	"中央高校基本科研业务费"第二轮项目	引智基金项目	2012C03	EZH2在恶性肿瘤化疗药物增敏及靶向治疗中的作用与应用	2012年	王真
医药生物技术研究所	协和青年科研基金	定向项目	2012D17	3-氨基四氢吡咯并吡唑类CDKs小分子抑制剂的设计、合成及其抗肿瘤活性研究	2012年	白晓光
医药生物技术研究所	协和青年科研基金	滚动项目	2012G10	基于抗生素Capuramycin生物合成优化的新一代MraY抑制剂的发现	2012年	杨兆勇
医药生物技术研究所	协和青年科研基金	竞争项目	2012J26	单环β-内酰胺衍生物的设计、合成及其抗菌耐药活性研究	2012年	汪燕翔
医药生物技术研究所	协和青年科研基金	竞争项目	2012J27	自噬机制作为治疗帕金森药物新靶位的研究	2012年	胡占英

续 表

单位	项目（课题）	类型	课题编号	课题名称	批准（合同签订）时间	负责人
医药生物技术研究所	协和青年科研基金	学生项目	2012X26	新型干扰素 IFN-λ2 在 HCV 复制中的作用及机制研究	2012 年	赵 琼
医药生物技术研究所	协和青年科研基金	学生项目	2012X27	小分子化合物抑制 Vpu 降解 tetherin 的机制研究	2012 年	米泽云
医药生物技术研究所	中央科研院所基本科研业务费		IMBF201201	西他沙星的临床前研究	2012 年	杨信怡
医药生物技术研究所	中央科研院所基本科研业务费		IMBF201202	莫西沙星的临床前研究	2012 年	王菊仙
医药生物技术研究所	中央科研院所基本科研业务费		IMBF201203	新型抗多重耐药菌先导化合物 LH-001 的结构优化与作用机制研究	2012 年	武燕彬
医药生物技术研究所	中央科研院所基本科研业务费		IMBF201204	极旱沙漠药用微生物资源勘探及抗菌新抗生素的发现	2012 年	蒋忠科
医药生物技术研究所	中央科研院所基本科研业务费		IMBF201205	异戊烯基取代二芳基乙烯类天然产物的结构优化及抗丙型肝炎病毒活性的研究	2012 年	季兴跃
医药生物技术研究所	中央科研院所基本科研业务费		IMBF201206	检测方法受限靶标抑制剂的筛选研究	2012 年	杨延辉
医药生物技术研究所	中央科研院所基本科研业务费		IMBF201207	以宿主限制因子 BST-2 为靶点的新型抗 HIV-1 候选药物的研究	2012 年	李晓宇
医药生物技术研究所	中央科研院所基本科研业务费		IMBF201208	吡啶酮类化合物抗 HIV 的开发与机制研究	2012 年	丁蔷葳
医药生物技术研究所	中央科研院所基本科研业务费		IMBF201209	EGFR 单链抗体与 C3509-B 偶联物治疗转移性乳腺癌的实验研究	2012 年	李 良
医药生物技术研究所	国际合作（非科技部）			抗结核药物研究	2012 年	蒋建东

续　表

单位	项目（课题）	类型	课题编号	课题名称	批准（合同）签订）时间	负责人
药用植物研究所	"973计划"子课题		2012CW114502	细胞壁形成与木材材性的调控	2012年	卢孟发
药用植物研究所	"重大新药创制"国家科技重大专项		2011ZX09102-003	抗癫痫一类新药-Q808胶囊的临床前研究	2012年	董政起
药用植物研究所	"重大新药创制"国家科技重大专项		2012ZX09501001-004	早期成药性评价关键技术	2012年	孙晓波
药用植物研究所	"重大新药创制"国家科技重大专项		2012ZX09103201-002	具有明确靶标的冠心病创新中药释心颗粒的候选药物研究	2012年	许扬
药用植物研究所	"重大新药创制"国家科技重大专项		2012ZX09103201-029	抗哮喘中药甘参平喘胶囊的开发研究	2012年	邹忠梅
药用植物研究所	"重大新药创制"国家科技重大专项		2012ZX09103201-004	杨梅苷治疗缺血性心脏病的创新候选药物研究	2012年	孙桂波
药用植物研究所	"重大新药创制"国家科技重大专项		2011ZX09201-201-05	预防骨质疏松中药"仙灵骨葆胶囊"的二次开发	2012年	郭宝林
药用植物研究所	"重大新药创制"国家科技重大专项		2011ZXJ09106C	提高军事飞行人员认知能力新药的研究	2012年	赵晓宏
药用植物研究所	"重大新药创制"国家科技重大专项		2012ZX09304006	中药材种子种苗和种植（养殖）标准平台	2012年	李先恩
药用植物研究所	"重大新药创制"国家科技重大专项		2012ZX09301002001-(25-33)	创新药物研究开发技术平台建设（子课题一）	2012年	孙晓波
药用植物研究所	"重大新药创制"国家科技重大专项		2012ZX10003009-001-002	肺结核介入治疗用缓释药物系统的体外研究	2012年	朱春燕
药用植物研究所	国家高技术研究发展计划（863计划）课题		2012AA021602	基于DNA条形码的珍稀药用、野生等资源快速检测技术及产品研发	2012年	陈士林

续表

单位	项目（课题）	类型	课题编号	课题名称	批准（合同）签订时间	负责人
药用植物研究所	国家科技支撑计划课题		2011BAI103B01	人参规范化种植提升、系列产品综合开发及品牌培育研究	2012年	宋经元
药用植物研究所	国家科技支撑计划课题			中药标本资源保存及网络化共享关键技术研究	2012年	林余霖
药用植物研究所	国家科技支撑计划项目		2011BAI05B03	西北区大黄、青海冬虫夏草、荒漠肉苁蓉、新疆马鹿等大宗中药材规范化种植养殖基地及其SOP优化升级研究	2012年	陈君
药用植物研究所	国家科技支撑计划项目		2012BAI29B01	基于本草基因组的中药活性成分生合成及育种示范研究	2012年	宋经元
药用植物研究所	国家科技支撑计划项目		2012BAI29B02	雷公藤、穿心莲道地药材特色生产技术评价及规范研究	2012年	魏建和
药用植物研究所	科技基础性工作专项		2012FY110205	贵州农业生物资源调查——药用植物资源调查与评价	2012年	李先恩
药用植物研究所	科技人员服务企业行动项目		2009GJ30037	人工种植肉苁蓉保健食品的研制与开发	2012年	石钺
药用植物研究所	国家自然科学基金面上项目		81271255	Rett氏综合征蛋白 MeCP2 磷酸化位点 S421A；S424A 双突变体小鼠蛋白质质及 MeCP2 靶基因的研究	2012年	胡克平
药用植物研究所	国家自然科学基金面上项目		81273432	以二重特异性去磷酸化酶 26 为靶点的新型抗甲状腺药物的理性化筛选和先导化合物的发现	2012年	谢勇
药用植物研究所	国家自然科学基金面上项目		81273485	灵芝三萜的生物合成途径解析及其异源生物合成研究	2012年	孙超
药用植物研究所	国家自然科学基金面上项目		81273654	小续命汤治疗缺血性脑卒中的脑内整合药代特征研究及干预血脑屏障损伤的多靶点机制	2012年	杨志宏

续 表

单位	项目（课题）	类型	课题编号	课题名称	批准（合同签订）时间	负责人
药用植物研究所	国家自然科学基金面上项目		81274013	西洋参不同产地品质相关"地理特异基因群"的发掘	2012 年	黄林芳
药用植物研究所	国家自然科学基金面上项目		81274014	地黄中梓醇积累及生物合成关键基因的筛选与验证	2012 年	李先恩
药用植物研究所	国家自然科学基金面上项目		81274015	mlncR8 和 mlncR31 调控毛地黄苷合成的分子机制	2012 年	吴 斌
药用植物研究所	国家自然科学基金面上项目		81274054	半夏泻心汤治疗伊立替康肠毒性药效物质基础及作用机理研究	2012 年	石 钺
药用植物研究所	国家自然科学基金面上项目		81274071	含皂苷中药对黄曲霉毒素污染的易感性及其内在机制	2012 年	高微微
药用植物研究所	国家自然科学基金面上项目		81274072	基于可调整量子点标记适配子的中药材上黄曲霉毒素多元高通量分析体系构建	2012 年	杨美华
药用植物研究所	国家自然科学基金面上项目		81274094	中药有效部位及其与生物粘附材料相互作用的吸收机制对构建 GBDDS 的影响	2012 年	朱春燕
药用植物研究所	国家自然科学基金面上项目		81274163	中药注射剂双黄连 I 型过敏反应预警体系的建立及过敏原筛查与确认	2012 年	齐 云
药用植物研究所	国家自然科学基金面上项目		81274188	四种别样茶改善胰岛素抵抗的物质基础和作用机制研究	2012 年	许利嘉
药用植物研究所	国家自然科学基金面上项目		81274197	菌根真菌与石斛属（兰科）药用植物地理分布的相关性研究	2012 年	邢晓科
药用植物研究所	国家自然科学基金面上项目		81274198	枸杞螨螨的携播机制研究	2012 年	徐常青
药用植物研究所	国家自然科学基金青年基金项目		31200197	人参新的 mlncRNA 基因 HTAR 在高温胁迫响应中的调控作用研究	2012 年	王梅珍

续 表

单位	项目（课题）	类型	课题编号	课题名称	批准（合同）签订时间	负责人
药用植物研究所	国家自然科学基金青年基金项目		31201666	药用真菌猪苓菌丝形成差异基因核差异基因及功能的研究	2012年	邢咏梅
药用植物研究所	国家自然科学基金青年基金项目		31201768	金黄色葡萄球菌诱导牛奶牛乳腺炎差异蛋白质筛选及基因免疫治疗研究	2012年	袁峥嵘
药用植物研究所	国家自然科学基金青年基金项目		81202192	淫羊藿苷预防AD的线粒体途径的作用机制研究	2012年	贺晓丽
药用植物研究所	国家自然科学基金青年基金项目		81202526	基于ER非经典途径调控网络发掘的新型植物雌激素——伪原薯蓣皂苷防治绝经后AS作用及机制研究	2012年	肖静
药用植物研究所	国家自然科学基金青年基金项目		81202859	应用RAD-tag测序技术构建丹参高密度遗传图谱及其活性成分含量的QTL分析	2012年	陈海梅
药用植物研究所	国家自然科学基金青年基金项目		81202860	高原濒危药用植物川贝母逆境下生理响应和生态适应机制研究	2012年	李西文
药用植物研究所	国家自然科学基金青年基金项目		81202876	玄参抗脑缺血活性分子群及其效应关系研究	2012年	许福泉
药用植物研究所	国家自然科学基金青年基金项目		81202994	基于AMPK激活作用的黎药-野菠萝双双四氢呋喃型木脂素降脂活性成分及其构效关系研究	2012年	张小坡
药用植物研究所	国家自然科学基金面上项目		31271852	基于益生活性的阿拉伯木聚糖免疫调控作用机理	2012年	曹丽
药用植物研究所	国家自然科学基金面上项目		81173567	基于肠转运蛋白与药物代谢酶研究厚朴降低远志胃肠副作用的DNA机制	2012年	齐云
药用植物研究所	教育部"长江学者和创新团队发展计划"创新团队		教技函〔2011〕88号	中药资源学	2012年	宋经元（陈士林）

续 表

单位	项目（课题）	类型	课题名称	课题编号	批准（合同）签订）时间	负责人
药用植物研究所	教育部博士点基金项目		龙牙楤木单体皂苷调控心肌肌浆网钙网转运蛋白信号传导通路介导心肌保护的分子机制研究	2012110611 0033	2012年	孙晓波
药用植物研究所	教育部博士点基金项目		基于凋亡信号转导通路研究二氢槲皮素对糖尿病性心肌病的保护作用及其分子机制	2012110612 0028	2012年	孙 潇
药用植物研究所	教育部博士点基金项目		基于"反式"培养的甘草中真菌毒素的形成机制及对品质的影响	2012110612 0029	2012年	孔维军
药用植物研究所	教育部博士点基金项目		基于 ROS-ERK1/2 和 NF-κB 信号 crosstalk 探讨异鼠李素和三七皂苷 R1 协同用药抗心肌缺血再灌注损伤作用机制	2012110612 0031	2012年	孙 冰
药用植物研究所	教育部留学回国人员科研启动基金项目		小分子量特殊腺苷琥珀酸合成酶的结构与功能的研究		2012年	谢 勇
药用植物研究所	人事部留学回国人员科技活动项目		基于二维 DNA 条形码的药用植物移动物种鉴定系统开发及应用		2012年	刘 昶
药用植物研究所	中国博士后基金项目（第51批）		补肾壮骨方对乳腺癌骨转移裸鼠的影响及机制研究	2012M510358	2012年	邓 博
药用植物研究所	中国博士后基金项目（第51批）		钩藤碱对清醒脑缺血再灌注大鼠能量代谢损伤的保护作用	2012M510360	2012年	马 博
药用植物研究所	中国博士后基金项目（第51批）		基于 AMPK 激动活性的野波萝 FFL 成分降脂活性基础研究	2012M510361	2012年	张小坡
药用植物研究所	中国博士后基金项目（第52批）		防治蒲公英南方根结线虫靶基因 hsp-1 克隆及功能分析	2012M520203	2012年	董林林
药用植物研究所	中国博士后基金项目（第52批）		基于肺部新受体的莲子心抗哮喘物质基础及作用机制研究	2012M520204	2012年	高 颖
药用植物研究所	中国博士后基金项目（第5批特别资助）		丹酚酸 A 在 MKP-3 介导的内皮细胞缺血再灌注损伤中的研究	2012T500067	2012年	杨 丹

续 表

单位	项目（课题）	类型	课题编号	课题名称	批准（合同签订）时间	负责人
药用植物研究所	中国博士后基金项目（第 51 批）		2012M510011	牛奶乳腺炎差异蛋白质筛选及功能验证研究	2012 年	袁峥嵘
药用植物研究所	国家食品药品监督管理局项目			化妆品中莳甲花醌的检测方法标准研究	2012 年	石钺
药用植物研究所	国家食品药品监督管理局项目			我国中药材规范化生产现状及政策建议	2012 年	陈君
药用植物研究所	国家药品标准提高研究课题			中药拉丁学名修订、栽培中药材形状修订	2012 年	陈士林
药用植物研究所	国家药品标准提高研究课题		468	中药材盐韭菜子标准修订	2012 年	许利嘉
药用植物研究所	国家药品标准提高研究课题			中药材来源修订与警示语标识	2012 年	林余霖
药用植物研究所	国家药品标准提高研究课题			金银花等多来源品种的 DNA 条形码鉴定研究	2012 年	陈士林
药用植物研究所	环境保护项目		生物调查（环）12-07	药用植物资源收集与保藏能力建设	2012 年	魏建和
药用植物研究所	国家外专局项目			中药药效评价的国际科技合作	2012 年	刘新民
药用植物研究所	国家外专局项目			中药抗丙型肝炎和（或）艾滋病毒有效成分研究	2012 年	胡克平
药用植物研究所	北京市重点实验室2012 年阶梯计划项目		Z121107002812028	中药（天然药物）创新药物发现	2012 年	孙晓波
药用植物研究所	北京市自然科学基金项目		6133033	金黄色葡萄球菌诱导奶牛乳腺炎差异表达蛋白质功能验证研究	2012 年	袁峥嵘

续　表

单位	项目（课题）	类型	课题编号	课题名称	批准（合同）签订时间	负责人
药用植物研究所	北京市自然科学基金项目		7132136	加味当归贝母苦参汤治疗喘咳谢异效应分子及作用机制研究	2012 年	邹忠梅
药用植物研究所	北京市自然科学基金项目		7132150	门脉高压症方剂多单体联合药效的系统生物学模式	2012 年	蔡大勇
药用植物研究所	成都中医药大学开放重点实验室项目			利用阴离子载体与 Mannich 反应制备高特异性的前列腺素 E2 单克隆抗体及高灵敏度 PGE2 检测试剂盒	2012 年	齐云
药用植物研究所	中关村开发实验室专项测试认证服务项目资金资助项目			中关村开发实验室专项测试认证服务项目	2012 年	金文
药用植物研究所	老科学家学术成长资料采集工程项目		2012-F-Z-XH23	徐锦堂教授学术成长资料采集工程	2012 年	兰进
药用植物研究所	全军医学科技"十二五"科研项目		BWS11J052	中长期航天飞行所致应激损伤评价与防护关键技术研究	2012 年	刘新民
药用植物研究所	重大新药创制专项制造加支持经费			猫须草（MXC）总酚酸抗临床泌尿系耐药性病原感染胶囊	2012 年	许旭东
药用植物研究所	第四次全国中药资源普查项目			全国中药资源普查实施方案	2012 年	谢彩香
药用植物研究所	广州海洋地质调查局项目			天然气水合物勘察技术研发	2012 年	张俊
药用植物研究所	国家濒危物种进出口管理办公室			冬虫夏草资源和贸易调查评估	2012 年	陈士林
药用植物研究所	协和青年科研基金-创新项目		2012J22	4′-OH-TMF 在大鼠肝细胞中对 mTOR 信号通路的影响	2012 年 8 月 1 日	成钟

续　表

单位	项目（课题）	类型	课题编号	课题名称	批准（合同）签订时间	负责人
药用植物研究所	协和青年科研基金－交叉学科		2012G08	基于网络药理学的乳腺癌治疗候选天然产物研究	2012年10月	刘志华
药用植物研究所	协和青年科研基金培育项目		2012D13	人参内生细菌ge25菌株对人参土传根病的防治效果评价	2012年	李勇
药用植物研究所	协和青年科研基金－学生创新项目		2012X21	冠心病疾病网络构建及其中药复方研发设计平台	2012年1月	任郭眼
药用植物研究所	协和青年科研基金－学生项目		2012X22	鱼腥草挥发油固体脂质体纳米粒的肺部药代动力学研究	2012年9月	常跃兴
药用植物研究所	中央级公益型科研院所基本科研业务费项目		yz-12-01	常用中药代表性专利数据库建设	2012年1月	刘海波
药用植物研究所	中央级公益型科研院所基本科研业务费项目		yz-12-02	紫芝的比较转录组学研究	2012年1月	孙超
药用植物研究所	中央级公益型科研院所基本科研业务费项目		yz-12-03	灵芝小RNA的鉴定与表达分析	2012年1月	卢善发
药用植物研究所	中央级公益型科研院所基本科研业务费项目		yz-12-04	用单分子测序发现丹参组织部位可变剪切分布	2012年1月	刘昶
药用植物研究所	中央级公益型科研院所基本科研业务费项目		yz-12-05	药用植物研究所研究支撑体系建立与完善	2012年1月	刘慧灵

续 表

单位	项目（课题）	类型	课题编号	课题名称	批准（合同）签订）时间	负责人
药用植物研究所	中央级公益型科研院所基本科研业务费项目		yz-12-06	罗汉果 HMGR 过表达载体构建及转化拟南芥的研究	2012 年 6 月	马小军
药用植物研究所	中央级公益型科研院所基本科研业务费项目		yz-12-07	复方龙血竭口服凝胶制备工艺研究	2012 年 6 月	陈 曦
药用植物研究所	中央级公益型科研院所基本科研业务费项目		yz-12-08	中药材 DNA 条形码鉴定稳定性与准确性研究	2012 年 6 月	庞晓慧
药用植物研究所	中央级公益型科研院所基本科研业务费项目		yz-12-09	肉苁蓉种子萌发刺激物质研究	2012 年 6 月	徐 荣
药用植物研究所	中央级公益型科研院所基本科研业务费项目		yz-12-10	基于凋亡信号转导通路的二氢槲皮素对糖尿病心肌病的保护作用及机制研究	2012 年 6 月	孙 潇
药用植物研究所	中央级公益型科研院所基本科研业务费项目		yz-12-11	创新药一类新药物杨梅苷的开发研究	2012 年 6 月	孙桂波
药用植物研究所	中央级公益型科研院所基本科研业务费项目		yz-12-12	人参新品种选育	2012 年 6 月	杨成民
药用植物研究所	中央级公益型科研院所基本科研业务费项目		yz-12-13	LeaA 蛋白调控灵芝三萜生物合成与赤芝发育的作用机理研究	2012 年 6 月	孙 超

续 表

单位	项目（课题）	类型	课题编号	课题名称	批准（合同签订）时间	负责人
药用植物研究所	中央级公益型科研院所基本科研业务费项目		yz-12-14	转录组和蛋白质组学研究铁皮石斛种子接菌共生萌发的分子机制	2012年6月	陈娟
药用植物研究所	中央级公益型科研院所基本科研业务费项目		yz-12-15	基于疾病网络研究治疗心肌梗死中药复方的作用分子机理	2012年6月	刘志华
药用植物研究所	中央级公益型科研院所基本科研业务费项目		yz-12-16	基于新型聚合物胶束的肿瘤靶向药物传递及肿瘤部位的药物控制释放	2012年6月	郭一飞
药用植物研究所	中央级公益型科研院所基本科研业务费项目		yz-12-17	人参内生细菌 ge25 菌株的应用评价研究	2012年6月	李勇
药用植物研究所	中央级公益型科研院所基本科研业务费项目		yz-12-18	基于单分子实时测序技术的石斛属叶绿体全基因组测序	2012年6月	姚辉
药用植物研究所	中央高校基本科研业务费		2012N07	沉香等珍稀南药诱导形成机制及产业化技术研究	2012年12月	魏建和
药用植物研究所	中央高校基本科研业务费		2012C02	药用植物通用条形码 ITS2 序列结构研究	2012年12月	宋经元
药用植物研究所	横向课题		2012-1	两种蛋白质（乳糖酸及 LRP 蛋白）的三致试验研究	2012年1月4日	孙虹
药用植物研究所	横向课题		2012-2	两种成分不同配比对垂体后叶素致大鼠心肌缺血模型作用研究	2012年1月4日	孙虹
药用植物研究所	横向课题		2012-3	双黄连注射液再评价研究	2012年2月15日	陈曦

续 表

单位	项目（课题）	类型	课题编号	课题名称	批准（合同签订）时间	负责人
药用植物研究所	横向课题		2012-4	芦莉草降血糖活性组分的筛选研究	2012 年 2 月 15 日	郭宝林 高南南
药用植物研究所	横向课题		2012-5	咽速康气雾剂 NGI 试验研究	2012 年 2 月 20 日	廖永红
药用植物研究所	横向课题		2012-7	不同饲料对大鼠功能影响的检测项目	2012 年 3 月 5 日	金 文
药用植物研究所	横向课题		2012-9	蜂胶质控专利技术的产业化应用研究	2012 年 3 月 7 日	周立东
药用植物研究所	横向课题		2012-10	中药材规范化种植基地	2012 年 3 月 27 日	李先恩
药用植物研究所	横向课题		2012-11	气相色谱法测定香叶油中香叶醇的含量	2012 年 3 月 27 日	许旭东
药用植物研究所	横向课题		2012-12	化妆品合作开发	2012 年 3 月 27 日	丁自勉
药用植物研究所	横向课题		2012-13	骨肤活性成分的分离	2012 年 3 月 27 日	潘瑞乐
药用植物研究所	横向课题		2012-14	玉米赤霉酮降解酶的安全评价	2012 年 3 月 27 日	曹 丽
药用植物研究所	横向课题		2012-15	丹蒲颗粒对大鼠长期毒性实验病理解剖学与组织学诊断	2012 年 3 月 29 日	蔡大勇
药用植物研究所	横向课题		2012-16	改善睡眠复方益智软胶囊保健品的研发	2012 年 3 月 29 日	杨美华
药用植物研究所	横向课题		2012-17	松花粉提取物抗炎产品动物功能性实验	2012 年 3 月 30 日	金 文

续　表

单位	项目（课题）	类型	课题编号	课题名称	批准（合同签订）时间	负责人
药用植物研究所	横向课题		2012-18	二丁酰环磷腺苷钙结构确证研究	2012年4月11日	陈曦
药用植物研究所	横向课题		2012-19	两种成分不同配比对垂体后叶素致大鼠心肌缺血模型作用研究	2012年4月13日	孙虹
药用植物研究所	横向课题		2012-20	注射液异常毒性检查	2012年4月13日	孙虹
药用植物研究所	横向课题		2012-22	天麻大棚栽培关键技术研究	2012年5月3日	陈向东
药用植物研究所	横向课题		2012-23	委托检测业务合同	2012年5月9日	曹丽
药用植物研究所	横向课题		2012-24	斑蝥素、斑蝥提取物的B环糊精包合物及其制备方法	2012年5月11日	朱春燕
药用植物研究所	横向课题		2012-25	新疆中药资源调查技术服务	2012年5月15日	谢彩香
药用植物研究所	横向课题		2012-26	黄精玉竹粉（滋阴产品）大鼠功能性实验	2012年5月15日	金文
药用植物研究所	横向课题		2012-27	黄精玉竹粉（滋阴产品）小鼠功能性实验	2012年5月15日	金文
药用植物研究所	横向课题		2012-28	五种中药材基原植物鉴定	2012年5月17日	张本刚
药用植物研究所	横向课题		2012-29	遥感解译合同	2012年5月24日	张俊
药用植物研究所	横向课题		2012-30	千草脑脉通对脑缺血大鼠药效研究	2012年6月12日	路娟

续 表

单位	项目（课题）	类型	课题编号	课题名称	批准（合同签订）时间	负责人
药用植物研究所	横向课题		2012-31	泄痢消片治疗大鼠实验性结肠炎药效研究	2012年6月12日	路 娟
药用植物研究所	横向课题		2012-33	化妆品标准检测方法验证	2012年6月15日	石 钺
药用植物研究所	横向课题		2012-34	生物源农药创制与技术集成及产业化开发的子课题	2012年6月19日	黄文华
药用植物研究所	横向课题		2012-35	注射剂热原及异常毒性检查	2012年6月27日	孙 虹
药用植物研究所	横向课题		2012-36	委托检验协议书	2012年6月27日	孙 虹
药用植物研究所	横向课题		2012-37	委托动物试验协议书	2012年6月27日	孙 虹
药用植物研究所	横向课题		2012-38	人参锈腐病的有效防治技术	2012年6月27日	高微微
药用植物研究所	横向课题		2012-39	单体化合物样品600兆核磁共振测试	2012年7月3日	许旭东
药用植物研究所	横向课题		2012-40	虫草玛咖粉（阳虚产品）小鼠功能性实验	2012年7月12日	金 文
药用植物研究所	横向课题		2012-41	吉非替尼和吉非替尼片剂药学开发	2012年7月16日	林 耕
药用植物研究所	横向课题		2012-42	氨氯地平/阿托伐他汀钙片药学开发	2012年7月16日	林 耕
药用植物研究所	横向课题		2012-43	附子饮片毒性试验研究项目	2012年7月31日	孙晓波

续　表

单位	项目（课题）	类型	课题编号	课题名称	批准（合同）签订时间	负责人
药用植物研究所	横向课题		2012-44	尖吻蝮蛇血凝酶产品的部分质量检验	2012年8月7日	孙晓波
药用植物研究所	横向课题		2012-45	尖吻蝮蛇血凝酶原料的部分质量检验	2012年8月7日	孙桂波
药用植物研究所	横向课题		2012-46	七叶树属植物DNA条形码鉴定研究	2012年8月13日	陈士林
药用植物研究所	横向课题		2012-47	气郁产品动物功能性实验	2012年8月27日	金文
药用植物研究所	横向课题		2012-48	痰湿产品动物功能性实验	2012年8月27日	金文
药用植物研究所	横向课题		2012-49	联合申报协议	2012年8月31日	彭勇
药用植物研究所	横向课题		2012-50	项目合作协议	2012年8月31日	魏建和
药用植物研究所	横向课题		2012-51	染色体结构变异的pacbio测序和生物信息学分析	2012年9月4日	刘昶
药用植物研究所	横向课题		2012-53	通体结香相关配套技术服务协议	2012年9月4日	魏建和
药用植物研究所	横向课题		2012-54	水蛭和地龙DNA条形码鉴定研究	2012年9月5日	宋经元
药用植物研究所	横向课题		2012-55	金荞麦规范化种植及工厂化育苗基地建设	2012年9月6日	陈彩霞
药用植物研究所	横向课题		2012-56	薰衣草良种繁育及组培工厂化育苗基地建设	2012年9月7日	李艾莲

续表

单位	项目（课题）	类型	课题编号	课题名称	批准（合同）签订）时间	负责人
药用植物研究所	横向课题		2012-57	保健鸡蛋中次生代谢产物提取工艺及品质评价	2012 年 9 月 8 日	黄林芳
药用植物研究所	横向课题		2012-58	化学药品异常毒性检查	2012 年 9 月 13 日	孙 虹
药用植物研究所	横向课题		2012-59	淫羊藿种植研究	2012 年 9 月 18 日	郭宝林
药用植物研究所	横向课题		2012-60	tcmjis 技术服务	2012 年 9 月 14 日	黄林芳
药用植物研究所	横向课题		2012-61	玛咖抗疲劳、激素样活性、增强小鼠活力的评价	2012 年 9 月 18 日	曹 丽
药用植物研究所	横向课题		2012-62	黑曲霉 pacbio 测序	2012 年 9 月 24 日	李 滢
药用植物研究所	横向课题		2012-63	拟南芥基因组 pacbio 测序服务	2012 年 9 月 20 日	李 滢
药用植物研究所	横向课题		2012-64	项目合作研究协议书	2012 年 9 月 24 日	韩建萍
药用植物研究所	横向课题		2012-65	关于合作建立柴胡新品种"中柴 2 号"繁育推广基地的协议	2012 年 9 月 25 日	魏建和
药用植物研究所	横向课题		2012-66	中国松露的基础研究	2012 年 9 月 25 日	陈 曦
药用植物研究所	横向课题		2012-67	中国松露的开发研究	2012 年 9 月 25 日	陈 曦
药用植物研究所	横向课题		2012-68	草木犀提取物外用软膏及胶囊药学研究	2012 年 9 月 25 日	陈 曦

续　表

单位	项目（课题）	类型	课题编号	课题名称	批准（合同）签订时间	负责人
药用植物研究所	横向课题		2012-69	注射剂热原检查	2012 年 9 月 25 日	孙 虹
药用植物研究所	横向课题		2012-70	北镇草组织培养繁殖及大田移栽实验研究	2012 年 9 月 25 日	宋经元
药用植物研究所	横向课题		2012-71	微藻亚麻籽油软胶囊动物急毒试验	2012 年 10 月 16 日	金 文
药用植物研究所	横向课题		2012-72	叶绿体 PACBIO 测序	2012 年 10 月 24 日	李 滢
药用植物研究所	横向课题		2012-73	美妥珠单抗（HcHAb18）注射液对人肺鳞癌 H520 移植模鼠的体内药效学研究	2012 年 10 月 31 日	杨润梅
药用植物研究所	横向课题		2012-74	优质黄芪生产基地产业化规范生产技术开发	2012 年 11 月 13 日	王文全
药用植物研究所	横向课题		2012-75	苦丁香通气栓稳定性研究	2012 年 11 月 20 日	石 钺
药用植物研究所	横向课题		2012-77	关于合作建立桔梗新品种育推广基地的协议	2012 年 11 月 13 日	魏建和
药用植物研究所	横向课题		2012-78	玛咖急性毒性、抗疲劳功能评价	2012 年 11 月 15 日	曹 丽
药用植物研究所	横向课题		2012-79	玛咖雌性激素样作用	2012 年 11 月 15 日	曹 丽
药用植物研究所	横向课题		2012-80	HPPH-CD 用于肿瘤诊断的药效预实验	2012 年 11 月 15 日	曹 丽
药用植物研究所	横向课题		2012-81	功能饮料解救功能配方筛选动物试验	2012 年 11 月 15 日	曹 丽

续表

单位	项目（课题）	类型	课题编号	课题名称	批准（合同签订）时间	负责人
药用植物研究所	横向课题		2012-82	栽培荟芜种质评价及栽培研究	2012年11月16日	陈士林
药用植物研究所	横向课题		2012-84	应用pacbio smrt技术对粘帚菌进行基因组测序及后期基因簇挖掘、分析	2012年11月19日	刘 昶
药用植物研究所	横向课题		2012-85	分析测试技术成果落地转化与应用示范	2012年11月22日	高微微
药用植物研究所	横向课题		2012-86	测试服务	2012年11月30日	邹忠梅
药用植物研究所	横向课题		2012-87	关于开展亚洲四种药用植物资源和贸易调查评估项目的委托协议	2012年11月30日	宋经元
药用植物研究所	横向课题		2012-88	农药气相色谱定性定量分析	2012年12月6日	薛 健
药用植物研究所	横向课题		2012-89	稻芽两种工艺提取物成分分析技术合作补充协议	2012年12月11日	黄林芳
药用植物研究所	横向课题		2012-90	花生多糖护肝活性和体外抗肿瘤实验	2012年12月24日	曹 丽
药用植物研究所	横向课题		2012-91	一株大肠杆菌基因组PACBIO测序服务	2012年12月28日	李 莹
医学信息学研究所		自然基金		我国卫生决策支持系统理论与实证研究	2012年	代 涛
医学信息学研究所		社科基金		基于信息技术的社区卫生服务绩效管理模式与实证研究	2012年2月	胡红濮
医学信息学研究所		卫生部其他		"健康中国2020"战略研究总报告修订	2011年9月	代 涛

续表

单位	项目（课题）类型	课题编号	课题名称	批准（合同签订）时间	负责人
医学信息学研究所	卫生部其他		卫生规划财务信息交流平台"国内外视野"栏目建设	2011 年 12 月	代涛
医学信息学研究所	卫生部其他		与基本医疗卫生制度相适应的卫生行政管理体制研究	2012 年 7 月	代涛
医学信息学研究所	卫生部其他		提高新农合重大疾病保障水平试点工作进展	2012 年 8 月	代涛
医学信息学研究所	卫生部其他		云南怒江儿童健康综合干预重点联系点技术支持项目	2012 年 4 月	王芳
医学信息学研究所	卫生部其他		专用公共卫生机构参与农村基本公共卫生服务的策略研究	2012 年 6 月	朱坤
医学信息学研究所	卫生部其他		妇幼卫生科技进展信息研究（2012）	2012 年 5 月	刘晓曦
医学信息学研究所	卫生部其他		国家医学科技发展决策	2012 年 1 月	池慧
医学信息学研究所	卫生部其他		医疗科技发展决策工作	2012 年 1 月	李扬
医学信息学研究所	卫生部其他		医疗高新技术评估工作	2012 年 1 月	谢俊祥
医学信息学研究所	卫生部其他		新型农村合作医疗跨省结算系统技术方案研究	2012 年 8 月	胡红濮
医学信息学研究所	国际合作		云南怒江州健康教育材料开发	2012 年 6 月	王芳
医学信息学研究所	国际合作		医务人员对支付方式改革的态度调查	2012 年 3 月	朱坤

续表

单位	项目（课题）类型	课题编号	课题名称	批准（合同签订）时间	负责人
医学信息学研究所	国际合作		湖南省贫困县新农合实施住院"全报销"制度及对妇幼人群就医行为影响研究	2012年6月	李建
医学信息学研究所	其他部委		计划生育科技进展信息研究	2012年1月	姚楠
医学信息学研究所	其他部委		基层医疗卫生机构绩效考核制度研究	2012年11月	李建
医学信息学研究所	院校基金		疾病诊断和治疗相关的基因标志物信息的整合与挖掘	2012年1月	李姣
医学信息学研究所	院校基金		社会资本举办医疗机构模式研究	2012年1月	曹艳林
医学信息学研究所	院校基金		卫生管理人才培养模式创新研究	2012年11月	曹艳林
医学信息学研究所	院校基金		研究生就业影响因素及对策研究	2012年11月	曹艳林
医学信息学研究所	院校基金		北京市不同级别公立医院适宜规模研究	2012年1月	谭忠婕
医学信息学研究所	横向课题		公立医院实施补偿机制改革的影响与对策研究	2012年7月	代涛
医学信息学研究所	横向课题		联编系统反馈应答系统开发	2012年9月	方安
医学信息学研究所	横向课题		中国社区卫生服务发展状况研究项目	2012年9月	王芳
医学信息学研究所	横向课题		少数民族地区儿童早期发展项目	2012年12月	王芳

续表

单位	项目（课题）	类型	课题编号	课题名称	批准（合同签订）时间	负责人
医学信息学研究所		横向课题		NSTL 联合目录系统及接口开发研究	2012 年 1 月	梁　芳 任慧玲
医学信息学研究所		横向课题		2012 年编目规范质检及编目规范管理研究	2012 年 1 月	梁　芳
医学信息学研究所		横向课题		国外医学新书评介	2012 年 1 月	任慧玲
医学信息学研究所		横向课题		三维超声	2012 年 1 月	池　慧
医学信息学研究所		横向课题		护理信息学学科建设调研项目	2012 年 1 月	池　慧
医学信息学研究所		横向课题		艾滋病科研动态	2012 年 1 月	胡世平
医学信息学研究所		横向课题		临床医师医药信息需求分析	2012 年 12 月	李　扬
医学信息学研究所		横向课题		护理办公网系统	2012 年 11 月	高东平
医学信息学研究所		横向课题		护理精品建设	2012 年 12 月	高东平
医学信息学研究所		横向课题		护理知识服务平台（二期）	2012 年 11 月	高东平
医学信息学研究所		横向课题		《植物原料安全性及功效性评价》项目	2012 年 1 月	安新颖
医学信息学研究所		横向课题		"神经外科学"学科评价研究	2012 年 4 月	王　敏

续 表

单位	项目（课题）类型	课题编号	课题名称	批准（合同签订）时间	负责人
医学信息学研究所	横向课题		国家高血压知识服务平台研究	2012 年 3 月	王 敏
医学信息学研究所	横向课题		人工气管理装置技术评估	2012 年 5 月	王 敏
医学信息学研究所	横向课题		基于循证医学的慢性呼吸疾病规范诊治研究	2012 年 11 月	王 敏
医学信息学研究所	横向课题		部分地区医疗机构护理员管理与发展现状研究	2012 年 5 月	王小万
医学信息学研究所	横向课题		健康社区与第三方医学检验协调发展的国际经验及相关政策	2012 年 12 月	王小万
医学信息学研究所	横向课题		心血管疾病监测预警预防和诊治技术应用研究	2012 年 11 月	冯芮华
医学信息学研究所	横向课题		多媒体课件工具引进和更新维护	2012 年 11 月	唐小利
医学信息学研究所	横向课题		面向"重大新药创制"科技重大专项的专业化信息服务	2012 年 1 月	唐小利
医学信息学研究所	横向课题		国外呼吸道感染领域科研项目分析	2012 年 3 月	张燕舞
医学信息学研究所	横向课题		蛇毒凝血酶类药物循证评价	2012 年 5 月	张燕舞
医学信息学研究所	横向课题		NSTL 艾滋病预防与控制热点门户数据更新运行维护	2012 年 9 月	李 越
医学信息学研究所	横向课题		区域卫生设施项目布局系统服务咨询	2012 年 1 月	胡红濮

续　表

单位	项目（课题）	类型	课题编号	课题名称	批准（合同签订）时间	负责人
医学信息学研究所		横向课题		基于人口资源数据库与 GIS 技术的区域卫生设施空间布局决策支持平台	2012 年 1 月	胡红濮
医学实验动物研究所	国家自然科学基金	面上项目	81272273	蛋白磷酸酶 5（PP5）对 p53 功能的调节及其在 p53 相关肿瘤发生中作用机理的研究	2012 年 8 月	雍伟东
医学实验动物研究所	国家自然科学基金	青年基金	81200256	PTRF 在造血干细胞衰老中的作用	2012 年 8 月	白　琳
医学实验动物研究所	国家自然科学基金	青年基金	31201787	miR-30s 基因参与调控五指山小型猪骨骼肌生长发育的分子机制研究	2012 年 8 月	马喜山
医学实验动物研究所	卫生部行业科研专项		201202019	我国重要原虫疾病的诊断与防治技术研究	2012 年 2 月	秦　川
医学实验动物研究所	863 项目		2012AA02240	人类疾病大鼠模型资源集成关键技术研发	2012 年 2 月	雍伟东
医学实验动物研究所	863 项目		2011AA020113	干细胞治疗糖尿病的临床前方案优化及临床应用研究	2012 年 2 月	何　君
医学实验动物研究所	教育部博士点基金	新教师	20121106120034	Cav-1 在造血干细胞归巢过程中作用机制的研究	2012 年 12 月	白　琳
医学实验动物研究所	北京市自然科学基金		7132161	Caveolin-1 调节造血干细胞衰老的机制研究	2012 年 12 月	白　琳
医学实验动物研究所	中央高校基本科研业务费	青年教师培养项目	2012Y02	新发 H5N1 病毒的感染性、传播力预警、及抗原转变的分子机制研究	2012 年 12 月	许黎黎
医学实验动物研究所	中央高校基本科研业务费	新兴与交叉科研团队项目	2012N03	新型实验动物的基因工程平台的建立	2012 年 12 月	雍伟东
医学实验动物研究所	协和青年科研基金	定向项目	2012D15	发展至神经毒性 EV71 病毒早期免疫机制研究	2012 年 10 月	鲍琳琳

续 表

单位	项目（课题）	类型	课题编号	课题名称	批准（合同签订）时间	负责人
医学实验动物研究所	协和青年科研基金	滚动项目	2012G09	CYP2E1于心肌缺血中的表达机制	2012年10月	吕 丹
医学实验动物研究所	协和青年科研基金	竞争项目	2012J24	CD45不同位点N-糖基化对galectin-1诱导HIV感染T细胞凋亡的影响	2012年10月	薛 婧
医学实验动物研究所	协和青年科研基金	竞争项目	2012J25	基于转座子PiggyBac的大规模组织特异性Cre小鼠资源筛选体系的建立	2012年10月	马元武
医学实验动物研究所	协和青年科研基金	学生项目	2012X24	Tomoregulin-1在心肌病发生发展中的机制	2012年10月	鲍 丹
医学实验动物研究所	国家科技支撑项目		2011BAI15B03	实验动物物理环境质量保证通用要求和评价技术研究	2012年1月	刘云波
医学实验动物研究所	科技部重大专项	传染病专项	2012ZX10001006-003	运用灵长类动物模型观察疫苗及干预措施的保护效果	2012年10月	王 卫
医学实验动物研究所	科技部重大专项	传染病专项	2012ZX10001007-008	杀微生物剂候选药物临床前灵长类效果评价及模型建立	2012年12月	魏 强
医学实验动物研究所	科技部重大专项	重大新药创制	2012ZX09301001006	基于人源化动物模型和肝脏生物功能网络的药物肝毒性预测关键新技术	2012年1月	张连峰
医学实验动物研究所	科技部重大专项	重大新药创制	2012ZX09101319004	EV71灭活疫苗临床研究和其他类型疫苗临床前研究	2012年1月	秦 川
医学实验动物研究所	航天医学基础与应用国家重点实验室开放基金		SMFA12K07	睡眠干扰对动物神经精神行为的影响	2012年8月	朱 华
医学实验动物研究所	国家国际科技合作项目		2010DFB33430	遗传性视网膜变性基因诊断和基因治疗的实验和临床研究	2012年2月	杨志伟
医学实验动物研究所	国家中医药管理局中医药行业科研专项		No200902019	甲型H1N1流感、手足口病中药筛选和适宜技术产品的研发	2012年2月	秦 川

续　表

单位	项目（课题）类型	课题编号	课题名称	批准（合同签订）时间	负责人
微循环所	国家自然基金面上项目	1127404б	微泡产生过程的能量学和动力学以及微泡导致细胞损伤的关键因素研究	2012年8月	仉红刚（与北师大合作）
微循环所	教育部留学回国人员科研启动基金	无	基质金属蛋白酶在大鼠脑缺血再灌注损伤及修复中的作用	2012年6月	刘亚君
微循环所	协和青年基金	无	Toll样受体在小鼠脊髓损伤后脊髓微血管功能改变中的作用	2012年9月	苑晓晨
微循环所	协和青年基金	2012X17	基于微循环研究维生素C和MP联合用药治疗大鼠脊髓损伤	2012年9月	武清斌
微循环所	协和青年基金	2012-1001-017	大鼠脊髓损伤后周细胞对血脊髓屏障修复作用的研究	2012年9月	荆瀛黎
护理学院	CMB护理青年教师科研基金	国际合作（非科技部）	针对住院慢性病患儿以家庭为中心护理干预模式的建立	2012年3月	李杨
护理学院	院校科研项目		特发性肺间质纤维化患者生活质量的随访研究	2012年3月	郭爱敏
护理学院	协和青年科研基金		同伴支持对社区空巢老年糖尿病患者生活质量的干预性研究	2012年9月	何叶
护理学院			基于患者模型的慢性心力衰竭患者自我管理学习支持系统的构建	2012年9月	康晓凤
护理学院			精神分裂症患者自我管理分类干预对策研究	2012年9月	邹海欧
护理学院			重症卧床患者压疮风险因素分析与风险评估模型的建立	2012年9月	张慧
护理学院	研究生创新基金		健步走对绝经过渡期及绝经早期妇女骨密度的影响	2012年9月	马迪

单位	项目（课题）	类型	课题编号	课题名称	批准（合同签订）时间	负责人
病原生物学研究所	"艾滋病和病毒性肝炎等重大传染病防治"科技重大专项	子课题	2013ZX10003004-002-001	结核分枝杆菌感染队列研究的组织实施、质量控制和临床样本库的建立	2012年12月	高磊
病原生物学研究所	"艾滋病和病毒性肝炎等重大传染病防治"科技重大专项	子课题	2013ZX10004601-003	传染病病原生物标志物识别与鉴定的集成技术体系平台	2012年12月	崔胜
病原生物学研究所	"艾滋病和病毒性肝炎等重大传染病防治"科技重大专项	子课题	2013ZX10004601-002	病毒性疾病的感染组学关键技术平台建立与应用	2012年12月	邓涛
病原生物学研究所	国家重点基础研究发展计划（"973计划"）	子课题	2012CB911103	宿主天然防御因子的分子作用机制及结构生物学的研究	2012年2月12日	郭斐
病原生物学研究所	卫生行业科研专项	子课题	20120219	我国重要原虫疾病的诊断与防治技术研究的子课题：重要巴贝虫虫核酸、蛋白质信息库建立	2012年2月13日	金奇
病原生物学研究所	国家自然科学基金	青年科学基金项目	31200106	福氏志贺氏菌蛋白质相互作用组的预测与分析	2012年8月17日	任仙文
病原生物学研究所	国家自然科学基金	青年科学基金项目	81202371	肥大细胞活化剂C48/80的黏膜佐剂作用机制研究	2012年8月17日	孟姝
病原生物学研究所	国家自然科学基金	青年科学基金项目	81202564	长效抗艾滋病新药艾博卫泰的结构生物学研究	2012年8月17日	姚雪
病原生物学研究所	国家自然科学基金	面上项目	31270200	肠道病毒71型影响线粒体介导的天然免疫信号转导机制的研究	2012年8月17日	雷晓波
病原生物学研究所	国家自然科学基金	面上项目	81271829	FMR1等宿主因子影响甲型流感病毒RNA合成的分子机制研究	2012年8月17日	邓涛

单位	项目（课题）	类型	课题编号	课题名称	批准（合同）签订时间	负责人
病原生物学研究所	国家自然科学基金	面上项目	81271830	HIV 融合蛋白 M-T 钩子的结构与功能研究	2012 年 8 月 17 日	何玉先
病原生物学研究所	国家自然科学基金	面上项目	81271831	C 型凝集素样受体 CLEC7A 参与丙型肝炎病毒入侵的分子机制研究	2012 年 8 月 17 日	杨　威
病原生物学研究所	国家自然科学基金	面上项目	81271832	ADRP 在丙肝病毒组装过程中的作用	2012 年 8 月 17 日	张磊亮
病原生物学研究所	国家自然科学基金	青年科学基金－面上项目连续资助项目	81270026	日本血吸虫性别差异表达 MicroRNAs 功能研究	2012 年 9 月 17 日	蔡鹏飞
病原生物学研究所	国家自然科学基金	国家杰出青年科学基金项目	81225014	医学病毒学	2012 年 11 月 19 日	王健伟
病原生物学研究所	国际合作	／	／	新发病原体鉴别项目	2012 年 3 月 22 日	王健伟
病原生物学研究所	教育部新世纪优秀人才支持计划	／	NCET-11-0289	2011 年度新世纪优秀人才支持计划	2011 年 12 月 31 日	高　磊
病原生物学研究所	北京自然科学基金	面上项目	7122116	新型 HIV 膜融合抑制剂的结构生物学研究	2012 年 5 月 7 日	姚　雪
病原生物学研究所	协和青年基金	定向项目	2012D02	提高短肽类 HIV 膜融合抑制剂活性的新机制	2012 年 9 月 26 日	姚　雪
病原生物学研究所	协和青年基金	竞争性项目	2012J03	丙肝病毒 NS5A 蛋白与 COPI 囊泡运输的关系研究	2012 年 9 月 26 日	张磊亮
病原生物学研究所	协和青年基金	竞争性项目	2012J04	Rcs 调整肺炎克雷伯菌生物膜及荚膜形成的研究	2012 年 9 月 26 日	孙义成
病原生物学研究所	协和青年基金	学生创新项目	2012X05	基于高分辨率晶体结构的 EV71 3C 蛋白酶抑制剂研究	2012 年 9 月 26 日	牟志霞

单位	项目（课题）	类型	课题编号	课题名称	批准（合同签订）时间	负责人
病原生物学研究所	北京协和医学院－中央高校基本科研业务费	青年教师培养项目	2012Y01	丙型肝炎病毒入侵分子机制研究	2012年12月17日	杨威
病原生物学研究所	北京协和医学院－中央高校基本科研业务费	新兴与交叉科研团队项目	2012N02	新发病原体结构基因组学研究	2012年12月17日	崔胜
病原生物学研究所	北京协和医学院－中央高校基本科研业务费	引智基金项目	2012C01	人类免疫缺陷病毒HIV与宿主细胞相互作用	2012年12月17日	郄斐
病原生物学研究所	中央科研院所基本科研业务费	基本科研业务费项目	2012IPBI01	ARFGAP1促进丙肝病毒复制的机制研究	2012年2月20日	张磊亮
病原生物学研究所	中央科研院所基本科研业务费	基本科研业务费项目	2012IPB102	肠道病毒71诱导细胞自噬、调亡及相互关系	2012年2月20日	赵振东
病原生物学研究所	中央科研院所基本科研业务费	基本科研业务费项目	2012IPB103	慢性丙型肝炎淋巴细胞凋亡机制研究	2012年2月20日	何有文
病原生物学研究所	中央科研院所基本科研业务费	基本科研业务费项目	2012IPB104	Rcs系统负调控y3729操纵子转录的研究	2012年2月20日	孙义成
病原生物学研究所	中央科研院所基本科研业务费	基本科研业务费项目	2012IPB105	MSM人群RUSH使用及其对性行为和性健康影响的调查	2012年2月20日	周枫
病原生物学研究所	中央科研院所基本科研业务费	基本科研业务费项目	2012IPB201	初治涂阳肺结核患者队列的随访	2012年7月10日	高磊
病原生物学研究所	中央科研院所基本科研业务费	基本科研业务费项目	2012IPB202	DNAJA1调节甲型流感病毒复制的分子机制研究	2012年9月10日	曹萌萌
病原生物学研究所	中央科研院所基本科研业务费	基本科研业务费项目	2012IPB203	A型流感病毒亚型特异性非编码区的功能研究	2012年9月10日	周凯

续　表

单位	项目（课题）	类型	课题编号	课题名称	批准（合同）签订时间	负责人
病原生物学研究所	中央科学研究院所基本科研业务费	基本科研业务费项目	2012IPB204	细菌mRNA 3' UTR 介导的mRNA稳定性研究	2012年9月10日	朱慧
病原生物学研究所	中央科学研究院所基本科研业务费	基本科研业务费项目	2012IPB205	肺炎克雷伯菌基因多态性与生物膜的研究	2012年9月10日	孙义成
病原生物学研究所	中央科学研究院所基本科研业务费	基本科研业务费项目	2012IPB206	ACBD3和P14KB在不同基因型丙肝病毒中的功能研究	2012年9月10日	洪智
病原生物学研究所	中央科学研究院所基本科研业务费	基本科研业务费项目	2012IPB207	血吸虫标示性microRNA及诊断方法的建立	2012年9月10日	蔡鹏飞
病原生物学研究所	中央科学研究院所基本科研业务费	基本科研业务费项目	2012IPB301	人类免疫缺陷病毒HIV与宿主相互作用	2012年11月10日	梁臣
病原生物学研究所	中央科学研究院所基本科研业务费	基本科研业务费项目	2012IPB401	"结核病流行与干预模式研究"项目现场调研	2012年12月20日	高磊
血液病研究所	课题	科技支撑	2013BAI01B09	干细胞用于血液系统恶性疾病诊断和治疗的研究		刘汉芝
血液病研究所	课题（合作）	重大科学研究计划	2012CB966601	建立体内中胚层干细胞示踪技术体系	2012年	许静
血液病研究所	课题（合作）	重大科学研究计划	2012CB966603	阐明中胚层干细胞在病理条件下的作用机制	2012年	竺晓凡
血液病研究所	子课题	863	2012AA02A211	白血病"组学"研究	2012年	张磊
血液病研究所	子课题	863	2012AA02A211	急性粒细胞白血病的分子分型和个体化诊疗技术	2012年	王建祥
血液病研究所	课题	国家自然科学基金面上项目	31271484	基于基因敲除小鼠研究中性粒细胞自死亡的分子机制	2012年	许元富
血液病研究所	课题	国家自然科学基金青年	81200349	不同RUNX1突变协同MLL-PTD在MDS发生及AML转化作用机制研究	2012年	张悦

续 表

单位	项目（课题）	类型	课题编号	课题名称	批准（合同）签订时间	负责人
血液病研究所	课题	国家自然科学基金青年	81200395	TOSO 对 NF-κB 信号通路及慢性淋巴白血病细胞生存影响的研究	2012 年	易树华
血液病研究所	课题	国家自然科学基金青年	81200396	基因拷贝数变化在 TEL/AML1+ 儿童急性白血病中作用的研究	2012 年	张 丽
血液病研究所	课题	国家自然科学基金面上项目	81270575	骨髓微环境在范可尼贫血中的作用机制研究	2012 年	杨逢春
血液病研究所	课题	国家自然科学基金面上项目	81270581	miR-28-5p 在 ITP 发病中的作用	2012 年	杨仁池
血液病研究所	课题	国家自然科学基金面上项目	81270585	MLF1IP 基因与真性红细胞增多症红系恶性增生的研究	2012 年	肖志坚
血液病研究所	课题	国家自然科学基金面上项目	81270595	JAK2/V617F 基因突变在骨髓增殖性肿瘤性血栓形成过程中的作用研究	2012 年	张 磊
血液病研究所	课题	国家自然科学基金面上项目	81270634	HSPB8 在地西他滨以及地西他滨与伊马替尼协同抗 CML 中的作用研究	2012 年	马小彤
血液病研究所	课题	国家自然科学基金面上项目	81270635	iASPP 与 Sertad1 的相互作用对白血病细胞增殖和凋亡的调控	2012 年	王建祥
血液病研究所	课题	国家自然科学基金面上项目	81270651	X 连锁遗传性铁幼粒细胞贫血新致病基因鉴定及功能研究	2012 年	郭 晔
血液病研究所	课题	国家自然科学基金面上项目	81273217	Foxp1 对调节性 T 细胞和自身免疫病的调控作用	2012 年	冯晓明
血液病研究所	课题	天津市应用基础面上	12JCQNJC08000	通过 CD4+CD25+调节 T 细胞诱导血友病 AFV Ⅲ免疫耐受研究	2012 年	薛 峰
血液病研究所	课题	天津市应用基础重点	12JCZDJC24600	中性粒细胞自发死亡的分子机制	2012 年	许元富
血液病研究所	课题	天津市应用基础重点	12JCZDJC23900	MLF1IP 基因与真性红细胞增多症发生	2012 年	肖志坚

续 表

单位	项目（课题）	类型	课题编号	课题名称	批准（合同）签订）时间	负责人
血液病研究所	课题	天津市应用基础重点	12JCZDJC25000	microRNA 和 TLR 在再障患者间充质干细胞的表达和调控	2012 年	韩忠朝
血液病研究所	课题	天津市应用基础面上		Foxp1 对调节性 T 细胞和自身免疫病的调控作用		冯晓明
血液病研究所	课题	天津市科技支撑		急性髓系白血病准确危险度分层和优化治疗研究		王建祥
血液病研究所	课题	天津市科技支撑		急性淋巴细胞白血病的预后分层和个体化治疗策略		竺晓凡
血液病研究所	课题	天津市科技支撑		多发性骨髓瘤预后分层与优化治疗策略		邱录贵
血液病研究所	课题	外专局外教专家		白血病状态下正常造血干/祖细胞的生物学行为及其调控机制	2012 年	程 涛
血液病研究所	课题	人事部择优资助		miRNAs 作为胚胎干细胞分化来源的造血干细胞功能性及安全性标记物的研究	2012 年	胡 晓
血液病研究所	课题	博士点（博导类）	20111106110036		2012 年	马小彤
血液病研究所	课题	博士点（新教师）	20111106120036		2012 年	周家喜
血液病研究所	课题	博士点（新教师）	20111106120037		2012 年	郝 牧
血液病研究所	课题	协和青年基金	2012D11	染色体 1p 上关键基因参与骨髓瘤染色体不稳定的机制研究	2012 年	安 刚
血液病研究所	课题	协和青年基金	2012H05	造血干细胞移植患者生存质量的影响因素分析与调查研究	2012 年	解文君
血液病研究所	课题	协和青年基金	2012J17	儿童急性淋巴细胞白血病中基因拷贝数变异的研究	2012 年	张 丽
血液病研究所	课题	协和青年基金	2012J18	利用 TALEN 技术研究 MEIS2 在早期造血分化中的功能及作用机理	2012 年	白 杨

续　表

单位	项目（课题）	类型	课题编号	课题名称	批准（合同）签订时间	负责人
血液病研究所	课题	协和青年基金	2012X18	iASPP 与 Sertad1 的相互作用对白血病细胞增殖凋亡的调控	2012 年	章艳茹
血液病研究所	课题	协和青年基金	2012X19	LATS2 通过 p53 途径参与慢性淋巴细胞白血病	2012 年	邱少伟
血液病研究所	课题	协和青年基金	2012G06	JAK2/V617F 基因突变对血管内皮修复影响的动物实验研究	2012 年	张磊
放射医学研究所	国家自然科学基金	面上项目	81273005	脉冲电磁场对造血干细胞免及造血干细胞归巢的作用研究	2012 年	杨福军
放射医学研究所	国家自然科学基金	面上项目	81272511	SKP2 作为食管癌放射治疗的新靶向基因研究	2012 年	王小春
放射医学研究所	国家自然科学基金	青年基金	51203189	胶束表面亲疏水性与其体内分布关系的研究	2012 年	刘金剑
放射医学研究所	国家自然科学基金	青年基金	81203153	新发现的 TLR5 受体激动剂－植物凝集素对肠道辐射损伤的保护作用与机制研究	2012 年	龙伟
放射医学研究所	国家自然科学基金	青年基金	31200634	BLAP75 在电离辐射损伤修复中的作用以及机制研究	2012 年	徐畅
放射医学研究所	国家自然科学基金	主任基金	31240052	ANTP-SmacN7 融合肽辐射增敏作用机理的深入研究	2012 年	刘强
放射医学研究所	天津基金	回国人员绿色通道项目	12JCYBJC32900	BLA75 在电离辐射损伤修复中的作用及其机制	2012 年	徐畅
放射医学研究所	教育部博士点基金	新教师基金	20121106120041	白血病放射病因判断的流行病学评价	2012 年	孙志娟
放射医学研究所	教育部博士点基金	新教师基金	20121106120042	新发现的 TLR5 受体激动剂植物凝集素 PHA-L 对肠道辐射损伤的保护作用与机制研究	2012 年	龙伟

续　表

单位	项目（课题）	类型	课题编号	课题名称	批准（合同签订）时间	负责人
放射医学研究所	教育部博士点基金	新教师基金	20121106120043	阳性选择在辐射诱导胸腺 CD8 单阳性细胞延长期减少中的作用及机制研究	2012 年	杜利清
放射医学研究所	教育部博士点基金	新教师基金	20121106120044	Tat-SmacN7 融合肽的肿瘤细胞辐射增敏机理研究	2012 年	曹嘉
放射医学研究所		卫生部部标准		放射性疾病诊断标准		佘义
放射医学研究所		卫生部标准		放射性肿瘤病因概率计算机计算方法	2012 年 2 月	孙志娟
放射医学研究所		卫生部标准		食品中放射性核素限制浓度	2012 年 6 月	武权
放射医学研究所		卫生部标准		食品和饮水中放射性物质检测方法	2012 年 5 月	焦玲
放射医学研究所	天津市外专局	引智项目		Tat-Smac N7 融合肽的肿瘤辐射增敏研究	2012 年 1 月	刘强
放射医学研究所	天津市外专局	引智项目		新型 TLR5 受体激动剂植物凝集素辐射防护作用与机制研究	2012 年 1 月	龙伟
放射医学研究所	天津市外专局	引智项目		SIRT1 在辐射诱导造血干细胞衰老中的作用	2012 年 1 月	孟爱民
放射医学研究所	天津市外专局	引智项目		间充质干细胞移植在核辐射事故医学应急救治的应用研究	2012 年 1 月	杜利清
放射医学研究所	天津市外专局	引智项目		*CKS1 影响乳腺癌侵袭转移的分子机制研究	2012 年 1 月	王小春
放射医学研究所	院校基金			PHA-L 激活 TLR5-NFκB 通路对放射性肠炎的防治作用与机制研究	2012 年 10 月	龙伟

续 表

单位	项目（课题）	类型	课题编号	课题名称	批准（合同签订）时间	负责人
放射医学研究所	院校基金			白血病放射性病因判断的流行病学评价	2012年10月	任冠华
放射医学研究所	院校基金			125I标记研究胶束表面亲疏水性与其体内分布的关系	2012年10月	刘金剑
放射医学研究所	院校基金			99Tcm标记T7肽用于整合素$\alpha v \beta 3$受体显像的实验研究	2012年10月	贺 欣
放射医学研究所	院校基金			RMI1在电离辐射引起的DNA损伤修复中的作用	2012年10月	徐 畅
放射医学研究所	院校基金			Tat-SmacN7融合肽通过IAPs途径的辐射增敏机理研究	2012年10月	刘 强
放射医学研究所	院校基金			CKS1对食管癌辐射敏感性的影响及机理研究	2012年12月	王小春
生物医学工程研究所	重大科学仪器专项	科技部	2012YQ12004603	光电同步脑活动检测仪器的质量控制与规范化实施	2012年11月7日	殷 涛
生物医学工程研究所	重大科学仪器专项	科技部	2012YQ12004605	光电同步脑活动检测仪器与经颅磁刺激器的联合应用与开发	2012年11月7日	刘志朋
生物医学工程研究所	国家科技支撑计划项目	科技部	2012BAI13B02	"大型医疗装备核心部件及重大产品研发"项目的课题"专用超声诊断探头部件及系统研发"的子课题"数字化专科超声探头系列产品及系统研发"	2012年2月	王延群
生物医学工程研究所	国家科技支撑计划项目	科技部	2012BAI17B03-2	"骨科、神经及术中新型生物材料"项目的课题"新型骨修复材料及产品研发"的子课题"胶原基-羟基磷灰石新型骨修复材料的研究开发"	2012年2月	张其清

续　表

单位	项目（课题）	类型	课题编号	课题名称	批准（合同）签订时间	负责人
生物医学工程研究所	国家科技支撑计划项目	科技部	2012BAI13B02	"大型医疗装备核心部件及重大产品研发"项目的课题"乳腺专用三维超声仪的研究"子课题"高频三维超声探头及编码激励技术的研究"	2012年8月	王延群
生物医学工程研究所	科研院所技术开发专项	科技部	2012EG150136	血管支架及人工血管抗再狭窄关键技术研究	2012年5月	孔德领
生物医学工程研究所	科技型中小企业技术创新基金	科技部	12C26241200573	面向中小企业的生物医学工程技术服务平台建设	2012年7月	李迎新
生物医学工程研究所	重大国际合作研究项目	国家自然科学基金	81220108015	分子影像学方法示踪干细胞移植治疗心肌梗死研究	2012年9月	孔德领
生物医学工程研究所	面上项目	国家自然科学基金	81271706	新型基因药物复合双功能纳米涂层支架的制备及机制研究	2012年9月	杨　菁
生物医学工程研究所	面上项目	国家自然科学基金	81271693	新型双功能肽负载siRNA治疗肝癌的实验研究	2012年9月	冷希岗
生物医学工程研究所	面上项目	国家自然科学基金	81271685	基于电刺激诱发体感事件相关电位（ERP）的脑机接口新方法	2012年9月	胡　勇
生物医学工程研究所	面上项目	国家自然科学基金	31271023	化疗-光热疗一体化壳聚糖-纳米金杂化药物制剂肿瘤治疗机制的研究	2012年9月	张其清
生物医学工程研究所	面上项目	国家自然科学基金	81271667	视网膜人工电极植入动物体内受内环境电生理因素影响的仿真研究	2012年9月	谢小波
生物医学工程研究所	面上项目	国家自然科学基金	31271434	细胞骨架在光动力疗法诱导肿瘤细胞凋亡中作用机制的研究	2012年9月	李迎新
生物医学工程研究所	青年基金项目	国家自然科学基金	81201819	光动力血液净化法对血液系统肿瘤的杀伤效应及免疫机制的研究	2012年9月	阴慧娟

续　表

单位	项目（课题）	类型	课题编号	课题名称	批准（合同）签订时间	负责人
生物医学工程研究所	青年基金项目	国家自然科学基金	81202415	BODIPY 类新型光敏剂的合成与效研究	2012 年 9 月	陆　丽
生物医学工程研究所	青年基金项目	国家自然科学基金	51203190	以"星型聚合物"为支链的新型线-梳型聚合物分子刷的制备及其用于构建多功能基因载体的研究	2012 年 9 月	张明明
生物医学工程研究所	青年基金项目	国家自然科学基金	31200732	微创机械刺激联合"可视化"载药水凝胶血管新生治疗糖尿病大鼠皮下缺血	2012 年 9 月	吕　丰
生物医学工程研究所	青年基金项目	国家自然科学基金	31200674	碳纳米管的免疫效应及分子机制研究	2012 年 9 月	刘兰霞
生物医学工程研究所	地区科学基金项目	国家自然科学基金	81260229	利用糖尿病大鼠模型评价具有内皮祖细胞捕捉活性的人工血管	2012 年 9 月	孔德领
生物医学工程研究所	天津市科技支撑计划项目	天津市科委	12ZCZDSY02000	无创功能性脑病精密导航定位多靶点重复经颅磁刺激治疗系统研制	2012 年 8 月	殷　涛
生物医学工程研究所	天津市重大科技专项	天津市科委	12ZCJDZSY1900	高效低毒光敏药物的研制	2012 年 10 月	刘天军
生物医学工程研究所	协和青年科研基金	中国医学科学院	2012J14	多频耳声导抗测试系统的研究	2012 年 9 月	王立伟
生物医学工程研究所	协和青年科研基金	中国医学科学院	2012D08	PLGA 非球形微粒作为大分子药物缓释载体研究	2012 年 9 月	周志敏
生物医学工程研究所	协和青年科研基金	中国医学科学院	2012J31	磁声耦合效应微弱声信号的颅域检测与处理方法研究	2012 年 9 月	张顺起
生物医学工程研究所	协和青年科研基金	中国医学科学院	2012X15	新型光敏抗菌药物的研究	2012 年 9 月	赵占娟
生物医学工程研究所	两岸项目	国家自然科学基金	81281260296	海峡两岸光电医学学术研讨会	2012 年 7 月	殷　涛

续　表

单位	项目（课题）	类型	课题编号	课题名称	批准（合同签订）时间	负责人
生物医学工程研究所	引智项目	天津市外国专家局	Y2012025	精密导航定位磁刺激与实时脑电检测技术研究	2012年2月	殷涛
生物医学工程研究所	引进人才"千人计划"项目	天津市委	天津市第五批	光腔衰荡光谱技术研究	2012年6月	李迎新
生物医学工程研究所	引进人才"千人计划"项目	天津市委	天津市第五批	新型药物控释材料研究	2012年6月	李迎新
生物医学工程研究所	横向课题	天津滨海华医有限公司	横向1201	高性能PDT光动力肿瘤治疗系统（1）	2012年1月	阴慧娟
生物医学工程研究所	横向课题	天津大学化工学院	横向1202	生物大分子构象及其与药物手性对映异构体之间的作用规律的检测分析	2012年3月	吕丰
生物医学工程研究所	横向课题	美国AXSON公司	横向1203	宠物监护仪和低压安全宠物保温箱控制器产品	2012年6月	徐圣普
生物医学工程研究所	横向课题	天津工业大学	横向1204	分子印迹聚合物的生物相容性研究	2012年9月	朱敏院
生物医学工程研究所	横向课题	天津滨海华医有限公司	横向1205	高性能PDT光动力肿瘤治疗系统（2）	2012年8月	孙美秀
生物医学工程研究所	横向课题	天津市实验动物中心	横向1206	天津市动物实验公共技术服务平台建设	2012年5月	孙洪范 周炜
生物医学工程研究所	中央科研院所基本科研业务费专项基金	财政部		人才培育项目	2012年12月	李迎新
皮肤病研究所	科技部基础专项	科技部		中国医学真菌标准菌株的研建及保藏管理中心平台建设		刘维达
皮肤病研究所	卫生部	卫生部		麻风病诊断	2012年2月	沈建平

单位	项目（课题）	类型	课题编号	课题名称	批准（合同签订）时间	负责人
皮肤病研究所	国家自然基金		81272992	泛素连接酶 Cbl-b 基因沉默联合 PD-1 通路阻断对小鼠恶性黑素瘤 YRP-2 肽疫苗治疗效应的影响及机制研究	2012 年 9 月 24 日	孙建方
皮肤病研究所	国家自然基金		31270212	HPV16E6, E7 对 DNA 甲基化和组蛋白甲基化及乙酰化的影响及多种蛋白酶作用机制的研究	2012 年 10 月 16 日	蒋明军
皮肤病研究所	博士点		20121106110040	HINT1 在人黑素瘤细胞中对细胞自噬与凋亡作用的研究	2012 年 12 月 18 日	孙建方
皮肤病研究所	卫生部		人事部	基于 DNA 条形码的病原真菌标准化诊断新技术研究	2012 年 5 月 20 日	刘沐桑
皮肤病研究所	江苏省基础设施计划		江苏省	若干皮肤病性病内诊疗体系建设与转化医学研究		刘维达
皮肤病研究所	江苏省临床医学专项		BM2012107	江苏省皮肤病与性病分子生物学重点实验室	2012 年 10 月 30 日	王宝玺
皮肤病研究所	江苏省自然科学基金		BK2012507	联合阻断 Tim-3 和 PD-1 通路对恶性黑素瘤 TRP-2 肽疫苗治疗效应的影响研究	2012 年 10 月	刘毅
皮肤病研究所	江苏省自然科学基金		BK2012506	Wnt5A/ROR2 信号通路在黄褐斑发病机制中的作用研究	2012 年 10 月	林彤
皮肤病研究所	江苏省自然科学基金		BK2012505	靶向沉默 CCL18 基因的 miRNA 发掘及其调控皮肤恶性黑素瘤侵袭、转移机制解析	2012 年 10 月	徐秀莲
皮肤病研究所	北京协和医学院		2012D07	c-kit 途径活化对黑素瘤细胞侵蚀性的影响及机制研究	2012 年 9 月 20 日	姜祎群
皮肤病研究所	北京协和医学院		2012J13	药物诱发天疱疮的临床诊断及实验研究	2012 年 9 月 20 日	张洁尘

续表

单位	项目（课题）	类型	课题编号	课题名称	批准（合同签订）时间	负责人
皮肤病研究所	北京协和医学院		2012X13	我国梅毒疫情地理信息系统方法的建立与初步应用	2012年9月20日	王冲
皮肤病研究所	北京协和医学院		2012X14	激光微切割在皮肤深部真菌病分子病理诊断中的应用初探	2012年9月20日	门佩璇
皮肤病研究所	北京协和医学院		2012-1002-055	TIMP-4与皮肤恶性黑素瘤发生、侵袭及转移的相关性解析	2012年10月9日	黄映雪
皮肤病研究所	北京协和医学院		2012-1002-022	机体抗梅毒免疫中miRNAs应答研究	2012年10月9日	赵玉磊
皮肤病研究所	科研院所基本业务费			缺氧诱导因子HIF-1α调控SCF/KIT途径在肢端黑素瘤发病机制中的作用研究	2012年3月	陈浩
皮肤病研究所	科研院所基本业务费			组蛋白去乙酰化酶抑制剂对三唑类药物抗白念珠菌活性增效的研究	2012年6月	李筱芳
皮肤病研究所	科研院所基本业务费			EVER1基因突变与疣状表皮发育不良患者HPV易感机制的相关性研究	2012年6月	鞠梅
皮肤病研究所	科研院所基本业务费			penA基因突变及mtrR、penB基因的协同作用与淋球菌产生头孢曲松耐药的相关性研究	2012年4月	陈绍椿
皮肤病研究所	横向课题			他克莫司软膏治疗成人白癜风疗效及安全性多中心研究	2012年1月	贾虹
皮肤病研究所	横向课题		11-2011-10-12-04	麻风残疾者移位肌手术前后理疗效果研究	2012年2月	孙培文
皮肤病研究所	横向课题			卓菁性病防治与培训项目	2012年5月	梁国钧
皮肤病研究所	横向课题			ALA-PDT体外诱导CIK细胞过继免疫及对HPV感染Hela、CaSki细胞株杀瘤活性试验	2012年1月3日	齐淑贞
皮肤病研究所	横向课题			自体表皮细胞扩增悬液移植治疗慢性溃疡的研究	2012年8月	吴信峰

续 表

单位	项目（课题）	类型	课题编号	课题名称	批准（合同）签订时间	负责人
皮肤病研究所	横向课题		JRCC2011皮科01	反常性痤疮的临床表型和 γ-分泌酶基因型关系的研究	2012年7月	徐浩翔
皮肤病研究所	横向课题			积雪苷总苷及其成分拮抗皮肤不同形式的细胞衰老作用及对细胞突变的影响	2012年2月22日	赵 亮
输血研究所	2012自然科学基金	青年科学基金	81201329/H1908	HIV-1的免疫逃逸与薄膜蛋白的糖基化修饰的相关性研究	2012年	苑宇哲
输血研究所	2012自然科学基金	青年科学基金	81201519/H2101	高效诱导人类胚胎干细胞向造血细胞分化的低氧体系以及高原病发病机制的相关研究	2012年	王立洪
输血研究所	四川省重大成果转化平台	分析检测平台建设		乙型肝炎病人抗病毒治疗前的疗效预测平台的建立	2012年	李世林
输血研究所	体制改革项目	体制改革项目		中国血液安全风险调查及献血者信息研究	2012年	何 苗
输血研究所	基本科研业务费	基本科研业务费		注射用多功能凋亡受体激动剂（DATR）的研究开发	2012年	刘 彬
输血研究所	2012年度留学人员科技活动项目择优资助	2012年度留学人员科技活动项目择优资助		干扰素治疗丙肝疗效预测方法的建立	2012年	陈利民
输血研究所	中央高校基本科研业务费	中央高校基本科研业务费		献血者ALT正常水平及适合我国献血者者特征的ALT筛查策略初探	2012年	刘 鱼
输血研究所	横向项目			血液综合利用研究	2012年	李长清
输血研究所	横向项目			异常凝血质血浆的开发研究	2012年	林方昭
输血研究所	横向项目			一次性使用连接管TOTM溶出量的研究	2012年	王 红
输血研究所	横向项目			临床试验研究样本检测协议书（多中心，开放性研究人凝血酶原复合物治疗严重肝病并发凝血功能障碍所致轻中度出血患者的有效性和安全性）	2012年	林方昭

续　表

单位	项目（课题）	类型	课题编号	课题名称	批准（合同签订）时间	负责人
输血研究所	横向项目			人混合血浆/血液制品细小病毒B19核算检测	2012年	李武平
输血研究所	横向项目			临床试验研究样本检测协议书（人凝血酶原复合物（PCC）治疗血友病乙患者的疗效及安全性的多中心、开放性临床研究）	2012年	林方昭
医学生物学研究所	国家自然科学基金	小额支资	81273299	髓源抑制细胞功能特点与疾病干预潜能在不同T细胞潜在免疫应答病理机制肠炎性肠病动物模型中的研究	2012年10月8日	马雁冰
医学生物学研究所	国家自然科学基金	青年-面上项目	31270030/C060402	基于不同人群HLA分布特征设计HPV16E6和E7蛋白多肽表位的免疫原性研究	2012年10月16日	姚宇峰
医学生物学研究所	973项目	参与	2012CB518901	病毒与细胞相互作用导致炎症的基础研究-DNA病毒感染导致炎症的规律	2012年2月5日	李琦涵
医学生物学研究所	863项目	参与	2012AA02A201	与重要疾病相关基因组学和生物信息学技术	2012年5月2日	褚嘉祐
医学生物学研究所	863项目	参与	2012AA021802	人类遗传资源信息的数字化关键技术	2012年5月10日	杨昭庆
医学生物学研究所	863项目	参与	2012AA02A406	氢氧化锌和硫酸乙酰肝素单一或联合佐剂增强狂犬病灭活疫苗免疫效果研究	2012年2月17日	胡云章
医学生物学研究所	863项目	主持	2012AA02A404	腮腺炎减毒活疫苗等病毒性疫苗关键技术及产品研发	2012年5月9日	李琦涵
医学生物学研究所	国家重大新药创制	主持	2012ZX09101318	Sabin株脊髓灰质炎灭活疫苗临床研究	2012年6月20日	孙明波
医学生物学研究所	国家重大新药创制	主持	2012ZX09104302	甲型肝炎灭活疫苗和冻干甲型肝炎减毒活疫苗IV期临床研究	2012年6月20日	孙强明

续　表

单位	项目（课题）	类型	课题编号	课题名称	批准（合同签订）时间	负责人
医学生物学研究所	国家重大新药创制	主持	2012ZX09105302	新型佐剂 MF-59 应用于 EV71 灭活疫苗和脊髓灰质炎灭活疫苗（IPV）以增强其免疫原性的临床前研究	2012 年 6 月 20 日	董少忠
医学生物学研究所	国家重大新药创制	参与	2012ZX09101319	EV71 灭活疫苗临床研究和其他类型疫苗的临床前研究	2012 年 5 月 15 日	李卫涵
医学生物学研究所	国家支撑计划	参与	2012BA139B01	基因工程及特色实验动物模型开发与集成应用示范	2012 年 2 月 3 日	代解杰
医学生物学研究所	博士点基金新教师基金类	主持	20121106120056	α-突触核蛋白 98 和 α-突触核蛋白共表达对神经元的损伤作用及分子机制研究		马开利
医学生物学研究所	盖茨基金会项目	主持		无针式注射器	2012 年 5 月 3 日	廖国阳
医学生物学研究所	中央高校基本科研业务费项目	主持	2012Y08	基于甲肝病毒 H2 减毒疫苗株的核酸治疗载体构建		寸韡
医学生物学研究所	中央高校基本科研业务费项目	主持	2012N08	病毒、宿主相互作用与免疫防治		马雁冰
医学生物学研究所	人事部留学回国人员科技活动项目	主持		高通量丙型肝炎病毒中和抗体血清分型系统的建立及应用	2012 年 12 月 1 日	寸韡
医学生物学研究所	北京协和青年基金	主持	2012D14	hFGF21 对 2 型糖尿病的靶向基因治疗研究	2012 年 10 月 29 日	鲁帅尧
医学生物学研究所	北京协和青年基金	主持	2012J23	EV71 感染 CD14+细胞的增殖特性及分子机制研究	2012 年 10 月 29 日	张莹
医学生物学研究所	北京协和青年基金	主持	2012X23	关于 HSV-1 的 miRNA 在早期感染中作用的研究	2012 年 10 月 29 日	孙乐
医学生物学研究所	云南省重点新产品开发计划项目	主持	2012BC006	手足口病 EV71 及 Cox A16 病原系列体外诊断试剂盒（国家Ⅲ类医疗器械）临床研究	2012 年 12 月 26 日	谢忠平

续　表

单位	项目（课题）	类型	课题编号	课题名称	批准（合同）签订）时间	负责人
医学生物学研究所	云南省重点新产品开发计划项目	主持	2012AE001	治疗帕金森病生物制品 I 类新药 Ad-NTN-TH 的临床前预研究	2012 年 12 月 26 日	李鸿钧
医学生物学研究所	云南省重大科技专项	主持	2012ZA005	冻干甲型肝炎减毒活疫苗大品种技术改造及提质增效	2012 年 12 月 26 日	俞建昆
医学生物学研究所	云南省重大科技专项	主持	2012ZA006	脊髓灰质炎减毒活疫苗大品种技术改造及提质增效	2012 年 12 月 26 日	杨净思
医学生物学研究所	云南省重大科技专项	主持	2012ZA008	Sabin 株脊髓灰质炎灭活疫苗生产批件注册及产业化	2012 年 12 月 26 日	孙明波
医学生物学研究所	云南省重大科技专项	主持	2012ZA009	手足口病 EV71 灭活疫苗生产批件注册及产业化	2012 年 12 月 26 日	刘龙丁
医学生物学研究所	云南省应用基础面上项目	主持	2012FB188	登革热病毒抗体依赖性感染增强的作用机制研究	2012 年 12 月 5 日	孙强明

2012 年度院校发表学术论文、科技著作情况统计表

单位：篇

单　　位	国外科技期刊	国内科技期刊	国际会议	全国会议	主编著作	参编著作	论文 SCI 收录情况	
							总收录	SCI≥3.0 文章
北京协和医院	308	1309					308	87
阜外心血管病医院	96	216			8		110	39
肿瘤医院	129	345			4	5	96	36
整形外科医院	55	184			2	1	55	12
基础医学研究所	108	31	86	136	5	8	108	60
药物研究所	125	132			1	2	141	46
医药生物技术研究所	51	38	4	6	1	2	50	23
药用植物研究所	113	172			3	2	100	28
医学信息研究所	4	127	20	156	3	16	4	1
实验动物研究所	24	60		3	1		24	8
微循环研究所	6	14	0	1	0	1	6	5
护理学院	5	36	7	4			5	
病原生物学研究所	45						45	40
血液学研究所	63	69	1	2	1		61	31
放射医学研究所	17	59					17	4
生物医学工程研究所	17	33	6	10			13	3
皮肤病研究所	26	153	7	26	3		27	5
输血研究所	9	15	31	32			9	4
医学生物学研究所	12	94					12	7
合计	1213	3087	162	376	32	37	1191	439

2012 年度院校专利、新药证书、医药器械证书情况统计表

单位：项

单　　位	申请专利项目	获批专利项目	新 药 证 书																器　械			
			西　药			中　药				生物制剂				一类	二类	三类	四类
			一类	三类	四类	一类	三类	四类	五类	一类	三类	四类				
北京协和医院		3														
阜外心血管病医院	8	2														
肿瘤医院	12	3														
整形外科医院	13	13														
基础医学研究所	12	11														
药物研究所	88	21														
医药生物技术研究所																
药用植物研究所	26	10														
医学信息研究所	1	1														
实验动物研究所	5	3														
微循环研究所																
护理学院																
病原生物学研究所	8	2														
血液学研究所	3	1														
放射医学研究所	6	3														
生物医学工程研究所	18	10														
皮肤病研究所																
输血研究所	11															
医学生物学研究所	7	6														
合计	217	89														

2012 年度院校在研科研课题分类统计表

单位：项

单位	国家重大专项 主持	国家重大专项 参加	科技支撑计划 主持	科技支撑计划 参加	重大科学计划 主持	重大科学计划 参加	973计划 主持	973计划 参加	863计划 主持	863计划 参加	科技部基础条件平台建设专项 主持	科技部基础条件平台建设专项 参加	科技部其他计划(含国际合作项目) 主持	科技部其他计划(含国际合作项目) 参加	国家自然科学基金项目 主持	国家自然科学基金项目 参加	教育部项目	卫生部 公益性卫生行业科专项	卫生部 其他	国家发改委项目	人事部项目	国家计生委项目	国家药监局项目	国家中医药管理局项目	其他部委项目	国际合作项目(非科技部)	地方项目	地方研究中心、基地项目	其他基金	横向经费	合计
北京协和医院	3	2	7	3				1	7	3		1	3		116		29	5			18	1				1	53		20		273
阜外心血管病医院	2		7				7		2				2		68		2	1			1				10	2	25		11	111	251
肿瘤医院	2	1	1	2			2			5			2	5	84		3	1	6		1				1	15	43		345	7	526
整形外科医院															10		5				2						16			3	36
基础医学研究所							5	2	3	3	2		5		67		17	1			1					9	6				121
药物研究所	18	13	1	4					1		1	3	9	3	61	6	14	1						1		2	17				155
医药生物技术研究所	6	16									1	1	1	3	32	1	4	1					1							25	92
药用植物研究所	7	9	3	6				2	1	1		1	4	3	81	3	24	2		3	16	0	0	3	8	2	16	5	6	84	294
医学信息研究所			6												2		2	0	15	1	0	0	1	0	3	11	2	0	8	61	114
医学实验动物研究所	2	3													5			0						0				2	5		17
微循环研究所																													4	2	6

续　表

单位	科技部项目 国家重大专项 主持	国家重大专项 参加	科技支撑计划 主持	科技支撑计划 参加	重大科学计划 主持	重大科学计划 参加	973计划 主持	973计划 参加	863计划 主持	863计划 参加	科技部基础条件平台建设专项 主持	科技部基础条件平台建设专项 参加	科技部其他计划(含国际合作项目) 主持	科技部其他计划(含国际合作项目) 参加	国家自然科学基金项目 主持	国家自然科学基金项目 参加	教育部项目	卫生部项目 公益性卫生行业科研专项	卫生部项目 其他	国家发改委项目	人事部项目	国家计生委项目	国家药监局项目	国家中医药管理局项目	其他部委项目	国际合作项目(非科技部)	地方项目	地方研究中心、基地项目	其他基金	横向经费	合计
护理学院																			1							6					7
病原生物学研究所	3	12						9	1				2		13	3	1	2			1					4	1				54
血液学研究所	2	2		1		4	1		2				1		27	5	7	4			1				1	1	28		18		106
放射医学研究所															8		2	1							5		12		20		48
生物医学工程研究所	2	2								1		1	4		24	6	6	1			1						17			8	73
皮肤病研究所															12		4	1			1					11	10			13	52
输血研究所															2	2		2			1					1	11		32	10	61
医学生物学研究所	3	1		2				3		6			2		5	5	3				1						20	2	8		56
合　计	48	60	30	21	11	4	15	29	16	22	2	6	29	3	617	28	123	22	22	4	45	2	5	3	28	65	277	9	472	324	2342

2012 年度院校到位科研经费情况统计表

单位：万元

单位	科技部项目 国家重大专项	科技支撑计划	重大科学计划	973计划	863计划	科技部基础条件平台建设专项	科技部其他计划(含国际合作专项)	国家自然科学基金项目	教育部项目	卫生部项目 公益性卫生行业科研专项	卫生部项目 其他	国家发改委项目	人事部项目	国家计生委项目	国家药监局项目	国家中医药管理局项目	其他部委项目	国际合作项目(非科技部)	地方项目	地方研究中心、基地项目	其他基金	横向经费	合计
北京协和医院	2570	2259	36	63	1044	190	58	2366	151	86	10		25	28				92	1121		265	2705	13 069
阜外心血管病医院	962.05	1205		1143	1295.6		50	425.4	25	12			3				44.37		480.19		324.5	8347.53	14 317.64
肿瘤医院	1237.53	7.51		1028.1	2479		31	1369.5	62.4	100			16					222.97	911.55	67.37	140.89	39.1	7712.94
整形外科医院								185.4	33.8				3						492.866			42.5	757.566
基础医学研究所	315	930	1103	770	1409	198.5	220	1687	64.8	148							313	412	19		31.5	285	7905.8
药物研究所	4423.39	86		18.4	99	139	523	941.5	89.6						58			310	371.45			1315.2	8374.51
医药生物技术研究所	1769.4854	68		148		20		792.4	22.3	26.8								76.1	38.9		6	699.3	3667.2854
药用植物研究所	1953.41	322.47		91	140.07	10	1	1055	185.1	11		280	46		25	231	70	19.37	108.59	28.2	79.2	1320.38	5976.79
医学信息研究所	0	704	0	0	0	0	0	45.6	8.4	0	145.07	15	0	8	0	0	0	251.3909	20.754	0	23.5	360.58	1582.2949
实验动物研究所	915.24	336		15	28	8	25	92		66						150			15.2	3			1653.44

续　表

单位	国家重大专项	科技支撑计划	重大科学计划	973计划	863计划	科技部基础条件平台建设专项	科技部其他计划（含国际合作项目）	国家自然科学基金项目	教育部项目	公益性卫生行业科研专项	其他	国家发改委项目	人事部项目	国家计生委项目	国家药监局项目	国家中医药管理局项目	其他部委项目	国际合作项目（非科技部）	地方项目	地方研究中心、基地项目	其他基金	横向经费	合计
微循环研究所																							39
护理学院								21	3									50			15		50
病原生物学研究所	1784.5			315.93	30			419.8	25	185.6								208.4	7.6				2976.8253
血液学研究所	799.8		776.5		144			812.6	20	1431			10				9		240		231		4473.9
放射医学研究所	161.71							186.9	10	2.4							24		48				271.3
生物医学工程研究所		272.34					179	593.3	14.8	60								207.3	85.4			76	1649.85
皮肤病研究所								110.4	1		6		3					70.969	30	1050	1	34.85	1307.219
输血研究所					63.5			37.8		46.16								711.88	17		115.84	130.3	1122.48
医学生物学研究所	672.24	256.49		33	1091.4			117.2	12.6										563	110	896	14.6	3766.53
合计	17 564.355	6446.8	1915.5	3625.4	7823.57	565.5	1087	11 258.8	728.8	2174.96	161.07	295	106	36	83	381	460.37	2632.38	4570.5	1258.57	2129.43	15 370.31	80 674.3706

2012年度院校新获各渠道院校级以上基金项目及经费情况统计表

单位：项/万元

序号	单位	国家重大专项 项	经费	科技支撑计划 项	经费	重大科学计划 项	经费	973计划 主持	参加	经费	863计划 主持	参加	经费	科技部基础性平台建设专项 项	经费	科技部其他计划(含国际合作项) 项	经费	国家自然科学基金项目 项	经费	教育部项目 项	经费	公益性卫生行业科技专项 项	经费	卫生部其他 项	经费	国家社会科学基金项目 项	经费	人事部项目 项	经费	国家食品药品监督项目 项	经费	国家中医药管理局项目 项	经费	其他部委项目 项	经费	国际合作项目(非科技部) 项	经费	地方项目 项	经费	地方研究中心、基地项目 项	经费	其他基金 项	经费	横向经费 项	经费	合计 项	经费
1	北京协和医院	2	7376.6	8	4174.8						3	1	1533					46	2305	10	191	3	7507					5	25									29	868			16	486			123	24466.4
2	阜外心血管病医院								2	1585									27	1300																		8	121					19	230	56	3236
3	肿瘤医院			1	500							4	6076			15	222.97	27	1400	2	15																	14	1902.275			1	10	4	43	69	10169.25
4	整形外科医院																	5	207																			6	524.816					2	57.5	14	792.316
5	基础医学研究所	3	930	0				3			2		200			5	28	27	2181	3	1250	3	2914	0	0			1	3									1	14					89	7528.3	49	12529
6	药物研究所	0		2		2	1384					3				1	76.13	26	1277	5												1	58					5	540					25	4792.5	145	13011.05
7	医药生物技术研究所	15	2849.7	1	31				117				141			2	15	18	727	2	177.5							8	56			1					149	2	19					25	1755.14	71	11130.2
8	药用植物研究所	21	5199.6	1	58		98.5	1	50	1		1	300			3	27.28	26	1240.8	6												2	29.38	5				4	83	2	25.5	6	100.2	84	1755.14	164	8135.52
9	医学信息研究所	10	3381.9	5	711.14													26	48					11	187.47	1	15											1				3	25	29	462.11	48	772.86
10	实验动物研究所											2	68			2		3	128	1	4	1	166											1	200	1				1	6					16	1248.86
11	微循环研究所	4	598.06		28.8										40			1	34	1	3					8														3				3	15			5	52
12	护理学院																50																			2										2	50
13	辐射生物研究所	3	1198.6					1	167								852.61	10	691	1	50	1	394					1		1				1				1	11	1		1				18	3364.245
14	血液学研究所			1	800	2						2	284			9		12	719	3	16								10							8		6	300					30		30	2236.5
15	放射医学研究所																	6	232	4	16			4	24									6		6	25					2		20		20	297
16	生物医学工程研究所	2	703.3	3	608.78							2			179	2	207.3	13	763	1				4				1						4		2	200	2			1900	4		6	90	32	2951.38
17	皮肤病研究所	3											350			7	70.969	2	85	1	12			1	6			1	3							3	30	3		2		1	103	7	34.85	26	2488.819
18	输血研究所				100													2	46	1																	10			6		2		1		11	259.62
19	医学生物学研究所	4	1585.5	1	100			1			1	1	1743			1	823	2	96	1	4		1098					1	3		87.38			1	200	7	1020	5	1931.5	3	763.2	25		25	5445.53
	合计	64	23823	23	7212.52	4	1482.5	3	5	2510	9	14	11930	6	931	7	1926	254	13479.8	33	1739	16	1098.1	16	217.47	1	15	17	100	8	87.38	3		5		42	2382.259	98	5682.091	5	1931.5	35	763.2	271	15094.04	663	102636.5

注：主持项目见目录

2012 年度院校科研成果及获奖情况统计表

单位：项

单位	成果鉴定项目(含登记) 省部级	成果鉴定项目(含登记) 其他	国家级科技奖励 最高奖 一等	二等	三等	国际合作奖 一等	二等	三等	自然科学类 一等	二等	三等	科技进步类 一等	二等	三等	发明奖 一等	二等	三等	特等奖 一等	二等	三等	省部级 自然科学类 一等	二等	三等	科技进步类 一等	二等	三等	发明奖 一等	二等	三等	特等奖 一等	二等	三等	高校科技奖励 自然科学类 一等	二等	三等	科技进步类 一等	二等	三等	发明奖 一等	二等	三等	中华医学科技奖 一等	二等	三等	其他社会奖 一等	二等	三等
北京协和医院	6																							1	2											1							1				2
阜外心血管病医院	6	1																					1																			1				
肿瘤医院	9																				1			2	1									1	1										3	1
整形外科医院																																														
基础医学研究所																																														
药物研究所	12																				1	1											2													
医药生物技术研究所	17	24							1																																1	1			
药用植物研究所																																														
医学信息研究所																																														
实验动物研究所																																														
微循环研究所																																													2	
护理学院																																														
病原生物学研究所																																														

单位	成果鉴定项目（含登记）省部级	其他	国家级科技奖励																		省部级												高校科技奖励							中华医学科技奖			其他社会奖		
			最高奖			国际合作奖			自然科学类			科技进步奖			发明奖			特等奖			自然科学类			科技进步奖			发明奖			特等奖			自然科学类			科技进步类			发明奖								
			一等	二等	三等	一等	二等	三等	一等	二等	三等	一等	二等	三等	一等	二等	三等	一等	二等	三等	一等	二等	三等	一等	二等	三等	一等	二等	三等	一等	二等	三等	一等	二等	三等	一等	二等	三等	一等	二等	三等	一等	二等	三等	一等	二等	三等
血液学研究所	3										1							1							1										1												
放射医学研究所															1																																
生物医学工程研究所	2																																														
皮肤病研究所																																															
输血研究所																																															
医学生物学研究所	4													1			1			1																											
合计	59	25									1										1	2	1	2	4	6	1		1							1	3		2						1	3		2	3	3

2012 年度院校国际科技交流与合作情况表

1. 科技部国际合作项目

序号	单位	项目名称	负责人	合作经费（万元）	合作单位	合作时间	合作方式	进展情况
1	阜外心血管医院	明确降压药物疗效决定因素的中法合作研究	李一石	74	法国里昂大学医院临床研究中心	2009~2012	引进关键技术设备；利用国外资源	结题
2	阜外心血管医院	终末期心力衰竭创新治疗技术的基础和临床研究	胡盛寿	82	意大利米兰拉斐尔医院	2010~2013	购买关键 know-how；分工合作研发；信息交流、技术咨询	在研项目
3	阜外心血管医院	冠心病介入和外科治疗结果和效益评估体系研究	胡盛寿	450	美国耶鲁大学临床结果评价和研究中心	2010~2013	分工合作研发；聘请专家来华工作；赴国外技术培训；利用国外资源；信息交流、技术咨询	在研项目
4	肿瘤医院	中国城市肿瘤防控体系建设的合作研究	赵平	263.00	美国耶鲁大学	2011~2014	国际科技合作项目	按计划
5	肿瘤医院	肺癌综合治疗以及个体化治疗的合作研究	赫捷	517.00	美国加州大学戴维斯分校比较肿瘤中心	2009~2012	国际科技合作项目	按计划
6	微循环研究所	动脉粥样硬化、心肌梗塞患者血管内皮损伤机理研究	修瑞娟	10/年均	瑞典卡洛琳斯卡研究院	2002~今	双方互派人员	按计划执行
7	药用植物研究所	人参益智药效与基因/蛋白表达谱关联规律合作研究	刘新民	269	加拿大 UBC 大学脑研究中心	2012~2014	合作研究	按计划进行
8	药用植物研究所	中药扶正排毒片治疗艾滋病研究	刘延泽	85	美国哈佛大学医学院	2011~2012	合作研究	结题

续　表

序号	单位	项目名称	负责人	合作经费（万元）	合作单位	合作时间	合作方式	进展情况
9	药用植物研究所	药用真菌猪苓菌丝形成菌核机理的研究	郭顺星	100	韩国仁川大学生物学	2010~2013	合作研究	按计划进行
10	药用植物研究所	保健中药风险效益评估合作研究	常琪	100	英国食品研究所	2011~2013	合作研究	按计划进行
11	病原生物学研究所	新发呼吸道病毒的病原学与检测鉴别技术合作研究	王健伟	466	法国	2010~2012	科研项目	良好
12	病原生物学研究所	抑制 HIV-1 病毒复制和激活抗病毒免疫反应的新策略	金奇	244	加拿大	2010~2012	科研项目	良好
13	血液学研究所	单细胞多基因定量分析技术在肿瘤研究和诊断中的应用	程涛	510	瑞典卡罗林斯卡	2010~2012	合作研究	良好

2. 其他国际合作项目

序号	单位	项目名称	负责人	合作经费（万元）	合作单位	合作时间	合作方式	进展情况
1	阜外心血管病医院	高血压盐敏感性随访研究	顾东风	203.83	美国杜兰大学	2007~2012	共同设计，共同研究；共同分享成果	在研项目
2	阜外心血管病医院	HPS2-THRIVE	蒋立新	5598.77	英国牛津大学	2007~2012	研究运行	结题项目
3	阜外心血管病医院	前瞻性城市和农村流行病学调查	李卫	17	加拿大 McMaster 大学	2005~2025	技术合作	在研项目

续表

序号	单位	项目名称	负责人	合作经费（万元）	合作单位	合作时间	合作方式	进展情况
4	阜外心血管病医院	CABG Off or On Pump Revascularization Study	胡盛寿	27.71	Mc Master University, Popul ation-Health-Re-search-Institution	2009~2018	研究运行	在研项目
5	阜外心血管病医院	评价患有肺动脉高压的儿童每日服用两次与每日服用三次波生坦（bosentan）的分散片（儿童制剂）的药物动力学、耐受性、安全性及疗效的开放式前瞻性多中心研究	李守军	48	Actelion Pharmaceuticals Ltd	2012~2013	研究运行	在研项目
6	肿瘤医院	中国护士远程戒烟课程试点项目	邹小农	5.03	国际肿瘤护理学会	2012	项目合作	按计划
7	肿瘤医院	参加亚洲女性肺癌全基因组关联研究	林东昕	15.87	WESTAT 1600 RESEARCH BLVD. ROCKVILLE, MD 20850-3129	2012	项目合作	按计划
8	肿瘤医院	参加亚洲女性肺癌全基因组关联研究	林东昕	31.44	WESTAT 1600 RESEARCH BLVD. ROCKVILLE, MD 20850-3129	2012	项目合作	按计划
9	肿瘤医院	肝细胞癌的引导性研究	赵平	14.60	百时美施贵宝	2012	项目合作	按计划
10	肿瘤医院	FAMRI-IELCAP Collaborative Network	吴宁	18.85	Mount Sinai School of Medicine	2012	项目合作	按计划
11	肿瘤医院	FAMRI-IELCAP Collaborative Network	吴宁	45.60	Mount Sinai School of Medicine	2012	项目合作	按计划

续　表

序号	单位	项目名称	负责人	合作经费（万元）	合作单位	合作时间	合作方式	进展情况
12	肿瘤医院	Enviromental and Genetic Risk Factors	陆士新	7.83	Karolinska Institute	2012	项目合作	按计划
13	肿瘤医院	林县帕金森病随访研究	范金虎	1.53	中美合作	2012	项目合作	按计划
14	肿瘤医院	中国肿瘤流行病学和生物统计学的科研培训项目	代　敏	11.35	美国耶鲁大学	2012	项目合作	按计划
15	肿瘤医院	肝细胞癌的引导性研究	蔡建强	15.65	百时美施贵宝	2012	项目合作	按计划
16	肿瘤医院	肝细胞癌的引导性研究	乔友林	21.91	百时美施贵宝	2012	项目合作	按计划
17	肿瘤医院	低温凝固法（冷冻疗法）预防宫颈肿瘤的可接受性：安全性和有效性	李淑敏	3.31	国际癌症研究机构	2012	项目合作	按计划
18	药物研究所	药物研究所与日本大正公司合作项目	蒋建东	186	日本大正制药株式会社	30年	医药研发	顺利
19	药物研究所	药物研究所与美国TB联盟合作项目	尹大力	124	美国TB联盟	5年	医药研发	顺利
20	医药生物技术研究所	抗结核药物研究	蒋建东	76.13	Vertex公司	2012~2013	共同研究	
21	药用植物研究所	植物食品补充剂：摄入水平、健康和风险评估	常　琪	90	欧盟项目（米兰大学）	2010~2014	合作研究	按计划进行
22	药用植物研究所	后基因组时代传统中药研究规范	刘新民	9.2	英国伦敦大学国王学院	2009~2012	合作研究	按计划进行
23	医学信息学研究所	卫生信息利用与决策支持研究	代　涛	2762310元	中澳项目	2010~2012	课题研究	结题
24	医学信息学研究所	医药卫生体制改革评价研究	代　涛	436598澳元	中澳项目	2011~2012	课题研究	结题

续　表

序号	单位	项目名称	负责人	合作经费（万元）	合作单位	合作时间	合作方式	进展情况
25	医学信息学研究所	国家新农合信息平台与省级平台连通技术方案及相关政策研究	代涛	9 万美元	WHO	2012~2013	课题研究	在研
26	医学信息学研究所	"WHO 在华合作中心活动管理系统"建设	代涛	2.26 万美元	WHO	2012.10~2012.12	课题研究	在研
27	医学信息学研究所	中国卫生信息化发展现状调查及国内外经验对比研究	代涛	8.4 万美元	世界银行	2012~2013	课题研究	在研
28	医学信息学研究所	"扩大医保覆盖"研讨会	代涛	1.7 万美元	Result for Development Institute	2012.1	研讨会	完成
29	医学信息学研究所	云南省怒江州孕产妇儿童健康教育材料开发项目	王芳	12.64	WHO	2012.6	课题研究	已结题
30	微循环所	原发性高血压大鼠主动脉与微血管内皮细胞凋亡与增殖机制	修瑞娟	20/年均	美国加州 UCSD	2004~今	双方互派人员	按计划执行
31	微循环所	前列腺肿瘤干细胞的促血管生成潜能研究	修瑞娟	20/年均	美国加州 UCSD	2009~今	双方互派人员	按计划执行
32	护理学院	护士精神心理健康状况	李峥		世界卫生组织			按计划进行
33	护理学院	Nursing Faculty Development	刘华平 李峥		CMB			按计划进行
34	病原生物学研究所	新发病原体鉴别项目	王健伟	240.52	法国梅里埃基金会	2012~2017	科研项目	良好
35	病原生物学研究所	为艾滋病人体试验创建最佳社会配套环境 中国社区顾问委员会评估	张林琦	35.72	国际艾滋病疫苗倡议组织（IAVI）	2011~2012	科研项目	良好

续 表

序号	单位	项目名称	负责人	合作经费（万元）	合作单位	合作时间	合作方式	进展情况
36	病原生物学研究所	中国男男性行为人群HPV感染状况及对HPV疫苗的认知与态度	高 磊	78.85	美国默沙东公司	2011~2013	科研项目	良好
37	病原生物学研究所	应用宏基因组学发现腹泻相关的病毒和真核病原体	杨 剑	164.70	比尔及梅林达·盖茨基金会	2011~2013	科研项目	良好
38	生物工程研究所	国家自然科学基金两岸项目	殷 涛	0.80	国家自然科学基金委、台湾李国鼎科技发展基金会、台湾中兴大学	2012~2023	海峡两岸光电病学学术研讨会	完成
39	生物工程研究所	引智项目	殷 涛	6.50	Ennova MedChem Group, Inc. USA	2012.6~7, 2012.7~8	进行系列学术讲座	完成
40	皮肤病研究所	WHO麻风培训项目	余美文	94 500	WHO	2012.5~2012.8	经费支持	已完成
41	皮肤病研究所	中国淋球菌耐药监测	尹跃平	63 143	WHO	2011.11~2012.11	经费支持	已完成
42	皮肤病研究所	Validating the Diagnostic Criteria for Congenital Syphilis in China	王千秋	63 570	WHO	2012.8~2012.12	经费支持	已完成
43	皮肤病研究所	畸残预防与自我护理	严良斌	112 200	Damien Foundaion	2012.5~2012.6	培训	已完成
44	皮肤病研究所	麻风中心网站维护	余美文	46 000	WHO	2012.1~2012.12	经费支持	已完成

续表

序号	单位	项目名称	负责人	合作经费（万元）	合作单位	合作时间	合作方式	专家国别	进展情况
45	皮肤病研究所	通过提供梅毒筛查与治疗服务加强梅毒病的检测、监测和干预	陈祥生	125 947	Albion Street Center	2012.1~2012.12	经费支持		已完成
46	皮肤病研究所	梅毒快速检测	陈祥生	203 100	WHO	2012.1~2012.12	经费支持		已完成
47	输血研究所	REDS III	王憬惺	2581.5	霍普金斯大学	2011~2018	项目合作		按计划
48	医学生物学研究所	无针式注射器	廖国阳	823.1	盖茨基金会	2012			良好

3. 引进技术人才项目情况

序号	单位	项目名称	负责人	类别	受资助经费	交流方式	专家姓名	专家专业	专家国别	专家单位
1	肿瘤医院	利用核酸适体筛选食管癌、胰腺癌诊治标志物的研究	袁伟	外专局	10.00		Hu Ping, Mao Li, Feng Ziding, Hanash Samir	肿瘤学	美国	NCI
2	肿瘤医院	脂质体负载PSA抗原及DNA佐剂的抗肿瘤基础研究	赵晨	外专局	10.00		LaBaer, Joshua, Castle, Philip, Dong, Zigang, Chiu, Alden	肿瘤学	美国	亚利桑那州生物设计研究所
3	肿瘤医院	国人重大疾病预警指标体系与预警模型开发	马洁	外专局	10.00		Kramer, Barry, Frorok, Philip, Nelvis, Castro, Xie, Heng	肿瘤学	美国	NCI

续表

序号	单位	项目名称	负责人	类别	受资助经费	交流方式	专家姓名	专家专业	专家国别	专家单位
4	药用植物研究所	中药药效评价的国际科技合作	刘新民	国家外专局项目	10	人员交流	Andre, William Jia, Bruce Korant	植物分子学, 神经神物学, 药理学, 生物学	卢森堡, 加拿大, 巴基斯坦	卢森堡国家尽快研究中心、加拿大UBC大学脑研究中心, 巴斯坦卡拉奇大学国际化学与生命科学中心
5	药用植物研究所	中药抗丙型肝炎和(或)艾滋病病毒有效成分研究	胡克平	国家外专局项目	5	人员交流	Bruce Korant	生物学	美国	杜邦儿童医院临床生物化学系
6	病原生物学研究所	人类免疫缺陷病毒HIV与宿主细胞相互作用	鄂斐	北京协和医学院-中央高校基本科研业务费(引智项目)	9.5	合作研究	梁臣	分子病毒学	加拿大	麦基尔大学艾滋中心
7	血液学研究所	白血病状态下正常造血干/祖细胞的生物学行为及其调控机制	程涛	外专局	9	来华	程临钊	血液学	美国	约翰霍普金斯大学医学
8	生物工程学研究所	千人计划	李迎新	天津市	100万元	共建光腔衰荡光谱技术实验室, 开展相关基础研究和研发用于人体血糖无创检测产品	王淳	生物医学工程	美国	明尼苏达大学
9	生物工程学研究所	千人计划	李迎新	天津市	100万元	开展药物控释研究, 帮助年轻科研人员提高研究能力	王储记	生物医学工程	美国	密西比州立大学

续 表

序号	单位	项目名称	负责人	类别	受资助经费	交流方式	专家姓名	专家专业	专家国别	专家单位
10	基础医学研究所	典型城市机动车大气污染健康影响评价方法及对策研究	许群	国家外国专家局	6	来华讲学，合作研究	Honglei Chen; Haiyan Tong	流行病学	美国	美国国立卫生研究院环境科学研究院
11	基础医学研究所	遗传伦理学 Genethics	翟晓梅	国家外国专家局	6	来华讲学，合作研究	Reidar Lie, Hans-Marting	生命伦理	挪威	美国 NIH 生命伦理学部
12	基础医学研究所	非编码 RNA 调控成体干细胞增殖和分化的分子机制	彭小忠	国家外国专家局	7	合作研究	钟伟民, William D. Richardson	神经科学	美国	美国耶鲁大学
13	基础医学研究所	逐拍标注中国人心电图数据库	张正国	国家外国专家局	3	合作研究	George Moody	生物信息	美国	Harvard-M.I.T. Division of Health Sciences & Technology
14	基础医学研究所	磷脂酰肌醇4-激酶β（PI4Kβ）信号通路促进 Kv4.2通道蛋白向质膜转运的机制研究	曹济民	国家外国专家局	6	来华讲学，合作研究	井上勋	电生理	日本	日本德岛大学

注：类别是指国家外国专家局拨款项目或其他自筹经费项目。

2011 年度院校发表在影响因子 3.0 以上 SCI 源期刊上论文题录

作者姓名	论文题目	期刊名称	发表单位	影响因子	卷	期	起页	止页
Wu,C;Hu,ZB;He,ZH;Jia,WH;Wang,F;Zhou,YF;Liu,ZH;Zhan,QM;Liu,Y;Yu,DK;Zhai,K;Chang,J;Qiao,Y;Jin,GF;Liu,Z;Shen,YY;Guo,CH;Fu,JH;Miao,XP;Tan,W;Shen,HB;Ke,Y;Zeng,YX;Wu,TC;Lin,DX	GENOME-WIDE ASSOCIATION STUDY IDENTIFIES THREE NEW SUSCEPTIBILITY LOCI FOR ESOPHAGEAL SQUA-MOUS-CELL CARCINOMA IN CHINESE POPULATIONS	NATURE GENETICS	Chinese Acad Med Sci, State Key Lab Mol Oncol, Canc Inst & Hosp, Beijing 100730,Peoples R China	35.532	43	7	679	U97
Gao,YF;Li,T;Chang,Y;Wang,YB;Zhang,WN;Li,WH;He,K;Mu,R;Zhen,C;Man,JH;Pan,X;Li,T;Chen,L;Yu,M;Liang,B;Chen,Y;Xia,Q;Zhou,T;Gong,WL;Li,AL;Li,HY;Zhang,XM	CDK1-PHOSPHORYLATED CUEDC2 PROMOTES SPINDLE CHECKPOINT INACTIVATION AND CHROMOSOMAL INSTA-BILITY	NATURE CELL BIOLOGY	Natl Ctr Biomed Anal, Inst Basic Med Sci,Beijing 100850,Peoples R China	19.488	13	8	924	U381
Weng,L;Hu,XY;Peng,JM;Wang,JL;Du,B	TREATMENT OF HOSPITAL-ACQUIRED PNEUMONIA	LANCET INFECTIOUS DIS-EASES	Beijing Union Med Coll Hosp, Med In-tens Care Unit, Beijing 100730, Peoples R China	17.391	11	10	728	729
Yan,CW;Sun,X;Zhao,SH;Li,JR;Wang,H	COMPLETE TRANSPOSITION OF THE ATRIOVENTRICULAR VALVES ASSOCIATED WITH LEFT VENTRICULAR APICAL HYPOPLASIA	CIRCULATION	Chinese Acad Med Sci, Fuwai Hosp, Dept Radiol,Beijing 100037, Peoples R China	14.739	124	21	E538	E539
Sun,LZ;Qi,RD;Zhu,JM;Liu,YM;Zheng,J	TOTAL ARCH REPLACEMENT COMBINED WITH STENTED ELEPHANT TRUNK IMPLANTA-TION A NEW `STANDARD`THERAPY FOR TYPE A DIS-SECTION INVOLVING REPAIR OF THE AORTIC ARCH?	CIRCULATION	Chinese Acad Med Sci, Peking Union Med Coll,Dept Cardiovasc Surg,Cardio-vasc Inst, Beijing 100037, Peoples R China	14.739	123	9	971	978

续表

作者姓名	论文题目	期刊名称	发表单位	影响因子	卷	期	起页	止页
Zhang,ZQ;Xi,Y;Yang,RF;Chen,HZ;Li,ZY;Zhang,R;Jia,YY;Hao,DL;Guo,ZC;Liu,DP;Liang,CC	REGULATION OF ACAT2 EXPRESSION BY HNF4 AND ITS COFACTORS PGC1 ALPHA AND SHP	CIRCULATION	Chinese Acad Med Sci, Natl Lab Med Mol Biol, Beijing 100730, Peoples R China	14.739	124	21		
Wang,XJ;Wang,JZ;Wang,CX;Hui,RT	COMPREHENSIVE ANALYSIS OF DNA METHYLATION IN PHYSIOLOGICAL CARDIAC HYPERTROPHY	CIRCULATION	Chinese Acad Med Sci, Sino German Lab, Beijing 100730, Peoples R China	14.739	124	21		
Liang,Y;Mente,A;Yusuf,S;Gao,P;Teo,KK	ALCOHOL EFFECT ON INCIDENT ATRIAL FIBRILLATION IN INDIVIDUALS WITH CARDIOVASCULAR DISEASE:ANALYSIS OF DATA FROM THE ONTARGET AND TRANSCEND STUDIES	CIRCULATION	Cardiovasc Inst, Emergency Dept, Beijing,Peoples R China	14.739	124	21		
Jia,L;Wang,JZ;Wang,XJ;Chen,JZ;Zhang,CN;Hui,RT	METHYLATION OF FOXP3 IN REGULATORY T CELLS IS RELATED TO THE SEVERITY OF CORONARY ATHEROSCLEROSIS	CIRCULATION	Chinese Acad Med Sci, FuWai Hosp, Cardiovasc Inst, Key Lab Clin Cardiovasc Genet, Minist Educ, Beijing 100730,Peoples R China	14.739	124	21		
Yang,LM;Wang,JY;Zhang,L;Hu,SS;Zheng,Z	CONTRIBUTION OF BLOOD INFLAMMATORY PROTEINS TO DEPRESSION IN PATIENTS UNDERGOING CORONARY ARTERY BYPASS SURGERY: A SINGLE-CENTER PROSPECTIVE STUDY	CIRCULATION	Chinese Acad Med Sci, Peking Union Med Coll, Fuwai Hosp, Dept Cardiovasc Surg, Cntr Cardiovasc Regenerat Me, Beijing 100730,Peoples R China	14.739	124	21		

续　表

作者姓名	论文题目	期刊名称	发表单位	影响因子	卷	期	起页	止页
Wang,Y;Liu,ZH	ELEVATED N-TERMINAL PRO-BRAIN NATRIURETIC PEPTIDE INCREASES THE RISK OF RE-CURRENT THROMBOEMBOLIC EVENTS AFTER ACUTE PUL-MONARY EMBOLISM	CIRCULATION	Fuwai Hosp,Beijing,Peoples R China	14.739	124	21		
Zhang,H;Gong,DX;Zhang,YJ;Li,SJ;Yan,FX;Hu,SS	MITOCHONDRIAL ALDEHYDE DEHYDROGENASE 2 $\mathscr{L}$ ALLELE CARRIERS POSSESS BETTER CARDIOPROTECTION RESULTS AFTER CARDIOPLEGIC AR-REST DURING OPEN-HEART SURGERY	CIRCULATION	Fuwai Hosp,Dept Surg,Beijing,Peoples R China	14.739	124	21		
Sun,L;Bai,YY;Xin,WY;Du,GH	ASSOCIATION OF CIRCULAT-ING LEVELS OF ASYMMETRIC DIMETHYLARGININE WITH CAROTID INTIMA-MEDIA THICKNESS: EVIDENCE FROM 5269 PARTICIPANTS	CIRCULATION	Chinese Acad Med,Natl Ctr Pharmaceut Screening,Inst Mat Med,Beijing,Peo-ples R China	14.739	124	21		
Li,XD;Yang,YJ;Zhao,JL;Zhang,HT;Jin,C;Cheng,YT;Dou,KF;Yuan,JQ;Wu,YJ;Gao,RL;Wu,YL	SIMVASTATIN-REDUCED MYO-CARDIAL EDEMA RELATES TO PROTEIN KINASE A-MEDIAT-ED REGULATION OF AQUA-PORINS IN SWINE HEARTS AF-TER ISCHEMIA-REPERFUSION INJURY	JOURNAL OF THE AMERI-CAN COLLEGE OF CARDI-OLOGY	Fuwai Hosp,Dept Cardiol,Beijing,Peo-ples R China	14.156	57	14	E965	E965
Wang,TJ;Yang,YJ;Zhang,CT;Zhou,Q;Xu,RD	EFFECT OF ANTIARRHYTHMIC PEPTIDE ON VENTRICULAR ARRHYTHMIA INDUCING BY LYSOPHOSPHATIDIC ACID	JOURNAL OF THE AMERI-CAN COLLEGE OF CARDI-OLOGY	Cardiovasc Inst,Beijing,Peoples R Chi-na	14.156	57	14	E54	E54

续表

作者姓名	论文题目	期刊名称	发表单位	影响因子	卷	期	起页	止页
Gao, RL; Abizaid, A; Banning, A; Bartorelli, AL; Dzavik, V; Ellis, S; Holmes, D; Jeong, MH; Legrand, V; Neumann, FJ; Spaulding, C; Worthley, S; Urban, P	ONE-YEAR OUTCOME OF SMALL-VESSEL DISEASE TREATED WITH SIROLIMUS-ELUTING STENTS: A SUBGROUP ANALYSIS OF THE E-SELECT REGISTRY	JOURNAL OF THE AMERICAN COLLEGE OF CARDIOLOGY	Cardiovasc Inst, Beijing, Peoples R China	14.156	57	14	E1840	E1840
Tang, XF; Yuan, JQ; Yang, YJ; He, C	CYTOCHROME P450 2C19 681G > A POLYMORPHISM IN CORONARY HEART DISEASE PATIENTS TREATED WITH CLOPIDOGREL IN CHINESE	JOURNAL OF THE AMERICAN COLLEGE OF CARDIOLOGY	Fuwai Hosp, Beijing, Peoples R China	14.156	57	14	E1206	E1206
Dou, KF; Xu, B; Yang, YJ; Lu, SZ; Wang, LF; Wang, HC; Li, ZQ; Wang, L; Zhu, GY; Li, W; Gao, RL	NOYA I: A PROSPECTIVE RANDOMIZED TRIAL OR NOYA SIROLIMUS-ELUTING STENT WITH BIODEGRADABLE COATING COMPARED TO FIREBIRD 2 SIROLIMUS-ELUTING STENT WITH DURABLE COATING IN PATIENTS WITH CORONARY ARTERY DISEASE	JOURNAL OF THE AMERICAN COLLEGE OF CARDIOLOGY	Natl Ctr Cardiovasc Dis China, Beijing, Peoples R China	14.156	58	20	B65	B65
Xu, B; Qian, J; Lansky, AJ; Yang, YJ; Qiao, SB; Wu, YJ; Chen, J; Hu, FH; Yang, WX; Mintz, GS; Leon, MB; Gao, RL	FIRST REPORT OF A NOVEL ABLUMINAL GROOVE FILLED BIODEGRADABLE POLYMER RAPAMYCIN-ELUTING STENT IN DE NOVO CORONARY ARTERY DISEASE: RESULTS OF THE FIRST IN MAN FIREHAWK TRIAL	JOURNAL OF THE AMERICAN COLLEGE OF CARDIOLOGY	Natl Ctr Cardiovasc Dis China, Beijing, Peoples R China	14.156	58	20	B65	B65

续 表

作者姓名	论文题目	期刊名称	发表单位	影响因子	卷	期	起页	止页
Yu,MY;Xu,B;Wu,YJ;Yan,HB;Chen,J;Qian,J;Mu,CW;Hu,FH;Yang,WX;Qiao,SB;Yang,YJ;Gao,RL	FIRST REPORT OF A NOVEL POLYMER-FREE DUAL-DRUG ELUTING STENT IN DE NOVO CORONARY ARTERY DISEASE;RESULTS OF THE FIRST IN MAN BICARE TRIAL	JOURNAL OF THE AMERICAN COLLEGE OF CARDIOLOGY	Natl Ctr Cardiovasc Dis China,Beijing,Peoples R China	14.156	58	20	B62	B62
Yan,CW;Li,JR;Li,H	DISSECTING ANEURYSM OF THE LEFT ATRIUM WITH AN ABNORMAL LEFT VENTRICULAR-ATRIAL TUNNEL	JOURNAL OF THE AMERICAN COLLEGE OF CARDIOLOGY	Chinese Acad Med Sci, Dept Radiol, Cardiovasc Inst,Beijing 100730,Peoples R China	14.156	58	5	547	547
Yan,CW;Li,L;Zhao,SH	HISTOPATHOLOGICAL FEATURES OF DELAYED ENHANCEMENT CARDIOVASCULAR MAGNETIC RESONANCE IN ISOLATED LEFT VENTRICULAR NONCOMPACTION	JOURNAL OF THE AMERICAN COLLEGE OF CARDIOLOGY	Fuwai Hosp, Dept Radiol, Beijing 100037,Peoples R China	14.156	58	3	311	312
Hu,SS;Liu,S;Zheng,Z;Yuan,X;Li,LH;Lu,MJ;Shen,R;Duan,FJ;Zhang XL;Li,J;Liu,XW;Song,YH;Wang,W;Zhao,SH;He,ZX;Zhang,H;Yang,KM;Feng,W;Wang,X	ISOLATED CORONARY ARTERY BYPASS GRAFT COMBINED WITH BONE MARROW MONONUCLEAR CELLS DELIVERED THROUGH A GRAFT VESSEL FOR PATIENTS WITH PREVIOUS MYOCARDIAL INFARCTION AND CHRONIC HEART FAILURE A SINGLE-CENTER, RANDOMIZED, DOUBLE-BLIND, PLACEBO-CONTROLLED CL	JOURNAL OF THE AMERICAN COLLEGE OF CARDIOLOGY	Chinese Acad Med Sci, Peking Union Med Coll, Fuwai Hosp, Dept Surg, Ctr Cardiovasc Regenerat Med, Beijing 100037,Peoples R China	14.156	57	24	2409	2415

续表

作者姓名	论文题目	期刊名称	发表单位	影响因子	卷	期	起页	止页
Hu,SS;Zheng,Z;Gao,G;Pi,Y	ASPIRIN PLUS CLOPIDOGREL VERSUS ASPIRIN ALONE AFTER CORONARY ARTERY BYPASS GRAFTING REPLY	JOURNAL OF THE AMERICAN COLLEGE OF CARDIOLOGY	Chinese Acad Med Sci, Dept Cardiovasc Surg, Cardiovasc Inst, Beijing 100037, Peoples R China	14.156	58	6		
Peng,ZG;You,XF;Jiang,JD	HEPATITIS C VIRUS THERAPEUTICS: EDITING ENZYMES PROMISING THERAPEUTIC TARGETS? REPLY	HEPATOLOGY	Chinese Acad Med Sci, Inst Med Biotechnol, Beijing 100730, Peoples R China	11.665	54	2	742	743
Qiao,AJ;Liang,JC;Ke,YJ;Li,CH;Cui,Y;Shen,L;Zhang,HB;Cui,AF;Liu,XJ;Liu,CZ;Chen,Y;Zhu,Y;Guan,YF;Fang,FD;Chang,YS	MOUSE PATATIN-LIKE PHOSPHOLIPASE DOMAIN-CONTAINING 3 INFLUENCES SYSTEMIC LIPID AND GLUCOSE HOMEOSTASIS	HEPATOLOGY	Chinese Acad Med Sci, Natl Lab Med Mol Biol, Inst Basic Med Sci, Beijing 100005, Peoples R China	11.665	54	2	509	521
Peng,ZG;Zhao,ZY;Li,YP;Wang,YP;Hao,LH;Fan,B;Li,YH;Wang,YM;Shan,YQ;Han,YX;Zhu,YP;Li,JR;You,XF;Li,ZR;Jiang,JD	HOST APOLIPOPROTEIN B MESSENGER RNA-EDITING ENZYME CATALYTIC POLYPEPTIDE-LIKE 3G IS AN INNATE DEFENSIVE FACTOR AND DRUG TARGET AGAINST HEPATITIS C VIRUS	HEPATOLOGY	Chinese Acad Med Sci, Inst Med Biotechnol, Beijing 100050, Peoples R China	11.665	53	4	1080	1089
Tian,XL;Shao,C;Feng,RE;Xu,KF;Zhang,HB	EXPIRATORY LYMPHATIC SACS	AMERICAN JOURNAL OF RESPIRATORY AND CRITICAL CARE MEDICINE	Chinese Acad Med Sci, Dept Resp Med, Beijing 100730, Peoples R China	11.08	184	9	1085	1085
Zhu,HW;Shang,DD;Sun,M;Choi,SJ;Liu,Q;Hao,JJ;Figuera,LE;Zhang,F;Choy,KW;Ao,Y;Liu,Y;Zhang,XL;Yue,FZ;Wang,MR;Jin,L;Patel,PI;Jing,T;Zhang,X	X-LINKED CONGENITAL HYPERTRICHOSIS SYNDROME IS ASSOCIATED WITH INTERCHROMOSOMAL INSERTIONS MEDIATED BY A HUMAN-SPECIFIC PALINDROME NEAR SOX3	AMERICAN JOURNAL OF HUMAN GENETICS	Chinese Acad Med Sci, McKusick Zhang Ctr Genet Med, Beijing 100005, Peoples R China	10.603	88	6	819	826

续表

作者姓名	论文题目	期刊名称	发表单位	影响因子	卷	期	起页	止页
Tian,Z;Zeng,Y;Fang,Q	DANON DISEASE PRESENTING AS SEVERE MYOCARDIAL HYPERTROPHY	EUROPEAN HEART JOURNAL	Peking Union Med Coll, Peking Union Med Coll Hosp, Dept Cardiol, Beijing 100730, Peoples R China	10.478	32	19	2375	2375
Zhang, YQ; Zhang, XZ; Liu, LS; Zanchetti, A	IS A SYSTOLIC BLOOD PRESSURE TARGET < 140 MMHG INDICATED IN ALL HYPERTENSIVES? SUBGROUP ANALYSES OF FINDINGS FROM THE RANDOMIZED FEVER TRIAL	EUROPEAN HEART JOURNAL	Univ Milan, Ist Auxol Italiano, Milan, Italy	10.478	32	12	1500	1508
Li, J; Zhang, W; Jiao, L; Duan, MH; Guan, HZ; Zhu, WG; Tian, Z; Zhou, DB	COMBINATION OF MELPHALAN AND DEXAMETHASONE FOR PATIENTS WITH NEWLY DIAGNOSED POEMS SYNDROME	BLOOD	Chinese Acad Med Sci, Peking Union Med Coll Hosp, Dept Hematol, Beijing 100730, Peoples R China	9.898	117	24	6445	6449
Zhang, L; Cao, Z; Zou, Y; Ruan, M; Li, QH; Wang, JX; Zhu, XF	SIGNIFICANCE OF QUANTIFICATION OF THE PML-RARA TRANSCRIPT IN CHILDREN WITH ACUTE PROMYELOCYTIC LEUKEMIA:A SINGLE CENTER EXPERIENCE	BLOOD	Chinese Acad Med Sci, Inst Hematol, Dept Pediat, Tianjin, Peoples R China	9.898	118	21	640	641
Yan, SY; Han, B; Wu, YJ; Zhou, DB; Zhao, YQ	TELOMERASE GENE SCREENING AND TELOMERE OVERHANG DETECTION IN CHINESE PATIENTS WITH ACUTE MYELOID LEUKEMIA	BLOOD	Beijing Union Med Coll Hosp, Dept Hematol, Beijing, Peoples R China	9.898	118	21	637	637

续表

作者姓名	论文题目	期刊名称	发表单位	影响因子	卷	期	起页	止页
Wang, Y; Li, JM; Harris, WAC; Giver, CR; Waller, EK	LACK OF HOST BONE MARROW-DERIVED INTERLEUKIN-12 INCREASED THE INCIDENCE OF ALLOGRAFT REJECTION IN ALLOGENEIC BONE MARROW TRANSPLANTATION	BLOOD	Chinese Acad Med Sci, Inst Hematol, Leukemia Diag & Treatment Ctr, Tianjin, Peoples R China	9.898	118	21	1277	1277
Sun, QA; Chen, XX; Ma, JH; Peng, HY; Wang, F; Zha, XJ; Wang, YN; Jing, YL; Yang, HW; Chen, RR; Chang, L; Zhang, Y; Goto, J; Onda, H; Chen, T; Wang, MR; Lu, YY; You, H; Kwiatkowski, D; Zhang, HB	MAMMALIAN TARGET OF RAPAMYCIN UP-REGULATION OF PYRUVATE KINASE ISOENZYME TYPE M2 IS CRITICAL FOR AEROBIC GLYCOLYSIS AND TUMOR GROWTH	PROCEEDINGS OF THE NATIONAL ACADEMY OF SCIENCES OF THE UNITED STATES OF AMERICA	Xia Men Univ, Sch Life Sci, Xiamen 361005, Peoples R China	9.681	108	10	4129	4134
Li, L; Zhang, HN; Chen, HZ; Gao, P; Zhu, LH; Li, HL; Lv, X; Zhang, QJ; Zhang, R; Wang, Z; She, ZG; Zhang, R; Wei, YS; Du, GH; Liu, DP; Liang, CC	SIRT1 ACTS AS A MODULATOR OF NEOINTIMA FORMATION FOLLOWING VASCULAR INJURY IN MICE	CIRCULATION RESEARCH	Chinese Acad Med Sci, Natl Lab Med Mol Biol, Inst Basic Med Sci, Beijing 100005, Peoples R China	9.489	108	10	1180	U95
Zhou, S; Chen, HZ; Wan, YZ; Zhang, QJ; Wei, YS; Huang, SA; Liu, JJ; Lu, YB; Zhang, ZQ; Yang, RF; Zhang, R; Cai, H; Liu, DP; Liang, CC	REPRESSION OF P66SHC EXPRESSION BY SIRT1 CONTRIBUTES TO THE PREVENTION OF HYPERGLYCEMIA-INDUCED ENDOTHELIAL DYSFUNCTION	CIRCULATION RESEARCH	Chinese Acad Med Sci, Inst Basic Med Sci, Natl Lab Med Mol Biol, Beijing 100005, Peoples R China	9.489	109	6	639	U125
Li, ZY; Xi, Y; Zhu, WN; Zeng, C; Zhang, ZQ; Guo, ZC; Hao, DL; Liu, G; Feng, L; Chen, HZ; Chen, F; Lv, X; Liu, DP; Liang, CC	POSITIVE REGULATION OF HEPATIC MIR-122 EXPRESSION BY HNF4 ALPHA	JOURNAL OF HEPATOLOGY	Chinese Acad Med Sci, Inst Basic Med Sci, Natl Lab Med Mol Biol, Beijing 100005, Peoples R China	9.264	55	3	602	611

续　表

作者姓名	论文题目	期刊名称	发表单位	影响因子	卷	期	起页	止页
Li,TS;Wu,N;Dai,Y;Qiu,ZF;Han,Y;Xie,J;Zhu,T;Li,YL	REDUCED THYMIC OUTPUT IS A MAJOR MECHANISM OF IMMUNE RECONSTITUTION FAILURE IN HIV-INFECTED PATIENTS AFTER LONG-TERM ANTIRETROVIRAL THERAPY	CLINICAL INFECTIOUS DISEASES	Beijing Union Med Coll Hosp, Dept Infect Dis, Beijing 100730, Peoples R China	9.154	53	9	944	951
Xu,SH;Zhang,ZB;Jing,BB;Gannon,P;Ding,JM;Xu,F;Li,X;Zhang,YL	TRANSPORTIN-SR IS REQUIRED FOR PROPER SPLICING OF RESISTANCE GENES AND PLANT IMMUNITY	PLOS GENETICS	Chinese Acad Med Sci, Grad Program, Beijing 100730, Peoples R China	8.694	7	6		
Ma,DL,Vano-Galvan,S	HYPERPIGMENTATION IN LAUGIER-HUNZIKER SYNDROME	CANADIAN MEDICAL ASSOCIATION JOURNAL	Chinese Acad Med Sci, Peking Union Med Coll Hosp, Dept Dermatol, Beijing 100730, Peoples R China	8.217	183	12	1402	1402
Wang,F;Yu,J;Yang,GH;Wang,XS;Zhang,JW	REGULATION OF ERYTHROID DIFFERENTIATION BY MIR-376A AND ITS TARGETS	CELL RESEARCH	Chinese Acad Med Sci, Dept Biochem & Mol Biol, Inst Basic Med Sci, Natl Lab Med Mol Biol, Beijing 100005, Peoples R China	8.19	21	8	1196	1209
Lu,L;Li,L;Lv,X;Wu,XS;Liu,DP;Liang,CC	MODULATIONS OF HMOF AUTOACETYLATION BY SIRT1 REGULATE HMOF RECRUITMENT AND ACTIVITIES ON THE CHROMATIN	CELL RESEARCH	Chinese Acad Med Sci, Inst Basic Med Sci, Natl Lab Med Mol Biol, Beijing 100005, Peoples R China	8.19	21	8	1182	1195
Li,YY;Liu,YF;He,J;Wang,FC;Liu,S;Zhang,Y;Kou,ZH;Ju,ZY;Zheng,GG;Xu,J;Yuan,WP;Gao,SR;Cheng,T	LONG-TERM SURVIVAL OF EXOGENOUS EMBRYONIC STEM CELLS IN ADULT BONE MARROW	CELL RESEARCH	Chinese Acad Med Sci, State Key Lab Expt Hematol, Inst Hematol, Tianjin 300020, Peoples R China	8.19	21	7	1148	1151

续表

作者姓名	论文题目	期刊名称	发表单位	影响因子	卷	期	起页	止页
Wang,Q;Li,MT;Zhao,JL;Zeng,XF	CHINESE SYSTEMIC LUPUS ERYTHEMATOSUS TREATMENT AND RESEARCH GROUP REGISTRY;PREVALENCE AND RISK FACTORS OF PULMONARY ARTERIAL HYPERTENSION AND INTERSTITIAL LUNG DISEASE IN CHINESE PATIENTS WITH SYSTEMIC LUPUS ERYTHEMATOSUS.	ARTHRITIS AND RHEUMATISM	Beijing Union Med Coll Hosp, Peking Union Med Coll, Beijing, Peoples R China	7.866	63	10	S232	S232
Xiong,F;Wu,C;Chang,J;Yu,DK;Xu,BH;Yuan,P;Zhai,K;Xu,J;Tan,W;Lin,DX	GENETIC VARIATION IN AN MIRNA-1827 BINDING SITE IN MYCL1 ALTERS SUSCEPTIBILITY TO SMALL-CELL LUNG CANCER	CANCER RESEARCH	Chinese Acad Med Sci, Canc Inst & Hosp,State Key Lab Mol Oncol, Beijing 100021,Peoples R China	7.856	71	15	5175	5181
Zha, XJ; Wang, F; Wang, Y; He, SZ; Jing, YL;Wu,XY;Zhang,HB	LACTATE DEHYDROGENASE B IS CRITICAL FOR HYPERACTIVE MTOR-MEDIATED TUMORIGENESIS	CANCER RESEARCH	Chinese Acad Med Sci, Peking Union Med Coll Hosp,State Key Lab Med Mol Biol, Dept Physiol & Pathophysiol,Inst Basic Med Sci, Beijing 100005, Peoples R China	7.856	71	1	13	18
Tan, XG; Qin, WY; Zhang, L; Hang, J; Li, BZ; Zhang, CY; Wan, JT; Zhou, F; Shao, K; Sun, YM; Wu, JP; Zhang, X; Qiu,B;Li, N;Shi, SS;Feng, XL;Zhao, SH; Wang, Z; Zhao, XH; Chen, ZL; Michelson,K;Cheng,J;Guo,Y;He,J	A 5-MICRORNA SIGNATURE FOR LUNG SQUAMOUS CELL CARCINOMA DIAGNOSIS AND HSA-MIR-31 FOR PROGNOSIS	CLINICAL CANCER RESEARCH	Chinese Acad Med Sci, Canc Hosp & Inst,Dept Thorac Surg, Beijing 100021, Peoples R China	7.742	17	21	6802	6811
Xu,Y;Zhou,LP;Huang,J;Liu,F;Yu,J;Zhan,QM;Zhang,L;Zhao,XH	ROLE OF SMAC IN DETERMINING THE CHEMOTHERAPEUTIC RESPONSE OF ESOPHAGEAL SQUAMOUS CELL CARCINOMA	CLINICAL CANCER RESEARCH	Navy Gen Hosp, Ctr Basic Med Sci, Beijing 100048,Peoples R China	7.742	17	16	5412	5422

续　表

作者姓名	论文题目	期刊名称	发表单位	影响因子	卷	期	起页	止页
Lin, DC; Zhang, Y; Pan, QJ; Yang, H; Shi, ZZ; Xie, ZH; Wang, BS; Hao, JJ; Zhang, TT; Xu, X; Zhan, QM; Wang, MR	PLK1 IS TRANSCRIPTIONALLY ACTIVATED BY NF-KAPPA B DURING CELL DETACHMENT AND ENHANCES ANOIKIS RESISTANCE THROUGH INHIBITING BETA-CATENIN DEGRADATION IN ESOPHAGEAL SQUAMOUS CELL CARCINOMA	CLINICAL CANCER RESEARCH	Peking Union Med Coll, Canc Inst Hosp, State Key Lab Mol Oncol, Beijing 100021, Peoples R China	7.742	17	13	4285	4295
Yang, N; Hong, XX; Yang, PH; Ju, XW; Wang, YG; Tang, J; Li, CG; Fan, QS; Zhang, FQ; Chen, ZW; Xing, L; Zhao, ZP; Gao, X; Liao, GY; Li, QH; Wang, XL; Li, DS; Jiang, CY	THE 2009 PANDEMIC A/WENSHAN/01/2009 H1N1 INDUCES APOPTOTIC CELL DEATH IN HUMAN AIRWAY EPITHELIAL CELLS	JOURNAL OF MOLECULAR CELL BIOLOGY	Chinese Acad Med Sci, Tsinghua Univ, Peking Union Med Coll, State Key Lab Med Mol Biol, Inst Basic Med Sci, Beijing 100005, Peoples R China	7.667	3	4	221	229
Hu, ZY; Zhang, JP; Zhang, QY	EXPRESSION PATTERN AND FUNCTIONS OF AUTOPHAGY-RELATED GENE ATG5 IN ZEBRAFISH ORGANOGENESIS	AUTOPHAGY	Chinese Acad Med Sci, Inst Med Biotechnol, Beijing 100730, Peoples R China	7.453	7	12	1514	1527
Cai, L; Wang, Q; Gu, CM; Wu, JG; Wang, J; Kang, N; Hu, JW; Xie, F; Yan, L; Liu, X; Cao, YL; Xiao, R	VASCULAR AND MICRO-ENVIRONMENTAL INFLUENCES ON MSC-CORAL HYDROXYAPATITE CONSTRUCT-BASED BONE TISSUE ENGINEERING	BIOMATERIALS	Chinese Acad Med Sci, Res Ctr, Plast Surg Hosp, Beijing 100144, Peoples R China	7.404	32	33	8497	8505
Shao, C; Li, ML; Li, XD; Wei, LL; Zhu, LS; Yang, F; Jia, LL; Mu, Y; Wang, JN; Guo, ZG; Zhang, D; Yin, JR; Wang, ZG; Sun, W; Zhang, ZG; Gao, YH	A TOOL FOR BIOMARKER DISCOVERY IN THE URINARY PROTEOME: A MANUALLY CURATED HUMAN AND ANIMAL URINE PROTEIN BIOMARKER DATABASE	MOLECULAR & CELLULAR PROTEOMICS	Chinese Acad Med Sci, Sch Basic Med, Peking Union Med Coll, Natl Key Lab Med Mol Biol, Dept Physiol & Pathophy, Beijing 100730, Peoples R China	7.398	10	11		

续　表

作者姓名	论文题目	期刊名称	发表单位	影响因子	卷	期	起页	止页
Zhou,L;Zhang,P;Cheng,ZW;Hao,W;Wang,R;Fang QA;Cao,JM	ALTERED CIRCADIAN RHYTHM OF CARDIAC BETA 3-ADRENOCEPTOR ACTIVITY FOLLOWING MYOCARDIAL INFARCTION IN THE RAT	BASIC RESEARCH IN CARDIOLOGY	Peking Union Med Coll, Sch Basic Med, Inst Basic Med Sci, Dept Physiol & Pathophysiol, Beijing 100005, Peoples R China	7.348	106	1	37	50
Zhang,YA;Zeng,Y;Wang,M;Tian,C;Ma,X;Chen,HZ;Fang,QA;Jia,LX;Du,J;Li,HH	CARDIAC-SPECIFIC OVEREXPRESSION OF E3 LIGASE NRDP1 INCREASES ISCHEMIA AND REPERFUSION-INDUCED CARDIAC INJURY	BASIC RESEARCH IN CARDIOLOGY	Capital Med Univ, Key Lab Remodeling Related Cardiovasc Dis, Dept Pathol, Sch Basic Med Sci, Beijing 100069, Peoples R China	7.348	106	3	371	383
Liu,H;Chen,GL;Huang,YL;Duan,B;Han,LL;Xu,ZM;Zhang,YP;Gao,XJ;Li,YS	PROTEOMIC ANALYSIS OF HIGH-DENSITY LIPOPROTEIN IN CHINESE PATIENTS WITH CORONARY HEART DISEASE USING TWO-DIMENSIONAL DIFFERENCE GEL ELECTROPHORESIS	INTERNATIONAL JOURNAL OF CARDIOLOGY	FuWai Hosp, Key Lab Clin Trial Res Cardiovasc Drugs, Minist Hlth, Clin Pharmacol Ctr, Beijing, Peoples R China	7.078	147		S27	S27
Tian,L;Liu,H;Xie,S;Jiang,JJ;Han,LL;Huang,YL;Li,YS	EFFECT OF ORGANIC ANION-TRANSPORTING POLYPEPTIDE 1B1 (OATP1B1) POLYMORPHISM ON THE SINGLE- AND MULTIPLE-DOSE PHARMACOKINETICS OF ENALAPRIL IN HEALTHY CHINESE ADULT MEN	INTERNATIONAL JOURNAL OF CARDIOLOGY	FuWai Hosp, Key Lab Clin Trial Res Cardiovasc Drugs, Minist Hlth, Clin Pharmacol Ctr, Beijing, Peoples R China	7.078	147		S27	S27
Xie,S;Liu,H;Han,LL;Huang,YL;Lou,Y;Chen,GL;Liu,LW;Li,YS	WARFARIN INITIAL DOSING ALGORITHM IN CHINESE PATIENTS WITH PROSTHETIC HEART VALVES	INTERNATIONAL JOURNAL OF CARDIOLOGY	FuWai Hosp, Minist Hlth Clin Pharmacol Ctr, Key Lab Clin Trial Res Cardiovasc Drugs, Beijing 100021, Peoples R China	7.078	147		S20	S20

续　表

作者姓名	论文题目	期刊名称	发表单位	影响因子	卷	期	起页	止页
Wang,BB;Wang,J;Liu,SG;Han,XY;Xie,XD;Tao,Y;Yan,JT;Ma,X	CFC1 MUTATIONS IN CHINESE CHILDREN WITH CONGENITAL HEART DISEASE	INTERNATIONAL JOURNAL OF CARDIOLOGY	Natl Res Inst Family Planning,Ctr Genet,Beijing 100081,Peoples R China	7.078	146	1	86	88
Huang,JB;Liu,YL;Yu,CT;Lv,XD;Du,M;Wang,Q;Kong,B	LUNG BIOPSY FINDINGS IN PREVIOUSLY INOPERABLE PATIENTS WITH SEVERE PULMONARY HYPERTENSION ASSOCIATED WITH CONGENITAL HEART DISEASE	INTERNATIONAL JOURNAL OF CARDIOLOGY	Chinese Acad Med Sci,Cardiovasc Inst,Pediat Cardiac Ctr,Beijing 100037,Peoples R China	7.078	151	1	76	83
Song,L;Yan,HB;Zhao,HJ;Wang,J;Chi,YP;Wu,Z;Zheng,B;Wang,SP;Peng,HY;Liu,C;Zhou,P	IMPROVEMENT IN DOOR-TO-BALLOON TIMES IN PATIENTS WITH ST-ELEVATION MYOCARDIAL INFARCTION AT A LARGE URBAN TEACHING HOSPITAL IN CHINA	INTERNATIONAL JOURNAL OF CARDIOLOGY	Cardiovasc Inst,Beijing,Peoples R China	7.078	153	1	81	82
Wang,BB;Zhou,SY;Chen,QH;Xie,XD;Huang,GY;Wang,J;Zhoua,SR;Ma,X	HAIRY-RELATED TRANSCRIPTION FACTOR 2 IS NOT POTENTIALLY RELATED TO CONGENITAL HEART DISEASE IN CHINESE PATIENTS	INTERNATIONAL JOURNAL OF CARDIOLOGY	Natl Res Inst Family Planning,Ctr Genet,Beijing 100081,Peoples R China	7.078	146	3	415	416
Dong,QT;Yang,YJ;Song,L;Qian,HY;Xu,ZM	ATORVASTATIN PREVENTS MESENCHYMAL STEM CELLS FROM HYPOXIA AND SERUM-FREE INJURY THROUGH ACTIVATING AMP-ACTIVATED PROTEIN KINASE	INTERNATIONAL JOURNAL OF CARDIOLOGY	FuWai Hosp, Dept Cardiol, Beijing 100037,Peoples R China	7.078	153	3	311	316
Cheng,ZW;Yue,C;Shen,ZJ;Fang,Q	PERCUTANEOUS CORONARY INTERVENTION IN TAKAYASU'S ARTERITIS	INTERNATIONAL JOURNAL OF CARDIOLOGY	Beijing Union Med Coll Hosp, Peking Union Med Coll, Dept Cardiol, Beijing 100730,Peoples R China	7.078	151	2	231	232

续表

作者姓名	论文题目	期刊名称	发表单位	影响因子	卷	期	起页	止页
Wang, BB; Yan, JT; Peng, ZQ; Wang, J; Liu, SG; Xie, XD; Ma, X	TERATOCARCINOMA-DERIVED GROWTH FACTOR 1 (TDGF1) SEQUENCE VARIANTS IN PATIENTS WITH CONGENITAL HEART DEFECT	INTERNATIONAL JOURNAL OF CARDIOLOGY	Natl Res Inst Family Planning, Ctr Genet, Beijing 100081, Peoples R China	7.078	146	2	225	227
Guo, YL; Liu, J; Li, JJ; Zhu, CG; Qing, P; Jia, YJ; Wu, NQ; Nie, SP; Li, ZC; Zeng, HS; Yang, P	A MULTI-CENTER SURVEY OF ACHIEVING RECOMMENDED LIPID GOALS IN CHINESE PATIENTS WITH CORONARY ARTERY DISEASE IN REAL WORLD CARDIOVASCULAR PRACTICE	INTERNATIONAL JOURNAL OF CARDIOLOGY	Chinese Acad Med Sci, Peking Union Med Coll, Fu Wai Hosp, Div Dyslipidemia, Dept Cardiol, Beijing 100037, Peoples R China	7.078	153	2	211	212
Cheng, ZW; Zhang, SY; Li, RR; Shen, JZ; Liu, ZY; Xie, HZ; Fang, QA; Miao, Q; Zhu, WL; Zeng, ZP	CORONARY ANGIOGRAPHIC FEATURES OF CARDIAC PHEOCHROMOCYTOMA	INTERNATIONAL JOURNAL OF CARDIOLOGY	Beijing Union Med Coll Hosp, Peking Union Med Coll, Dept Cardiol, Beijing 100730, Peoples R China	7.078	147	1	159	160
Jin, Y; Wang, HS; Jiang, H; Tao, DS; Zhang, NB; Yu, Y	THE IMPACT OF PREOPERATIVE RIGHT VENTRICULAR DYSFUNCTION ON EARLY HEMODYNAMIC INSTABILITY AFTER CORONARY ARTERY BYPASS GRAFT SURGERY	INTERNATIONAL JOURNAL OF CARDIOLOGY	Cardiovasc Inst, Shenyang 110016, Liaoning Provin, Peoples R China	7.078	152	1	119	121
Li, JJ	INFLAMMATORY REBOUND PHENOMENON AFTER ABRUPT WITHDRAWAL OF STATIN IS A MATURE POINT OF VIEW BUT NOT HYPOTHESES	INTERNATIONAL JOURNAL OF CARDIOLOGY	Chinese Acad Med Sci, Peking Union Med Coll, Fu Wai Hosp, Div Dyslipidemia, Beijing 100037, Peoples R China	7.078	151	1	120	120

作者姓名	论文题目	期刊名称	发表单位	影响因子	卷	期	起页	止页
Wang,J;Chen,QH;Wang,L;Zhou,SR; Cheng,LF;Xie,XD;Huang,GY;Wang, BB;Ma,X	IDENTIFYING NOVEL MUTATIONS OF NKX2-5 CONGENITAL HEART DISEASE PATIENTS OF CHINESE MINORITY GROUPS	INTERNATIONAL JOURNAL OF CARDIOLOGY	Natl Res Inst Family Planning,Ctr Genet,Beijing 100081,Peoples R China	7.078	148	1	102	104
Zheng,XX; Xu, YL; Li, SH; Liu, XX; Hui,RT;Huang,XH	GREEN TEA INTAKE LOWERS FASTING SERUM TOTAL AND LDL CHOLESTEROL IN ADULTS: A META-ANALYSIS OF 14 RANDOMIZED CONTROLLED TRIALS	AMERICAN JOURNAL OF CLINICAL NUTRITION	Chinese Acad Med Sci,Cardiovasc Inst, Dept Cardiol,Beijing 100037,Peoples R China	6.669	94	2	601	610
Ma,J;Li,XY;Xu,J;Zhang,Q;Liu,ZL; Jia,PP;Zhou,JM;Guo,F;You,XF;Yu, LY;Zhao,LX;Jiang,JD;Cen,S	THE CELLULAR SOURCE FOR APOBEC3G'S INCORPORATION INTO HIV-1 (RETRACTION OF VOL 8,88,2011)	RETROVIROLOGY	Chinese Acad Med Sci, Inst Med Biotechnol, Beijing 100730,Peoples R China	6.47	8			
Ma,J;Li,XY;Xu,JA;Zhang,QA;Liu, ZL,Jia,PP;Zhou,JM;Guo,F;You,XF; Yu,LY;Zhao,LX;Jiang,JD;Cen,S	THE CELLULAR SOURCE FOR APOBEC3G'S INCORPORATION INTO HIV-1	RETROVIROLOGY	Chinese Acad Med Sci, Inst Med Biotechnol, Beijing 100037, Peoples R China	6.47	8			
Liao,ZL;Ma,J;Hu,JQ;Yang,Q;Zhang, S	NEW OBSERVATION OF ELECTROCARDIOGRAM DURING SINUS RHYTHM ON THE ATRIOFASCICULAR AND DECREMENTAL ATRIOVENTRICULAR PATHWAYS TERMINAL QUANTRONIC RESONANCE SYSTEM COMPLEX SLURRING OR NOTCHING	CIRCULATION-ARRHYTHMIA AND ELECTROPHYSIOLOGY	Cardiovasc Inst, Ctr Arrhythmia Diag & Treatment,Beijing,Peoples R China	6.462	4	6	897	901

续表

作者姓名	论文题目	期刊名称	发表单位	影响因子	卷	期	起页	止页
Wang, ZY; Li, YX; Wang, H; Wang, WH;Jin, J;Liu, YP; Song, YW; Wang, SL;Liu,XF;Yu,ZH	UNFAVORABLE PROGNOSIS OF ELDERLY PATIENTS WITH EARLY-STAGE EXTRANODAL NASAL-TYPE NK/T-CELL LYMPHOMA	ANNALS OF ONCOLOGY	Chinese Acad Med Sci, Dept Radiat On-col, Canc Hosp, Natl Canc Ctr, Beijing 100021, Peoples R China	6.425	22	2	390	396
Feng, F; Xiang, Y; Wan, X; Geng, S; Wang,T	SALVAGE COMBINATION CHEMOTHERAPY WITH FLOX-URIDINE, DACTINOMYCIN, ET-OPOSIDE, AND VINCRISTINE (FAEV) FOR PATIENTS WITH RELAPSED/CHEMORESISTANT GESTATIONAL TROPHOBLAST-IC NEOPLASIA	ANNALS OF ONCOLOGY	Beijing Union Med Coll Hosp, Peking Union Med Coll, Dept Obstet & Gyne-col, Beijing 100730, Peoples R China	6.425	22	7	1588	1594
Zhu, TA; Ding, QL; Bai, X; Wang, XY; Kaguelidou, F; Alberti, C; Wei, XQ; Hua, BL; Yang, RC; Wang, XF; Wang, ZY;Ruan,CG;Schlegel,N;Zhao,YQ	NORMAL RANGES AND GE-NETIC VARIANTS OF AN-TITHROMBIN, PROTEIN C AND PROTEIN S IN THE GENERAL CHINESE POPULATION. RE-SULTS OF THE CHINESE HE-MOSTASIS INVESTIGATION ON NATURAL ANTICOAGULANTS STUDY I GROUP	HAEMATOLOGICA-THE HE-MATOLOGY JOURNAL	Chinese Acad Med Sci, Dept Hematol, Peking Union Med Coll Hosp, Beijing 100730, Peoples R China	6.424	96	7	1033	1040
Xiao,BX; Wang, Q; Fan, LQ;Zhang, L; Guo, SR;Chang, Q	INHIBITION OF PUERARIA FLAVONOIDS ON THE ORAL ABSORPTION OF DEOXYNO-JIRIMYCIN IN RATS	DRUG METABOLISM RE-VIEWS	Chinese Acad Med Sci, Inst Med Plant Dev, Beijing 100037, Peoples R China	6.4	43		61	62

续表

作者姓名	论文题目	期刊名称	发表单位	影响因子	卷	期	起页	止页
Wang, Q; Xiao, BX; Wang, J; Kong, LT; Pan, RL; Chang, Q	A NOVEL LC-MS/MS METHOD FOR SIMULTANEOUS DETERMINATION OF TRIMETHOXY-CINNAMIC ACID, TENUIFOLIN AND FALLAXSAPONIN A IN RAT PLASMA	DRUG METABOLISM REVIEWS	Chinese Acad Med Sci, Inst Med Plant Dev, Beijing 100037, Peoples R China	6.4	43		33	33
Li, Y; Shi, JC; Lin, S; Zhang, QH; Wang, BL; Lee, CA; Obach, RS; Smolarek, TA; Zheng, JY	INHIBITORY EFFECT OF CHINESE HERBAL EXTRACTS ON THE ACTIVITIES OF HUMAN CYTOCHROME P450 ENZYMES IN VITRO	DRUG METABOLISM REVIEWS	Chinese Acad Med Sci, Inst Mat Med, Beijing 100050, Peoples R China	6.4	43		109	109
Feng, M; Zhu, H; Zhu, ZH; Wei, JJ; Lu, S; Li, Q; Zhang, N; Li, GL; Li, F; Ma, WB; An, YH; Zhao, RC; Qin, CA; Wang, RZ	SERIAL F-18-FDG PET DEMONSTRATES BENEFIT OF HUMAN MESENCHYMAL STEM CELLS IN TREATMENT OF INTRACEREBRAL HEMATOMA: A TRANSLATIONAL STUDY IN A PRIMATE MODEL	JOURNAL OF NUCLEAR MEDICINE	Chinese Acad Med Sci, Peking Union Med Coll Hosp, Dept Neurosurg, Beijing 100730, Peoples R China	6.381	52	1	90	97
Shi, Y; Chen, J; Li, Z; Zhang, Z; Yu, H; Sun, K; Wang, X; Song, X; Wang, Y; Zhen, Y; Yang, T; Lou, K; Zhang, Y; Zhang, G; Hu, Y; Ji, J; Hui, R	C10ORF97 IS A NOVEL TUMOR-SUPPRESSOR GENE OF NON-SMALL-CELL LUNG CANCER AND A FUNCTIONAL VARIANT OF THIS GENE INCREASES THE RISK OF NON-SMALL-CELL LUNG CANCER	ONCOGENE	Peking Univ, Canc Hosp & Inst, Minist Educ, Dept Surg, Key Lab Carcinogenesis & Translat Res, Beijing 100042, Peoples R China	6.373	30	39	4107	4117
Guo, XR; Yu, M; Kang, XM; Yin, HC	MTOR COMPLEX 2 ACTIVATION BY RECONSTITUTED HIGH-DENSITY LIPOPROTEIN PREVENTS SENESCENCE IN CIRCULATING ANGIOGENIC CELLS	ARTERIOSCLEROSIS THROMBOSIS AND VASCULAR BIOLOGY	Chinese Acad Med Sci, Peking Union Med Coll, Sch Basic Med, Inst Basic Med Sci, Dept Pathol, Beijing 100005, Peoples R China	6.368	31	6	1421	U409

续表

作者姓名	论文题目	期刊名称	发表单位	影响因子	卷	期	起页	止页
Xue,FS;Liao,X;Yuan,YJ;Wang,Q;Xiong,J	CUFF DAMAGE DURING E-MERGENCY INTUBATION WITH THE AIRTRAQ OPTICAL LARYNGOSCOPE IN THE PRE-HOSPITAL SETTING	CRITICAL CARE MEDICINE	Chinese Acad Med Sci, Plast Surg Hosp,Dept Anesthesiol,Beijing 100037, Peoples R China	6.33	39	5	1245	1246
Han,Y;Wu,N;Zhu,WJ;Li,YL;Zuo,LY;Ye,JJ;Qiu,ZF;Xie,J;Li,TS	DETECTION OF HIV-1 VIRUSES IN TEARS OF PATIENTS EVEN UNDER LONG-TERM HAART	AIDS	Chinese Acad Med Sci, Peking Union Med Coll Hosp,Dept Infect Dis,Beijing 100730,Peoples R China	6.245	25	15	1925	1927
Zhang,QA;Yang,YJ;Qian,HY;Wang,H;Xu,H	VERY SMALL EMBRYONIC-LIKE STEM CELLS (VSELS)-A NEW PROMISING CANDIDATE FOR USE IN CARDIAC REGEN-ERATION	AGEING RESEARCH RE-VIEWS	FuWai Hosp,Dept Cardiol,Ctr Coronary Heart Dis, Beijing 100037, Peoples R China	6.174	10	1	173	177
Hua,F;Mu,R;Liu,JW;Xue,JF;Wang,ZY;Lin, H;Yang, HZ; Chen, XC; Hu, ZW	TRB3 INTERACTS WITH SMAD3 PROMOTING TUMOR CELL MI-GRATION AND INVASION	JOURNAL OF CELL SCI-ENCE	Chinese Acad Med Sci, Inst Mat Med, Mol Immunol & Pharmacol Lab, State Key Lab Bioact Subst & Funct Nat Med,Beijing 100050,Peoples R China	6.111	124	19	3235	3246
Chen, XS; Peeling, RW; Yin, YP; Mabey,DC	THE EPIDEMIC OF SEXUALLY TRANSMITTED INFECTIONS IN CHINA: IMPLICATIONS FOR CONTROL AND FUTURE PER-SPECTIVES	BMC MEDICINE	Chinese Acad Med Sci, Natl Ctr STD Control, Nanjing, Peoples R China	6.035	9			
Zhang,Y;Zhang,HX;Zhai,Y;Wang,ZF;Ma,FC;Wang,HX;Li,PY;Zhang,Y;Yu,LX;Cui,Y;He,FC;Zhou,GQ	A FUNCTIONAL TANDEM-RE-PEATS POLYMORPHISM IN THE DOWNSTREAM OF TERT IS ASSOCIATED WITH THE RISK OF NASOPHARYNGEAL CARCINOMA IN CHINESE POP-ULATION	BMC MEDICINE	Chinese Acad Med Sci, Inst Basic Med Sci,Beijing 100730,Peoples R China	6.035	9			

续　表

作者姓名	论文题目	期刊名称	发表单位	影响因子	卷	期	起页	止页
Zhou, F; Kominski, GF; Qian, HZ; Wang,JS;Duan,S;Guo,ZW;Zhao,XP	EXPENDITURES FOR THE CARE OF HIV-INFECTED PATIENTS IN RURAL AREAS IN CHINA'S ANTIRETROVIRAL THERAPY PROGRAMS	BMC MEDICINE	Chinese Acad Med Sci, Peking Union Med Coll, Inst Pathogen Biol, State Key Lab Mol Virol & Genet Engn, Beijing 100037, Peoples R China	6.035	9			
Zhang, WQ; Meng, J; Ji, YL; Li, XJ; Kong,H;Wu,XC;Xu,HY	INHIBITING METASTASIS OF BREAST CANCER CELLS IN VITRO USING GOLD NANOROD-SIRNA DELIVERY SYSTEM	NANOSCALE	Natl Ctr Nanosci & Technol, CAS Key Lab Standardizat & Measurement Nanotechno, Beijing 100190, Peoples R China	5.914	3	9	3923	3932
Liu, MT; Gan, ML; Lin, S; Zhang, YL; Zi, JC; Song, WX; Fan, XN; Liu, Y; Yang,YC;Shi,JG	MACHILUSIDES A AND B: STRUCTURALLY UNPRECEDENTED HOMOCUCURBITANE GLYCOSIDES FROM THE STEM BARK OF MACHILUS YAOSHANSIS	ORGANIC LETTERS	Chinese Acad Med Sci, Inst Mat Med, Minist Educ, State Key Lab Bioact Subst & Funct Nat Med, Beijing 100050, Peoples R China	5.862	13	11	2856	2859
Yuan,XC;Li,BW;Li,HW;Xiu,RJ	MELATONIN INHIBITS IL-1 BETA-INDUCED MONOLAYER PERMEABILITY OF HUMAN UMBILICAL VEIN ENDOTHELIAL CELLS VIA RAC ACTIVATION	JOURNAL OF PINEAL RESEARCH	Chinese Acad Med Sci, Inst Microcirculat, Beijing 100005, Peoples R China	5.794	51	2	220	225
Li, XY; Kang, N; Zhang, X; Dong, XY; Wei, W;Cui,LX;Ba,DNA;He,W	GENERATION OF HUMAN REGULATORY GAMMA DELTA T CELLS BY TCR GAMMA DELTA STIMULATION IN THE PRESENCE OF TGF-BETA AND THEIR INVOLVEMENT IN THE PATHOGENESIS OF SYSTEMIC LUPUS ERYTHEMATOSUS	JOURNAL OF IMMUNOLOGY	Chinese Acad Med Sci, Inst Basic Med Sci, Natl Key Lab Med Mol Biol, Beijing 100005, Peoples R China	5.788	186	12	6693	6700

续　表

作者姓名	论文题目	期刊名称	发表单位	影响因子	卷	期	起页	止页
Mi,S;Li,Z;Yang,HZ;Liu,H;Wang,JP;Ma,YG;Wang,XX;Liu,HZ;Sun,W;Hu,ZW	BLOCKING IL-17A PROMOTES THE RESOLUTION OF PULMONARY INFLAMMATION AND FIBROSIS VIA TGF-BETA 1-DEPENDENT AND -INDEPENDENT MECHANISMS	JOURNAL OF IMMUNOLOGY	Chinese Acad Med Sci,Inst Mat Med,Mol Immunol & Pharmacol Lab,State Key Lab Bioact Subst & Funct Nat Med,Beijing 100050,Peoples R China	5.788	187	6	3003	3014
Meng,J;Yang,M,Jia,FM;Xu,Z;Kong,H;Xu,HY	IMMUNE RESPONSES OF BALB/C MICE TO SUBCUTANEOUSLY INJECTED MULTI-WALLED CARBON NANOTUBES	NANOTOXICOLOGY	Chinese Acad Med Sci,Inst Basic Med Sci,Beijing 100005,Peoples R China	5.758	5	4	583	591
He,YN;Zhang,LH;Song,CX	PEGYLATED LIPOSOMES MODIFIED WITH LHRH ANALOGS FOR TUMOR TARGETING	JOURNAL OF CONTROLLED RELEASE	Peking Union Med Coll, Inst Biomed Engn,Tianjin,Peoples R China	5.732	152		E29	E31
Yang,J;Zeng,Y;Zhu, WL;Song,CX;Yue,M	LOCALLY INFUSED GENE CONTAING NANOPARTICLES TO INHIBIT RABBIT INTIMAL HYPERPLASIA	JOURNAL OF CONTROLLED RELEASE	Chinese Acad Med Sci,Inst Biomed Engn,Tianjin 300192,Peoples R China	5.732	152		E253	E255
Wang,Y;Yu, M;Zhang, LH;Song,CX;Alferiev,IS;Levy,RJ	IMMOBILIZATION OF GENE VECTORS ON BISPHOSPHONATE-MEDIATED GENE-ELUTING METAL STENTS USING ANTIBODY FOR LOCALIZED GENE DELIVERY	JOURNAL OF CONTROLLED RELEASE	Chinese Acad Med Sci,Inst Biomed Engn,Tianjin 300192,Peoples R China	5.732	152		E173	E174
Ma,GL;Yu, M;Chen,MM;Song,CX	SYNTHESIS AND PHYSICO-CHEMICAL EVALUATION OF MALEIC ANHYDRIDE-GRAFT-ED-POLY（D, L-LACTIDE-CO-GLYCOLIDE）AS FUNCTIONAL STENT COATING FOR LOCALIZED GENE DELIVERY	JOURNAL OF CONTROLLED RELEASE	Peking Union Med Coll, Tianjin Key Lab Biomat,Inst Biomed Engn, Tianjin 300192,Peoples R China	5.732	152		E161	E163

续　表

作者姓名	论文题目	期刊名称	发表单位	影响因子	卷	期	起页	止页
Huang,W;Lv,M;Gao,ZG	POLYETHYLENIMINE GRAFT-ED WITH DIBLOCK COPOLY-MERS OF POLYETHYLENE GLYCOL AND POLYCAPRO-LACTONE AS SIRNA DELIVERY VECTOR	JOURNAL OF CONTROLLED RELEASE	Chinese Acad Med Sci,Inst Mat Med,Beijing 100050,Peoples R China	5.732	152		E143	E145
Zhang,LH;He,YN;Yu,M;Song,CX	PACLITAXEL-LOADED POLY-MERIC NANOPARTICLES BASED ON PCL-PEG-PCL: PREPARATION,IN VITRO AND IN VIVO EVALUATION	JOURNAL OF CONTROLLED RELEASE	Peking Union Med Coll,Inst Biomed Engn,Tianjin 300192,Peoples R China	5.732	152		E114	E116
Xu,WH;Li,ML;Gao,S;Ni,J;Zhou,LX;Yao,M;Peng,B;Feng,F;Jin,ZY;Cui,LY	PLAQUE DISTRIBUTION OF STENOTIC MIDDLE CEREBRAL ARTERY AND ITS CLINICAL RELEVANCE	STROKE	Chinese Acad Med Sci,Dept Neurol,Peking Union Med Coll Hosp,Beijing 100730,Peoples R China	5.729	42	10	2957	U441
Huang,X;Sun,J;Zhao,T;Wu,KW;Watanabe,K;Xiao,ZC;Zhu,LL;Fan,M	LOSS OF NB-3 AGGRAVATES CEREBRAL ISCHEMIA BY IM-PAIRING NEURON SURVIVAL AND NEURITE GROWTH	STROKE	Inst Basic Med Sci,Dept Brain Protect & Plast,Beijing 100850,Peoples R China	5.729	42	10	2910	U362
Xu,WH;Li,ML;Gao,S;Ni,J;Zhou,LX;Yao,M;Peng,B;Wang,JM;Cui,LY	MIDDLE CEREBRAL ARTERY PLAQUE IN PATIENTS WITH A SINGLE INFARCT IN THE TER-RITORY OF DEEP PENETRAT-ING ARTERIES:A HIGH-RESO-LUTION MRI STUDY	STROKE	Chinese Acad Med Sci,Beijing 100037,Peoples R China	5.729	42	3	E125	E125
Zhu,YC;Dufouil,C;Tzourio,C;Chabriat,H	SILENT BRAIN INFARCTS A REVIEW OF MRI DIAGNOSTIC CRITERIA	STROKE	Hop Lariboisiere, Serv Neurol, Dept Neurol,F-75010 Paris,France	5.729	42	4	1140	1145

续 表

作者姓名	论文题目	期刊名称	发表单位	影响因子	卷	期	起页	止页
Liu,Q;Wang,Y;Du,LQ;Cao,J;Wang,H;Fan,FY	PUBLIC EDUCATION IS NECESSARY BEFORE RADIATION AND NUCLEAR ACCIDENTS	RADIOLOGY	Chinese Acad Med Sci, Inst Radiat Med,Tianjin 300192,Peoples R China	5.726	261	1	329	330
Ding,DP;Chen,ZL;Zhao,XH;Wang,JW;Sun,J;Wang,Z;Tan,FW;Tan,XG;Li,BZ;Zhou,F;Shao,K;Li,N;Qiu,B;He,J	MIR-29C INDUCES CELL CYCLE ARREST IN ESOPHAGEAL SQUAMOUS CELL CARCINOMA BY MODULATING CYCLIN E EXPRESSION	CARCINOGENESIS	Chinese Acad Med Sci, Dept Thorac Surg, Canc Inst & Hosp, Beijing 100021,Peoples R China	5.702	32	7	1025	1032
Wang,XG;Li,SH;Bai,YY;Fan,XH;Sun,K;Wang,JZ;Hui,RT	INVERSE ASSOCIATION OF PLASMA LEVEL OF HIGH-DENSITY LIPOPROTEIN CHOLESTEROL WITH INTRACEREBRAL HEMORRHAGE	JOURNAL OF LIPID RESEARCH	Chinese Acad Med Sci, Cardiovasc Inst, Div Hypertens, Beijing 100730, Peoples R China	5.559	52	9	1747	1754
Wang,LH;Li,HW;Wang,J;Gao,W;Lin,YN;Jin,WN;Chang,GQ;Wang,RJ;Li,QH;Ma,L;Pang,TX	C/EBP ZETA TARGETS TO NEUTROPHIL GELATINASE-ASSOCIATED LIPOCALIN (NGAL) AS A REPRESSOR FOR METASTASIS OF MDA-MB-231 CELLS	BIOCHIMICA ET BIOPHYSICA ACTA-MOLECULAR CELL RESEARCH	Chinese Acad Med Sci, Inst Hematol, State Key Lab Expt Hematol, Tianjin 300020,Peoples R China	5.538	1813	10	1803	1813
Song,XX;Guo,WZ;Cui,JF;Qian,XL;Yi,LA;Chang,M;Cai,QL;Zhao,QZ	A TRITHERAPY COMBINATION OF A FUSION PROTEIN VACCINE WITH IMMUNE-MODULATING DOSES OF SEQUENTIAL CHEMOTHERAPIES IN AN OPTIMIZED REGIMEN COMPLETELY ERADICATES LARGE TUMORS IN MICE	INTERNATIONAL JOURNAL OF CANCER	Peking Union Med Coll, Canc Inst & Hosp, Dept Cellular & Mol Biol, Beijing 100021,Peoples R China	5.444	128	5	1129	1138

作者姓名	论文题目	期刊名称	发表单位	影响因子	卷	期	起页	止页
Lei,XB;Sun,ZM;Liu,XL;Jin,Q;He, B;Wang,JW	CLEAVAGE OF THE ADAPTOR PROTEIN TRIF BY ENTERO- VIRUS 71 3C INHIBITS ANTIVI- RAL RESPONSES MEDIATED BY TOLL-LIKE RECEPTOR 3	JOURNAL OF VIROLOGY	Chinese Acad Med Sci, State Key Lab Mol Virol & Genet Engn, Inst Pathogen Biol, Beijing 100730, Peoples R China	5.402	85	17	8811	8818
Wang,J;Fan,TT;Yao,X;Wu,ZQ;Guo, L;Lei,XB;Wang,JW;Wang,MT;Jin, Q;Cui,S	CRYSTAL STRUCTURES OF EN- TEROVIRUS 71 3C PROTEASE COMPLEXED WITH RUPINTRI- VIR REVEAL THE ROLES OF CATALYTICALLY IMPORTANT RESIDUES	JOURNAL OF VIROLOGY	Chinese Acad Med Sci, Inst Pathogen Biol, State Key Lab Mol Virol & Genet Engn, Beijing 100730, Peoples R China	5.402	85	19	10021	10030
Weng,L;Joynt,GM;Lee,A;Du,B;Le- ung,P;Peng,JM;Gomersall,CD;Hu, XY;Yap,HY	ATTITUDES TOWARDS ETHI- CAL PROBLEMS IN CRITICAL CARE MEDICINE: THE CHI- NESE PERSPECTIVE	INTENSIVE CARE MEDI- CINE	Chinese Univ Hong Kong, Intens Care Unit, Dept Anaesthesia & Intens Care, Prince Wales Hosp, Sha Tin, Hong Kong, Peoples R China	5.399	37	4	655	664
Mi,Y;Zhang,Y;Shen,YF	MECHANISM OF JMJC-CON- TAINING PROTEIN HAIRLESS IN THE REGULATION OF VITA- MIN D RECEPTOR FUNCTION	BIOCHIMICA ET BIOPHYSI- CA ACTA-MOLECULAR BA- SIS OF DISEASE	Chinese Acad Med Sci, Natl Lab Med Mol Biol, Dept Biochem & Mol Biol, Inst Basic Med Sci, Beijing, Peoples R China	5.387	1812	12	1675	1680
Xue,FS;Xiong,J;Yuan,YJ;Wang,QA; Liao,X	FACE MASK VENTILATION US- ING A LOWER LIP FACE MASK PLACEMENT IN EDENTULOUS PATIENTS	ANESTHESIOLOGY	Chinese Acad Med Sci, Plast Surg Hosp, Beijing 100037, Peoples R China	5.359	114	2	462	463
Xue,FS;Liao,X;Yuan,YJ;Wang,Q; Liu,JH	DIFFICULT TRACHEAL INTU- BATION OF IN-HOSPITAL E- MERGENT PATIENTS	ANESTHESIOLOGY	Chinese Acad Med Sci, Plast Surg Hosp, Beijing 100730, Peoples R China	5.359	115	2	447	449

续　表

作者姓名	论文题目	期刊名称	发表单位	影响因子	卷	期	起页	止页
Xue, FS; Liao, X; Yuan, YJ; Wang, Q; Liu, JH	A MODIFIED DIFFICULT AIRWAY MANAGEMENT ALGORITHM INCORPORATING VIDEO DEVICES IN ROUTINE ANESTHESIA PRACTICE	ANESTHESIOLOGY	Chinese Acad Med Sci, Plast Surg Hosp, Beijing 100730, Peoples R China	5.359	115	2	442	444
Xue, FS; Liao, X; Yuan, YJ; Wang, Q; Liu, JH	MANAGEMENT OF UNANTICIPATED DIFFICULT AIRWAY IN THE PREHOSPITAL EMERGENCY SETTING	ANESTHESIOLOGY	Chinese Acad Med Sci, Plast Surg Hosp, Beijing 100730, Peoples R China	5.359	115	2	441	442
Pang, XH; Song, JY; Zhu, YJ; Xu, HX; Huang, LF; Chen, SL	APPLYING PLANT DNA BARCODES FOR ROSACEAE SPECIES IDENTIFICATION	CLADISTICS	Chinese Acad Med Sci, Peking Union Med Coll, Inst Med Plant Dev, Beijing 100193, Peoples R China	5.25	27	2	165	170
Gao, LM; Han, YX; Wang, YP; Li, YH; Shan, YQ; Li, X; Peng, ZG; Bi, CW; Zhang, TA; Du, NN; Jiang, JD; Song, DQ	DESIGN AND SYNTHESIS OF OXYMATRINE ANALOGUES OVERCOMING DRUG RESISTANCE IN HEPATITIS B VIRUS THROUGH TARGETING HOST HEAT STRESS COGNATE 70	JOURNAL OF MEDICINAL CHEMISTRY	Chinese Acad Med Sci, Inst Med Biotechnol, Beijing 100050, Peoples R China	5.248	54	3	869	876
Liu, R; Huang, ZH; Murray, MG; Guo, XY; Liu, G	QUINOXALIN-2 (1H)-ONE DERIVATIVES AS INHIBITORS AGAINST HEPATITIS C VIRUS	JOURNAL OF MEDICINAL CHEMISTRY	Chinese Acad Med Sci, Inst Mat Med, Beijing 100050, Peoples R China	5.248	54	16	5747	5768
Ma, Y; Zhao, N; Liu, G	CONJUGATE (MTC-220) OF MURAMYL DIPEPTIDE ANALOGUE AND PACLITAXEL PREVENTS BOTH TUMOR GROWTH AND METASTASIS IN MICE	JOURNAL OF MEDICINAL CHEMISTRY	Chinese Acad Med Sci, Inst Mat Med, Beijing 100050, Peoples R China	5.248	54	8	2767	2777

续　表

作者姓名	论文题目	期刊名称	发表单位	影响因子	卷	期	起页	止页
Yang, BX; Duan, YJ; Dong, CY; Zhang, F; Gao, WF; Cui, XY; Lin, YM; Ma, XT	NOVEL FUNCTIONS FOR MDA-7/IL-24 AND IL-24 DELE5: REGULATION OF DIFFERENTIATION OF ACUTE MYELOID LEUKEMIC CELLS	MOLECULAR CANCER THERAPEUTICS	Chinese Acad Med Sci, State Key Lab Expt Hematol, Inst Hematol, Peking Union Med Coll, Tianjin 300020, Peoples R China	5.226	10	4	615	625
Zhang, L; Yang, HY; Xu, JS	GENE EXPRESSION SIGNIFICANCE IN PERSONALIZED MEDICINE OF NON-SMALL CELL LUNG CANCER AND GENE EXPRESSION ANALYZING PLATFORMS	CURRENT DRUG METABOLISM	Beijing Union Med Coll Hosp, Dept Resp, Beijing 100730, Peoples R China	5.113	12	5	455	459
Shen, GQ; Chen, YH; Sun, JH; Zhang, RP; Zhang, Y; He, JM; Tian, YP; Song, YM; Chen, XG; Abliz, Z	TIME-COURSE CHANGES IN POTENTIAL BIOMARKERS DETECTED USING A METABONOMIC APPROACH IN WALKER 256 TUMOR-BEARING RATS	JOURNAL OF PROTEOME RESEARCH	Chinese Acad Med Sci, Inst Mat Med, Minist Educ, Key Lab Bioact Subst & Resource Utilizat Chinese, Beijing 100050, Peoples R China	5.113	10	4	1953	1961
Wang, J; Wang, X; Yang, H; Wu, D; Wang, L; Qian, JM	CONTRIBUTION OF THE IBD5 LOCUS TO INFLAMMATORY BOWEL DISEASE: A META-ANALYSIS	HUMAN GENETICS	Beijing Union Med Coll Hosp, Chinese Acad Med Sci, Peking Union Med Coll, Dept Gastroenterol, Beijing 100730, Peoples R China	5.069	129	6	597	609
Shi, DW; Li, L; Zhao, YL; Jia, Q; Li, H; Coulter, C; Jin, Q; Zhu, GF	CHARACTERISTICS OF EMBB MUTATIONS IN MULTIDRUG-RESISTANT MYCOBACTERIUM TUBERCULOSIS ISOLATES IN HENAN, CHINA	JOURNAL OF ANTIMICROBIAL CHEMOTHERAPY	Chinese Acad Med Sci, State Key Lab Mol Virol & Genet Engn, Inst Pathogen Biol, Beijing 100176, Peoples R China	5.068	66	10	2240	2247
Li, J; Zhan, Q	THE ROLE OF CENTROSOMAL NLP IN THE CONTROL OF MITOTIC PROGRESSION AND TUMOURIGENESIS	BRITISH JOURNAL OF CANCER	Chinese Acad Med Sci, Inst Canc, State Key Lab Mol Oncol, Beijing 100021, Peoples R China	5.042	104	10	1523	1528

续 表

作者姓名	论文题目	期刊名称	发表单位	影响因子	卷	期	起页	止页
Jiang, QA; Wang, YH; Li, TJ; Shi, KJ; Li, ZS; Ma, YS; Li, F; Luo, H; Yang, Y; Xu, CM	HEAT SHOCK PROTEIN 90-MEDIATED INACTIVATION OF NUCLEAR FACTOR-KAPPA B SWITCHES AUTOPHAGY TO APOPTOSIS THROUGH BECN1 TRANSCRIPTIONAL INHIBITION IN SELENITE-INDUCED NB4 CELLS	MOLECULAR BIOLOGY OF THE CELL	Peking Union Med Coll, Natl Lab Med Mol Biol, Inst Basic Med Sci, Beijing 100005, Peoples R China	4.942	22	8	1167	1180
Li, JP; Zhao, QJ; Xing, W; Feng, JM; Wu, H; Li, HY; Ge, ML; Tian, K; Li, XX; Zhou, JF; Liu, B; Zhang, L; Zheng, YZ; Han, ZC	INTERLEUKIN-27 ENHANCES THE PRODUCTION OF TUMOUR NECROSIS FACTOR-ALPHA AND INTERFERON-GAMMA BY BONE MARROW T LYMPHOCYTES IN APLASTIC ANAEMIA	BRITISH JOURNAL OF HAEMATOLOGY	Chinese Acad Med Sci, Inst Haematol, State Key Lab Expt Haematol, Tianjin 300020, Peoples R China	4.941	153	6	764	772
Li, HY; Zhao, HF; Wang, DH; Yang, RC	MICRORNA REGULATION IN MEGAKARYOCYTOPOIESIS	BRITISH JOURNAL OF HAEMATOLOGY	Chinese Acad Med Sci, State Key Lab Expt Haematol, Inst Haematol, Tianjin 300020, Peoples R China	4.941	155	3	298	307
Fang, W; He, J; Kim, YS; Zhou, Y; Liu, S	EVALUATION OF TC-99M-LABELED CYCLIC RGD PEPTIDE WITH A PEG (4) LINKER FOR THROMBOSIS IMAGING: COMPARISON WITH DMP444	BIOCONJUGATE CHEMISTRY	Purdue Univ, Sch Hlth Sci, W Lafayette, IN 47907 USA	4.93	22	8	1715	1722
Sun, LC; Hu, H; Peng, L; Zhou, ZA; Zhao, X; Pan, J; Sun, LX; Yang, ZH; Ran, YL	P-CADHERIN PROMOTES LIVER METASTASIS AND IS ASSOCIATED WITH POOR PROGNOSIS IN COLON CANCER	AMERICAN JOURNAL OF PATHOLOGY	Chinese Acad Med Sci, Peking Union Med Coll, State Key Lab Mol Oncol, Canc Inst Hosp, Beijing 100021, Peoples R China	4.89	179	1	380	390

续 表

作者姓名	论文题目	期刊名称	发表单位	影响因子	卷	期	起页	止页
Shi, JH; Zhou, L; Zhernakova, A; Qian JM; Zhu, F; Sun, G; Zhu, LM; Ma, XJ; Dijkstra, G; Wijmenga, C; Faber, KN; Lu, XH; Weersma, RK	HAPLOTYPE-BASED ANALYSIS OF ULCERATIVE COLITIS RISK LOCI IDENTIFIES BOTH IL2 AND IL21 AS SUSCEPTIBILITY GENES IN HAN CHINESE	INFLAMMATORY BOWEL DISEASES	Chinese Acad Med Sci, Dept Gastroenterol, Peking Union Med Coll Hosp, Beijing 100730, Peoples R China	4.855	17	12	2472	2479
Yuan, M; Han, H; Li, CR; Yang, XY; Li, GQ; Cen, S; Kang, XX; Si, SY; Jiang, JD; You, XF	SUSCEPTIBILITY OF VERTILMICIN TO MODIFICATIONS BY THREE TYPES OF RECOMBINANT AMINOGLYCOSIDE-MODIFYING ENZYMES	ANTIMICROBIAL AGENTS AND CHEMOTHERAPY	Chinese Acad Med Sci, Inst Med Biotechnol, Beijing 100050, Peoples R China	4.841	55	8	3950	3953
Sun, J; Lu, ZH; Yang, D; Chen, J	PRIMARY INTESTINAL T-CELL AND NK-CELL LYMPHOMAS: A CLINICOPATHOLOGICAL AND MOLECULAR STUDY FROM CHINA FOCUSED ON TYPE II ENTEROPATHY-ASSOCIATED T-CELL LYMPHOMA AND PRIMARY INTESTINAL NK-CELL LYMPHOMA	MODERN PATHOLOGY	Chinese Acad Med Sci, Peking Union Med Coll Hosp, Dept Pathol, Beijing 100730, Peoples R China	4.792	24	7	983	992
Li, L; Wang, H; Song, L; Guo, Y; Zhang, J; Huang, J; Zhao, H	CLINICOPATHOLOGICAL SIGNIFICANCE OF MICROVASCULOPATHY AFTER HEART TRANSPLANTATION	MODERN PATHOLOGY	Chinese Acad Med Sci, Peking Union Med Coll, Fu Wai Hosp, Cardiovasc Inst, Beijing 100037, Peoples R China	4.792	24		76A	76A
Zhao, H; Wang, J; Han, YQ; Huang, Z; Ying, JM; Bi, XY; Zhao, JJ; Fang, Y; Zhou, HT; Zhou, JG; Li, ZY; Zhang, YF; Yang, X; Yan, T; Wang, LF; Torbenson, MS; Cai, JQ	ARID2: A NEW TUMOR SUPPRESSOR GENE IN HEPATOCELLULAR CARCINOMA	ONCOTARGET	Chinese Acad Med Sci, Canc Hosp, Dept Abdominal Surg Oncol, Beijing 100021, Peoples R China	4.784	2	11	886	891

续　表

作者姓名	论文题目	期刊名称	发表单位	影响因子	卷	期	起页	止页
Rubio,JL;Qiong,W;Liu,XM;Jiang,Z;Dang,HX;Chen,SL;Gonzales,GF	AQUEOUS EXTRACT OF BLACK MACA (LEPIDIUM MEYENII) ON MEMORY IMPAIRMENT INDUCED BY OVARIECTOMY IN MICE	EVIDENCE-BASED COMPLEMENTARY AND ALTERNATIVE MEDICINE	Chinese Acad Med Sci, Res Ctr Pharmacol & Toxicol, Inst Med Plant Dev, Beijing 100193, Peoples R China	4.774			1	7
Xu,SP;Yang,YY;Xue,D;Liu,JX;Liu,XM;Fan,TP;Pan,RL;Li,PT	COGNTIVE-ENHANCING EFFECTS OF POLYGALASAPONIN HYDROLYSATE IN A BETA(25-35)-INDUCED AMNESIC MICE	EVIDENCE-BASED COMPLEMENTARY AND ALTERNATIVE MEDICINE	Chinese Acad Med Sci, Res Ctr Pharmacol & Toxicol, Inst Med Plant Dev, Beijing 100193, Peoples R China	4.774			1	12
Zhang,Q;Xiao,XH;Feng,K;Wang,T;Li,WH;Yuan,T;Sun,XF;Sun,Q;Xiang,HD;Wang,H	BERBERINE MODERATES GLUCOSE AND LIPID METABOLISM THROUGH MULTIPATHWAY MECHANISM	EVIDENCE-BASED COMPLEMENTARY AND ALTERNATIVE MEDICINE	Chinese Acad Med Sci, Dept Endocrinol, Peking Union Med Coll Hosp, Beijing 100730, Peoples R China	4.774			1	10
Liu,ZH;Shan,M;Li,L;Lu,L;Meng,S;Chen,C;He,YX;Jiang,SB;Zhang,LQ	IN VITRO SELECTION AND CHARACTERIZATION OF HIV-1 VARIANTS WITH INCREASED RESISTANCE TO SIFUVIRTIDE, A NOVEL HIV-1 FUSION INHIBITOR	JOURNAL OF BIOLOGICAL CHEMISTRY	Chinese Acad Med Sci, Inst Pathogen Biol, AIDS Res Ctr, Beijing 100730, Peoples R China	4.773	286	5	3277	3287
Jiang,Y;Guo,Y;Xi,XY;Cui,LX;He,W	FLANKING V AND J SEQUENCES OF COMPLEMENTARY DETERMINING REGION 3 OF T CELL RECEPTOR (TCR) DELTA 1 (CDR3 DELTA 1) DETERMINE THE STRUCTURE AND FUNCTION OF TCR GAMMA 4 DELTA 1	JOURNAL OF BIOLOGICAL CHEMISTRY	Chinese Acad Med Sci, Dept Immunol, Inst Basic Med Sci, Beijing 100005, Peoples R China	4.773	286	29	25611	25619

续　表

作者姓名	论文题目	期刊名称	发表单位	影响因子	卷	期	起页	止页
Chen,ZL;Zhao,XH;Wang,JW;Li,BZ;Wang,Z;Sun,JA;Tan,FW;Ding,DP;Xu,XH;Zhou,F;Tan,XG;Hang,J;Shi,SS;Feng,XL;He,J	MICRORNA-92A PROMOTES LYMPH NODE METASTASIS OF HUMAN ESOPHAGEAL SQUAMOUS CELL CARCINOMA VIA E-CADHERIN	JOURNAL OF BIOLOGICAL CHEMISTRY	Peking Union Med Coll, Dept Thorac Surg, Beijing 100021, Peoples R China	4.773	286	12	10725	10734
Zhu, H; Zhou, ZM; Wang, Y; Bi, N; Feng,QF;Li,JL;Lv,JM;Chen,DF;Shi,YK;Wang,LH	THORACIC RADIATION THERAPY IMPROVES THE OVERALL SURVIVAL OF PATIENTS WITH EXTENSIVE-STAGE SMALL CELL LUNG CANCER WITH DISTANT METASTASIS	CANCER	Chinese Acad Med Sci, Dept Radiat Oncol, Canc Inst & Hosp, Beijing 100021, Peoples R China	4.771	117	23	5423	5431
Li, YX; Liu, QF; Wang, WH; Jin, J; Song,YW;Wang,SL;Liu,YP;Liu,XF;Zhou,LQ;Yu,ZH	FAILURE PATTERNS AND CLINICAL IMPLICATIONS IN EARLY STAGE NASAL NATURAL KILLER/T-CELL LYMPHOMA TREATED WITH PRIMARY RADIOTHERAPY	CANCER	Chinese Acad Med Sci, Dept Radiat Oncol, Canc Hosp, Beijing 100021, Peoples R China	4.771	117	22	5203	5211
Peng,RR;Wang,AL;Li,J;Tucker,JD;Yin,YP;Chen,XS	MOLECULAR TYPING OF TREPONEMA PALLIDUM: A SYSTEMATIC REVIEW AND META-ANALYSIS	PLOS NEGLECTED TROPICAL DISEASES	Chinese Acad Med Sci, Natl Ctr STD Control, Nanjing, Peoples R China	4.716	5	11		
Cai, PF; Hou, N; Piao, XY; Liu, S; Liu, H;Yang,F;Wang,JW;Jin,Q;Wang,H;Chen, QJ	PROFILES OF SMALL NON-CODING RNAS IN SCHISTOSOMA JAPONICUM DURING DEVELOPMENT	PLOS NEGLECTED TROPICAL DISEASES	Chinese Acad Med Sci, Parasitol Lab, Inst Pathogen Biol, Inst Med Sci, Beijing 100730, Peoples R China	4.716	5	8		

续 表

作者姓名	论文题目	期刊名称	发表单位	影响因子	卷	期	起页	止页
Wei, N; Liu, GT; Chen, XG; Liu, Q; Wang, FP; Sun, H	H1, A DERIVATIVE OF TETRANDRINE, EXERTS ANTI-MDR ACTIVITY BY INITIATING INTRINSIC APOPTOSIS PATHWAY AND INHIBITING THE ACTIVATION OF ERK1/2 AND AKT1/2	BIOCHEMICAL PHARMACOLOGY	Chinese Acad Med Sci, Inst Mat Med, Dept Pharmacol, Beijing 100050, Peoples R China	4.705	82	11	1593	1603
Deng, HB; Zhang, JP; Yoon, T; Song, DQ; Li, DD; Lin, AN	PHOSPHORYLATION OF BCL-ASSOCIATED DEATH PROTEIN (BAD) BY ERYTHROPOIETIN-ACTIVATED C-JUN N-TERMINAL PROTEIN KINASE 1 CONTRIBUTES TO SURVIVAL OF ERYTHROPOIETIN-DEPENDENT CELLS	INTERNATIONAL JOURNAL OF BIOCHEMISTRY & CELL BIOLOGY	Chinese Acad Med Sci, Inst Med Biotechnol, Beijing 100050, Peoples R China	4.634	43	3	409	415
Mao, BB; Zhao, GW; Lv, X; Chen, HZ; Xue, Z; Yang, B; Liu, DP; Liang, CC	SIRT1 DEACETYLATES C-MYC AND PROMOTES C-MYC/MAX ASSOCIATION	INTERNATIONAL JOURNAL OF BIOCHEMISTRY & CELL BIOLOGY	Chinese Acad Med Sci, Inst Basic Med Sci, Natl Lab Med Mol Biol, Beijing 100005, Peoples R China	4.634	43	11	1573	1581
Xu, L; Tsai, KS; Kim, GS; Wu, Y; Vincendon, P; Chines, AA; Constantine, GD	EFFICACY AND SAFETY OF BAZEDOXIFENE IN POSTMENOPAUSAL ASIAN WOMEN	OSTEOPOROSIS INTERNATIONAL	Chinese Acad Med Sci, Peking Union Med Coll Hosp, Peking Union Med Coll, Beijing 100730, Peoples R China	4.58	22	2	559	565
Xie, LG; Sun, HM; Jin, SH	SCREENING ADULTERATION OF POLYPROPYLENE BOTTLES WITH POSTCONSUMER RECYCLED PLASTICS FOR ORAL DRUG PACKAGE BY NEAR-INFRARED SPECTROSCOPY	ANALYTICA CHIMICA ACTA	Natl Inst Control Pharmaceut & Biol Prod, Div Pharmaceut Excipients & Packaging Mat, Beijing 100050, Peoples R China	4.555	706	2	312	320

续　表

作者姓名	论文题目	期刊名称	发表单位	影响因子	卷	期	起页	止页
Yongfeng, H; Fan, Y; Jie, D; Jian, Y; Ting, Z; Lilian, S; Jin, Q	DIRECT PATHOGEN DETECTION FROM SWAB SAMPLES USING A NEW HIGH-THROUGHPUT SEQUENCING TECHNOLOGY	CLINICAL MICROBIOLOGY AND INFECTION	Chinese Acad Med Sci, Inst Pathogen Biol, State Key Lab Mol Virol & Genet Engn, Beijing, Peoples R China	4.54	17	2	241	244
Xu, JH; Yu, ZQ; Zhang, L; Ruan, CG; Yang, RC	DIAGNOSIS AND MANAGEMENT OF VON WILLEBRAND DISEASE IN CHINA	SEMINARS IN THROMBOSIS AND HEMOSTASIS	Chinese Acad Med Sci, State Key Lab Expt Hematol, Inst Hematol, Tianjin 30020, Peoples R China	4.524	37	5	607	613
Dai, ZQ; Yin, J; He, HJ; Li, WR; Hou, CM; Qian, XH; Mao, N; Pan, LY	MITOCHONDRIAL COMPARATIVE PROTEOMICS OF HUMAN OVARIAN CANCER CELLS AND THEIR PLATINUM-RESISTANT SUBLINES (VOL 10, PG 3789, 2010)	PROTEOMICS	Chinese Acad Med Sci, Peking Union Med Coll Hosp, Dept Obstet & Gynecol, Beijing 100037, Peoples R China	4.505	11	5	1012	1012
Shang, T; Zhang, XY; Wang, T; Sun, B; Deng, TT; Han, DS	TOLL-LIKE RECEPTOR-INITIATED TESTICULAR INNATE IMMUNE RESPONSES IN MOUSE LEYDIG CELLS	ENDOCRINOLOGY	Chinese Acad Med Sci, Peking Union Med Coll, Dept Cell Biol, Inst Basic Med Sci, Sch Basic Med, Beijing 100005, Peoples R China	4.459	152	7	2827	2836
Yang, Z; Bian, CJ; Zhou, H; Huang, S; Wang, SH; Liao, LM; Zhao, RC	MICRORNA HSA-MIR-138 INHIBITS ADIPOGENIC DIFFERENTIATION OF HUMAN ADIPOSE TISSUE-DERIVED MESENCHYMAL STEM CELLS THROUGH ADENOVIRUS EID-1	STEM CELLS AND DEVELOPMENT	Chinese Acad Med Sci, Ctr Excellence Tissue Engn, Beijing 100005, Peoples R China	4.459	20	2	259	267
Sun, Z; Han, Q; Zhu, YS; Li, ZY; Chen, B; Liao, LM; Bian, CJ; Li, J; Shao, CS; Zhao, RC	NANOG HAS A ROLE IN MESENCHYMAL STEM CELLS' IMMUNOMODULATORY EFFECT	STEM CELLS AND DEVELOPMENT	Chinese Acad Med Sci, Inst Basic Med Sci, Beijing 100005, Peoples R China	4.459	20	9	1522	1529

续　表

作者姓名	论文题目	期刊名称	发表单位	影响因子	卷	期	起页	止页
Lu, CH; Lu, S; Liang, W; Li, J; Dou, XW; Bian, CJ; Shi, D; Liao, LM; Zhao, RC	TAP63 ALPHA MEDIATES CHEMOTHERAPEUTIC AGENT-INDUCED APOPTOSIS IN HUMAN BONE MARROW MESENCHYMAL STEM CELLS	STEM CELLS AND DEVELOPMENT	Chinese Acad Med Sci, Inst Basic Med Sci, Beijing 100005, Peoples R China	4.459	20	8	1319	1326
Dong, WF; Liu, W; Liao, XW; Guan, BH; Chen, SZ; Liu, ZZ	ASYMMETRIC TOTAL SYNTHESIS OF (-)-SAFRAMYCIN A FROM L-TYROSINE	JOURNAL OF ORGANIC CHEMISTRY	Peking Union Med Coll, State Key Lab Bioact Subst & Funct Nat Med, Inst Mat Med, Beijing 100050, Peoples R China	4.45	76	13	5363	5368
Ni, G; Shen, ZF; Lu, Y; Wang, YH; Tang, YB; Chen, RY; Hao, ZY; Yu, DQ	GLUCOKINASE-ACTIVATING SESQUILIGNANS FROM THE RHIZOMES OF ACORUS TATARINOWII SCHOTT	JOURNAL OF ORGANIC CHEMISTRY	Peking Union Med Coll, Key Lab Bioact Subst & Resources Utilizat Chinese, Minist Educ, Beijing 100050, Peoples R China	4.45	76	7	2056	2061
Li, HL; Bian, CJ; Liao, LM; Li, J; Zhao, RC	MIR-17-5P PROMOTES HUMAN BREAST CANCER CELL MIGRATION AND INVASION THROUGH SUPPRESSION OF HBP1	BREAST CANCER RESEARCH AND TREATMENT	Chinese Acad Med Sci, Inst Basic Med Sci, Beijing 100730, Peoples R China	4.431	126	3	565	575
Li, N; Bi, XF; Zhang, YW; Zhao, P; Zheng, TZ; Dai, M	HUMAN PAPILLOMAVIRUS INFECTION AND SPORADIC BREAST CARCINOMA RISK: A META-ANALYSIS	BREAST CANCER RESEARCH AND TREATMENT	Chinese Acad Med Sci, Natl Off Canc Prevent & Control, Canc Inst & Hosp, Beijing 100021, Peoples R China	4.431	126	2	515	520
Li, B; Wang, B; Niu, LJ; Jiang, L; Qiu, CC	HYPERMETHYLATION OF MULTIPLE TUMOR-RELATED GENES ASSOCIATED WITH DMNT3B UPREGULATION SERVED AS A BIOMARKER FOR EARLY DIAGNOSIS OF ESOPHAGEAL SQUAMOUS CELL CARCINOMA	EPIGENETICS	Chinese Acad Med Sci, Inst Basic Med Sci, Natl Lab Med Mol Biol, Beijing 100730, Peoples R China	4.318	6	3	307	316

续表

作者姓名	论文题目	期刊名称	发表单位	影响因子	卷	期	起页	止页
Zhang, TF; Wang, QM; Zhao, D; Cui, YL; Cao, BR; Guo, LP; Lu, SH	THE ONCOGENETIC ROLE OF MICRORNA-31 AS A POTENTIAL BIOMARKER IN OESOPHAGEAL SQUAMOUS CELL CARCINOMA	CLINICAL SCIENCE	Chinese Acad Med Sci, Canc Inst & Hosp, State Key Lab Mol Oncol, Dept Etiol & Carcinogenesis, Beijing 100021, Peoples R China	4.317	121		437	447
Zhang, Q; Liu, ZL; Mi, ZY; Li, XY; Jia, PP; Zhou, JM; Yin, X; You, XF; Yu, LY; Guo, F; Ma, J; Liang, C; Cen, S	HIGH-THROUGHPUT ASSAY TO IDENTIFY INHIBITORS OF VPU-MEDIATED DOWN-REGULATION OF CELL SURFACE BST-2	ANTIVIRAL RESEARCH	Chinese Acad Med Sci, Div Immunol, Inst Med Biotechnol, Beijing 100050, Peoples R China	4.301	91	3	321	329
Wang, YP; Zhao, W; Xue, R; Zhou, ZX; Liu, F; Han, YX; Ren, G; Peng, ZG; Cen, S; Chen, HS; Li, YH; Jiang, JD	OXYMATRINE INHIBITS HEPATITIS B INFECTION WITH AN ADVANTAGE OF OVERCOMING DRUG-RESISTANCE	ANTIVIRAL RESEARCH	Chinese Acad Med Sci, Inst Med Biotechnol, Beijing 100050, Peoples R China	4.301	89	3	227	231
Zhu, XL; Du, T; Wu, XP; Guo, XH; Niu, NF; Pan, LP; Xin, ZH; Wang, L; Li, Z; Li, H; Liu, Y	HUMAN LEUKOCYTE ANTIGEN CLASS I AND CLASS II GENES POLYMORPHISMS MIGHT BE ASSOCIATED WITH INTERFERON ALPHA THERAPY EFFICIENCY OF CHRONIC HEPATITIS B	ANTIVIRAL RESEARCH	Chinese Acad Med Sci, Sch Basic Med, Peking Union Med Coll, Inst Basic Med Sci, Dept Epidemiol, Beijing 100005, Peoples R China	4.301	89	3	189	192
Liu, SG; Wang, BS; Jiang, YY; Zhang, TT; Shi, ZZ; Yang, Y; Yang, YL; Wang, XC; Lin, DC; Zhang, Y; Yang, H; Cai, Y; Zhan, QM; Wang, MR	ATYPICAL PROTEIN KINASE C IOTA (PKC IOTA) PROMOTES METASTASIS OF ESOPHAGEAL SQUAMOUS CELL CARCINOMA BY ENHANCING RESISTANCE TO ANOIKIS VIA PKC IOTA-SKP2-AKT PATHWAY	MOLECULAR CANCER RESEARCH	Chinese Acad Med Sci, State Key Lab Mol Oncol, Canc Inst Hosp, Beijing 100021, Peoples R China	4.288	9	4	390	402

续表

作者姓名	论文题目	期刊名称	发表单位	影响因子	卷	期	起页	止页
Jin, WN; Li, QH; Lin, YN; Lu, Y; Li, HW; Wang, LH; Hu, RH; Ma, L; Wang, JX; Pang, TX	REVERSAL OF IMATINIB RESISTANCE IN BCR-ABL-POSITIVE LEUKEMIA AFTER INHIBITION OF THE NA+/H+ EXCHANGER	CANCER LETTERS	Chinese Acad Med Sci, Inst Hematol, State Key Lab Expt Hematol, Tianjin 300020, Peoples R China	4.238	308	1	81	90
Zhang, H; Zhang, SH; He, HW; Zhao, WL; Ren, KH; Chen, JH; Shao, RG	RASGAP-DERIVED PEPTIDE 38GAP POTENTIATES THE CYTOTOXICITY OF CISPLATIN THROUGH INHIBITIONS OF AKT, ERK AND NF-KAPPA B IN COLON CARCINOMA HCT116 CELLS	CANCER LETTERS	Chinese Acad Med Sci, Inst Med Biotechnol, Beijing 100050, Peoples R China	4.238	308	1	62	70
Li, XQ; Shang, BY; Wang, DC; Zhang, SH; Wu, SY; Zhen, YS	ENDOSTAR, A MODIFIED RECOMBINANT HUMAN ENDOSTATIN, EXHIBITS SYNERGISTIC EFFECTS WITH DEXAMETHASONE ON ANGIOGENESIS AND HEPATOMA GROWTH	CANCER LETTERS	Chinese Acad Med Sci, Inst Med Biotechnol, Beijing 100050, Peoples R China	4.238	301	2	212	220
Zha, XJ; Hu, ZD; He, SZ; Wang, F; Shen, HX; Zhang, HB	TSC1/TSC2 INACTIVATION INHIBITS AKT THROUGH MTORC1-DEPENDENT UP-REGULATION OF STAT3-PTEN CASCADE	CANCER LETTERS	Chinese Acad Med Sci, Inst Basic Med Sci, Dept Physiol & Pathophysiol, State Key Lab Med Mol Biol, Beijing 100005, Peoples R China	4.238	313	2	211	217
Wang, XC; Tian, LL; Jiang, XY; Wang, YY; Li, DG; She, Y; Chang, JH; Meng, AM	THE EXPRESSION AND FUNCTION OF MIRNA-451 IN NON-SMALL CELL LUNG CANCER	CANCER LETTERS	Chinese Acad Med Sci, Inst Radiat Med, Tianjin Key Lab Mol Nucl Med, Tianjin 300192, Peoples R China	4.238	311	2	203	209

作者姓名	论文题目	期刊名称	发表单位	影响因子	卷	期	起页	止页
Hui,XW;Chen,H;Zhang,SH;Ma,XL;Wang,X;Huang,BR	ANTITUMOR ACTIVITIES OF RECOMBINANT HUMAN INTERFERON (IFN)-LAMBDA 1 IN VITRO AND IN XENOGRAFT MODELS IN VIVO FOR COLON CANCER	CANCER LETTERS	Chinese Acad Med Sci, Peking Union Med Coll,Natl Lab Med Mol Biol, Dept Biochem & Mol Biol, Inst Basic Med Sci,Beijing 100005,Peoples R China	4.238	311	2	141	151
Zhang, GN; Liang, Y; Zhou, LJ; Chen, SP; Chen, G; Zhang, TP; Kang, TB; Zhao, YP	COMBINATION OF SALINOMYCIN AND GEMCITABINE ELIMINATES PANCREATIC CANCER CELLS	CANCER LETTERS	Beijing Union Med Coll Hosp,Dept Gen Surg,Beijing 100730,Peoples R China	4.238	313	2	137	144
Zhao, L; Bai, CM; Shao, YJ; Guan, M; Jia, N; Xiao, Y; Qiu, HZ; Zhang, FQ; Yang,T;Zhong,GX;Chen,SC	A PHASE II STUDY OF NEOADJUVANT CHEMORADIOTHERAPY WITH OXALIPLATIN AND CAPECITABINE FOR RECTAL CANCER	CANCER LETTERS	Chinese Acad Med Sci, Peking Union Med Coll Hosp, Dept Oncol, Beijing 100730,Peoples R China	4.238	310	2	134	139
Lv, FJ; Qiu, YH; Zhang, YX; Liu, SL; Shi,JA;Liu,YX;Zheng,DX	ADENO-ASSOCIATED VIRUS-MEDIATED ANTI-DR5 CHIMERIC ANTIBODY EXPRESSION SUPPRESSES HUMAN TUMOR GROWTH IN NUDE MICE	CANCER LETTERS	Chinese Acad Med Sci, Natl Lab Med Mol Biol, Inst Basic Med Sci, Beijing 100005,Peoples R China	4.238	302	2	119	127
Jiang, XJ; Jin, C; Wu, SL; Peng, M; Ji, W;Zhang,YQ;Liu,LS	LONG-TERM LIQUOR INTAKE IS AN INDEPENDENT RISK FACTOR OF INCIDENT HYPERTENSION IN MEN IN NORTH CHINA:A POPULATION-BASED COHORT STUDY	HEART	Fuwai Hosp,Beijing,Peoples R China	4.223	97		A98	U678
Lvdan; Zhang, W; Baodan; Full, XZ; Lan, H;Zhang,LF	DOWNREGULATION OF CYP2E1 AMELIORATES OXIDATIVE STRESS AND APOPTOSIS	HEART	Chinese Acad Med Sci, Inst Lab Anim Med,Beijing,Peoples R China	4.223	97		A69	A69

续表

作者姓名	论文题目	期刊名称	发表单位	影响因子	卷	期	起页	止页
Lu,MJ;Zhao,SH;Ying,G;Jiang,SL	CARDIAC MORPHOLOGY, LEFT AND RIGHT VENTRICULAR FUNCTION ANALYSIS IN HEALTHY CHINESE INDIVIDUALS USING MRI	HEART	Fuwai Hosp, Beijing, Peoples R China	4.223	97		A239	A239
Yeping-Zhang; Zhimin-Xu; Hong-Liu; Guoliang-Chen; Yiling-Huang; Bin-Duan; Yishi-Li	LEVELS OF APOA-I, APOA-IV AND SAA BOTH IN PLASMA AND HIGH-DENSITY LIPOPROTEIN IN CORONARY HEART DISEASE PATIENTS	HEART	Peking Union Med Coll, Cardiovasc Inst & Fuwai Hosp, Minist Hlth, Key Lab Clin Trial Res Cardiovasc Drugs, Beijing 100021, Peoples R China	4.223	97		A237	A237
Wang, Y; Zhang, HL; Zhao, ZH; Luo, Q; Zhao, Q; Liu, ZH	ASSOCIATION OF MALIGNANCY WITH THE RISK OF LONG TERM DEATH AFTER ACUTE PULMONARY EMBOLISM	HEART	Fuwai Hosp, Peking Union Med Coll, Chinese Acad Med Sci, Ctr Pulm Vasc Dis, Beijing, Peoples R China	4.223	97		A189	A189
Jiang,JY;Wong,MCS	TITRATION OF ANTIHYPERTENSIVE AGENTS AFTER THEIR INITIATION:AN IMPORTANT CLINICAL ISSUE NOW ADDRESSED	HEART	Chinese Univ Hong Kong, Sch Publ Hlth & Primary Care, Fac Med, Shatin, Hong Kong, Peoples R China	4.223	97	21	1721	1722
Lu, D; Zhang, W; Bao, D; Quan, XZ; Huang, L; Zhang, LF	DOWNREGULATION OF THE CYP2E1 AMELIORATES OXIDATIVE STRESS AND APOPTOSIS	HEART	Chinese Acad Med Sci, Inst Lab Anim Sci, Beijing 100730, Peoples R China	4.223	97			
Guo, WZ;Li,L;Yei,SD	REGULATION OF MICRORNAS ON CELLULAR EXPRESSION LEVELS OF MYOCARDIAL ANGIOTENSIN-CONVERTING ENZYME	HEART	Fuwai Heart Hosp, Ardiovasc Inst, Beijing, Peoples R China	4.223	97			

续 表

作者姓名	论文题目	期刊名称	发表单位	影响因子	卷	期	起页	止页
Zhao, Q; Liu, ZH; Zhao, ZH; Luo, Q; Doug, M; Zhang, HL; Wang, Y	EFFECTS OF OBSTRUCTIVE SLEEP APNOEA AND ITS TREATMENT ON CARDIOVAS-CULAR RISK IN CAD PATIENTS	HEART	Fuwai Hosp, Beijing, Peoples R China	4. 223	97			
Lu, MJ; Zhao, SH; Liu, S; Jiang, SL; Ying, G	EFFECTS OF AUTOLOGOUS BONE MARROW MONONUCLE-AR CELLS TRANSPLANTATION THROUGH CORONARY AR-TERY BYPASS GRAFTING IN PATIENTS WITH OLD MYO-CARDIAL INFARCTION AS-SESSED BY MRI: A RANDOM-ISED, DOUBLE-BLIND, PLACE-BO-CONTROLLED PILOT TRIAL	HEART	Fuwai Hosp, Beijing, Peoples R China	4. 223	97			
Sun, XL; Wang, GG; Zhang, J	CLINICAL FEATURES AND PROGNOSIS OF PROSTHETIC VALVE ENDOCARDITIS	HEART	Fuwai Hosp, Beijing, Peoples R China	4. 223	97			
Ning, XH; Tang, M; Chen, RH; Liu, ZM; Chen, KP; Zhang, S	PREDICTORS OF PROGNOSIS IN 107 PATIENTS WITH IDIO-PATHIC RESTRICTIVE CAR-DIOMYOPATHY	HEART	Fuwai Hosp, Beijing, Peoples R China	4. 223	97			
Zhao, Q; Liu, ZH; Sun, XG; Zhao, ZH; Luo, Q; Ma, XP; Zhang, HL; Wang, Y	ASSESSMENTS OF PATENTS WITH CHRONIC LEFT HEART FAILURE USING CARDIOPUL-MONARY EXERCISE TESTING	HEART	Fuwai Hosp, Beijing, Peoples R China	4. 223	97			

续　表

作者姓名	论文题目	期刊名称	发表单位	影响因子	卷	期	起页	止页
Wang, Y; Zhang, HL; Zhao, ZH; Luo, Q; Zhao, Q; Liu, ZH	UNPROVOKED ACUTE PULMONARY EMBOLISM INCREASES THE RISK OF RECURRENT THROMBOEMBOLIC EVENTS AFTER ACUTE PULMONARY EMBOLISM	HEART	Fuwai Hosp, Peking Union Med Coll, Chinese Acad Med Sci, Ctr Pulm Vasc Dis, Beijing, Peoples R China	4.223	97			
Tan, DH; He, MY; Chen, LF; Fang, Q	THE EFFECTS OF SPLA2-IIA IN HUMAN UMBILICAL VEIN ENDOTHELIAL CELLS	HEART	Beijing Union Med Coll Hosp, Beijing, Peoples R China	4.223	97			
Li, L; Zhu, WL; Bai, H	THE EFFICACY AND SAFETY OF TOLVAPTAN ON TREATING CONGESTIVE HEART FAILURE PATIENTS WITH HYPONATREMIA	HEART	Beijing Union Med Coll Hosp, Dept Cardiol, Beijing, Peoples R China	4.223	97			
Chen, HY; Song, W; Chen, LF; Chang, H; Wang, Y; Fang, Q; Yan, XW	EFFECTS OF SMOKING CESSATION ON HDL FUNCTION IN CORONARY HEART DISEASE PATIENTS	HEART	Beijing Union Med Coll Hosp, Dept Cardiol, Peking Union Med Coll, Beijing, Peoples R China	4.223	97			
Li, L; Zhu, WL; Bai, H	THE EFFICACY AND SAFETY OF TOLVAPTAN ON TREATING CONGESTIVE HEART FAILURE PATIENTS WITH HYPONATREMIA	HEART	CAMS & PUMC, Peking Union Med Coll Hosp, Dept Cardiol, Beijing, Peoples R China	4.223	97			
Li, ZZ; Zhu, WL; Liu, YT; Fang, Q	DIFFERENTIATION OF CONSTRICTIVE PERICARDITIS AND RESTRICTIVE CARDIOMYOPATHY BY TWO-DIMENSIONAL SPECKLE TRACKING IMAGING METHOD	HEART	Peking Union Med Coll, Dept Cardiol, Beijing, Peoples R China	4.223	97			

续表

作者姓名	论文题目	期刊名称	发表单位	影响因子	卷	期	起页	止页
Zhao, H; Bao, XJ; Wang, RZ; Li, GL; Gao, J; Ma, SH; Wei, JJ; Feng, M; Zhao, YJ; Ma, WB; Yang, Y; Li, YN; Kong, YG	POSTACUTE ISCHEMIA VASCULAR ENDOTHELIAL GROWTH FACTOR TRANSFER BY TRANSFERRIN-TARGETED LIPOSOMES ATTENUATES ISCHEMIC BRAIN INJURY AFTER EXPERIMENTAL STROKE IN RATS	HUMAN GENE THERAPY	Chinese Acad Med Sci, Peking Union Med Coll Hosp, Dept Neurosurg, Beijing 100730, Peoples R China	4.218	22	2	207	215
Cui, J; Ma, CL; Qiu, J; Ma, XL; Wang, X; Chen, H; Huang, BR	A NOVEL INTERACTION BETWEEN INSULIN-LIKE GROWTH FACTOR BINDING PROTEIN-6 AND THE VITAMIN D RECEPTOR INHIBITS THE ROLE OF VITAMIN D3 IN OSTEOBLAST DIFFERENTIATION	MOLECULAR AND CELLULAR ENDOCRINOLOGY	Chinese Acad Med Sci, Inst Basic Med Sci, Natl Lab Med Mol Biol, Beijing 100005, Peoples R China	4.192	338		84	92
Cao, J; Yang, CX; Li, JX; Chen, RJ; Chen, BH; Gu, DF; Kan, HD	ASSOCIATION BETWEEN LONG-TERM EXPOSURE TO OUTDOOR AIR POLLUTION AND MORTALITY IN CHINA: A COHORT STUDY (VOL 186, PG 1594, 2011)	JOURNAL OF HAZARDOUS MATERIALS	Fudan Univ, Sch Publ Hlth, Key Lab Publ Hlth Safety Minist Educ, Shanghai 200032, Peoples R China	4.173	191		398	398
Cao, J; Yang, CX; Li, JX; Chen, RJ; Chen, BH; Gu, DF; Kan, HD	ASSOCIATION BETWEEN LONG-TERM EXPOSURE TO OUTDOOR AIR POLLUTION AND MORTALITY IN CHINA: A COHORT STUDY	JOURNAL OF HAZARDOUS MATERIALS	Fudan Univ, Minist Educ, Key Lab Publ Hlth Safety, Sch Publ Hlth, Shanghai 200032, Peoples R China	4.173	186		1594	1600

续　表

作者姓名	论文题目	期刊名称	发表单位	影响因子	卷	期	起页	止页
Guo,LN;Xiao,M;Kong,FR;Chen,SCA;Wang,H;Sorrell,TC;Jiang,W;Dou,HT;Li,RY;Xu,YC	THREE-LOCUS IDENTIFICATION, GENOTYPING, AND ANTIFUNGAL SUSCEPTIBILITIES OF MEDICALLY IMPORTANT TRICHOSPORON SPECIES FROM CHINA	JOURNAL OF CLINICAL MICROBIOLOGY	Chinese Acad Med Sci,Dept Clin Lab,Peking Union Med Coll Hosp,Beijing 100730,Peoples R China	4.153	49	11	3805	3811
Yang,J;Yang,F;Ren,LL;Xiong,ZH;Wu,ZQ;Dong,J;Sun,LL;Zhang,T;Hu,YF;Du,J;Wang,JW;Jin,Q	UNBIASED PARALLEL DETECTION OF VIRAL PATHOGENS IN CLINICAL SAMPLES BY USE OF A METAGENOMIC APPROACH	JOURNAL OF CLINICAL MICROBIOLOGY	Chinese Acad Med Sci,State Key Lab Mol Virol & Genet Engn,IPB,BDA,Beijing 100176,Peoples R China	4.153	49	10	3463	3469
Wang,JW;Yang,YW	EVALUATION OF REAL-TIME REVERSE TRANSCRIPTASE PCR ASSAYS FOR DETECTION OF PANDEMIC INFLUENZA A/H1N1 2009 VIRUS REPLY	JOURNAL OF CLINICAL MICROBIOLOGY	Chinese Acad Med Sci,Inst Pathogen Biol,Beijing 100730,Peoples R China	4.153	49	9	3444	3445
Hu,YF;Yang,F;Du,J;Dong,J;Zhang,T;Wu,ZQ;Xue,Y;Jin,Q	COMPLETE GENOME ANALYSIS OF COXSACKIEVIRUS A2,A4,A5,AND A10 STRAINS ISOLATED FROM HAND,FOOT,AND MOUTH DISEASE PATIENTS IN CHINA REVEALING FREQUENT RECOMBINATION OF HUMAN ENTEROVIRUS A	JOURNAL OF CLINICAL MICROBIOLOGY	Chinese Acad Med Sci,Inst Pathogen Biol,State Key Lab Mol Virol & Genet Engn,Beijing 100076,Peoples R China	4.153	49	7	2426	2434

续　表

作者姓名	论文题目	期刊名称	发表单位	影响因子	卷	期	起页	止页
Wang,H;Xiao,M;Kong,FR;Chen,S;Dou,HT;Sorrell,T;Li,RY;Xu,YC	ACCURATE AND PRACTICAL I-DENTIFICATION OF 20 FUSARI-UM SPECIES BY SEVEN-LOCUS SEQUENCE ANALYSIS AND REVERSE LINE BLOT HYBRID-IZATION, AND AN IN VITRO ANTIFUNGAL SUSCEPTIBILITY STUDY	JOURNAL OF CLINICAL MI-CROBIOLOGY	Chinese Acad Med Sci, Peking Union Med Coll Hosp, Dept Clin Lab, Beijing 100730, Peoples R China	4.153	49	5	1890	1898
Yang, YW; Huang, F; Gonzalez, R; Wang,W;Lu,GL;Li,YJ;Vernet,G;Jin,Q;Wang,JW	EVALUATION OF TWELVE RE-AL-TIME REVERSE TRAN-SCRIPTASE PCR PRIMER-PROBE SETS FOR DETECTION OF PANDEMIC INFLUENZA A/H1N1 2009 VIRUS	JOURNAL OF CLINICAL MI-CROBIOLOGY	Chinese Acad Med Sci, IPB, State Key Lab Mol Virol & Genet Engn, Beijing 100730, Peoples R China	4.153	49	4	1434	1440
Xue,FS;Xiong,J;Yuan,YJ;Liao,X	NOTES ON TRACHEAL INTU-BATION WITH INDIRECT LA-RYNGOSCOPES	ANNALS OF EMERGENCY MEDICINE	Chinese Acad Med Sci, Plast Surg Hosp,Dept Anesthesiol,Beijing 100730, Peoples R China	4.133	58	4	400	400
Xue,FS;Yuan,YJ;Wang,Q;Xiong,J	PERFORMANCE OF SINGLE-USE AND REUSABLE METAL BLADES FOR EMERGENCY TRACHEAL INTUBATION IN THE OUT-OF-HOSPITAL SET-TING	ANNALS OF EMERGENCY MEDICINE	Chinese Acad Med Sci,Dept Anesthesi-ol, Plast Surg Hosp, Beijing 100730, Peoples R China	4.133	58	3	311	312

续　表

作者姓名	论文题目	期刊名称	发表单位	影响因子	卷	期	起页	止页
Wang, H; Chen, MJ; Xu, YC; Sun, HL; Yang, QW; Hu, YJ; Cao, B; Chu, YZ; Liu, Y; Zhang, R; Yu, YS; Sun, ZY; Zhuo, C; Ni, YX; Hu, BJ; Tan, TY; Hsueh, PR; Wang, JH; Ko, WC; Chen, YH; Wahjono, H	ANTIMICROBIAL SUSCEPTIBILITY OF BACTERIAL PATHOGENS ASSOCIATED WITH COMMUNITY-ACQUIRED RESPIRATORY TRACT INFECTIONS IN ASIA: REPORT FROM THE COMMUNITY-ACQUIRED RESPIRATORY TRACT INFECTION PATHOGEN SURVEILLANCE (CARTIPS) STUDY, 2009-2010	INTERNATIONAL JOURNAL OF ANTIMICROBIAL AGENTS	Beijing Union Med Coll Hosp, Dept Clin Lab, Beijing, Peoples R China	4.128	38	5	376	383
Wei, YJ; Cui, CJ; Lainscak, M; Zhang, XL; Li, J; Huang, J; Zhang, H; Zheng, Z; Hu, SS	TYPE-SPECIFIC DYSREGULATION OF MATRIX METALLOPROTEINASES AND THEIR TISSUE INHIBITORS IN END-STAGE HEART FAILURE PATIENTS: RELATIONSHIP BETWEEN MMP-10 AND LV REMODELLING	JOURNAL OF CELLULAR AND MOLECULAR MEDICINE	Chinese Acad Med Sci, Fuwai Hosp & Cardiovasc Inst, Peking Union Med Coll, Key Lab Cardiovasc Regenerat Med, Minist Hlth, Beijing 100037, Peoples R China	4.125	15	4	773	782
Yi, J; Li, G; Huang, X	PHASE III STUDY OF PREOPERATIVE CONCURRENT CHEMORADIOTHERAPY COMPARED WITH PREOPERATIVE RADIOTHERAPY ALONE IN THE TREATMENT OF LOCALLY ADVANCED HEAD AND NECK SQUAMOUS CELL CARCINOMA	INTERNATIONAL JOURNAL OF RADIATION ONCOLOGY BIOLOGY PHYSICS	Chinese Acad Med Sci, Canc Hosp, Beijing 100730, Peoples R China	4.105	81	2	S78	S79

续表

作者姓名	论文题目	期刊名称	发表单位	影响因子	卷	期	起页	止页
Lv,JM;Wang,LH	PROGNOSTIC ANALYSIS FOR PATIENTS OF NON-SMALL CELL LUNG CANCER WITH MICROSCOPIC RESIDUAL TUMOR AT THE BRONCHIAL RESECTION MARGINS	INTERNATIONAL JOURNAL OF RADIATION ONCOLOGY BIOLOGY PHYSICS	Chinese Acad Med Sci,Canc Inst Hosp, Peking Union Med Coll,Beijing 100730, Peoples R China	4.105	81	2	S622	S622
Ding,X;Dai,H;Hui,Z;Ji,W;Liang,J;Lu,J;Zhou,Z;Feng,Q;He,J;Wang,L	RISK FACTORS OF BRAIN METASTASIS IN PIIIA-N2 NSCLC	INTERNATIONAL JOURNAL OF RADIATION ONCOLOGY BIOLOGY PHYSICS	Chinese Acad Med Sci, Canc Hosp & Inst,Dept Radiat Oncol,Beijing 100730, Peoples R China	4.105	81	2	S605	S606
Zhou,Z;Zhu,H;Wang,L;Chen,D;Xiao,Z;Feng,Q;Shi,Y;He,J	TREATMENT MODALITY SELECTION AND PROGNOSIS OF EARLY-STAGE SMALL CELL LUNG CANCER: RETROSPECTIVE ANALYSIS FROM A SINGLE CANCER INSTITUTE	INTERNATIONAL JOURNAL OF RADIATION ONCOLOGY BIOLOGY PHYSICS	Chinese Acad Med Sci,Canc Hosp,Beijing 100021,Peoples R China	4.105	81	2	S600	S600
Liu,W;Jin,J;Li,Y;Wang,W;Liu,Y;Song,Y;Wang,S;Liu,X;Yu,Z	OUTCOME OF TREATMENT IN ELDERLY RECTAL CANCER FROM A CHINESE SINGLE CENTER	INTERNATIONAL JOURNAL OF RADIATION ONCOLOGY BIOLOGY PHYSICS	Chinese Acad Med Sci,Dept Radiat Oncol,Canc Hosp,Beijing 100730,Peoples R China	4.105	81	2	S372	S372
Wang,W;Liu,Z;Li,Y	THE MAGNITUDE OF TUMOR MOTION IS DIFFERENT FOR TUMORS LOCATED IN VARIOUS LOCATIONS WITHIN THE LIVER IN POSTOPERATIVE PATIENTS WITH PRIMARY LIVER CANCERS	INTERNATIONAL JOURNAL OF RADIATION ONCOLOGY BIOLOGY PHYSICS	Chinese Acad Med Sci, Canc Hosp, Dept Radiat Oncol,Beijing 100021,Peoples R China	4.105	81	2	S359	S359
Wang,X;Jin,J;Li,Y;Wang,S;Wang,W;Song,Y;Liu,Y;Ren,H;Liu,X;Yu,Z	AJCC 6(TH) AND 7(TH) TNM STAGING SYSTEMS COMPARISON IN LOCALLY ADVANCED GASTRIC CANCER	INTERNATIONAL JOURNAL OF RADIATION ONCOLOGY BIOLOGY PHYSICS	Chinese Acad Med Sci,Canc Hosp,Beijing 100730,Peoples R China	4.105	81	2	S330	S330

续 表

作者姓名	论文题目	期刊名称	发表单位	影响因子	卷	期	起页	止页
Xiao, Z; Zhang, W; Wang, Q; Zhou, Z; Fen, Q; Chen, D; Liang, J; Hui, Z; Yin, W	FACTOR ANALYSIS OF PREOPERATIVE RADIOTHERAPY OF ESOPHAGEAL SQUAMOUS CELL CARCINOMA AFFECTING PROGNOSIS	INTERNATIONAL JOURNAL OF RADIATION ONCOLOGY BIOLOGY PHYSICS	Chinese Acad Med Sci, Peking Union Med Coll, Canc Hosp & Inst, Dept Radiat Oncol, Beijing 100730, Peoples R China	4.105	81	2	S325	S326
Xiao, Z; Zhang, W; Wang, Q; Zhou, Z; Fen, Q; Chen, D; Liang, J; Hui, Z; Wang, L; Yin, W	THE MODIFICATION OF THE SEVENTH EDITION INTERNATIONAL UNION AGAINST CANCER ON CANCER STAGING SYSTEM FOR MORE ACCURATE SURVIVAL PREDICTION IN PATIENTS WHO RECEIVED PREOPERATIVE RADIOTHERAPY FOR ESOPHAGEAL SQUAMOUS CELL CARCINOMA	INTERNATIONAL JOURNAL OF RADIATION ONCOLOGY BIOLOGY PHYSICS	Chinese Acad Med Sci, Dept Radiat Oncol, Canc Hosp & Inst, Peking Union Med Coll, Beijing 100730, Peoples R China	4.105	81	2	S318	S318
Zhang, W; Wang, Q; Xiao, Z; Zhou, Z; Fen, Q; Chen, D; Liang, J; Hui, Z; Wang, L; Yin, W	PATTERNS OF FAILURE AFTER THE COMPLETE RESECTION OF THORACIC ESOPHAGEAL SQUAMOUS CELL CARCINOMA: IMPLICATIONS FOR POSTOPERATIVE RADIATION THERAPY VOLUMES	INTERNATIONAL JOURNAL OF RADIATION ONCOLOGY BIOLOGY PHYSICS	Chinese Acad Med Sci, Dept Radiat Oncol, Canc Hosp & Inst, Peking Union Med Coll, Beijing 100730, Peoples R China	4.105	81	2	S316	S316
Zhang, W; Wang, Q; Xiao, Z; Thou, Z; Fen, Q; Wang, L; Chen, D; Liang, J; Hui, Z; Yin, W	A PROSPECTIVE STUDY OF INTENSITY MODULATED RADIATION THERAPY FOR THE RESECTED THORACIC ESOPHAGEAL SQUAMOUS CELL CARCINOMA	INTERNATIONAL JOURNAL OF RADIATION ONCOLOGY BIOLOGY PHYSICS	Chinese Acad Med Sci, Dept Radiat Oncol, Canc Hosp & Inst, Beijing 100730, Peoples R China	4.105	81	2	S311	S312

续表

作者姓名	论文题目	期刊名称	发表单位	影响因子	卷	期	起页	止页
Chen,X;Xiao,J;Li,X	HALF OF PATIENTS WILL AVOID WHOLE BRAIN RADIOTHERAPY:STEREOTACTIC RADIATION THERAPY FOR MULTIPLE BRAIN METASTASES	INTERNATIONAL JOURNAL OF RADIATION ONCOLOGY BIOLOGY PHYSICS	Chinese Acad Med Sci,Canc Hosp,Beijing 100730,Peoples R China	4.105	81	2	S300	S300
Wang,S;Li,Y;Zhang,B;Tang,Z;Xie,X;Yang,H;He,J;Li,J;Qiao,Y	EPIDEMIOLOGICAL STUDY OF COMPLIANCE TO POSTMASTECTOMY RADIOTHERAPY GUIDELINES IN BREAST CANCER PATIENTS IN CHINA:CHANGE IN 10 YEARS	INTERNATIONAL JOURNAL OF RADIATION ONCOLOGY BIOLOGY PHYSICS	Chinese Acad Med Sci,Dept Radiat Oncol,Canc Inst & Hosp,Beijing 100021,Peoples R China	4.105	81	2	S243	S244
Hui,Z;Dai,H;Liang,J;Lu,J;Zhou,Z;Feng,Q;Xiao,Z;Chen,D;Zhang,H;Wang,L	SELECTION OF PROPER CANDIDATES WITH RESECTED III A-N2 NON-SMALL CELL LUNG CANCER FOR POSTOPERATIVE RADIOTHERAPY:A NEW PREDICTION MODEL	INTERNATIONAL JOURNAL OF RADIATION ONCOLOGY BIOLOGY PHYSICS	Chinese Acad Med Sci, Peking Union Med Coll, Canc Inst & Hosp, Beijing 100730,Peoples R China	4.105	81	2	S163	S163
Yang,M;Zhang,L;Bi,N,Ji,W;Tan,W;Zhao,LJ;Yu,DK;Wu,C;Wang,LH;Lin,DX	ASSOCIATION OF P53 AND ATM POLYMORPHISMS WITH RISK OF RADIATION-INDUCED PNEUMONITIS IN LUNG CANCER PATIENTS TREATED WITH RADIOTHERAPY	INTERNATIONAL JOURNAL OF RADIATION ONCOLOGY BIOLOGY PHYSICS	Chinese Acad Med Sci, Dept Etiol & Carcinogenesis,Canc Inst & Hosp, Beijing 100021,Peoples R China	4.105	79	5	1402	1407
Wang, SL, Li, YX; Song, YW; Wang, WH;Jin,J;Liu,YP;Liu,XF;Yu,ZH	TRIPLE-NEGATIVE OR HER2-POSITIVE STATUS PREDICTS HIGHER RATES OF LOCOREGIONAL RECURRENCE IN NODE-POSITIVE BREAST CANCER PATIENTS AFTER MASTECTOMY	INTERNATIONAL JOURNAL OF RADIATION ONCOLOGY BIOLOGY PHYSICS	Chinese Acad Med Sci,Dept Radiat Oncol, Canc Hosp, Peking Union Med Coll, Beijing 100021,Peoples R China	4.105	80	4	1095	1101

续　表

作者姓名	论文题目	期刊名称	发表单位	影响因子	卷	期	起页	止页
Huang, W; Liu, T; Shehata, M; Zhang, KJ; Yao, Y; Niu, GD; Amorn, A; Liu, XS; Chugh, SS; Wang, XZ	INDUCIBILITY OF ATRIAL FIBRILLATION IN THE ABSENCE OF ATRIAL FIBRILLATION: WHAT DOES IT MEAN TO BE NORMAL?	HEART RHYTHM	Cedars Sinai Med Ctr, Inst Heart, Los Angeles, CA 90048 USA	4.102	8	4	489	492
Zhu, WJ; Jiao, YM; Lei, RY; Hua, W; Wang, R; Ji, YX; Liu, ZY; Wei, FL; Zhang, T; Shi, XL; Wu, H; Zhang, LQ	RAPID TURNOVER OF 2-LTR HIV-1 DNA DURING EARLY STAGE OF HIGHLY ACTIVE ANTIRETROVIRAL THERAPY	PLOS ONE	Chinese Acad Med Sci, AIDS Res Ctr, Inst Pathogen Biol, Beijing 100730, Peoples R China	4.092	6	6		
Xu, LL; Bao, LL; Zhou, JF; Wang, DY; Deng, W; Lv, Q; Ma, YL; Li, FD; Sun, HH; Zhan, LJ; Zhu, H; Ma, CM; Shu, YL; Qin, C	GENOMIC POLYMORPHISM OF THE PANDEMIC A（H1N1）INFLUENZA VIRUSES CORRELATES WITH VIRAL REPLICATION, VIRULENCE, AND PATHOGENICITY IN VITRO AND IN VIVO	PLOS ONE	Chinese Acad Med Sci, Inst Lab Anim Sci, Beijing 100730, Peoples R China	4.092	6	6		
Xu, LL; Bao, LL; Li, FD; Lv, Q; Ma, YL; Zhou, JF; Xu, YF; Deng, W; Zhan, LJ; Zhu, H; Ma, CM; Shu, YL; Qin, C	ADAPTION OF SEASONAL H1N1 INFLUENZA VIRUS IN MICE	PLOS ONE	Chinese Acad Med Sci, Inst Lab Anim Sci, Beijing 100730, Peoples R China	4.092	6	12		
Ding, CB; Zhang, JP; Zhao, Y; Peng, ZG; Song, DQ; Jiang, JD	ZEBRAFISH AS A POTENTIAL MODEL ORGANISM FOR DRUG TEST AGAINST HEPATITIS C VIRUS	PLOS ONE	Chinese Acad Med Sci, Inst Med Biotechnol, Beijing 100730, Peoples R China	4.092	6	8		
Meng, S; Liu, ZH; Xu, LL; Li, L; Mei, S; Bao, LL; Deng, W; Li, L; Lei, RY; Xie, LZ; Qin, C; Zhang, LQ	INTRANASAL IMMUNIZATION WITH RECOMBINANT HA AND MAST CELL ACTIVATOR C48/80 ELICITS PROTECTIVE IMMUNITY AGAINST 2009 PANDEMIC H1N1 INFLUENZA IN MICE	PLOS ONE	Chinese Acad Med Sci, Inst Pathogen Biol, AIDS Res Ctr, Beijing 100037, Peoples R China	4.092	6	5		

续表

作者姓名	论文题目	期刊名称	发表单位	影响因子	卷	期	起页	止页
Yang,Y;Li,XW;Zhou,F;Jin,Q;Gao,L	PREVALENCE OF DRUG-RESISTANT TUBERCULOSIS IN MAINLAND CHINA:SYSTEMATIC REVIEW AND META-ANALYSIS	PLOS ONE	Chinese Acad Med Sci, Inst Pathogen Biol, State Key Lab Mol Virol & Genet Engn, Beijing 100730, Peoples R China	4.092	6	6		
Wu,ZQ;Xue,Y;Wang,B;Du,J;Jin,Q	BROAD-SPECTRUM ANTIVIRAL ACTIVITY OF RNA INTERFERENCE AGAINST FOUR GENOTYPES OF JAPANESE ENCEPHALITIS VIRUS BASED ON SINGLE MICRORNA POLYCISTRONS	PLOS ONE	Chinese Acad Med Sci, Inst Pathogen Biol, State Key Lab Mol Virol & Genet Engn, Beijing 100730, Peoples R China	4.092	6	10		
Si,YH;Liu,XY;Cheng,M;Wang,MR;Gong,QL;Yang,Y;Wang,TY;Yang,W	GROWTH DIFFERENTIATION FACTOR 15 IS INDUCED BY HEPATITIS C VIRUS INFECTION AND REGULATES HEPATOCELLULAR CARCINOMA-RELATED GENES	PLOS ONE	Chinese Acad Med Sci, Inst Pathogen Biol, State Key Lab Mol Virol & Genet Engn, Beijing 100037, Peoples R China	4.092	6	5		
Li,XW;Yang,Y;Zhou,F;Zhang,YZ;Lu,HZ;Jin,Q;Gao,L	SLC11A1 (NRAMP1) POLYMORPHISMS AND TUBERCULOSIS SUSCEPTIBILITY: UPDATED SYSTEMATIC REVIEW AND META-ANALYSIS	PLOS ONE	Chinese Acad Med Sci, State Key Lab Mol Virol & Genet Engn, Inst Pathogen Biol, Beijing 100037, Peoples R China	4.092	6	1		
Xi,XY;Zhang,XY;Wang,B;Wang,J;Huang,H;Cui,LX;Han,XQ;Li,L;He,W;Zhao,ZD	A NOVEL STRATEGY TO SCREEN BACILLUS CALMETTE-GUERIN PROTEIN ANTIGEN RECOGNIZED BY GAMMA DELTA TCR	PLOS ONE	Chinese Acad Med Sci, State Key Lab Mol Virol & Genet Engn, Inst Pathogen Biol, Beijing 100037, Peoples R China	4.092	6	4		

续　表

作者姓名	论文题目	期刊名称	发表单位	影响因子	卷	期	起页	止页
Liu,Z,Fan,FY;Xiao,XJ;Sun,YM	CONSTITUTIVE ACTIVATION OF THE THYROID-STIMULATING HORMONE RECEPTOR (TSHR) BY MUTATING ILE (691) IN THE CYTOPLASMIC TAIL SEGMENT	PLOS ONE	Chinese Acad Med Sci, Inst Radiat Med, Tianjin Key Lab Mol Nucl Med, Tianjin, Peoples R China	4.092	6	1		
Shi,Q;Liu,XY;Bai,YY;Cui,CJ;Li,J;Li,YS;Hu,SS;Wei,YJ	IN VITRO EFFECTS OF PIRFENIDONE ON CARDIAC FIBROBLASTS: PROLIFERATION, MYOFIBROBLAST DIFFERENTIATION, MIGRATION AND CYTOKINE SECRETION	PLOS ONE	Chinese Acad Med Sci, Peking Union Med Coll, State Key Lab Cardiovasc Dis, Natl Ctr Cardiovasc Dis, Fuwai Hosp, Beijing 100730, Peoples R China	4.092	6	11		
Zhang,YQ;Wang,SG;Li,D;Zhnag,JY;Gu,DH;Zhu,YP;He,FC	A SYSTEMS BIOLOGY-BASED CLASSIFIER FOR HEPATOCELLULAR CARCINOMA DIAGNOSIS	PLOS ONE	Chinese Acad Med Sci, Inst Basic Med Sci, Beijing 100730, Peoples R China	4.092	6	7		
Yu,CC;Hu,Y;Duan,JH;Yuan,W;Wang,C;Xu,HY;Yang,XD	NOVEL APTAMER-NANOPARTICLE BIOCONJUGATES ENHANCES DELIVERY OF ANTICANCER DRUG TO MUC1-POSITIVE CANCER CELLS IN VITRO	PLOS ONE	Chinese Acad Med Sci, Inst Basic Med Sci, Beijing 100730, Peoples R China	4.092	6	9		
Zhao,HY;Zhang,YJ;Dai,H;Zhang,Y;Shen,YF	CARM1 MEDIATES MODULATION OF SOX2	PLOS ONE	Chinese Acad Med Sci, Dept Biochem & Mol Biol, Natl Lab Med Mol Biol, Beijing 100730, Peoples R China	4.092	6	10		
Zhang,Y;Kang,YM;Tian,C;Zeng,Y;Jia,LX;Ma,X;Du,J;Li,HH	OVEREXPRESSION OF NRDP1 IN THE HEART EXACERBATES DOXORUBICIN-INDUCED CARDIAC DYSFUNCTION IN MICE	PLOS ONE	Chinese Acad Med Sci, Dept Pathol, Beijing 100730, Peoples R China	4.092	6	6		

续　表

作者姓名	论文题目	期刊名称	发表单位	影响因子	卷	期	起页	止页
Piao, XY; Cai, PF; Liu, SA; Hou, N; Hao, LL; Yang, F; Wang, H; Wang, JW; Jin, Q; Chen, QJ	GLOBAL EXPRESSION ANALYSIS REVEALED NOVEL GENDER-SPECIFIC GENE EXPRESSION FEATURES IN THE BLOOD FLUKE PARASITE SCHISTOSOMA JAPONICUM	PLOS ONE	Chinese Acad Med Sci, Inst Basic Med Sci, Inst Pathogen Biol, Parasitol Lab, Beijing 100730, Peoples R China	4.092	6	4		
Zhu, DM; Shi, JA; Liu, SL; Liu, YX; Zheng, DX	HIV INFECTION ENHANCES TRAIL-INDUCED CELL DEATH IN MACROPHAGE BY DOWN-REGULATING DECOY RECEPTOR EXPRESSION AND GENERATION OF REACTIVE OXYGEN SPECIES	PLOS ONE	Chinese Acad Med Sci, Inst Basic Med Sci, Natl Lab Med Mol Biol, Beijing 100730, Peoples R China	4.092	6	4		
Yu, HC; Zhao, HL; Wu, ZK; Zhang, JW	EOS NEGATIVELY REGULATES HUMAN GAMMA-GLOBIN GENE TRANSCRIPTION DURING ERYTHROID DIFFERENTIATION	PLOS ONE	Chinese Acad Med Sci, Inst Basic Med Sci, Natl Lab Med Mol Biol, Beijing 100730, Peoples R China	4.092	6	7		
Xin, ZS; Han, W; Zhao, ZQ; Xia, Q; Yin, B; Yuan, JG; Peng, XZ	PCBP2 ENHANCES THE ANTIVIRAL ACTIVITY OF IFN-ALPHA AGAINST HCV BY STABILIZING THE MRNA OF STAT1 AND STAT2	PLOS ONE	Chinese Acad Med Sci, Inst Basic Med Sci, Natl Lab Med Mol Biol, Beijing 100730, Peoples R China	4.092	6	10		
Wan, X; Shin, SS; Wang, Q; Raymond, HF; Liu, HL; Ding, D; Yang, GH; Novotny, TE	SMOKING AMONG YOUNG RURAL TO URBAN MIGRANT WOMEN IN CHINA: A CROSS-SECTIONAL SURVEY	PLOS ONE	Chinese Acad Med Sci, Inst Basic Med Sci, Sch Basic Med, Peking Union Med Coll, Beijing 100730, Peoples R China	4.092	6	8		

续　表

作者姓名	论文题目	期刊名称	发表单位	影响因子	卷	期	起页	止页
Li, HM; Peng, RR; Li, J; Yin, YP; Wang, BX; Cohen, MS; Chen, XS	HIV INCIDENCE AMONG MEN WHO HAVE SEX WITH MEN IN CHINA: A META-ANALYSIS OF PUBLISHED STUDIES	PLOS ONE	Chinese Acad Med Sci, Inst Dermatol, Nanjing, Peoples R China	4.092	6	8		
Yan, J; Wang, ZY; Yang, HZ; Liu, HZ; Mi, S; Lv, XX; Fu, XM; Yan, HM; Zhang, XW; Zhan, QM; Hu, ZW	TIMING IS CRITICAL FOR AN EFFECTIVE ANTI-METASTATIC IMMUNOTHERAPY: THE DECISIVE ROLE OF IFN GAMMA/ STAT1-MEDIATED ACTIVATION OF AUTOPHAGY	PLOS ONE	Chinese Acad Med Sci, Inst Mat Med, State Key Lab Bioact Subst & Funct Nat Med, Mol Immunol & Pharmacol Lab, Beijing 100050, Peoples R China	4.092	6	9		
Jin, QE; Chen, HY; Luo, AP; Ding, F; Liu, ZH	S100A14 STIMULATES CELL PROLIFERATION AND INDUCES CELL APOPTOSIS AT DIFFERENT CONCENTRATIONS VIA RECEPTOR FOR ADVANCED GLYCATION END PRODUCTS (RAGE)	PLOS ONE	Chinese Acad Med Sci, Inst Canc, State Key Lab Mol Oncol, Beijing 100021, Peoples R China	4.092	6	4		
Zou, LH; Sun, YM; Wang, MR; Zhan, QM	AURORA-A INTERACTS WITH AP-2 ALPHA AND DOWN REGULATES ITS TRANSCRIPTION ACTIVITY	PLOS ONE	Chinese Acad Med Sci, Inst Canc, State Key Lab Mol Oncol, Beijing 100021, Peoples R China	4.092	6	8		
Wang, W; Li, JM	IDENTIFICATION OF NATURAL BISPECIFIC ANTIBODIES AGAINST CYCLIC CITRULLINATED PEPTIDE AND IMMUNOGLOBULIN G IN RHEUMATOID ARTHRITIS	PLOS ONE	Chinese Acad Med Sci, Peking Union Med Coll, Grad Sch, Beijing 100037, Peoples R China	4.092	6	1		

续表

作者姓名	论文题目	期刊名称	发表单位	影响因子	卷	期	起页	止页
Guo,Y;He,B;Xu,XB;Wang,JD	COMPREHENSIVE ANALYSIS OF LEUKOCYTES, VASCULARIZATION AND MATRIX METALLOPROTEINASES IN HUMAN MENSTRUAL XENOGRAFT MODEL	PLOS ONE	Peking Union Med Coll, Grad Sch, Beijing 100021, Peoples R China	4.092	6	2		
Zhuang,QY;Li,J;Wu,ZH;Zhang,JG;Sun,W;Li,T;Yan,YJ;Jiang,Y;Zhao,RC;Qiu,GX	DIFFERENTIAL PROTEOME ANALYSIS OF BONE MARROW MESENCHYMAL STEM CELLS FROM ADOLESCENT IDIOPATHIC SCOLIOSIS PATIENTS	PLOS ONE	Beijing Union Med Coll Hosp, Dept Orthoped, Beijing, Peoples R China	4.092	6	4		
Wang,L;Wu,XP;Zhang,W;Zhu,DH;Wang,Y;Li,YP;Tian,Y;Li,RC;Li,Z;Zhu,XL;Li,JH;Cai,J;Liu,L;Miao,XP;Liu,Y;Li,H	EVALUATION OF GENETIC SUSCEPTIBILITY LOCI FOR CHRONIC HEPATITIS B IN CHINESE: TWO INDEPENDENT CASE-CONTROL STUDIES	PLOS ONE	Chinese Acad Med Sci, Inst Basic Med Sci, Dept Epidemiol, Sch Basic Med, Peking Union Med Coll, Beijing 100730, Peoples R China	4.092	6	3		
Tian,Z;Shen,J;Wang,FF;Xiao,PG;Yang,JS;Lei,HT;Kazlauskas,A;Kohane,IS;Wu,EX	CAMBOGIN IS PREFERENTIALLY CYTOTOXIC TO CELLS EXPRESSING PDGFR	PLOS ONE	Chinese Acad Med Sci, Inst Med Plant Dev, Peking Union Med Coll, Beijing 100730, Peoples R China	4.092	6	6		
Sun,Z;Liu,Z;Meng,J;Meng,J;Duan,JH;Xie,SS;Lu,X;Zhu,ZH;Wang,C;Chen,SC;Xu,HY;Yang,XD	CARBON NANOTUBES ENHANCE CYTOTOXICITY MEDIATED BY HUMAN LYMPHOCYTES IN VITRO	PLOS ONE	Chinese Acad Med Sci, Peking Union Med Coll Hosp, Beijing 100730, Peoples R China	4.092	6	6		
Wang,J;Kou,HJ;Fu,Q;Han,Y;Qiu,ZF;Zuo,LY;Li,YL;Zhu,Z;Ye,M;Ma,Q;Li,TS	NEVIRAPINE PLASMA CONCENTRATIONS ARE ASSOCIATED WITH VIROLOGIC RESPONSE AND HEPATOTOXICITY IN CHINESE PATIENTS WITH HIV INFECTION	PLOS ONE	Chinese Acad Med Sci, Peking Union Med Coll Hosp, Dept Infect Dis, Beijing 100730, Peoples R China	4.092	6	10		

续表

作者姓名	论文题目	期刊名称	发表单位	影响因子	卷	期	起页	止页
Wu, ZH; Min, L; Chen, DF; Hao, DS; Duan, YH; Qiu, GX; Wang, YP	OVEREXPRESSION OF BMI-1 PROMOTES CELL GROWTH AND RESISTANCE TO CISPLATIN TREATMENT IN OSTEOSARCOMA	PLOS ONE	Chinese Acad Med Sci, Peking Union Med Coll Hosp, Dept Orthopaed, Beijing 100037, Peoples R China	4.092	6	2		
Peng, JP; Yang, JA; Jin, Q	AN INTEGRATED APPROACH FOR FINDING OVERLOOKED GENES IN SHIGELLA	PLOS ONE	Chinese Acad Med Sci, Peking Union Med Coll, Inst Pathogen Biol, State Key Lab Mol Virol & Genet Engn, Beijing 100037, Peoples R China	4.092	6	4		
Wang, Y; Nie, M; Li, W; Ping, F; Hu, YY; Ma, LK; Gao, JS; Liu, JT	ASSOCIATION OF SIX SINGLE NUCLEOTIDE POLYMORPHISMS WITH GESTATIONAL DIABETES MELLITUS IN A CHINESE POPULATION	PLOS ONE	Chinese Acad Med Sci, Peking Union Med Coll, Peking Union Med Coll Hosp, Key Lab Endocrine, Minist Hlth, Dept Endocrinol, Beijing 100730, Peoples R China	4.092	6	11		
Chen, S; Lai, CH; Wu, XX; Lu, YZ; Han, DS; Guo, WZ; Fu, LC; Andrieu, JM; Lu, W	VARIABILITY OF BIO-CLINICAL PARAMETERS IN CHINESE-ORIGIN RHESUS MACAQUES INFECTED WITH SIMIAN IMMUNODEFICIENCY VIRUS: A NONHUMAN PRIMATE AIDS MODEL	PLOS ONE	Peking Union Med Coll, Sinofrench Collaborat Ctr AIDS Res, Beijing 100021, Peoples R China	4.092	6	8		
Zhao, RM; Cui, SJ; Guo, L; Wu, C; Gonzalez, R; Paranhos-Baccala, G; Vernet, G; Wang, JW; Hung, T	IDENTIFICATION OF A HIGHLY CONSERVED H1 SUBTYPE-SPECIFIC EPITOPE WITH DIAGNOSTIC POTENTIAL IN THE HEMAGGLUTININ PROTEIN OF INFLUENZA A VIRUS	PLOS ONE	Peking Union Med Coll, State Key Lab Mol Virol & Genet Engn, Beijing 100021, Peoples R China	4.092	6	8		

续表

作者姓名	论文题目	期刊名称	发表单位	影响因子	卷	期	起页	止页
Zheng, JH; Wei, CD; Zhao, LN; Liu, LG; Leng, WC; Li, WJ; Jin, Q	COMBINING BLUE NATIVE POLYACRYLAMIDE GEL ELECTROPHORESIS WITH LIQUID CHROMATOGRAPHY TANDEM MASS SPECTROMETRY AS AN EFFECTIVE STRATEGY FOR ANALYZING POTENTIAL MEMBRANE PROTEIN COMPLEXES OF MYCOBACTERIUM BOVIS BACILLUS CALMETTE-GUERIN	BMC GENOMICS	Chinese Acad Med Sci, Inst Pathogen Biol, State Key Lab Mol Virol & Genet Engn, Beijing 100037, Peoples R China	4.073	12			
Zhao, LN; Liu, LG; Leng, WC; Wei, CD; Jin, Q	A PROTEOGENOMIC ANALYSIS OF SHIGELLA FLEXNERI USING 2D LC-MALDI TOF/TOF	BMC GENOMICS	Chinese Acad Med Sci, State Key Lab Mol Virol & Genet Engn, Inst Pathogen Biol, Beijing 100730, Peoples R China	4.073	12			
Sui, C; Zhang, J; Wei, JH; Chen, SL; Li, Y; Xu, JS; Jin, Y; Xie, CX; Gao, ZH; Chen, HJ; Yang, CM; Zhang, Z; Xu, YH	TRANSCRIPTOME ANALYSIS OF BUPLEURUM CHINENSE FOCUSING ON GENES INVOLVED IN THE BIOSYNTHESIS OF SAIKOSAPONINS	BMC GENOMICS	Chinese Acad Med Sci, Inst Med Plant Dev IMPLAD, Beijing 100193, Peoples R China	4.073	12			
Sun, YZ; Luo, HM; Li, Y; Sun, C; Song, JY; Niu, YY; Zhu, YJ; Dong, L; Lv, AP; Tramontano, E; Chen, SL	PYROSEQUENCING OF THE CAMPTOTHECA ACUMINATA TRANSCRIPTOME REVEALS PUTATIVE GENES INVOLVED IN CAMPTOTHECIN BIOSYNTHESIS AND TRANSPORT	BMC GENOMICS	Chinese Acad Med Sci, Inst Med Plant Dev, Key Lab Bioact Subst & Resources Utilizat Chinese, Minist Educ, Beijing 100193, Peoples R China	4.073	12			
Luo, HM; Sun, C; Sun, YZ; Wu, Q; Li, Y; Song, JY; Niu, YY; Cheng, XL; Xu, HX; Li, CY; Liu, JY; Steinmetz, A; Chen, SL	ANALYSIS OF THE TRANSCRIPTOME OF PANAX NOTOGINSENG ROOT UNCOVERS PUTATIVE TRITERPENE SAPONIN-BIOSYNTHETIC GENES AND GENETIC MARKERS	BMC GENOMICS	Chinese Acad Med Sci, Inst Med Plant Dev, Minist Educ, Key Lab Bioact Subst & Resources Utilizat Chinese, Beijing 100193, Peoples R China	4.073	12			

作者姓名	论文题目	期刊名称	发表单位	影响因子	卷	期	起页	止页
Li, TT; Wu, RM; Zhang, Y; Zhu, DH	A SYSTEMATIC ANALYSIS OF THE SKELETAL MUSCLE MIRNA TRANSCRIPTOME OF CHICKEN VARIETIES WITH DIVERGENT SKELETAL MUSCLE GROWTH IDENTIFIES NOVEL MIRNAS AND DIFFERENTIALLY EXPRESSED MIRNAS	BMC GENOMICS	Chinese Acad Med Sci, Peking Union Med Coll, Inst Basic Med Sci, Natl Lab Med Mol Biol, Sch Basic Med, Beijing 100730, Peoples R China	4.073	12			
Tang, Q; Ma, XJ; Mo, CM; Wilson, IW; Song, C; Zhao, H; Yang, YF; Fu, W; Qiu, DY	AN EFFICIENT APPROACH TO FINDING SIRAITIA GROSVENORII TRITERPENE BIOSYNTHETIC GENES BY RNA-SEQ AND DIGITAL GENE EXPRESSION ANALYSIS	BMC GENOMICS	Chinese Acad Med Sci, Peking Union Med Coll, Inst Med Plant, Beijing 100193, Peoples R China	4.073	12			
Chen, H; Zheng, WJ; Su, JM; Xu, D; Wang, Q; Leng, XM; Zhang, W; Li, MT; Tang, FL; Zhang, X; Zeng, XF; Zhao, Y; Zhang, FC	LOW-DOSE RITUXIMAB THERAPY FOR REFRACTORY THROMBOCYTOPENIA IN PATIENTS WITH SYSTEMIC LUPUS ERYTHEMATOSUS-A PROSPECTIVE PILOT STUDY	RHEUMATOLOGY	Beijing Union Med Coll Hosp, Peking Union Med Coll, Dept Rheumatol, Beijing, Peoples R China	4.058	50	9	1640	1644
Liu, LL; Qin, Y; Cai, JF; Wang, HY; Tao, JL; Li, H; Chen, LM; Li, MX; Li, XM; Li, XW	TH17/TREG IMBALANCE IN ADULT PATIENTS WITH MINIMAL CHANGE NEPHROTIC SYNDROME	CLINICAL IMMUNOLOGY	Chinese Acad Med Sci, Dept Internal Med, Peking Union Med Coll Hosp, Div Nephrol, Beijing 100730, Peoples R China	4.046	139	3	314	320
Sun, Z; Shi, LA; Zhang, HG; Shao, Y; Wang, Y; Lin, Y; Li, XL; Bai, CM	IMMUNE MODULATION AND SAFETY PROFILE OF ADOPTIVE IMMUNOTHERAPY USING EXPANDED AUTOLOGOUS ACTIVATED LYMPHOCYTES AGAINST ADVANCED CANCER	CLINICAL IMMUNOLOGY	Chinese Acad Med Sci, Dept Oncol, Peking Union Med Coll, Beijing 100730, Peoples R China	4.046	138	1	23	32

作者姓名	论文题目	期刊名称	发表单位	影响因子	卷	期	起页	止页
Cui,S;Wang,J;Fan,TT;Qin,B;Guo,L;Lei,XB;Wang,JW;Wang,MT;Jin,Q	CRYSTAL STRUCTURE OF HUMAN ENTEROVIRUS 71 3C PROTEASE	JOURNAL OF MOLECULAR BIOLOGY	Chinese Acad Med Sci, Inst Pathogen Biol, State Key Lab Mol Virol & Genet Engn, Beijing 100730, Peoples R China	4.001	408	3	449	461
Xu, BH; Wu, YL; Shen, L; Ye, DW; Jappe, A; Cherfi, A; Wang, H; Yuan, RR	TWO-DOSE-LEVEL CONFIRMATORY STUDY OF THE PHARMACOKINETICS AND TOLERABILITY OF EVEROLIMUS IN CHINESE PATIENTS WITH ADVANCED SOLID TUMORS	JOURNAL OF HEMATOLOGY & ONCOLOGY	Novartis Pharmaceut, Florham Pk, NJ USA	3.99	4			
Hao,M;Zhang,L;An,G;Sui,WW;Yu,Z;Zou,DH;Xu,Y;Chang,H;Qiu,LG	SUPPRESSING MIRNA-15A/-16 EXPRESSION BY INTERLEUKIN-6 ENHANCES DRUG-RESISTANCE IN MYELOMA CELLS	JOURNAL OF HEMATOLOGY & ONCOLOGY	Chinese Acad Med Sci, Inst Hematol, State Key Lab Expt Hematol, Tianjin, Peoples R China	3.99	4			
Ren, LL; Gonzalez, R; Xie, ZD; Xiong, ZH;Liu,CY;Xiang,ZC;Xiao,Y;Li,YJ;Zhou,HL;Li,JG;Yang,QQ;Zhang,J;Chen,L;Wang,W;Vernet,G;Paranhos-Baccala,G;Shen,KL;Wang,JW	HUMAN PARAINFLUENZA VIRUS TYPE 4 INFECTION IN CHINESE CHILDREN WITH LOWER RESPIRATORY TRACT INFECTIONS: A COMPARISON STUDY	JOURNAL OF CLINICAL VIROLOGY	Chinese Acad Med Sci CAMS, State Key Lab Mol Virol & Genet Engn, CAMS Fdn Merieux, Inst Pathogen Biol IPB, Beijing 100730, Peoples R China	3.969	51	3	209	212
Dai,HH;Hui,ZG;Ji,W;Liang,J;Lu,JM;Ou,GF;Zhou,ZM;Feng,QF;Xiao,ZF;Chen,DF;Zhang,HX;Yin,WB;He,J;Wang,LH	POSTOPERATIVE RADIOTHERAPY FOR RESECTED PATHOLOGICAL STAGE IIIA-N2 NON-SMALL CELL LUNG CANCER: A RETROSPECTIVE STUDY OF 221 CASES FROM A SINGLE INSTITUTION	ONCOLOGIST	Chinese Acad Med Sci, Dept Radiat Oncol, Canc Hosp & Inst, Beijing 100021, Peoples R China	3.91	16	5	641	650
Tao, T; Yang, JX; Cao, DY; Liu, JT; Shen, K	MANAGEMENT OF RECURRENT ENDODERMAL SINUS TUMOR OF THE OVARY ASSOCIATED WITH PREGNANCY	GYNECOLOGIC ONCOLOGY	Chinese Acad Med Sci, Dept Obstet & Gynecol, Beijing, Peoples R China	3.888	122	2	455	456

续　表

作者姓名	论文题目	期刊名称	发表单位	影响因子	卷	期	起页	止页
Nie, M; Zhou, Q; Mao, JF; Lu, SY; Wu, XY	FIVE NOVEL MUTATIONS OF SRD5A2 FOUND IN EIGHT CHINESE PATIENTS WITH 46, XY DISORDERS OF SEX DEVELOPMENT	MOLECULAR HUMAN REPRODUCTION	Chinese Acad Med Sci, Key Lab Endocrinol, Minist Hlth, Peking Union Med Coll, Dept Endocrinol, Peking Union Med Coll Hosp, Beijing 100730, Peoples R China	3.852	17	1	57	62
Lan, X; Liu, R; Sun, L; Zhang, TT; Du, GH	METHYL SALICYLATE 2-O-BETA-(D)-LACTOSIDE, A NOVEL SALICYLIC ACID ANALOGUE, ACTS AS AN ANTI-INFLAMMATORY AGENT ON MICROGLIA AND ASTROCYTES	JOURNAL OF NEUROINFLAMMATION	Chinese Acad Med Sci, Inst Mat Med, Beijing Key Lab Drug Target & Screening Res, Beijing 100050, Peoples R China	3.827	8			
Lu, ST; Zhang, XB; Zhu, YF; Kim, KS; Yang, J; Jin, Q	COMPLETE GENOME SEQUENCE OF THE NEONATAL-MENINGITIS-ASSOCIATED ESCHERICHIA COLI STRAIN CE10	JOURNAL OF BACTERIOLOGY	Chinese Acad Med Sci, Inst Pathogen Biol, State Key Lab Mol Virol & Genet Engn, Beijing 100176, Peoples R China	3.825	193	24	7005	7005
Sang, XT; Sun, YL; Mao, YL; Yang, ZY; Lu, X; Yang, HY; Xu, HF; Zhong, SX; Huang, JF	HEPATOBILIARY CYSTADENOMAS AND CYSTADENOCARCINOMAS: A REPORT OF 33 CASES	LIVER INTERNATIONAL	Chinese Acad Med Sci, Peking Union Med Coll Hosp, Dept Liver Surg, Beijing 100730, Peoples R China	3.824	31	9	1337	1344
Li, BY; Zhang, Y; Yuan, YH; Chen, NH	A NEW PERSPECTIVE IN PARKINSON'S DISEASE, CHAPERONE-MEDIATED AUTOPHAGY	PARKINSONISM & RELATED DISORDERS	Chinese Acad Med Sci, Inst Mat Med, Dept Pharmacol, Beijing 100050, Peoples R China	3.795	17	4	231	235
Xu, Y; Wang, W; Zhang, L; Qi, LP; Li, LY; Chen, LF; Fang, Q; Dang, AM; Yan, XW	A POLYMORPHISM IN THE ABCG1 PROMOTER IS FUNCTIONALLY ASSOCIATED WITH CORONARY ARTERY DISEASE IN A CHINESE HAN POPULATION	ATHEROSCLEROSIS	Chinese Acad Med Sci, Peking Union Med Coll Hosp, Dept Cardiol, Beijing 100730, Peoples R China	3.794	219	2	648	654

续　表

作者姓名	论文题目	期刊名称	发表单位	影响因子	卷	期	起页	止页
Li,ML;Xu,WH;Song,L;Feng,F;You, H;Ni,J;Gao,S;Cui,LY;Jin,ZY	ATHEROSCLEROSIS OF MIDDLE CEREBRAL ARTERY: EVALUATION WITH HIGH-RESOLUTION MR IMAGING AT 3T (VOL 204,PG 447,2009)	ATHEROSCLEROSIS	Beijing Union Med Coll Hosp,Dept Radiol,Beijing 100730,Peoples R China	3.794	217	1	296	296
Wang,YY;Zhang,WL;Li,SH;Song, WH;Chen,JZ;Hui,RT	GENETIC VARIANTS OF THE MONOCYTE CHEMOATTRACTANT PROTEIN-1 GENE AND ITS RECEPTOR CCR2 AND RISK OF CORONARY ARTERY DISEASE:A META-ANALYSIS	ATHEROSCLEROSIS	Chinese Acad Med Sci,FuWai Hosp, Beijing 100037,Peoples R China	3.794	219	1	224	230
Li,Z	EXPRESSION AND SECRETION OF INTERLEUKIN-1 BETA, TUMOUR NECROSIS FACTORALPHA AND INTERLEUKIN-10 BY HYPOXIA- AND SERUMDEPRIVATION-STIMULATED MESENCHYMAL STEM CELLS: IMPLICATIONS FOR THEIR PARACRINE ROLES.(VOL 277, PG 3688,2010)	FEBS JOURNAL	Chinese Acad Med Sci,Minist Hlth,Res Ctr Cardiovasc Regenerat Med,Cardiovasc Inst,Beijing 100037,Peoples R China	3.79	278	5	859	859
Zhang,W;Lu,D;Dong,W;Zhang,L; Zhang,XJ;Quan,XZ;Ma,CM;Lian,H; Zhang,LF	EXPRESSION OF CYP2E1 INCREASES OXIDATIVE STRESS AND INDUCES APOPTOSIS OF CARDIOMYOCYTES IN TRANSGENIC MICE	FEBS JOURNAL	Chinese Acad Med Sci,Inst Lab Anim Sci,Minist Hlth,Key Lab Human Dis Comparat Med,Beijing 100037,Peoples R China	3.79	278	9	1484	1492
Zhu,CL;Liu,P;Chen,TY;Ni,ZP;Lu, LL;Huang,F;Lu,JH;Sun,ZT;Qu,CF	PRESENCE OF IMMUNE MEMORY AND IMMUNITY TO HEPATITIS B VIRUS IN ADULTS AFTER NEONATAL HEPATITIS B VACCINATION	VACCINE	Chinese Acad Med Sci,State Key Lab Mol Oncol,Canc Hosp Inst,Beijing 100021,Peoples R China	3.766	29	44	7835	7841

续表

作者姓名	论文题目	期刊名称	发表单位	影响因子	卷	期	起页	止页
Dong,CH;Liu,LD;Zhao,HL;Wang,JJ;Liao,Y;Zhang,XM;Na,RX;Liang,Y;Wang,LC;Li,QH	IMMUNOPROTECTION ELICITED BY AN ENTEROVIRUS TYPE 71 EXPERIMENTAL INACTIVATED VACCINE IN MICE AND RHESUS MONKEYS	VACCINE	Chinese Acad Med Sci, Inst Med Biol, Kunming 650118, Yunnan, Peoples R China	3.766	29	37	6269	6275
Liu,Y;Li,FS;Liu,Y;Hong,KX;Meng,X;Chen,JP;Zhang,Z;Huo,Z;Sun,MS;Self,SG;Shao,YM	HIV FRAGMENT GAG VACCINE INDUCES BROADER T CELL RESPONSE IN MICE	VACCINE	Fred Hutchinson Canc Res Ctr, Stat Ctr HIV AIDS Res & Prevent, Seattle, WA 98109 USA	3.766	29	14	2582	2589
Xu,H;Yang,YJ;Qian,HY;Tang,YD;Wang,H;Zhang,Q	ROSUVASTATIN TREATMENT ACTIVATES JAK-STAT PATHWAY AND INCREASES EFFICACY OF ALLOGENEIC MESENCHYMAL STEM CELL TRANSPLANTATION IN INFARCTED HEARTS	CIRCULATION JOURNAL	Peking Union Med Coll, Fuwai Hosp, Ctr Coronary Heart Dis, Dept Cardiol, Beijing 100037,Peoples R China	3.766	75	6	1476	1485
Zhu,L;Lang,JH;Sun,ZJ;Ren,C;Liu,XC;Li,B	PELVIC RECONSTRUCTION WITH MESH FOR ADVANCED PELVIC ORGAN PROLAPSE: A NEW ECONOMIC SURGICAL METHOD	MENOPAUSE-THE JOURNAL OF THE NORTH AMERICAN MENOPAUSE SOCIETY	Beijing Union Med Coll Hosp,Dept Obstet Gynecol,Beijing 100730,Peoples R China	3.758	18	3	328	332
Zhao, J; Xia, WB; Nie, M; Zheng, X; Wang,QP;Wang,XR;Wang,WB;Ning,ZW;Huang, W;Jiang, Y;Li, M;Wang,O;Xing,XP;Sun, Y;Luo, LM;He, SL;Yu, W;Lin, Q;Pei, Y;Zhang, F;Han,YX;Tong, YM;Che, Y;Shen, RX;Hu,YY;Zhou,XY;Xu,L	THE LEVELS OF BONE TURNOVER MARKERS IN CHINESE POSTMENOPAUSAL WOMEN: PEKING VERTEBRAL FRACTURE STUDY	MENOPAUSE-THE JOURNAL OF THE NORTH AMERICAN MENOPAUSE SOCIETY	Chinese Acad Med Sci, Peking Union Med Coll Hosp,Minist Hlth,Dept Endocrinol, Key Lab Endocrinol, Beijing 100730,Peoples R China	3.758	18	11	1237	1243

续表

作者姓名	论文题目	期刊名称	发表单位	影响因子	卷	期	起页	止页
Zhu,L;Yu,SJ;Xu,T;Yang,X;Lu,YX; Li,B;Lang,JH	CHINESE VALIDATION OF THE PELVIC FLOOR IMPACT QUESTIONNAIRE SHORT FORM	MENOPAUSE-THE JOURNAL OF THE NORTH AMERICAN MENOPAUSE SOCIETY	Chinese Acad Med Sci, Peking Union Med Coll, Peking Union Med Coll Hosp, Dept Obstet & Gynecol, Beijing 100730, Peoples R China	3.758	18	9	1030	1033
Chen,JZ;Shi,Y;Li,ZY;Yu,H;Han,Y; Wang,XJ; Sun,K; Yang,T; Lou,KJ; Song,Y;Zhang,YH;Zhen,YS;Zhang, GG;Hu,Y;Ji,JF;Hui,RT	A FUNCTIONAL VARIANT OF IC53 CORRELATES WITH THE LATE ONSET OF COLORECTAL CANCER	MOLECULAR MEDICINE	Chinese Acad Med Sci, Fuwai Hosp, Minist Educ, Peking Union Med Coll, Key Lab Clin Cardiovasc Genet, Sino German Lab Mol, Beijing 100037, Peoples R China	3.757	17		607	618
Zhu,L;Yu,JC;Shi,QQ;Lu,WW;Liu, B;Xu,SF;Wang,L;Han,JX;Wang,XL	STRAIN- AND AGE-RELATED ALTERATION OF PROTEINS IN THE BRAIN OF SAMP8 AND SAMR1 MICE	JOURNAL OF ALZHEIMERS DISEASE	Chinese Acad Med Sci, Inst Mat Med, Dept Pharmacol, Beijing 100050, Peoples R China	3.745	23	4	641	654
Liu,R; Zhang,TT; Yang,HG; Lan,X; Ying,JA;Du,GH	THE FLAVONOID APIGENIN PROTECTS BRAIN NEUROVASCULAR COUPLING AGAINST AMYLOID-BETA (25-35)-INDUCED TOXICITY IN MICE	JOURNAL OF ALZHEIMERS DISEASE	Chinese Acad Med Sci, Inst Mat Med, Natl Ctr Pharmaceut Screening, Beijing 100050, Peoples R China	3.745	24	1	85	100
Zhao,SH;Xue,Q;Ye,B;Lu,HZ;He,J; Zhao,H	SYNCHRONOUS PRIMARY CARCINOSARCOMA AND ADENOSQUAMOUS CARCINOMA OF THE ESOPHAGUS	ANNALS OF THORACIC SURGERY	Chinese Acad Med Sci, Canc Hosp, Dept Thorac Surg, Peking Union Med Coll, Beijing 100021, Peoples R China	3.741	91	3	926	928
Wu, HC; Sun, HS; Jiang, XJ; Ma, WG; Wang,XQ;Zhang,J;Hu,SS	SIMULTANEOUS HYBRID REVASCULARIZATION BY PERIPHERAL ARTERY STENTING AND OFF-PUMP CORONARY ARTERY BYPASS: THE EARLY RESULTS	ANNALS OF THORACIC SURGERY	Chinese Acad Med Sci, Peking Union Med Coll, Fu Wai Hosp, Beijing 100037, Peoples R China	3.741	91	3	661	664

续表

作者姓名	论文题目	期刊名称	发表单位	影响因子	卷	期	起页	止页
Liu, YL;Liu,AJ;Ling,F;Wang,D;Zhu, YB;Wang,QA;Lv,XD	RISK FACTORS FOR PREOPERATIVE AND POSTOPERATIVE PROGRESSION OF AORTIC REGURGITATION IN CONGENITAL RUPTURED SINUS OF VALSALVA ANEURYSM	ANNALS OF THORACIC SURGERY	Chinese Acad Med Sci, Fuwai Hosp, Cardiac Surg Ctr, Dept Pediat, Beijing 100037,Peoples R China	3.741	91	2	542	548
Hu, SS; Li, Q; Gao, PX; Xiong, H; Zheng,Z;Li,LH;Xu,B;Gao,RL	SIMULTANEOUS HYBRID REVASCULARIZATION VERSUS OFF-PUMP CORONARY ARTERY BYPASS FOR MULTIVESSEL CORONARY ARTERY DISEASE	ANNALS OF THORACIC SURGERY	Minist Hlth China, Cardiovasc Inst,Dept Surg,Beijing,Peoples R China	3.741	91	2	432	438
Zhang, H; Miao, Q; Liu, JZ; Li, XF; Deng,HB	COMPLETE RESECTION OF A MEDIASTINAL SOLITARY EXTRAMEDULLARY PLASMACYTOMA AND RECONSTRUCTION OF RIGHT PULMONARY ARTERY AND SUPERIOR VENA CAVA	ANNALS OF THORACIC SURGERY	Chinese Acad Med Sci, Dept Cardiac Surg,Peking Union Med Coll Hosp,Beijing 100730,Peoples R China	3.741	92	6	2244	2246
Pan,XB;Zheng,Z;Hu,SS;Li,SJ;Wei, YJ;Zhang,YJ;Cheng,XS;Ma,K	MECHANISMS OF PULMONARY HYPERTENSION RELATED TO VENTRICULAR SEPTAL DEFECT IN CONGENITAL HEART DISEASE	ANNALS OF THORACIC SURGERY	Chinese Acad Med Sci, Peking Union Med Coll, Fuwai Hosp, State Key Lab Translat Cardiovasc Med, Dept Cardio, Beijing 100037,Peoples R China	3.741	92	6	2215	2220
Fan, HG; Hu, SS; Zheng, Z; Li, SJ; Zhang,YJ;Pan,XB;Liu,YL	DO PATIENTS WITH COMPLETE TRANSPOSITION OF THE GREAT ARTERIES AND SEVERE PULMONARY HYPERTENSION BENEFIT FROM AN ARTERIAL SWITCH OPERATION?	ANNALS OF THORACIC SURGERY	Chinese Acad Med Sci, Beijing, Peoples R China	3.741	91	1	181	187

续　表

作者姓名	论文题目	期刊名称	发表单位	影响因子	卷	期	起页	止页
Liu,JP;Ji,BY;Long,C;Yan,FX;Yan,J;Li,SJ	IS REGIONAL HIGH-FLOW PERFUSION SAFE FOR CEREBRAL FUNCTION IN PEDIATRIC PATIENTS DURING DEEP HYPERTHERMIA?	ANNALS OF THORACIC SURGERY	Chinese Acad Med Sci, Peking Union Med Coll,Fuwai Hosp,Dept Cardiopulm Bypass, Dept Anesthesiol, Dept Pedi, Beijing 100037,Peoples R China	3.741	91	5	1650	1651
Ji,BY;Liu,JP;Chang,Q;Yu,CT;Long,C	BENEFITS AND RISKS WITH USING CANNULATION AT THE INNOMINATE ARTERY WITH A SIDE GRAFT DURING ARCH SURGERY	ANNALS OF THORACIC SURGERY	Chinese Acad Med Sci, Peking Union Med Coll,Dept Cardiopulm Bypass,Fuwai Hosp, Beijing 100037, Peoples R China	3.741	91	5	1649	1650
Li,SJ;Chen, WD;Zhang, Y;Zhang, H;Hua,ZD;Wang,D;Hu,SS	HYBRID THERAPY FOR PULMONARY ATRESIA WITH INTACT VENTRICULAR SEPTUM	ANNALS OF THORACIC SURGERY	Chinese Acad Med Sci, Peking Union Med Coll,Cardiovasc Inst,Dept Cardiac Surg,Pediat Cardiac Ctr, Fuwai Hosp, Beijing 100037,Peoples R China	3.741	91	5	1467	1472
Zhang, CW; Hou, JF; Zheng, S; Zheng,Z;Hu,SS	VASCULARIZED ATRIAL TISSUE PATCH CARDIOMYOPLASTY WITH OMENTOPEXY IMPROVES CARDIAC PERFORMANCE AFTER MYOCARDIAL INFARCTION	ANNALS OF THORACIC SURGERY	Chinese Acad Med Sci, Peking Union Med Coll, Fu Wai Hosp, Beijing 100037,Peoples R China	3.741	92	4	1435	1442
Sun, LZ; Qi; RD; Zhu, JM; Liu, YM; Chang, QA;Zheng,J	REPAIR OF ACUTE TYPE A DISSECTION:OUR EXPERIENCES AND RESULTS	ANNALS OF THORACIC SURGERY	Chinese Acad Med Sci, Cardiovasc Inst, Dept Cardiovasc Surg, Beijing 100037, Peoples R China	3.741	91	4	1147	1152
Liu,X;Zhu,M;Wang,Q;Leng,S	ATTITUDE TOWARDS ADVANCED CARE PLANNING FOR THE ELDERLY IN CHINA.	JOURNAL OF THE AMERICAN GERIATRICS SOCIETY	Peking Union Med Coll Hosp, Beijing, Peoples R China	3.737	59		S38	S38

续　表

作者姓名	论文题目	期刊名称	发表单位	影响因子	卷	期	起页	止页
Li, M; Chen, Q; Tang, RC; Shen, YN; Liu, WD	THE EXPRESSION OF BETA-DEFENSIN-2,3 AND LL-37 INDUCED BY CANDIDA ALBICANS PHOSPHOLIPOMANNAN IN HUMAN KERATINOCYTES	JOURNAL OF DERMATOLOGICAL SCIENCE	Chinese Acad Med Sci, Dept Med Mycol, Inst Dermatol, Nanjing 210042, Peoples R China	3.718	61	1	72	75
Wang, W; Jiang, Q; Zhang, H; Jin, PF; Yuan, X; Wei, YJ; Hu, SS	INTRAVENOUS ADMINISTRATION OF BONE MARROW MESENCHYMAL STROMAL CELLS IS SAFE FOR THE LUNG IN A CHRONIC MYOCARDIAL INFARCTION MODEL	REGENERATIVE MEDICINE	Chinese Acad Med Sci, Dept Surg, Beijing 100037, Peoples R China	3.718	6	2	179	190
Cheng, HB; Zhao, SH; Jiang, SL; Lu, MJ; Yan, CW; Ling, JA; Zhang, Y; Liu, Q; Ma, N; Yin, G; Jerecic, R; He, ZX	THE RELATIVE ATRIAL VOLUME RATIO AND LATE GADOLINIUM ENHANCEMENT PROVIDE ADDITIVE INFORMATION TO DIFFERENTIATE CONSTRICTIVE PERICARDITIS FROM RESTRICTIVE CARDIOMYOPATHY	JOURNAL OF CARDIOVASCULAR MAGNETIC RESONANCE	Chinese Acad Med Sci, Cardiovasc Inst, Dept Radiol, Beijing 100037, Peoples R China	3.717	13			
Zhong, H; Lei, X; Qin, L; Wang, J; Hung, T	AUGMENTATION OF ADENOVIRUS 5 VECTOR-MEDIATED GENE TRANSDUCTION UNDER PHYSIOLOGICAL PH CONDITIONS BY A CHITOSAN/NAHCO3 SOLUTION	GENE THERAPY	Peking Union Med Coll, State Key Lab Mol Virol & Genet Engn, Inst Pathogen Biol, Beijing 100730, Peoples R China	3.71	18	3	232	239
Sun, XF; Wu, QJ; Bi, YL; Hou, Y; Li, MT; Zhang, W; Zhang, X; Zhao, Y; Zeng, XF; Zhang, FC; Tang, FL	PRIMARY HYPERTROPHIC OSTEOARTHROPATHY WITH GASTRIC HYPERTROPHY	JOURNAL OF RHEUMATOLOGY	Chinese Acad Med Sci, Peking Union Med Coll Hosp, Dept Rheumatol, Beijing 100037, Peoples R China	3.695	38	5	959	960

续　表

作者姓名	论文题目	期刊名称	发表单位	影响因子	卷	期	起页	止页
Sun, L; Chen, H; Hu, CJ; Wang, P; Li, YZ; Xie, J; Tang, FL; Ba, DN; Zhang, XA; He, W	IDENTIFY BIOMARKERS OF NEUROPSYCHIATRIC SYSTEMIC LUPUS ERYTHEMATOSUS BY MATRIX-ASSISTED LASER DESORPTION/IONIZATION TIME-OF-FLIGHT MASS SPECTROMETRY COMBINED WITH WEAK CATION MAGNETIC BEADS	JOURNAL OF RHEUMATOLOGY	Peking Union Med Coll, Dept Rheumatol, PUMC Hosp, Beijing 100005, Peoples R China	3.695	38	3	454	461
Lv, NQ; Dang, AM; Zhu, XL; Liu, Y; Liu, YW; Zheng, DY; Hui, RT; Liu, GZ	THE ROLE OF TUMOR NECROSIS FACTOR-ALPHA PROMOTER GENETIC VARIATION IN TAKAYASU ARTERITIS SUSCEPTIBILITY AND MEDICAL TREATMENT	JOURNAL OF RHEUMATOLOGY	Chinese Acad Med Sci, Dept Cardiol, Fuwai Hosp, Peking Union Med Coll, Beijing 100037, Peoples R China	3.695	38	12	2602	2607
Cheng, FB; Wan, XH; Feng, JC; Wang, L; Yang, YM; Cui, LY	CLINICAL AND GENETIC EVALUATION OF DYT1 AND DYT6 PRIMARY DYSTONIA IN CHINA	EUROPEAN JOURNAL OF NEUROLOGY	Chinese Acad Med Sci, Peking Union Med Coll Hosp, Dept Neurol, Beijing 100075, Peoples R China	3.692	18	3	497	503
Lu, S; Lu, CH; Han, Q; Li, J; Du, ZJ; Liao, LM; Zhao, RC	ADIPOSE-DERIVED MESENCHYMAL STEM CELLS PROTECT PC12 CELLS FROM GLUTAMATE EXCITOTOXICITY-INDUCED APOPTOSIS BY UP-REGULATION OF XIAP THROUGH P13-K/AKT ACTIVATION	TOXICOLOGY	Chinese Acad Med Sci, Inst Basic Med Sci, Beijing 100730, Peoples R China	3.681	279		189	195

续　表

作者姓名	论文题目	期刊名称	发表单位	影响因子	卷	期	起页	止页
Cheng,X;Cui,RX;Li,F;Zhuang,HM	LESIONS OF MULTIPLE MYELOMA ADJACENT TO THE SKULL ARE BETTER VISUALIZED ON F-18 FLUOROETHYL-DIMETHYL-2-HYDROXYETHYLAMMONIUM (FECH) PET IMAGES THAN ON F-18 FDG PET IMAGES	CLINICAL NUCLEAR MEDICINE	Chinese Acad Med Sci, Peking Union Med Coll,Dept Nucl Med,Peking Union Med Coll Hosp,Beijing 100730,Peoples R China	3.674	36	10	912	914
Shi,XM;Jing,HL;Zhuang,HM;Zhang,YQ;Jin,XN;Li,F	DIFFUSE HEPATIC AND SPLENIC UPTAKE OF TC-99M METHYLENE DIPHOSPHONATE ON BONE SCINTIGRAPHY AFTER INTRAVENOUS ADMINISTRATION OF GADOLINIUM-CONTAINING MRI CONTRAST	CLINICAL NUCLEAR MEDICINE	Chinese Acad Med Sci, Peking Union Med Coll Hosp,Dept Nucl Med,Beijing 100730,Peoples R China	3.674	36	3	178	182
Liu,YM;Chen,LB;Li,F	PREDOMINANT IGG4 DISEASE AND CONCURRENT EARLY-STAGE RECTAL CANCER	CLINICAL NUCLEAR MEDICINE	Chinese Acad Med Sci,Dept Nucl Med, Peking Union Med Coll Hosp, Peking Union Med Coll, Beijing 100730, Peoples R China	3.674	36	12	1135	1136
Cui,RX;Cheng,X;Li,F;Zhuang,HM	RARE CEREBRAL AND PULMONARY METASTASES FROM LOW-GRADE BASAL CELL ADENOCARCINOMA OF THE PAROTID GLAND	CLINICAL NUCLEAR MEDICINE	Chinese Acad Med Sci, Peking Union Med Coll Hosp, Peking Union Med Coll, Dept Nucl Med, Beijing 100730, Peoples R China	3.674	36	12	1124	1126
Lin,YS;Li,TJ;Liang,J;Li,XY;Qiu,LH;Wang,SS;Chen,YH;Kang,ZS;Li,F	PREDICTIVE VALUE OF PREABLATION STIMULATED THYROGLOBULIN AND THYROGLOBULIN/THYROID-STIMULATING HORMONE RATIO IN DIFFERENTIATED THYROID CANCER	CLINICAL NUCLEAR MEDICINE	Chinese Acad Med Sci,Dept Nucl Med, Peking Union Med Coll Hosp, Beijing 100730,Peoples R China	3.674	36	12	1102	1105

续表

作者姓名	论文题目	期刊名称	发表单位	影响因子	卷	期	起页	止页
Li, CR; Jiang, MJ; Shen, DB; Xu, HX; Wang, HS; Yao, X; Zhang, Y; Zhou, WQ; Wang, B	TWO NOVEL MUTATIONS OF THE NICASTRIN GENE IN CHINESE PATIENTS WITH ACNE INVERSA	BRITISH JOURNAL OF DERMATOLOGY	Chinese Acad Med Sci, Inst Dermatol, Jiangsu 210042, Peoples R China	3.666	165	2	415	418
Huang, X; Zhu, LL; Zhao, T; Wu, LY; Wu, KW; Schachner, M; Xiao, ZC; Fan, M	CHL1 NEGATIVELY REGULATES THE PROLIFERATION AND NEURONAL DIFFERENTIATION OF NEURAL PROGENITOR CELLS THROUGH ACTIVATION OF THE ERK1/2 MAPK PATHWAY	MOLECULAR AND CELLULAR NEUROSCIENCE	Inst Basic Med Sci, Dept Brain Protect & Plast, Beijing 100850, Peoples R China	3.663	46	1	296	307
Zhang, Y; Zhi, XY; Hu, M	SPECIFIC GENE MUTATIONS AND EXPRESSION STATUS IN NSCLC	JOURNAL OF THORACIC ONCOLOGY	CMA, Beijing Lung Canc Ctr, Dept Thorac Surg, Beijing, Peoples R China	3.661	6	6	S992	S992
Chen, DH; Zhi, XY	TOBACCO CONTROL IN CHINA	JOURNAL OF THORACIC ONCOLOGY	Beijing Lung Canc Ctr, Beijing, Peoples R China	3.661	6	6	S1434	S1435
Zhi, XY; He, JX; Gao, W; Han, BH; Yang, Y; Li, H; Liu, DR; Wang, CL; Gong, M; Long, H; Rigas, JR; Carey, M; Jahan, T; Jablons, DM; Mann, MJ	SAFETY AND TOLERABILITY OF DOCETAXEL-CARBOPLATIN IN THE ADJUVANT TREATMENT OF NON-SMALL CELL LUNG CANCER, A CHINA CLINICAL TRIALS CONSORTIUM STUDY	JOURNAL OF THORACIC ONCOLOGY	Beijing Lung Canc Ctr, Dept Thorac Surg, Beijing, Peoples R China	3.661	6	6	S1329	S1330

续　表

作者姓名	论文题目	期刊名称	发表单位	影响因子	卷	期	起页	止页
Li,JL;Yan,W;Yuankai,S	CLINICAL RESPONSES TO GEFITINIB RETREATMENT IN NON-SMALL-CELL-LUNG-CANCER ADENOCARCINOMA PATIENTS WHO BENEFITED FROM PRIOR EFFECTIVE GEFITINIB THERAPY:A RETROSPECTIVE ANALYSIS	JOURNAL OF THORACIC ONCOLOGY	Chinese Acad Med Sci, Canc Hosp & Inst,Beijing 100730,Peoples R China	3.661	6	6	S1291	S1292
Wang,Y;Li,JL;Wang,ZP;Guo,JH;Yu,SF;Hao,XZ;Hu,XS;Wang,B;Zhang,XR;Shi,YK	EFFICACY OF ERLOTINIB AFTER THE FAILURE OF GEFITINIB IN PATIENTS WITH ADVANCED OR METASTASIS NON-SMALL CELL LUNG CANCER	JOURNAL OF THORACIC ONCOLOGY	Chinese Acad Med Sci, Canc Hosp & Inst,Beijing,Peoples R China	3.661	6	6	S1238	S1239
Wu,YL;Zhou,CC;Zhang,L;Perng,RP;Mok,T	EFFICACY OF ERLOTINIB ACROSS CLINICAL SUBGROUPS IN CHINESE PATIENTS AND A BROADER ASIAN SUBPOPULATION WITH ADVANCED NON-SMALL-CELL LUNG CANCER (NSCLC):SUBANALYSIS OF THE TRUST STUDY	JOURNAL OF THORACIC ONCOLOGY	Acad Med Sci, Guangdong Lung Canc Inst, Guangzhou, Guangdong, Peoples R China	3.661	6	6	S1231	S1231
Wang,ZP;Guo,JH;Wang,Y;Yang,J	CLASSIFICATION AND REGRESSION TREE ANALYSIS OF CLINICAL PATTERNS THAT PREDICT SURVIVAL IN 127 CHINESE PATIENTS WITH ADVANCED NON - SMALL CELL LUNG CANCER TREATED BY GEFITINIB	JOURNAL OF THORACIC ONCOLOGY	Chinese Acad Med Sci, Canc Hosp & Inst,Beijing,Peoples R China	3.661	6	6	S1225	S1225

续表

作者姓名	论文题目	期刊名称	发表单位	影响因子	卷	期	起页	止页
Wu,JW;Zhao,RH;Chen,B;Yang,MH	DETERMINATION OF ZEARALENONE IN BARLEY BY HIGH-PERFORMANCE LIQUID CHROMATOGRAPHY COUPLED WITH EVAPORATIVE LIGHT SCATTERING DETECTION AND NATURAL OCCURRENCE OF ZEARALENONE IN FUNCTIONAL FOOD	FOOD CHEMISTRY	Chinese Acad Med Sci, Peking Union Med Coll, Inst Med Plant Dev, Beijing 100193, Peoples R China	3.655	126	3	1508	1511
Li,L;Wang,H;Song,L;Guo,Y;Zhang, J;Huang,J;Zhao,H	CLINICOPATHOLOGICAL SIGNIFICANCE OF MICROVASCULOPATHY AFTER HEART TRANSPLANTATION	LABORATORY INVESTIGATION	Chinese Acad Med Sci, Peking Union Med Coll, Cardiovasc Inst, Fu Wai Hosp, Beijing 100037, Peoples R China	3.641	91		76A	76A
Zhang, Y;Cui, W;Liu, LD;Wang, JJ; Zhao, HL;Liao, Y;Na, RX;Dong, CH; Wang, LC;Xie, ZP;Gao, JH;Cui, PF; Zhang,XM;Li,QH	PATHOGENESIS STUDY OF ENTEROVIRUS 71 INFECTION IN RHESUS MONKEYS	LABORATORY INVESTIGATION	Chinese Acad Med Sci, Inst Med Biol, Kunming 650118, Yunnan, Peoples R China	3.641	91	9	1337	1350
Bao, XJ;Feng, M;Wei, JJ;Han, Q; Zhao,H;Li, GL;Zhu, ZH;Xing, HQ; An,YH;Qin,CA;Zhao,RCH;Wang,RZ	TRANSPLANTATION OF FLK-1+ HUMAN BONE MARROW-DERIVED MESENCHYMAL STEM CELLS PROMOTES ANGIOGENESIS AND NEUROGENESIS AFTER CEREBRAL ISCHEMIA IN RATS	EUROPEAN JOURNAL OF NEUROSCIENCE	Chinese Acad Med Sci, Peking Union Med Coll Hosp, Dept Neurosurg, Beijing 100730, Peoples R China	3.631	34	1	87	98
Chen, MM;Liu, Y;Yang, WZ;Li, XM; Liu, LR;Zhou, ZM;Wang, YS;Li, RF; Zhang,QQ	PREPARATION AND CHARACTERIZATION OF SELF-ASSEMBLED NANOPARTICLES OF 6-O-CHOLESTEROL-MODIFIED CHITOSAN FOR DRUG DELIVERY	CARBOHYDRATE POLYMERS	Chinese Acad Med Sci, Inst Biomed Engn, Tianjin 300192, Peoples R China	3.628	84	4	1244	1251

续 表

作者姓名	论文题目	期刊名称	发表单位	影响因子	卷	期	起页	止页
Kang, S; Yang, YJ; Wu, YL; Wang, QZ; Li, Y; Tian, Y; Cheng, YT	EXPRESSION OF FLK1 AND CD146 AT DAY 7 FOLLOWING REPERFUSED ACUTE MYO-CARDIAL INFARCTION	CYTOTHERAPY	Chinese Acad Med Sci, Dept Cardiol, Cardiovasc Inst, Beijing 100037, Peoples R China	3.627	13	3	304	307
Xue, FS; Liu, JH; Liao, X; Yuan, YJ; Wang, Q	ASSESSMENT OF DIFFICULT ENDOTRACHEAL INTUBATION IN THE PREHOSPITAL SET-TING	RESUSCITATION	Chinese Acad Med Sci, Plast Surg Hosp, Dept Anaesthesiol, Beijing 100144, Peoples R China	3.601	82	12	E11	E12
Xu, J; Zhu, HD; Wang, Z; Yu, XZ; Wall-ine, J	WHY DO NOT WE USE FINGER PULSE OXIMETER PLETHYS-MOGRAPH WAVEFORM TO MONITOR THE EFFECTIVE-NESS OF CARDIOPULMONARY RESUSCITATION?	RESUSCITATION	Beijing Union Med Coll Hosp, Dept E-mergency Med, Beijing, Peoples R China	3.601	82	7	959	959
Xue, FS; Yuan, YJ; Liao, X; Xiong, J; Wang, Q	IS GLIDESCOPE (R) VIDEO-LARYNGOSCOPE MORE EF-FECTIVE THAN MACINTOSH LARYNGOSCOPE FOR EMER-GENT INTUBATION DURING CHEST COMPRESSION?	RESUSCITATION	Chinese Acad Med Sci, Plast Surg Hosp, Dept Anaesthesiol, Beijing 100144, Peoples R China	3.601	82	7	956	956
Xue, FS; Yuan, YJ; Liao, X; Xiong, J; Wang, Q	FACILITATING TRACHEAL IN-TUBATION USING THE AIR-TRAQ (R) LARYNGOSCOPE DURING CHEST COMPRESSION	RESUSCITATION	Chinese Acad Med Sci, Plast Surg Hosp, Dept Anaesthesiol, Beijing 100144, Peoples R China	3.601	82	3	361	362
Xue, FS; Xiong, J; Wang, Q; Yuan, YJ; Liao, X	CORRECT USE OF CRICOID PRESSURE IN PRE-HOSPITAL EMERGENCY INTUBATION	RESUSCITATION	Chinese Acad Med Sci, Plast Surg Hosp, Dept Anaesthesiol, Beijing 100144, Peoples R China	3.601	82	2	233	233

作者姓名	论文题目	期刊名称	发表单位	影响因子	卷	期	起页	止页
Xue, FS; Liu, JH; Liao, X; Yuan, YJ; Wang, Q	IS AIRTRAQ (R) OPTICAL LARYNGOSCOPE A HIGH-EFFICIENCY DEVICE FOR EMERGENT TRACHEAL INTUBATION DURING INFANT CHEST COMPRESSION?	RESUSCITATION	Chinese Acad Med Sci, Plast Surg Hosp, Dept Anaesthesiol, Beijing 100144,Peoples R China	3.601	82	9	1246	1247
Lin, YI; Chang, GQ; Wang, J; Fin, WN; Wang, LH; Li, HW; Ma, L; Li, QH; Pang, TX	NHE1 MEDIATES MDA-MB-231 CELLS INVASION THROUGH THE REGULATION OF MT1-MMP	EXPERIMENTAL CELL RESEARCH	Chinese Acad Med Sci, State Key Lab Expt Hematol, Inst Hematol, Tianjin 300020,Peoples R China	3.58	317	14	2031	2040
Zhang, BA; Yi, S; Ma, YX; Zhang, GM; Zhang, YX; Xie, TH; Li, HJ; Sun, MS	IMMUNOGENICITY OF A SCALABLE INACTIVATED ROTAVIRUS VACCINE IN MICE	HUMAN VACCINES	Chinese Acad Med Sci, Peking Union Med Coll, Inst Med Biol, Kunming, Yunnan Provence,Peoples R China	3.577	7	2	248	257
Sun, XG; Li, CY; Jin, LN; Fan, YJ; Wang, DM	DEVELOPMENT AND VALIDATION OF CHINESE VERSION OF FEMALE SEXUAL FUNCTION INDEX IN A CHINESE POPULATION-A PILOT STUDY	JOURNAL OF SEXUAL MEDICINE	Chinese Acad Med Sci, Dept Obstet & Gynecol, Peking Union Med Coll Hosp, Beijing 100730,Peoples R China	3.552	8	4	1101	1111
Sun, L; Zhang, TT; Yu, X; Xin, WY; Lan, X; Zhang, D; Huang, C; Du, GH	ASYMMETRIC DIMETHYLARGININE CONFERS THE COMMUNICATION BETWEEN ENDOTHELIAL AND SMOOTH MUSCLE CELLS AND LEADS TO VSMC MIGRATION THROUGH P38 AND ERK1/2 SIGNALING CASCADE	FEBS LETTERS	Chinese Acad Med Sci, Natl Ctr Pharmaceut Screening, Inst Mat Med, Beijing 100050,Peoples R China	3.538	585	17	2727	2734

续　表

作者姓名	论文题目	期刊名称	发表单位	影响因子	卷	期	起页	止页
Zhang, N; Zhang, WJ; Cai, HQ; Liu, HL; Peng, LA; Li, CH; Ye, LY; Xu, SQ; Yang, ZH; Lou, JN	PLATELET ADHESION AND FUSION TO ENDOTHELIAL CELL FACILITATE THE METASTASIS OF TUMOR CELL IN HYPOXIA-REOXYGENATION CONDITION	CLINICAL & EXPERIMENTAL METASTASIS	China Japan Friendship Hosp, Inst Clin Med Sci, Beijing 100029, Peoples R China	3.524	28	1	1	12
Liu, SN; Liu, Q; Li, LY; Huan, Y; Sun, SJ; Shen, ZF	LONG-TERM FENOFIBRATE TREATMENT IMPAIRED GLUCOSE-STIMULATED INSULIN SECRETION AND UPREGULATED PANCREATIC NF-KAPPA B AND INOS EXPRESSION IN MONOSODIUM GLUTAMATE-INDUCED OBESE RATS: IS THAT A LATENT DISADVANTAGE?	JOURNAL OF TRANSLATIONAL MEDICINE	Chinese Acad Med Sci, State Key Lab Bioact Subst & Funct Nat Med, Inst Mat Med, Beijing 100050, Peoples R China	3.474	9			
Li, Y; Ren, G; Wang, YX; Kong, WJ; Yang, YM; Li, YH; Yi, H; Li, ZR; Song, DQ; Jiang, JD	BIOACTIVITIES OF BERBERINE METABOLITES AFTER TRANSFORMATION THROUGH CYP450 ISOENZYMES	JOURNAL OF TRANSLATIONAL MEDICINE	Chinese Acad Med Sci, Inst Med Biotechnol, Beijing 100050, Peoples R China	3.474	9			
Wang, S; Li, XC; Lang, JH	CERVICAL ENDOMETRIOSIS: CLINICAL CHARACTER AND MANAGEMENT EXPERIENCE IN A 27-YEAR SPAN	AMERICAN JOURNAL OF OBSTETRICS AND GYNECOLOGY	Beijing Union Med Coll Hosp, Peking Union Med Coll, Dept Obstet & Gynecol, Beijing, Peoples R China	3.468	205	5		
Song, PP; Hu, Y; Liu, CM; Yan, MJ; Song, G; Cui, Y; Xia, HF; Ma, X	EMBRYONIC ECTODERM DEVELOPMENT PROTEIN IS REGULATED BY MICRORNAS IN HUMAN NEURAL TUBE DEFECTS	AMERICAN JOURNAL OF OBSTETRICS AND GYNECOLOGY	Peking Union Med Coll, Reprod & Genet Ctr, Natl Res Inst Family Planning, Beijing 100081, Peoples R China	3.468	204	6		

续表

作者姓名	论文题目	期刊名称	发表单位	影响因子	卷	期	起页	止页
Wang, XC; Du, LQ; Tian, LL; Wu, HL; Jiang, XY; Zhang, H; Li, DG; Wang, YY; Wu, HY; She, Y; Liu, QF; Fan, FY; Meng, AM	EXPRESSION AND FUNCTION OF MIRNA IN POSTOPERATIVE RADIOTHERAPY SENSITIVE AND RESISTANT PATIENTS OF NON-SMALL CELL LUNG CANCER	LUNG CANCER	Chinese Acad Med Sci, Inst Radiat Med, Tianjin Key Lab Mol Nucl Med, Tianjin 300192, Peoples R China	3.434	72	1	92	99
Chen, FF; Lin, L; Wang, L; Tan, Y; Zhou, HX; Wang, YG; Wang, Y; He, WQ	DISTRIBUTION OF DTDP-GLUCOSE-4, 6-DEHYDRATASE GENE AND DIVERSITY OF POTENTIAL GLYCOSYLATED NATURAL PRODUCTS IN MARINE SEDIMENT-DERIVED BACTERIA	APPLIED MICROBIOLOGY AND BIOTECHNOLOGY	Chinese Acad Med Sci, Key Lab Biotechnol Antibiot, Minist Hlth, Inst Med Biotechnol, Beijing 100037, Peoples R China	3.425	90	4	1347	1359
Zhang, FL; Shen, GM; Liu, XL; Wang, F; Zhao, HL; Yu, J; Zhang, JW	HYPOXIC INDUCTION OF HUMAN ERYTHROID-SPECIFIC DELTA-AMINOLEVULINATE SYNTHASE MEDIATED BY HYPOXIA-INDUCIBLE FACTOR 1	BIOCHEMISTRY	Chinese Acad Med Sci, Natl Lab Med Mol Biol, Inst Basic Med Sci, Beijing 100005, Peoples R China	3.422	50	7	1194	1202
Sun, LZ; Li, M; Zhu, JM; Liu, YM; Chang, Q; Zheng, J; Qi, RD	SURGERY FOR PATIENTS WITH MARFAN SYNDROME WITH TYPE A DISSECTION INVOLVING THE AORTIC ARCH USING TOTAL ARCH REPLACEMENT COMBINED WITH STENTED ELEPHANT TRUNK IMPLANTATION: THE ACUTE VERSUS THE CHRONIC	JOURNAL OF THORACIC AND CARDIOVASCULAR SURGERY	Chinese Acad Med Sci, Dept Cardiovasc Surg, Cardiovasc Inst, Peking Union Med Coll, Beijing 100730, Peoples R China	3.406	142	3	E85	E91
Ji, BY; Wang, XH; Liu, JP; Long, C	CANNULATION SITES AND TYPES FOR ANTEGRADE CEREBRAL PERFUSION DURING ARCH SURGERY	JOURNAL OF THORACIC AND CARDIOVASCULAR SURGERY	Chinese Acad Med Sci, Dept Cardiopulm Bypass, Peking Union Med Coll, Fuwai Hosp, Beijing 100730, Peoples R China	3.406	142	6	1589	1590

续　表

作者姓名	论文题目	期刊名称	发表单位	影响因子	卷	期	起页	止页
Hu, SS	THE SURGICAL AND INTERVENTIONAL HYBRID ERA: EXPERIENCES FROM CHINA	JOURNAL OF THORACIC AND CARDIOVASCULAR SURGERY	Chinese Acad Med Sci, Cardiovasc Inst, Dept Cardiac Surg, Beijing 100037, Peoples R China	3.406	141	6	1339	1341
Xia, Y; Jiang, YX; Dai, Q; Xiao, Y; Lv, K; Wang, L	CONTRAST-ENHANCED ULTRASOUND OF HEPATOCELLULAR CARCINOMA: CORRELATION OF WASHOUT TIME AND ANGIOGENESIS	CLINICAL HEMORHEOLOGY AND MICROCIRCULATION	Peking Union Med Coll, Dept Ultrasound, Peking Union Med Coll Hosp, Beijing 100730, Peoples R China	3.398	48	4	265	273
Liu, CJ; Luan, J	REPLY: CORRECTION OF BREAST ASYMMETRY DOES NOT EXIST, AND THE ROLE OF THREE-DIMENSIONAL IMAGING REMAINS A QUESTION	PLASTIC AND RECONSTRUCTIVE SURGERY	Chinese Acad Med Sci, Peking Union Med Coll, Plast Surg Hosp, Beijing 100144, Peoples R China	3.382	128	2	596	596
Gui, L; Zhang, ZY; Zang, MQ; Liu, W; Niu, F; Yu, B; Tang, XJ; Liu, JF; Wang, M; Tan, WY	RESTORATION OF FACIAL SYMMETRY IN HEMIFACIAL MICROSOMIA WITH MANDIBULAR OUTER CORTEX BONE GRAFTING COMBINED WITH DISTRACTION OSTEOGENESIS	PLASTIC AND RECONSTRUCTIVE SURGERY	Chinese Acad Med Sci, Dept Craniomaxillofacial Surg, Plast Surg Hosp, Peking Union Med Coll, Beijing 100144, Peoples R China	3.382	127	5	1997	2004
Zeng, A; Qiao, Q; Zhao, R; Song, KX; Long, X	ANTEROLATERAL THIGH FLAP-BASED RECONSTRUCTION FOR ONCOLOGIC VULVAR DEFECTS	PLASTIC AND RECONSTRUCTIVE SURGERY	Beijing Union Med Coll Hosp, Dept Plast Surg, Beijing 100730, Peoples R China	3.382	127	5	1939	1945

续 表

作者姓名	论文题目	期刊名称	发表单位	影响因子	卷	期	起页	止页
Liu,R;Zhang,L;Lan,X;Li,L;Zhang,TT;Sun,JH;Du,GH	PROTECTION BY BORNEOL ON CORTICAL NEURONS AGAINST OXYGEN-GLUCOSE DEPRIVATION/REPERFUSION;INVOLVEMENT OF ANTI-OXIDATION AND ANTI-INFLAMMATION THROUGH NUCLEAR TRANSCRIPTION FACTOR KAPPA B SIGNALING PATHWAY	NEUROSCIENCE	Chinese Acad Med Sci, Natl Ctr Pharmaceut Screening, Inst Mat Med, Beijing 100050, Peoples R China	3.38	176		408	419
Yang,Y;Mo,XB;Chen,SF;Lu,XF;Gu,DF	ASSOCIATION OF PEROXISOME PROLIFERATOR-ACTIVATED RECEPTOR GAMMA COACTIVATOR 1 ALPHA (PPARGC1A) GENE POLYMORPHISMS AND TYPE 2 DIABETES MELLITUS: A META-ANALYSIS	DIABETES-METABOLISM RESEARCH AND REVIEWS	Chinese Acad Med Sci, Fuwai Hosp, Dept Evidence Based Med, Cardiovasc Inst, Beijing 100037, Peoples R China	3.373	27	2	177	184
Gao,Y;Lu,B;Sun,ML;Hou,ZH;Yu,FF;Cao,HL;Chen,Y;Yang,YJ;Jiang,SL;Budoff,MJ	COMPARISON OF ATHEROSCLEROTIC PLAQUE BY COMPUTED TOMOGRAPHY ANGIOGRAPHY IN PATIENTS WITH AND WITHOUT DIABETES MELLITUS AND WITH KNOWN OR SUSPECTED CORONARY ARTERY DISEASE	AMERICAN JOURNAL OF CARDIOLOGY	Chinese Acad Med Sci, Dept Radiol, Beijing 100730, Peoples R China	3.368	108	6	809	813
Chen,JL;Chen,J;Wu,YJ;Gao,LJ	STENT IMPLANTATION USING A NOVEL 'STENT KISSING BALLOON' TECHNIQUE FOR OSTIAL LESIONS OF THE LEFT ANTERIOR DESCENDING ARTERY	AMERICAN JOURNAL OF CARDIOLOGY	Cardiovasc Inst, Beijing, Peoples R China	3.368	107	8A	76A	76A

续表

作者姓名	论文题目	期刊名称	发表单位	影响因子	卷	期	起页	止页
Yan, HB; Liu, C; Song, L; Zheng, B; Zhao, HJ; Chi, YP; Wu, Z; Wang, SP; Zhang, XJ	PREVALENCE OF REVASCU-LARIZATION AND ASSOCIATED FACTORS-SINGLE CENTER IN-VESTIGATION	AMERICAN JOURNAL OF CARDIOLOGY	Chinese Acad Med Sci, Cardiovasc Inst, Beijing 100037, Peoples R China	3.368	107	8A	69A	69A
Pei, HJ; Sui, YG	THE CURRENT TREATMENT STATUS IN THE PATIENTS WITH SEVERE AORTIC VALVE STENOSIS AND OUTCOME OF LONG TERM FOLLOW-UP IN THE ADVANCED AGE: A CHI-NESE SINGLE CENTER STUDY	AMERICAN JOURNAL OF CARDIOLOGY	FuWai Hosp, Beijing, Peoples R China	3.368	107	8A	65A	66A
Chen, JL; Gao, LJ; Xu, B; Chen, J; Mu, CW; Yang, YJ; Qiao, SB; Gao, RL	COMPRESSION OF THE OSTIA OF THE SIDE-BRANCH CORO-NARY ARTERIES BY DIFFER-ENT TYPES OF MAIN-BRANCH PLAQUES	AMERICAN JOURNAL OF CARDIOLOGY	Cardiovasc Inst, Beijing, Peoples R China	3.368	107	8A	56A	56A
Yan, HB; Li, WZ; Zhao, HJ; Song, L; Zheng, B; Zhou, P; Liu, C	ASSOCIATION BETWEEN LO-CAL AND SYSTEMIC LEVELS OF INTERLEUKIN-1 BETA AND INTERLEUKIN-10 IN CORO-NARY ARTERY DISEASE AND ITS CLINICAL RELEVANCE	AMERICAN JOURNAL OF CARDIOLOGY	Chinese Acad Med Sci, Cardiovasc Inst, Beijing 100037, Peoples R China	3.368	107	8A	51A	52A
Yan, HB; Hu, DY; Song, L	IMPACT OF DIFFERENT CLINI-CAL PATHWAYS ON DOOR-TO-BALLOON TIME IN PATIENTS WITH ST-SEGMENT ELEVA-TION MYOCARDIAL INFARC-TION.	AMERICAN JOURNAL OF CARDIOLOGY	Chinese Acad Med Sci, Cardiovasc Inst, Beijing 100037, Peoples R China	3.368	107	8A	3A	4A

续表

作者姓名	论文题目	期刊名称	发表单位	影响因子	卷	期	起页	止页
Yan, HB; Song, L; Zhao, HJ; Zheng, B; Liu, C; Li, WZ; Liu, R; Zhou, P	COMPARISON OF THE ANTI-COAGULATION INTENSITIES OF FONDAPARINUX AND NADROPARIN IN PATIENTS WITH ACUTE CORONARY SYNDROME	AMERICAN JOURNAL OF CARDIOLOGY	Chinese Acad Med Sci, Cardiovasc Inst, Beijing 100037, Peoples R China	3.368	107	8A	46A	46A
Yan, HB; Song, L; Zhao, HJ; Li, WZ; Liu, C; Liu, R; Zhou, P	COMPARISON OF SAFETY AND EFFICACY OF FONDAPARINUX AND NADROPARIN IN NON-ST ELEVATION ACUTE CORONARY SYNDROMES	AMERICAN JOURNAL OF CARDIOLOGY	Chinese Acad Med Sci, Cardiovasc Inst, Beijing 100037, Peoples R China	3.368	107	8A	46A	46A
Yan, HB; Wang, J; Zheng, B; Chi, YP; Wu, Z; Zhao, Y; Zhang, XJ	THE EFFECT OF PRIMARY PCI OF CULPRIT ARTERY ON EPICARDIAL FLOW IN NONCULPRIT ARTERY IN PATIENTS WITH ANTERIOR STEMI	AMERICAN JOURNAL OF CARDIOLOGY	Chinese Acad Med Sci, Cardiovasc Inst & Fuwai Hosp, Beijing 100037, Peoples R China	3.368	107	8A	37A	37A
Yan, HB; Liu, R; Zheng, B; Song, L; Wang, J; Chi, YP; Wu, Z; Zhao, Y; Liu, C	LIPID LEVEL OF PATIENTS WITH ACUTE MYOCARDIAL INFARCTION UNDERGOING PRIMARY ANGIOPLASTY IS RELATED WITH PROGNOSIS	AMERICAN JOURNAL OF CARDIOLOGY	Chinese Acad Med Sci, Cardiovasc Inst & Fuwai Hosp, Beijing 100037, Peoples R China	3.368	107	8A	36A	36A
Yan, HB; Song, L; Zhao, HJ; Wang, J; Zheng, B; Wu, Z; Chi, YP	IMPROVEMENT IN DOOR-TO-BALLOON TIMES IN PATIENTS WITH ST-ELEVATION MYOCARDIAL INFARCTION IN BEIJING ANZHEN HOSPITAL	AMERICAN JOURNAL OF CARDIOLOGY	Chinese Acad Med Sci, Cardiovasc Inst & FuWai Hosp, Beijing 100037, Peoples R China	3.368	107	8A	36A	36A

续　表

作者姓名	论文题目	期刊名称	发表单位	影响因子	卷	期	起页	止页
Yan,HB;Zhang,ZC;Zhang,YX;Zheng,B;Wu,Z;Peng,HY;Chang,RC;Wang,HJ	POLYMER-FREE SIROLIMUS AND PROBUCOL-ELUTING STENT FOR RENAL ARTERY: AN INITIAL EXPERIENCE IN SWINE	AMERICAN JOURNAL OF CARDIOLOGY	Chinese Acad Med Sci, Cardiovasc Inst & Fuwai Hosp, Beijing 100037, Peoples R China	3.368	107	8A	32A	32A
Lu,B;Lu,JG;Sun,ML;Hou,ZH;Chen,XB;Tang,X;Wu,RZ;Johnson,L;Qiao,SB;Yang,YJ;Jiang,SL	COMPARISON OF DIAGNOSTIC ACCURACY AND RADIATION DOSE BETWEEN PROSPECTIVE TRIGGERING AND RETRO-SPECTIVE GATED CORONARY ANGIOGRAPHY BY DUAL-SOURCE COMPUTED TOMO-GRAPHY	AMERICAN JOURNAL OF CARDIOLOGY	Peking Union Med Coll, Cardiovasc Inst, Div Coronary Heart Dis, Dept Radiol, Beijing 100021, Peoples R China	3.368	107	9	1278	1284
Yan,HB;Zheng,B;Wu,Z;Peng,HY;Wang,J;Zhao,HJ;Song,L	IS THERE ANY ANATOMIC BASIS FOR OFF LABEL USE OF CORONARY ARTERY STENT IN RENAL ARTERY IN SWINE?	AMERICAN JOURNAL OF CARDIOLOGY	Chinese Acad Med Sci, Cardiovasc Inst, Beijing 100037, Peoples R China	3.368	107	8A	112A	112A
Yan,HB;Zheng,B;Liu,RF;Wang,J;Zhao,HJ;Song,L	STENT IMPLANTATION BE-FORE CARDIAC SURGERY WITH CARDIOPULMONARY BYPASS HAS NO EFFECT ON IMPAIRED RENAL FUNCTION IN PATIENTS WITH RENAL ARTERY STENOSIS	AMERICAN JOURNAL OF CARDIOLOGY	Peking Union Med Coll, Beijing 100021, Peoples R China	3.368	107	8A	111A	111A
Zhang,YC;Yang,M;Ji,Q;Fan,DM;Peng,H;Yang,CZ;Xiong,DS;Zhou,Y	ANOIKIS INDUCTION AND METASTASIS SUPPRESSION BY A NEW INTEGRIN ALPHA V BETA 3 INHIBITOR IN HUMAN MELANOMA CELL LINE M21	INVESTIGATIONAL NEW DRUGS	Chinese Acad Med Sci, Inst Hematol, State Key Lab Expt Hematol, Tianjin 300020, Peoples R China	3.357	29	4	666	673

续表

作者姓名	论文题目	期刊名称	发表单位	影响因子	卷	期	起页	止页
Li,WP;Zhang,LQ;Wu,ZJ;Pickles,RJ;Samulski,RJ	AAV-6 MEDIATED EFFICIENT TRANSDUCTION OF MOUSE LOWER AIRWAYS	VIROLOGY	Chinese Acad Med Sci, State Key Lab Mol Virol & Genet Engn, Inst Pathogen Biol Beijing, Beijing 100730, Peoples R China	3.351	417	2	327	333
Li,XY;Ma,J;Zhang,Q;Zhou,JM;Yin,X;Zhai,CJ;You,XF;Yu,LY;Guo,F;Zhao,LX;Li,ZL;Zeng,Y;Cen,S	FUNCTIONAL ANALYSIS OF THE TWO CYTIDINE DEAMINASE DOMAINS IN APOBEC3G	VIROLOGY	Chinese Acad Med Sci, Inst Med Biotechnol, Beijing 100050, Peoples R China	3.351	414	2	130	136
Ma,SG;Tang,WZ;Liu,YX;Hu,YC;Yu,SS;Zhang,Y;Chen,XG;Qu,J;Ren,JH;Liu,YB;Xu,S;Liu,J;Liu,YY;Li,Y;Lu,HN;Wu,XF	PRENYLATED C-6-C-3 COMPOUNDS WITH MOLECULAR DIVERSITY FROM THE ROOTS OF ILLICIUM OLIGANDRUM	PHYTOCHEMISTRY	Chinese Acad Med Sci, Inst Mat Med, Key Lab Bioact Subst & Resources Utilizat Chinese, Minist Educ, Beijing 100050, Peoples R China	3.351	72	1	115	125
Liu,LD;Zhao,HL;Zhang,Y;Wang,JJ;Che,YC;Dong,CH;Zhang,XM;Na,RX;Shi,HJ;Jiang,L;Wang,LC;Xie,ZP;Cui,PF;Xiong,XL;Liao,Y;Zhao,SD;Gao,JH;Tang,DH;Li,QH	NEONATAL RHESUS MONKEY IS A POTENTIAL ANIMAL MODEL FOR STUDYING PATHOGENESIS OF EV71 INFECTION	VIROLOGY	Chinese Acad Med Sci, Inst Med Biol, Kunming 650118, Yunnan, Peoples R China	3.351	412	1	91	100
Chai,Y;Liu,ML;Lv,K;Feng,LS;Li,SJ;Sun,LY;Wang,S;Guo,HY	SYNTHESIS AND IN VITRO ANTIBACTERIAL ACTIVITY OF A SERIES OF NOVEL GATIFLOXACIN DERIVATIVES	EUROPEAN JOURNAL OF MEDICINAL CHEMISTRY	Chinese Acad Med Sci, Peking Union Med Coll, Inst Med Biotechnol, Beijing 100050, Peoples R China	3.346	46	9	4267	4273
Xu,G;Yan,Z;Wang,N;Liu,ZZ	SYNTHESIS AND CYTOTOXICITY OF CIS-DICHLOROPLATINUM (II) COMPLEXES OF (1S, 3S)-1,2,3,4-TETRAHYDROISOQUINOLINES	EUROPEAN JOURNAL OF MEDICINAL CHEMISTRY	Chinese Acad Med Sci, Inst Mat Med, Minist Educ, Key Lab Bioact Subst & Resources Utilizat Chinese, Beijing 100050, Peoples R China	3.346	46	1	356	363
Feng,LS;Liu,ML;Zhang,S;Chai,Y;Wang,B;Zhang,YB;Lv,K;Guan,Y;Guo,HY;Xiao,CL	SYNTHESIS AND IN VITRO ANTIMYCOBACTERIAL ACTIVITY OF 8-OCH3 CIPROFLOXACIN METHYLENE AND ETHYLENE ISATIN DERIVATIVES	EUROPEAN JOURNAL OF MEDICINAL CHEMISTRY	Chinese Acad Med Sci, Inst Med Biotechnol, Beijing 100050, Peoples R China	3.346	46	1	341	348

续　表

作者姓名	论文题目	期刊名称	发表单位	影响因子	卷	期	起页	止页
Wang,JX;Zhang,YB;Liu,ML;Wang,B;Chai,Y;Li,SJ;Guo,HY	SYNTHESIS AND IN VITRO ANTIBACTERIAL ACTIVITY OF 7-(3-ALKOXYIMINO-4-AMINO-4-METHYLPIPERIDIN-1-YL) FLUOROQUINOLONE DERIVATIVES	EUROPEAN JOURNAL OF MEDICINAL CHEMISTRY	Chinese Acad Med Sci, Inst Med Biotechnol, Beijing 100050, Peoples R China	3.346	46	6	2421	2426
Chen,XZ;Xu,P;Liu,L;Zheng,D;Lei,PS	SYNTHESIS AND ANTIBACTERIAL ACTIVITY OF NOVEL KETOLIDES WITH 11,12-SULFUR CONTAINED ARYL ALKYL SIDE CHAINS	EUROPEAN JOURNAL OF MEDICINAL CHEMISTRY	Peking Union Med Coll, Inst Mat Med, Beijing 100050, Peoples R China	3.346	46	1	208	217
Wang,YX;Wang,L;Xu,YN;Li,YH;Jiang,JD;Si,SY;Li,YB;Ren,G;Shan,YQ;Hong,B;Song,DQ	SYNTHESIS AND STRUCTURE-ACTIVITY RELATIONSHIP OF N-(2-ARYLETHYL) ISOQUINOLINE DERIVATIVES AS HUMAN SCAVENGER RECEPTOR CD36 ANTAGONISTS	EUROPEAN JOURNAL OF MEDICINAL CHEMISTRY	Chinese Acad Med Sci, Inst Med Biotechnol, Beijing 100050, Peoples R China	3.346	46	4	1066	1073
Liu,Y;Yang,YM;Zhu,J;Tan,HQ;Liang,Y;Li,JD	PROGNOSTIC SIGNIFICANCE OF HEMOGLOBIN A1C LEVEL IN PATIENTS HOSPITALIZED WITH CORONARY ARTERY DISEASE. A SYSTEMATIC REVIEW AND META-ANALYSIS	CARDIOVASCULAR DIABETOLOGY	Chinese Acad Med Sci, Emergency Dept, Cardiovasc Inst, Beijing 100037, Peoples R China	3.346	10			
Zhao,FH;Hu,SY;Bian,JJ;Liu,B;Peck,RB;Bao,YP;Pan,QJ;Frappart,L;Sellors,J;Qiao,YL	COMPARISON OF THIN PREP AND SURE PATH LIQUID-BASED CYTOLOGY AND SUBSEQUENT HUMAN PAPILLOMAVIRUS DNA TESTING IN CHINA	CANCER CYTOPATHOLOGY	Chinese Acad Med Sci, Canc Inst Hosp, Peking Union Med Coll, Beijing 100021, Peoples R China	3.333	119	6	387	394

续表

作者姓名	论文题目	期刊名称	发表单位	影响因子	卷	期	起页	止页
Wang, DP; Wang, YX; Kong, T; Fan, FY; Jiang, YG	HYPOXIA-INDUCED BETA-CATENIN DOWNREGULATION INVOLVES P53-DEPENDENT ACTIVATION OF SIAH-1	CANCER SCIENCE	Capital Med Univ, Beijing Anzhen Hosp, Dept Urol, Beijing Inst Heart Lung & Blood Dis, Beijing, Peoples R China	3.325	102	7	1322	1328
Feng, XY; Deng, TT; Zhang, Y; Su, SB; Wei, CJ; Han, DS	LIPOPOLYSACCHARIDE INHIBITS MACROPHAGE PHAGOCYTOSIS OF APOPTOTIC NEUTROPHILS BY REGULATING THE PRODUCTION OF TUMOUR NECROSIS FACTOR ALPHA AND GROWTH ARREST-SPECIFIC GENE 6	IMMUNOLOGY	Peking Union Med Coll, Dept Cell Biol, Sch Basic Med, Beijing 100005, Peoples R China	3.321	132	2	287	295
Shi, ZZ; Liang, JW; Zhan, T; Wang, BS; Lin, DC; Liu, SG; Hao, JJ; Yang, H; Zhang, Y; Zhan, QM; Zhang, KT; Wang, MR	GENOMIC ALTERATIONS WITH IMPACT ON SURVIVAL IN ESOPHAGEAL SQUAMOUS CELL CARCINOMA IDENTIFIED BY ARRAY COMPARATIVE GENOMIC HYBRIDIZATION	GENES CHROMOSOMES & CANCER	Peking Union Med Coll, Canc Inst Hosp, State Key Lab Mol Oncol, Dept Etiol & Carcinogenesis, Beijing 100021, Peoples R China	3.306	50	7	518	526
Liu, LX; Bai, YY; Zhu, DW; Song, LP; Wang, H; Dong, X; Zhang, HL; Leng, XG	EVALUATION OF THE IMPACT OF CHITOSAN/DNA NANOPARTICLES ON THE DIFFERENTIATION OF HUMAN NAIVE CD4(+) T CELLS	JOURNAL OF NANOPARTICLE RESEARCH	Chinese Acad Med Sci, Inst Biomed Engn, Lab Bioengn, Tianjin 300192, Peoples R China	3.287	13	6	2577	2585
Xue, FS; Yuan, YJ; Wang, QA; Xiong, J	THE AIRWAY SCOPE MAY BE LESS EFFECTIVE FOR TRACHEAL INTUBATION UNDER DIRECT DAYLIGHT IN A PRE-HOSPITAL ENVIRONMENT	ANESTHESIA AND ANALGESIA	Chinese Acad Med Sci, Dept Anesthesiol, Plast Surg Hosp, Beijing 100037, Peoples R China	3.286	112	1	249	249

续表

作者姓名	论文题目	期刊名称	发表单位	影响因子	卷	期	起页	止页
Xue,FS;Liao,X;Yuan,YJ;Wang,Q	RATIONAL DESIGN OF ENDPOINTS TO EVALUATE PERFORMANCE OF THE C-MAC D-BLADE VIDEOLARYNGOSCOPE DURING ROUTINE AND DIFFICULT INTUBATION	ANESTHESIA AND ANALGESIA	Chinese Acad Med Sci,Dept Anesthesiol,Plast Surg Hosp,Beijing 100730,Peoples R China	3.286	113	1	203	203
Fang,HY;Chen,SB;Guo,DJ;Pan,SY;Yu,ZL	PROTEOMIC IDENTIFICATION OF DIFFERENTIALLY EXPRESSED PROTEINS IN CURCUMIN-TREATED MCF-7 CELLS	PHYTOMEDICINE	Chinese Acad Med Sci,Inst Med Plant Dev,Beijing 100730,Peoples R China	3.268	18		697	703
Zhang,Q;Yu,JC;Kang,WM;Zhu,GJ	EFFECT OF OMEGA-3 FATTY ACID ON GASTROINTESTINAL MOTILITY AFTER ABDOMINAL OPERATION IN RATS	MEDIATORS OF INFLAMMATION	Beijing Union Med Coll Hosp, Peking Union Med Coll,Dept Gen Surg,Beijing 100730,Peoples R China	3.263				
Sun,ML;Lu,B;Wu,RZ;Johnson,L;Han,L;Liu,G;Yu,FF;Hou,ZH;Gao,Y;Wang,HY;Jiang,SL;Yang,YJ;Qiao,SB	DIAGNOSTIC ACCURACY OF DUAL-SOURCE CT CORONARY ANGIOGRAPHY WITH PROSPECTIVE ECG-TRIGGERING ON DIFFERENT HEART RATE PATIENTS	EUROPEAN RADIOLOGY	Chinese Acad Med Sci,Peking Union Med Coll,Dept Radiol,Cardiovasc Inst,Beijing 100037,Peoples R China	3.222	21	8	1635	1642
Wang,J;Huang,Y;Ren,F;Yao,F;Lv,Y;Wen,G;Li,J;Wen,X;Ness,PM;Shan,H	REDUCING THE RISK OF TRANSFUSION-TRANSMITTED HBV BY MORE SENSITIVE HBSAG SCREENING	TRANSFUSION	Chinese Acad Med Sci,Inst Blood Transfus,Chengdu,Peoples R China	3.217	51		217A	217A
Zeng,P;Wang,J;Guo,X;Li,J;Wen,G;Tonghan,Y;Yun,Z;Schulman,J;Simone,G;Shan,H	THE HUMAN IMMUNODEFICIENCY VIRUS-1 GENOTYPE DIVERSITY AND DRUG RESISTANCE MUTATIONS PROFILE OF BLOOD DONORS FROM FIVE CHINESE BLOOD CENTERS	TRANSFUSION	CAMS, Inst Blood Transfus, Chengdu, Peoples R China	3.217	51		211A	211A

续表

作者姓名	论文题目	期刊名称	发表单位	影响因子	卷	期	起页	止页
Liu, Y; Wang, J; Huang, Y; Tonghan, Y; Guo, X; Julin, L; Guoxin, W; Yun, Z; Kenrad, N; Shan, H	MOLECULAR EPIDEMIOLOGICAL STUDY OF HEPATITIS B VIRUS IN CHINESE BLOOD DONORS BASED ON THE ANALYSIS OF THE S GENE	TRANSFUSION	Chinese Acad Med Sci, Inst Blood Transfus, Chengdu, Peoples R China	3.217	51		209A	210A
Ke, L; He, M; Li, CQ; Liu, Y; Gao, L; Yao, FZ; Li, JL; Bi, XH; Lv, YL; Wang, JX; Hirsch, ML; Li, WP	THE PREVALENCE OF HUMAN PARVOVIRUS B19 DNA AND ANTIBODIES IN BLOOD DONORS FROM FOUR CHINESE BLOOD CENTERS	TRANSFUSION	Chinese Acad Med Sci, Inst Blood Transfus, Chengdu, Peoples R China	3.217	51	9	1909	1918
Wu, JD; Li, Z; Wang, ZG; Wang, LY; Huo, XS; Zhang, WW	SURGICAL AND ENDOVASCULAR TREATMENT OF SEVERE COMPLICATIONS SECONDARY TO PREHEPATIC PORTAL HYPERTENSION: EXPERIENCE OF FORTY-ONE CASES	JOURNAL OF VASCULAR SURGERY	Chinese Acad Med Sci, Ctr Vasc Surg, Beijing 100730, Peoples R China	3.21	53		47S	47S
Ye, W; Liu, CW; Ricco, JB; Mani, K; Zeng, R; Jiang, JM	EARLY AND LATE OUTCOMES OF PERCUTARREOUS TREATMENT OF TRANSATLANTIC INTER-SOCIETY CONSENSUS CLASS C AND D AORTO-ILIAC LESIONS	JOURNAL OF VASCULAR SURGERY	Chinese Acad Med Sci, Peking Union Med Coll Hosp, Dept Vasc Surg, Beijing 100730, Peoples R China	3.21	53	6	1728	1737
Xu, R; Wu, JW; Liu, YG; Zhao, RH; Chen, B; Yang, MH; Chen, J	ANALYSIS OF PESTICIDE RESIDUES USING THE QUICK EASY CHEAP EFFECTIVE RUGGED AND SAFE (QUECHERS) PESTICIDE MULTIRESIDUE METHOD IN TRADITIONAL CHINESE MEDICINE BY GAS CHROMATOGRAPHY WITH ELECTRON CAPTURE DETECTION	CHEMOSPHERE	Chinese Acad Med Sci, Peking Union Med Coll, Inst Med Plant Dev, Beijing 100193, Peoples R China	3.206	84	7	908	912

续表

作者姓名	论文题目	期刊名称	发表单位	影响因子	卷	期	起页	止页
Jiang,J;Liu,B;Sitas,F;Li,J;Zeng,X;Han,W;Zou,X;Wu,Y;Zhao,P	AN INNOVATIVE CASE-SPOUSE CONTROL DESIGN IN PRACTICE: AN EXPERIENCE IN ESTIMATING SMOKING AND ALL CAUSE DEATHS IN CHINESE ADULTS	JOURNAL OF EPIDEMIOLOGY AND COMMUNITY HEALTH	Chinese Acad Med Sci, PUMC, Dept Epidemiol & Biostat, Beijing 100730, Peoples R China	3.192	65		A80	A80
Shen,C;Lu,XF;Wang,LY;Chen,SF;Li,Y;Liu,XL;Li,JX;Huang,JF;Gu,DF	NOVEL GENETIC VARIATION IN EXON 28 OF FBN1 GENE IS ASSOCIATED WITH ESSENTIAL HYPERTENSION	AMERICAN JOURNAL OF HYPERTENSION	Chinese Acad Med Sci, Div Populat Genet, Cardiovasc Inst, Beijing 100037, Peoples R China	3.181	24	6	687	693
Han,YF;Fan,XH;Wang,XJ;Sun,K;Xue,H;Li,WJ;Wang,YB;Chen,JZ;Zhen,YS;Zhang,WL;Zhou,XL;Hui,RT	ASSOCIATION OF INTERGENIC POLYMORPHISM OF ORGANIC ANION TRANSPORTER 1 AND 3 GENES WITH HYPERTENSION AND BLOOD PRESSURE RESPONSE TO HYDROCHLOROTHIAZIDE	AMERICAN JOURNAL OF HYPERTENSION	Chinese Acad Med Sci, Cardiovasc Inst, Dept Cardiol, Div Hypertens, Beijing 100037, Peoples R China	3.181	24	3	340	346
Xu,JA;Wu,C;Che,X;Wang,L;Yu,DK;Zhang,TW;Huang,LM;Li,H;Tan,W;Wang,CF;Lin,DX	CIRCULATING MICRORNAS, MIR-21,MIR-122,AND MIR-223, IN PATIENTS WITH HEPATOCELLULAR CARCINOMA OR CHRONIC HEPATITIS	MOLECULAR CARCINOGENESIS	Chinese Acad Med Sci, Dept Etiol & Carcinogenesis, Canc Inst & Hosp, State Key Lab Mol Oncol, Beijing 100021, Peoples R China	3.164	50	2	136	142
Zheng,PR;Lu,SC;Liu,G	AN UNEXPECTED C-C CLEAVAGE REACTION: NEW AND MILD ACCESS TO O-OH AND O-NH-TOS BENZOIC ACIDS OR BENZOAMIDES	MOLECULAR DIVERSITY	Tsinghua Univ, Dept Pharmacol & Pharmaceut Sci, Sch Med, Beijing 100084, Peoples R China	3.153	15	4	971	977

续表

作者姓名	论文题目	期刊名称	发表单位	影响因子	卷	期	起页	止页
Han, CY；Zhang, JL；Zheng, MY；Xiao, Y；Li, Y；Liu, G	AN INTEGRATED DRUG-LIKE-NESS STUDY FOR BICYCLIC PRIVILEGED STRUCTURES: FROM PHYSICOCHEMICAL PROPERTIES TO IN VITRO ADME PROPERTIES	MOLECULAR DIVERSITY	Chinese Acad Med Sci, Inst Mat Med, Beijing 100050, Peoples R China	3.153	15	4	857	876
Zhang, XD；Wu, D；Shen, X；Liu, PX；Yang, N；Zhao, B；Zhang, H；Sun, YM；Zhang, LA；Fan, FY	SIZE-DEPENDENT IN VIVO TOXICITY OF PEG-COATED GOLD NANOPARTICLES	INTERNATIONAL JOURNAL OF NANOMEDICINE	Chinese Acad Med Sci, Inst Radiat Med, Tianjin 300192, Peoples R China	3.13	6		2071	2081
Ding, G；Zhang, F；Chen, H；Guo, LD；Zou, ZM；Che, YS	PESTALOQUINOLS A AND B, ISOPRENYLATED EPOXYQUIN-OLS FROM PESTALOTIOPSIS SP.	JOURNAL OF NATURAL PRODUCTS	Chinese Acad Med Sci, Inst Med Plant Dev, Beijing 100193, Peoples R China	3.128	74	2	286	291
Chen, H；Bai, J；Fang, ZF；Yu, SS；Ma, SG；Xu, S；Li, Y；Qu, J；Ren, JH；Li, L；Si, YK；Chen, XG	INDOLE ALKALOIDS AND QUASSINOIDS FROM THE STEMS OF BRUCEA MOLLIS	JOURNAL OF NATURAL PRODUCTS	Chinese Acad Med Sci, Inst Mat Med, State Key Lab Bioact Subst & Funct Nat Med, Beijing 100050, Peoples R China	3.128	74	11	2438	2445
Gan, ML；Liu, MT；Liu, B；Lin, S；Zhang, YL；Zi, JC；Song, WX；Ye, F；Chen, XG；Shi, JG	CUCURBITANE GLUCOSIDES FROM THE ROOT OF MACHIL-US YAOSHANSIS	JOURNAL OF NATURAL PRODUCTS	Chinese Acad Med Sci, Inst Mat Med, Minist Educ, State Key Lab Bioact Subst & Funct Nat Med, Beijing 100050, Peoples R China	3.128	74	11	2431	2437
Yu, Y；Song, WX；Zhu, CG；Lin, S；Zhao, F；Wu, XL；Yue, ZG；Liu, B；Wang, SJ；Yuan, SP；Hou, Q；Shi, JG	HOMOSECOIRIDOIDS FROM THE FLOWER BUDS OF LONI-CERA JAPONICA	JOURNAL OF NATURAL PRODUCTS	Chinese Acad Med Sci, State Key Lab Bioact Subst & Funct Nat Med, Beijing 100050, Peoples R China	3.128	74	10	2151	2160
Liang, D；Hao, ZY；Zhang, GJ；Zhang, QJ；Chen, RY；Yu, DQ	CYTOTOXIC TRITERPENOID SAPONINS FROM LYSIMACHIA CLETHROIDES	JOURNAL OF NATURAL PRODUCTS	Chinese Acad Med Sci, Inst Mat Med, Beijing 100050, Peoples R China	3.128	74	10	2128	2136
Li, YR；Cheng, W；Zhu, CG；Yao, CS；Xiong, L；Tian, Y；Wang, SJ；Lin, S；Hu, JF；Yang, YC；Guo, Y；Yang, Y；Li, Y；Yuan, YH；Chen, NH；Shi, JG	BIOACTIVE NEOLIGNANS AND LIGNANS FROM THE BARK OF MACHILUS ROBUSTA	JOURNAL OF NATURAL PRODUCTS	Chinese Acad Med Sci, Inst Mat Med, State Key Lab Bioact Subst & Funct Nat Med, Beijing 100050, Peoples R China	3.128	74	6	1444	1452

续表

作者姓名	论文题目	期刊名称	发表单位	影响因子	卷	期	起页	止页
Tang,WZ;Ma,SG;Qu,J;Yu,SS;Liu,YB;Su,DM;Liu,J	DIMERIC PRENYLATED C-6-C-3 COMPOUNDS FROM THE STEM BARK OF ILLICIUM OLIGANDRUM	JOURNAL OF NATURAL PRODUCTS	Chinese Acad Med Sci, Key Lab Bioact Substance & Resources Utilizat Chi, Minist Educ, Inst Mat Med, Beijing 100050, Peoples R China	3.128	74	5	1268	1271
Tian,Y;Xu,WD;Zhu,CG;Lin,S;Li,YR;Xiong,L;Wang,SJ;Wang,L;Yang,YC;Guo,Y;Sun,H;Wang,XL;Shi,JG	LATHYRANE DITERPENOIDS FROM THE ROOTS OF EUPHORBIA MICRACTINA AND THEIR BIOLOGICAL ACTIVITIES	JOURNAL OF NATURAL PRODUCTS	Chinese Acad Med Sci, State Key Lab Bioact Subst & Funct Nat Med, Beijing 100050, Peoples R China	3.128	74	5	1221	1229
Xiong,L;Zhu,CG;Li,YR;Tian,Y;Lin,S;Yuan,SP;Hu,JF;Hou,Q;Chen,NH;Yang,YC;Shi,JG	LIGNANS AND NEOLIGNANS FROM SINOCALAMUS AFFINIS AND THEIR ABSOLUTE CONFIGURATIONS	JOURNAL OF NATURAL PRODUCTS	Chinese Acad Med Sci, Inst Mat Med, Beijing 100050, Peoples R China	3.128	74	5	1188	1200
Gan,ML;Zheng,XD;Gan,LS;Guan,Y;Hao,XQ;Liu,YS;Si,SY;Zhang,YQ;Yu,LY;Xiao,CL	STREPTOTHRICIN DERIVATIVES FROM STREPTOMYCES SP I08A 1776	JOURNAL OF NATURAL PRODUCTS	Chinese Acad Med Sci, Inst Med Biotechnol, Beijing 100050, Peoples R China	3.128	74	5	1142	1147
Fu,HZ;Li,CJ;Yang,JZ;Shen,ZF;Zhang,DM	POTENTIAL ANTI-INFLAMMATORY CONSTITUENTS OF THE STEMS OF GORDONIA CHRYSANDRA	JOURNAL OF NATURAL PRODUCTS	Chinese Acad Med Sci, Inst Mat Med, Beijing 100050, Peoples R China	3.128	74	5	1066	1072
Yu,LL;Hu,WC;Ding,G;Li,RT;Wei,JH;Zou,ZM;Wang,MH	GUSANLUNGIONOSIDES A-D, POTENTIAL TYROSINASE INHIBITORS FROM ARCANGELISIA GUSANLUNG	JOURNAL OF NATURAL PRODUCTS	Chinese Acad Med Sci, Key Lab Bioact Subst & Resources Utilizat Chinese, Minist Educ, Inst Med Plant Dev, Beijing 100193, Peoples R China	3.128	74	5	1009	1014
Lin,XH;Zhang,J;Li,Y;Luo,HM;Wu,Q;Sun,C;Song,JY;Li,XW;Wei,JH;Lu,AP;Qian,ZZ;Khan,IA;Chen,S	FUNCTIONAL GENOMICS OF A LIVING FOSSIL TREE, GINKGO, BASED ON NEXT-GENERATION SEQUENCING TECHNOLOGY	PHYSIOLOGIA PLANTARUM	Univ Mississippi, Dept Pharmacognosy, Natl Ctr Nat Prod Res, Res Inst Pharmaceut Sci, Sch Pharm, Oxford, MS USA	3.112	143	3	207	218

续　表

作者姓名	论文题目	期刊名称	发表单位	影响因子	卷	期	起页	止页
Zhou, L; He, XD; Yu, JC; Zhou, RL; Shan, Y; Rui, JA	OVEREXPRESSION OF LAPTM4B-35 ATTENUATES EPIRUBUCIN-INDUCED APOPTOSIS OF GALLBLADDER CARCINOMA GBC-SD CELLS	SURGERY	Chinese Acad Med Sci, Peking Union Med Coll Hosp, Dept Gen Surg, Peking Union Med Coll, Beijing 100730, Peoples R China	3.103	150	1	25	31
Wang, W; Duo, JY; Liu, JN; Ma, CM; Zhang, LF; Wei, Q; Qin, C	A MOUSE MUSCLE-ADAPTED ENTEROVIRUS 71 STRAIN WITH INCREASED VIRULENCE IN MICE	MICROBES AND INFECTION	Chinese Acad Med Sci, Inst Lab Anim Sci, Beijing 100021, Peoples R China	3.101	13	10	862	870
Liu, Y; Lin, DM; Xiao, T; Ma, Y; Hu, Z; Zheng, HW; Zheng, S; Liu, Y; Li, M; Li, L; Cao, Y; Guo, SP; Han, NJ; Di, XB; Zhang, KT; Cheng, SJ; Gao, YN	AN IMMUNOHISTOCHEMICAL ANALYSIS-BASED DECISION TREE MODEL FOR ESTIMATING THE RISK OF LYMPHATIC METASTASIS IN PN0 SQUAMOUS CELL CARCINOMAS OF THE LUNG	HISTOPATHOLOGY	Peking Union Med Coll, State Key Lab Mol Oncol, Dept Etiol & Carcinogenesis, Canc Inst Hosp, Beijing 100021, Peoples R China	3.082	59	5	882	891
Zhang, J; Liang, ZY; Gao, J; Luo, YF; Liu, TH	PULMONARY ADENOCARCINOMA WITH A MICROPAPILLARY PATTERN: A CLINICOPATHOLOGICAL, IMMUNOPHENOTYPIC AND MOLECULAR ANALYSIS	HISTOPATHOLOGY	Chinese Acad Med Sci, Peking Union Med Coll Hosp, Dept Pathol, Peking Union Med Coll, Beijing 100730, Peoples R China	3.082	59	6	1204	1214
Ma, L; Zhou, ZP; Jia, HR; Zhou, H; Qi, AP; Li, HY; Wang, HM; Zhang, L; Yang, RC	EFFECTS OF CD70 AND CD11A IN IMMUNE THROMBOCYTOPENIA PATIENTS	JOURNAL OF CLINICAL IMMUNOLOGY	Chinese Acad Med Sci, State Key Lab Expt Hematol, Inst Hematol, Tianjin 300020, Peoples R China	3.077	31	4	632	642
Ning, XH; Tang, M; Tang, Y; Tian, Y; Zhang, S	ABLATION EFFICACY AND ELECTRICAL MORPHOLOGY OF A NOVEL 18-HOLE OPEN-IRRIGATED CATHETER	JOURNAL OF CARDIOVASCULAR ELECTROPHYSIOLOGY	Chinese Acad Med Sci, Cardiovasc Inst, Med Coll, Beijing 100037, Peoples R China	3.064	22	6	691	697

续表

作者姓名	论文题目	期刊名称	发表单位	影响因子	卷	期	起页	止页
Li, YY; Zhu, RA; Qian, Y; Deng, J; Sun, Y; Liu, LY; Wang, F; Zhao, LQ	COMPARING ENTEROVIRUS 71 WITH COXSACKIEVIRUS A16 BY ANALYZING NUCLEOTIDE SEQUENCES AND ANTIGENICITY OF RECOMBINANT PROTEINS OF VP1S AND VP4S	BMC MICROBIOLOGY	Peking Union Med Coll, Grad Sch, Beijing 100730, Peoples R China	3.044	11			
Feng, LS; Liu, ML; Wang, S; Chai, Y; Lv, K; Shan, GZ; Cao, J; Li, SJ; Guo, HY	SYNTHESIS OF NAPHTHYRIDONE DERIVATIVES CONTAINING 8-ALKOXYIMINO-1, 6-DIZASPIRO [3.4] OCTANE SCAFFOLDS	TETRAHEDRON	Chinese Acad Med Sci, Inst Med Biotechnol, Beijing 100050, Peoples R China	3.025	67	43	8264	8270
Wu, XF; Wang, YD; Yu, SS; Jiang, N; Ma, J; Tan, RX; Hu, YC; Qu, J	ANTIOXIDATIVE ACYLPHLOROGLUCINOLS FROM THE ROOTS OF LYSIDICE RHODOSTEGIA	TETRAHEDRON	Chinese Acad Med Sci, Inst Mat Med, State Key Lab Bioact Subst & Funct Nat Med, Beijing 100050, Peoples R China	3.025	67	42	8155	8159
He, CZ; Dong, LG; Chen, XF; Zhou, KG; Shu, H	LYMPH DUCT LIGATION DURING ISCHEMIA/REPERFUSION PREVENTS PULMONARY DYSFUNCTION IN A RAT MODEL WITH OMEGA-3 POLYUNSATURATED FATTY ACID AND GLUTAMINE	NUTRITION	Chinese Acad Med Sci, Peking Union Med Coll Hosp, Dept Parenteral & Enteral Nutr, Beijing 100730, Peoples R China	3.025	27	5	604	614
Bai, LP; Chang, M; Shan, JJ; Jiang, R; Zhang, Y; Zhang, R; Li, Y	IDENTIFICATION AND CHARACTERIZATION OF A NOVEL SPERMIDINE/SPERMINE ACETYLTRANSFERASE ENCODED BY GENE STE26 FROM STREPTOMYCES SP 139	BIOCHIMIE	Chinese Acad Med Sci, Inst Med Biotechnol, Minist Hlth, Key Lab Biotechnol Antibiot, Beijing 100050, Peoples R China	3.022	93	9	1401	1407

续 表

作者姓名	论文题目	期刊名称	发表单位	影响因子	卷	期	起页	止页
Han, R; Ye, JX; Quan, LH; Liu, CY; Yang, M; Liao, YH	EVALUATING PULMONARY TOXICITY OF SHUANG-HUANG-LIAN IN VITRO AND IN VIVO	JOURNAL OF ETHNOPHARMACOLOGY	Chinese Acad Med Sci, Inst Med Plant Dev, Beijing 100193, Peoples R China	3.014	135	2	522	529
Cai, RL; Li, M; Xie, SH; Song, Y; Zou, ZM; Zhu, CY; Qi, Y	ANTIHYPERTENSIVE EFFECT OF TOTAL FLAVONE EXTRACTS FROM PUERARIAE RADIX	JOURNAL OF ETHNOPHARMACOLOGY	Chinese Acad Med Sci, Inst Med Plant Dev, Beijing 100193, Peoples R China	3.014	133	1	177	183
Li, MM; Wu, LY; Zhao, T; Xiong, L; Huang, X; Liu, ZH; Fan, XL; Xiao, CR; Gao, Y; Ma, YB; Chen, JJ; Zhu, LL; Fan, M	THE PROTECTIVE ROLE OF 5-HMF AGAINST HYPOXIC INJURY	CELL STRESS & CHAPERONES	Inst Basic Med Sci, Dept Brain Protect & Plast, Beijing 100850, Peoples R China	3.013	16	3	267	273
Jiang, MH; Liu, Z; Xiang, Y; Ma, H; Liu, SL; Liu, YX; Zheng, DX	SYNERGISTIC ANTITUMOR EFFECT OF AAV-MEDIATED TRAIL EXPRESSION COMBINED WITH CISPLATIN ON HEAD AND NECK SQUAMOUS CELL CARCINOMA	BMC CANCER	Chinese Acad Med Sci, Inst Basic Med Sci, Natl Key Lab Med Mol Biol, Beijing 100005, Peoples R China	3.011	11			
Li, J; Zhang, BN; Fan, JH; Pang, Y; Zhang, P; Wang, SL; Zheng, S; Zhang, B; Yang, HJ; Xie, XM; Tang, ZH; Li, H; Li, JY; He, JJ; Qiao, YL	A NATION-WIDE MULTI-CENTER (1999-2008) RETROSPECTIVE CLINICAL EPIDEMIOLOGICAL STUDY OF FEMALE BREAST CANCER IN CHINA	BMC CANCER	Chinese Acad Med Sci, Canc Inst & Hosp, Dept Canc Epidemiol, Beijing 100021, Peoples R China	3.011	11			
Yuan, Y; Leung, KY; Ouyang, YS; Yang, F; Tang, MHY; Chau, AKT; Dai, Q	SIMULTANEOUS REAL-TIME IMAGING OF FOUR-CHAMBER AND LEFT VENTRICULAR OUTFLOW TRACT VIEWS USING XPLANE IMAGING CAPABILITY OF A MATRIX ARRAY PROBE	ULTRASOUND IN OBSTETRICS & GYNECOLOGY	Chinese Acad Med Sci, Dept Ultrasound, Peking Union Med Coll Hosp, Beijing 100037, Peoples R China	3.007	37	3	302	309

2012 年度院校国家级、省部级重点实验室目录

类型	实验室/中心名称	单位
国家级重点实验室	心血管疾病国家重点实验室	阜外医院
	分子肿瘤学国家重点实验室	肿瘤医院
	医学分子生物学国家重点实验室	基础所
	天然药物活性物质与功能国家重点实验室	药物所
	实验血液学国家重点实验室	血研所
卫生部重点实验室	卫生部内分泌重点实验室	协和医院
	卫生部心血管病再生医学重点实验室	阜外医院
	卫生部心血管药物临床研究重点实验室	阜外医院
	卫生部天然药物生物合成重点实验室	药物所
	卫生部抗生素基因工程重点实验室	药生所
	人类疾病比较医学重点实验室	动研所
	微循环卫生部重点实验室	微循环所
	卫生部病原系统生物学重点实验室	病原所
教育部重点实验室	风湿免疫病教育部重点实验室	协和医院
	教育部中草药物质基础与资源利用重点实验室	药植所
北京市重点实验室	心血管植入材料临床前研究评价北京市重点实验室	阜外医院
	癌发生及预防分子机理北京市重点实验室	肿瘤医院
	抗肿瘤分子靶向药物临床研究北京市重点实验室	肿瘤医院
	活性物质发现与适药化研究北京市重点实验室	药物所
	药物靶点研究与新药筛选北京市重点实验室	药物所
	药物传输技术及新型制剂北京市重点实验室	药物所
	晶型药物研究北京市重点实验室	药物所
	新药作用机制研究与药效评价北京市重点实验室	药物所
	中药（天然药物）创新药物研发北京市重点实验室	药植所
中医药管理局	中药资源可持续利用国家中医药管理局重点研究室	药植所
	国家中医药管理局中药资源保护三级实验室	药植所
	国家中医药管理局中药资源化学三级实验室	药植所
	人类疾病动物模型三级实验室	动研所

类型	实验室/中心名称	单位
云南省市重点实验室	云南省重大传染病疫苗研发重点实验室	生物所
	云南省重大传染病疫苗工程技术研究中心	生物所
天津市重点实验室	天津市分子核医学重点实验室	放射所
	天津市生物医学材料重点实验室	工程所
江苏省市重点实验室	江苏省皮肤病与性病分子生物学重点实验室	皮研所
四川省市重点实验室	血浆蛋白质重点实验室	输血所

教学工作

2012 年度院校教学工作概况

2012 年是院校各项工作全面发展的一年，在各级领导的关怀和支持下，经过全校领导、教职员工的共同努力，我校在教育教学方面都取得了较大成绩。

一、稳定招生规模，提高招生质量

2012 年在稳定学校招生规模的基础上，在学校各级领导的重视下，学校各层次、各专业的招生工作已顺利结束，录取情况如下：

录取类型	录取人数	备注
研究生（含硕、博）	1103	博士研究生 505 名，硕士研究生 632 名
全日制本、专科生	219	临床医学专业 79 名，护理学本科 60 名，护理学专科 80 名
成人专升本	500	医学影像学 61 名，医学检验学 80 名，护理学 359 名

在全日制本、专科招生工作中，学校始终坚持以保证生源质量为中心，继续加大宣传力度，积极参加北京市举办的各类招生咨询会、网上招生咨询活动以及电视台、电台的招生咨询节目，向全国各地寄去北京协和医学院招生简章近千份，密切与地方招生办公室和学校的联系，使学校在 2012 年的招生工作中取得较好效果，各层次生源在同类学校仍居优势。

按照教育部、卫生部两部协议，2011 年我校八年制临床医学专业招生计划仍纳入清华大学总招生计划，由两校共同完成招生录取工作。今年临床医学专业计划高考录取新生 90 名，其中有 70 个名额是由高考招生录取（一招），分布于北京、上海、浙江、江苏等 16 个省市，其余 20 个名额在清华大学录取的理工科新生中，通过面试选拔录取（二招）。通过高考招生和二次招生，临床医学专业实际报到新生 79 名，其中男生 32 名，女生 47 名；汉族 75 名，少数民族 4 名。

2012 年全日制护理学本、专科招生由我校负责，护理本科计划招生 60 名，在北京、浙江、江苏、河北和天津等 5 个省市招收，共录取学生 60 名。根据北京市招办的统一规定，护理专科按照高会统招的形式录取，高考的科目为语文、数学、英语，会考要求物理、化学合格。为了突出以"人"为中心的整体护理理念，护理专科的招生增加面试环节，通过多站式考核方法，考查了考生的沟通交流能力、自我管理能力、关怀他人能力和基本文化素质。决定录取的总成绩为百分制，其中高考成绩（含加分）占 60%，面试成绩占 40%。按照总成绩从高到低顺序进行录取。护理专科共招收了 80 名学生，其中理科生 60 名，文科生 20 名，全部计划顺利完成。

2012 年从哈尔滨医科大学、浙江大学医学院等学校七年制临床医学专业优秀学生中选拔、招收 16 人进入我校临床医学专业 7 年级继续攻读博士学位，（其中含 1 人攻读医学和理学双博士学位），有 5 名护理学专业专科生顺利转入本科学习。

借助院校在教学和科研上的整体优势，学校所属各所院继续为兄弟医院培养进修医师和技术人才，继续发挥我校作为高层次医学人才培养基地和国家级继续医学教育基地的作用。

二、教师队伍建设工作

2012年我校共有中国科学院院士10人，中国工程院院士17人，长江学者特聘教授15人，长江学者讲座教授2人，杰出青年基金获得者32人，国家级和部委级有突出贡献的中青年专家89人，国务院学位委员会委员1人、学科评议组成员9人（其中3人为学科评议组组长）。学校共有在编教职工人数12013人，其中正高级886人。博士生导师487人，硕士生导师717人。雄厚的师资为培养高质量的人才创造了有利的条件。

为表彰长期从事一线教学工作，为学校的教育事业发展做出杰出贡献的著名教师，学校决定授予李汉忠等5位教授"2012年度北京协和医学院教学名师"荣誉称号。授予邱贵兴等33名同志"2012年度北京协和医学院优秀教师"称号；授予潘慧等11名同志"2012年度北京协和医学院优秀教育工作者"称号。具体名单如下：

北京协和医学院教学名师：李汉忠、张澍、赫捷、廖苏苏、陈晓光。

北京协和医学院优秀教师：邱贵兴、郎景和、陈晓巍、范洪伟、王迁、夏维波、徐英春、魏镜、田维、李立环、李晔雄、蒋海越、肖苒、仇文颖、许琪、姜晶梅、张宏冰、申竹芳、司书毅、张靖溥、高微微、李军莲、魏强、姜亚芳、梁涛、杨威、竺晓凡、樊飞跃、刘志朋、孙建方、姜祎群、刘嘉馨、胡凝珠。

北京协和医学院优秀教育工作者：潘慧、孙智晶、李庆印、陈咏梅、彭勇、刘海鹰、佘义、汪强、高小惠、王云峰、纪富存。

三、加强教育实体化建设，继续推进教育教学改革和教材建设

根据教育部和北京市教委的部署，我校

陆续开展了"质量工程"项目评审推荐工作。

2012年评出校级教学成果奖一等奖5项、二等奖3项，获奖名单如下：

序号	推荐成果名称	获奖等级	成果主要完成人姓名
1	教学模式改革创新-放射诊断学	一等奖	金征宇，宋伟，薛华丹
2	建立以医学生为主体的普通内科教学门诊	一等奖	曾学军，黄晓明，沙悦，王玉，黄程锦
3	完善本科护理专业实践课程，建立有效教学评价体系的研究	一等奖	陈京立，刘华平，李峥，郭爱敏，赵红
4	八年制医本科学生基于问题学习模式的教改探索——免疫学论坛	一等奖	何维，高扬，朱立平，林嘉友，张伟
5	晶型药物理论与应用（教材）	一等奖	吕扬，杜冠华，张丽，杨世颖，龚宁波
6	推广医学临床沟通技能培训对加快培养创新人才并提高其临床实践能力的突破	二等奖	魏镜，史丽丽，赵晓晖，曹锦亚，洪霞
7	北京协和医学院中医教学改革的实践	二等奖	孙华，梁晓春，朴元林，张孟仁，田国庆
8	护理学研究生的培养与创新	二等奖	李峥，刘华平，陈京立，绳宇，梁涛

其中"教学模式改革创新——放射诊断学"获得第七届北京市高等教育教学成果奖一等奖，"建立以医学生为主体的普通内科教学门诊"和"完善本科护理专业实践课程，建立有效教学评价体系的研究"获得第七届北京市高等教育教学成果奖二等奖。

由蒋澄宇任团队带头人的"急性肺损伤的转化医学"团队经过院校遴选、推荐2012年教育部"创新团队发展计划"；曹济

民团队带头的基础医学实验教学中心获国家级实验教学示范中心。

为支持高年级在校生开展自主选题、自由探索及创新活动的科学研究，提升学生从事科学实验的技能和水平、培养科学思维和创新能力，拓宽学生的科学视野，强化独立工作能力和动手能力，为其日后从事创新型科研工作奠定坚实的基础。学校从2008年起设立了"大学生科研创新"项目，经过学生自主申请、专家组评审，2012年共有70名学生获得此项目支持。第一批有32名学生获国家级大学生创新训练计划项目，有14项获北京市级大学生科研创新项目；第二批有38名学生获国家级大学生创新训练计划项目。

2012年11月北京协和医学院被确定为"卓越医生教育培养计划项目"第一批试点高校，承担"拔尖创新医学人才培养模式改革试点"项目。该项目致力于建立健全创新人才培养模式，结合招生方式的改革和国际医学教育改革的发展趋势，系统地推进临床医学专业的课程体系和与之相应的考核评价体系改革，建立起卓越医师教育培训计划的初步培养方案。完善与新的培养方案相对应的教学方法与手段、教学资源和教材建设，保持与国际医学教育接轨，培养具有宽（知识面较宽）、厚（基础比较深厚）、活（学得活、用得活、有创造性）、独（有独立思考和独立工作能力）、通（能通畅地进行国内外学术交流）特点，发展潜力较大，适应能力较强，能参与国际竞争的高素质医学人才。

四、合作与交流

2012年临床医学专业境外短期交流项目分为传统公派项目、新增公派项目、自行联系学校三种方式：①传统公派项目。派出4名同学赴美国哈佛大学医学院交流学习2个月；派出4名同学赴UCSF交流学习2个月；派出4名同学赴香港中文大学医学院学习1个月。②新增公派项目。派出10名同学赴荷兰Erasmus大学学习3周；派出10名同学赴加拿大多伦多大学学习2周时间。③自行联系学校。共有21名06级临床同学提交申请，联系了新加坡中央医院、美国斯坦福大学医学院、哈佛大学医学院、UCSF、德克萨斯大学及MD Anderson癌症中心、杜克大学、耶鲁大学医学院、伊利诺伊州大学芝加哥分校、澳大利亚墨尔本皇家医院等学校（医院）交流学习；共有20名05级临床同学提交申请，联系了美国克利夫兰医学中心、约翰霍普金斯大学、密西根大学、美国威斯康星州血液中心、UCSF、华盛顿大学、哈佛大学医学院、麻省总医院、西北大学、美国凯斯西储大学、瑞典卡罗琳斯卡医学院、澳大利亚墨尔本大学、香港伊丽莎白医院等学校（医院）交流学习。临床医学专业出国交流学生共73名。另有护理专业出国交流学生13名。总计86名外派学生。

院校通过多种途径加强与国际医疗教育、研究机构和合作与交流：组建了医学教育国际顾问委员会，为院校教育发展建言献策；与加州大学洛杉矶分校（UCLA）、巴黎公立医院集团签署合作备忘录，加强相互之间的交流合作；接待朝鲜医科院代表团、伊朗卫生部代表团、泰国诗琳通公主访问团等，体现院校的国家任务；与克利夫兰医学中心、宾夕法尼亚大学、加拿大Baycrest老年医学中心、梅里埃基金会、国际医学组织联盟、美国癌症协会、求是基金会等国际机构开展交流，促进了相互间合作。

五、拓展社会实践空间

为了更好的促进医学生的医学素养，2012年我校继续实施医学生素养工程，学校组织了08级临床医学专业学生的暑假社会实践，由学生处和教务处的教师带队赴安徽等地区的县、乡一级的医疗机构考察和调研，深入了解农村的医疗卫生现状和需求、基层医护人员的工作和职业环境，使我们的学生真正了解中国的医疗卫生国情，激发学习的动力和树立职业观、人生观。在汇报会上，同学们做了深入的汇报和介绍，并提出了自己的见解，表示在此次实践活动中收获颇丰。

六、教学中的创新尝试

北京协和医学院与清华大学的合作稳步推进，对预科和基础课程的衔接及八年制临床医学专业中间出口这两个重要问题做了充分的讨论和沟通。其中关于出口已经提出了培养方案和初步的操作流程，完成预科和基础医学教育的学生在通过基于美国执业医师考试中 STEPI 的基础课考试和完成实践论文后，可申请清华大学的理学学士学位。基础医学的考试题已由基础学院编制完成并在08 级学生中作了实验性考试。结果表明有很强的科学性和适用性，不仅可以客观准确反应学生的学习成绩，同时对教师的教学理念和思路也很有启发。

从 2003 年开始，我校引入客观结构化临床考试（OSCE）作为临床医学专业的毕业考试，2012 年客观结构化临床考试开始引入实习前的考核中。作为医学生临床实习前的准入考试，着重于基础知识、基本技能本的考核，强调临床沟通交流技能，通过实习前客观结构化临床考试对今后的教和学都有很好的指导性和启发性。

（院校教务处　潘廷芳　编
管远志　审）

北京协和医学院学术型学位授权点

一、博士学位授权一级学科（8个）

0701 生物学

0831 生物医学工程

1001 基础医学

1002 临床医学

1004 公共卫生与预防医学

1006 中西医结合

1007 药学

1011 护理学

二、博士学位授权二级学科（57个）

071002 动物学

071003 生理学

071007 遗传学

071009 细胞生物学

071010 生物化学与分子生物学

071011 生物物理学

083100 生物医学工程

100101 人体解剖与组织胚胎学

100102 免疫学

100103 病原生物学

100104 病理学与病理生理学

100106 放射医学

1001Z1 比较医学#

100201 内科学（心血管病）

100201 内科学（血液病）

100201 内科学（呼吸系病）

100201 内科学（消化系病）

100201 内科学（内分泌与代谢病）

100201 内科学（肾病）

100201 内科学（风湿病）

100201 内科学（传染病）

100202 儿科学

100204 神经病学

100206 皮肤病与性病学

100207 影像医学与核医学

100208 临床检验诊断学

100210 外科学（普外）

100210 外科学（骨外）

100210 外科学（泌尿外）

100210 外科学（胸心外）

100210 外科学（神外）

100210 外科学（整形）

100211 妇产科学

100212 眼科学

100213 耳鼻咽喉科学

100214 肿瘤学

100215 康复医学与理疗学

100217 麻醉学

100218 急诊医学

1002Z1 围术期医学#

1002Z2 变态反应学#

1002Z3 重症医学#

1002Z4 心理医学#

1002Z5 干细胞与再生医学#

1002Z7 输血医学#

100401 流行病与卫生统计学

100601 中西医结合基础

100602 中西医结合临床

100701 药物化学

100702 药剂学

100703 生药学

100704 药物分析学

100705 微生物与生化药学

100706 药理学

1011Z1 基础护理学

1011Z2 临床护理学

1011Z3 社区护理学

#为自主设置学科

三、硕士学位授权一级学科（3个）

1003 口腔医学

1008 中药学

1205 图书馆、情报与档案学

四、硕士学位授权二级学科（65个）

010108 科学技术哲学	100202 儿科学	1002Z5 干细胞与再生医学#
071002 动物学	100204 神经病学	1002Z6 高原医学#
071003 生理学	100206 皮肤病与性病学	1002Z7 输血医学#
071007 遗传学	100207 影像医学与核医学	100302 口腔临床医学
071009 细胞生物学	100208 临床检验诊断学	100401 流行病与卫生统计学
071010 生物化学与分子生物学	100210 外科学（普外）	100403 营养与食品卫生学
071011 生物物理学	100210 外科学（骨外）	100601 中西医结合基础
083100 生物医学工程	100210 外科学（泌尿外）	100602 中西医结合临床
100101 人体解剖与组织胚胎学	100210 外科学（胸心外）	100701 药物化学
100102 免疫学	100210 外科学（神外）	100702 药剂学
100103 病原生物学	100210 外科学（整形）	100703 生药学
100104 病理学与病理生理学	100211 妇产科学	100704 药物分析学
100106 放射医学	100212 眼科学	100705 微生物与生化药学
1001Z1 比较医学#	100213 耳鼻咽喉科学	100706 药理学
100201 内科学（心血管病）	100214 肿瘤学	1007Z1 生物制品学#
100201 内科学（血液病）	100215 康复医学与理疗学	100800 中药学
100201 内科学（呼吸系病）	100217 麻醉学	1011Z1 基础护理学
100201 内科学（消化系病）	100218 急诊医学	1011Z2 临床护理学
100201 内科学（内分泌与代谢病）	1002Z1 围术期医学#	1011Z3 社区护理学
100201 内科学（肾病）	1002Z2 变态反应学#	120402 社会医学与卫生事业管理
100201 内科学（风湿病）	1002Z3 重症医学#	120502 情报学
100201 内科学（传染病）	1002Z4 心理医学#	

#为自主设置学科

北京协和医学院专业型学位授权点

一、博士专业学位（20个）

1051 临床医学博士	105105 精神病与精神卫生学	105110 妇产科学
105101 内科学	105106 皮肤病与性病学	105111 眼科学
105102 儿科学	105107 影像医学与核医学	105112 耳鼻咽喉科学
105103 老年医学	105108 临床检验诊断学	105113 肿瘤学
105104 神经病学	105109 外科学	105114 康复医学与理疗学

105115 运动医学　　　　　105117 急诊医学　　　　　1054 护理

105116 麻醉学　　　　　　105127 全科医学

1051 临床医学硕士　　　　105108 临床检验诊断学　　105116 麻醉学

105101 内科学　　　　　　105109 外科学　　　　　　105117 急诊医学

105102 儿科学　　　　　　105110 妇产科学　　　　　105127 全科医学

105103 老年医学　　　　　105111 眼科学　　　　　　1052 口腔医学硕士

105104 神经病学　　　　　105112 耳鼻咽喉科学　　　1053 公共卫生硕士#

105105 精神病与精神卫生学　105113 肿瘤学　　　　　1054 护理

105106 皮肤病与性病学　　105114 康复医学与理疗学　1055 药学

105107 影像医学与核医学　105115 运动医学

#公共卫生硕士为清华大学、北京协和医学院共建的专业学位授权点

院校第二十一批博士生指导教师资格人员名单

协和医院	内科学（呼吸系病）	王孟昭（学术）	
	内科学（心血管病）	方理刚（专业）	
	内科学（风湿病）	李梦涛（专业）	
	内科学（传染病）	刘正印（专业）	
	内科学（肾病）	陈丽萌（女）（学术）	
	内科学（内分泌与代谢病）	邢小平（女）（专业）	潘　慧（学术）
	神经病学	彭　斌（专业）	朱以诚（女）（学术）
	肿瘤学	张福泉（专业）	
	外科学（普外）	桑新亭（学术）	
	外科学（骨外）	赵　宇（专业）	
	麻醉学	赵　晶（女）（学术）	
	临床检验诊断学	李永哲（学术）	
阜外医院	内科学（心血管病）	蒋立新（女）（学术）	樊朝美（学术）
		陈柯萍（学术）	荆志成（学术）
	外科学（胸心外）	王水云（学术）	于存涛（学术）
	生物化学与分子生物学	寿伟年（学术）	周　洲（学术）
	遗传学	葛东亮（学术）	

	药理学	王　淼（学术）		
肿瘤医院	肿瘤学	王淑莲（女）（专业）	黄　镜（女）（专业）	
		李峻岭（专业）	王维虎（专业）	
整形医院	外科学（整形）	杨　斌（专业）	范　飞（专业）	章庆国（专业）
		王佳琦（专业）		
基础所	生物化学与分子生物学	陈厚早（学术）		
	免疫学	葛　微（女）（学术）		
药物所	药物化学	俞晓明（学术）	黄海洪（女）（学术）	
	药理学	竺　青（学术）	郭　颖（女）（学术）	
药生所	微生物与生化药学	彭宗根（学术）	孔维佳（学术）	
药植所	生药学	刘　昶（学术）	毕明刚（学术）	
血研所	免疫学	冯晓明（学术）		
	细胞生物学	杨逢春（女）（学术）		
工程所	生物医学工程	杨　军（学术）		
放射所	放射医学	樊赛军（学术）		
生物所	病原生物学	代解杰（学术）		
病原所	免疫学	赵振东（学术）		
北京医院	内科学（心血管病）	刘德平（学术）		
	外科学（泌尿外）	朱　刚（专业）		
中日医院	内科学（心血管病）	郑金刚（专业）		
	内科学（肾病）	李文歌（专业）		
	内科学（内分泌与代谢病）	肖建中（专业）		
	影像医学与核医学	谢　晟（女）（专业）		
	外科学（神外）	刘茹恩（专业）	张　黎（专业）	
	妇产科学	凌　斌（学术）		
生命科学所	生物化学与分子生物学	张志远（学术）	金淑香（女）（学术）	
		汤　楠（女）（学术）	隋建华（女）（学术）	
		陈　婷（女）（学术）	张　昱（学术）	

院校第二十一批硕士生指导教师资格人员名单

协和医院	内科学（传染病）	王焕玲（女）		
	内科学（内分泌与代谢病）	李 伟	卢 琳（女）	姜 艳（女）
	内科学（呼吸系病）	黄 蓉（女）		
	内科学（心血管病）	程康安	王崇慧	
	外科学（普外）	刘子文	吴文铭	胡 亚
	外科学（泌尿外）	文 进		
	影像医学与核医学	潘 杰	程午樱（女）	
	神经病学	管宇宙（女）	刘明生	
	妇产科学	陈 蓉（女）	金 滢（女）	
	皮肤病与性病学	李 军	刘 洁（女）	
	肿瘤学	邱 杰		
	急诊医学	杜铁宽		
	康复医学与理疗学	刘 颖（女）	陈丽霞（女）	
	病理学与病理生理学	周炜洵（女）		
	临床检验诊断学	孙宏莉（女）		
	药剂学	杜小莉（女）		
	社会医学与卫生事业管理	关 健（女）		
阜外医院	内科学（心血管病）	邱 洪	于丽天（女）	
	外科学（胸心外）	刘 盛		
	影像医学与核医学	胡海波	李永青（女）	
	生理学	孙兴国		
	药理学	田 蕾		
	遗传学	赵 倩（女）		
	肿瘤医院肿瘤学	郑朝旭	周海涛	周爱萍（女）
		倪晓光	赵 俊	
	影像医学与核医学	陈 宇（女）	李 静（女）	
	细胞生物学	朱红霞（女）		
整形医院	外科学（整形）	王永前		

	麻醉学	杨　冬（女）		
基础所	药理学	郭　磊		
	生物化学与分子生物学	陈　等	刘晓军	
	药物所药理学	王月华（女）	刘　睿（女）	扈金萍（女）
	药物分析学	张瑞萍		
	药剂学	黄　伟	郑稳生	
药生所	微生物与生化药学	李晓宇	王菊仙（女）	贺晓波
		王丽非（女）	陈晓芳（女）	
	药物化学	甘茂罗		
	药剂学	夏桂民（女）		
	药理学	何红伟		
药植所	生药学	陈　娟（女）	徐　荣（女）	
	中药学	陈　曦	郭　鹏	
信息所	情报学	钱　庆		
生物所	生物制品学	李智华		
血研所	内科学（血液病）	郭　晔（女）	张　悦（女）	徐　燕（女）
	细胞生物学	缪为民		
工程所	生物医学工程	马桂蕾（女）	张琳华（女）	吕　丰
输血所	免疫学	刘　忠		
病原所	微生物学	雷晓波（女）	熊朝晖	
	免疫学	郗雪艳（女）		

授予 2012 届护理专业本科毕业生学士学位名单

叶勇豪（男）

杜淑娟	金惠超	谭宇添	刘双娇	赵　倩	李香鹿	王靓雅
于　彤	陈蒙蒙	张晓菲	金德丽	徐美兰	姚　瑶	陈红婷
毛文佳	陈晓赟	张华梁	汪曼君	张娜娜	苗龙芳	薛晓鸾
何晓庆	郑俏俏	于素杰	宣凡馨	史可夫	黄艳琼	闫　昆
刘　娜	邹　垚	董　蕾	谷奎颖	苏晓诗	王鹜冉	陈美凝
徐斌斌	刘　悦	张　悦	童曼娜	陈杭健	张婷婷	冯雪颖
丁　扬	赵海燕	周轩宇	倪　寒	巫雅萍	解太雨	牟　芸

杨迪恬　龙一方　李玉冰　高　铭　张渤溇　杨月杰　周　航
孙雪飞　杨　哲
（以上均为"女性"）

授予 2012 届专升本毕业生学士学位名单

林树华　郑　超　朱利涛　周发军　闫贵春　郭　峰　杨　林
翟彦龙　耿庆海　薛　超
（以上均为"男性"）
秦瑞娟　王秋苹　刘　飒　田东霞　姚嘉瑞　柳海丽　赵莉敏
刘伟丽　李　亭　赵敬焕　杨青青　梅瑜佳　邱　楠　高洪亮
张晓叶　张玲玲　程　明　赵　蕾　徐　婵　冷婷玥　刘　倩
胡　晶　饶丽萍　李　莎　贾晓晗　张保翠　王建美　李秀敏
韩　阳　马梦颖　王晓艳　李　欣　马亚琴　王昊雨　李　琳
冯　敏　曾秀梅　王玉梅　刘维娜　王玉洁　杨　萍　蔡晶晶
杨玉芳　李艳萍　王文燕　贾小欣　钟旭萍　林　琳　刘春丽
王　新　苏燕洁　贾丽斐　吴　迪　牛彦伟　张　博　赵书宁
卢梅英　王红哲　王　川　刘方园　史海娜　孙　捷　胡玉婷
马旭丽　时　静　贺　宁　付　婉　刘淑虹　阿　丹　邱　鹏
刘　征　魏铭溯　林　翠　任海霞　丁星灿　杨月娇　季月新
王　绯　史　晴　韩　薇　刘　纯　韩　荆　刘　月　艾赛娟
韩媛媛　范宇坤　吴味子　李金平
（以上均为"女性"）

授予 2011 届高等教育自考本科学士学位名单

路欣妹　贾春雨　潘玉清　杨交荣　张秋丽　王丽蕊　曹雅娜
侯丽君
（以上均为"女性"）

授予2012届临床医学专业毕业生博士学位名单

王昊天	匡小虎	狄　潇	兰　波	仲肇基	冯　程	承　飞
何志斌	蒙　轩	朱永健	刘效风	孙小虎	张　磊	金　钊
赵志勇	李少华	陈彦文	吴万龙	周　春	王　寅	常　杰
王　钊	陈旭良	刘志敏	龙　文	青浩渺	马　爽	李嘉根
王维新	傅麒宁	石新琳	杨仕林	杨云鹏	舒　畅	夏　鹏
吴　南						

（以上均为"男性"）

刘　婷	笪　熠	郭文娟	李　芯	毛玥莹	康文英	徐　丹
王尔茜	马佳彬	都　乐	李晗歌	杨　洁	段婉茹	陈实玉
陈　凌	陆　慧	田晓寅	徐　雯	朱　佩	钱　瑾	莫红楠
姚　远	孙芳芳	戴张晗	朱　亮	陈　锐	罗　娜	杨　枫
王俏镟	陈　艳	吴雪怡	王　蕾	丁　立	韩　菲	付　极
桂　阳	张智旸	狄梦阳	潘青青	刘　琦	沈　晶	周姝含
丛雪晶	梁　硕	陈　逸	姜志超			

（以上均为"女性"）

授予2012届临床医学专业毕业生硕士学位名单

李亚光　余　敏　施挺

（以上均为"男性"）

授予硕士研究生硕士学位名单

刘安雷	邓垂文	侯　波	戴宇飞	朱孔博	李殿江	王世磊
景林德	王　亮	张乐峰	陈泽锐	魏　宇	周　建	李建强
杨立猛	徐争鸣	陈语林	张连宇	巩福星	王　健	田文嘉
何学虎	杨　磊	钱运梁	庞永胜	代中华	周　斌	王玉国

李鹏涛	雷 宇	王 乐	董 林	陈 鑫	杨鹏飞	李启麟
张春林	乔涌起	马 超	董二会	高 虎	刘海涛	徐 凯
王凤博	王立华	马维思	焦连魁	朱迎夏	罗安雄	冯瀚洲
胡衍保	李子强	任 浩	刘 翎	贾 贝	乔 峰	周全全
韩有金	于 沛	李 乔	蓝瑞隆	马 任	张清泉	郭江红
赵 斌	昝金行	江城锋	闫 寒	范晓旭	肖龙华	刘春生
郭柯磊	苏炳男	王宇歌	孙路路	冯 凯	刘国超	杨 星
张 浩	赵晓南	姜 博	张营营	王文广	周世一	杨伯清
锁培苏	魏 刚	庞 成	孙铁成	李 磊	谢 昊	牛吉瑞
席志强	刘剑州	赵永亮	李 青	赵燕风	王文卿	刘 毅
左赋兴	朱晓雷	汪大伟	孙孝文	张 骞	王 乐	陈威威
陈 波	刘孝文	闵 锐	刘迎九	吴 军	徐云飞	杨怡轩
幸小亮	于文博	蔡路奎	王嘉懿	王 健	补世明	李建涛
孟聪申	皮 良	熊勇超	吴 伟			

（以上均为"男性"）

张寒冰	刘亚丽	岑 晶	赵 肖	孙 静	韩兰稳	马 亚
郭蕾蕾	黄河花	于 岚	许 琳	张 睿	卫金花	刘丛丛
王 真	张钰宣	戚文威	秦春妮	孙艳侠	李庆雪	董 琳
张 颖	刘子娜	何 嘉	梁 玉	王云霞	朱嫦琳	刘 珊
周宇灵	杨 珣	王丹阳	郭郑旻	康晓敏	夏春娥	靳亚莉
赵文晶	罗茗月	郭 蓉	黎晓彤	丛 雪	黄艳秋	景丽玲
宫 宁	李 萍	忻振慧	石翠娟	倪蓓蓓	王 超	孙婷婷
杨 倩	卡米拉·阿不里米提			欧阳雁	吴 琪	李玉立
周 琼	孙 彤	朱 梅	杜 欣	张 璐	王艳宝	王 帆
张婷婷	张艺颖	杨 颖	李 娟	付长珍	苏宁宁	刘书宇
宋 鑫	刘琰璐	杜 静	安慧景	李春艳	杨晶晶	韩碧群
王红梅	王 倩	崔思然	陈小娟	杜慧竟	刘延新	牛沂菲
张丽蓉	马 铃	陆巧妮	靳 婧	陶 玲	张健美	魏 薇
于晶晶	于 青	张 嵘	詹小亭	张 娜	刘 灵	戎丽娟
徐淑霞	张 燕	朱 琳	陈旼旼	王欣然	陈晖娟	巩丽文
欧德平	郝会玲	王文芳	尹 杰	陈怡美	唐 晓	王 沂
李艳波	黄晶晶	仲蕾蕾	郑水桥	薛 丹	吴 迪	张军帅
荣 蓉	高子淇	李彦红	马小茗	吴芳新	熊 竞	常 星
崔月颖	陈红敬	李奇峰	赵晓娟	杜然然	谢莉琴	刘妮波
王 冲	张 园	胡丽涛	曾 蓉	路淑婷	刘 茜	焦文娟
于书慧	史妍萍	聂圣肖	牛敬雪	丁 晨	贾琴妹	王 琳
赵玉娇	周晓芳	董兆梅	易 薇	周 弛	顾 琴	李 慧
刘 婧	唐 静	杨 婷	袁 静	安莉莎	齐 鲁	关 硕
韩丽媛	任姗姗	郭静静	李 莹	杜 照	赵玉娟	郑 堃

王长燕	王泽玮	李　婧	李小姣	陈素辉	高　巍	刘　戩
陈雪松	黄燕华	王　静	周　一	张苗苗	张国芬	肖会廷
冯苏云	王　燕	胡春梅	刘东红	张　怡	杨文爽	李　兵
乔卓青	衣晓丽	拉娃拉·巴扎尔		刘艳春	蔡培培	刘　贝
路　丹	丁　婧	程雪莲	崔美子	王　芬	田　杰	范　洁
郭亚菲	施雯慧	邵云平	张志慧	吴　丹	张润华	王　丹
赵艳桃	王亚敏	侯月云	王　梅	邓敏莉	邓　晓	金　鑫
徐春燕	陈　慧	马文玥	纪文文			

（以上均为"女性"）

授予以同等学力申请硕士学位人员硕士学位名单

赵大春	朱　岩	叶益聪	杨德彦	翁　利	何怀武	李　冀
李　刚	张广吉	秦　耿	任鸿翔	王　杨	高小博	王　锐
葛郁平	陈　罡	马　杰	蔡思逸	邵　江	唐普贤	熊祝嘉
刘　坚	黄文慧					

（以上均为"男性"）

罗　敏	刘　杰	陈闽江	罗金梅	芦　波	鲁　洁	翟　玫
朱　正	陈　欣	马丹丹	方　芳	周　颖	刘利军	周海燕
刘　倩	李魁星	郭　明	刘　奕	王　湘	徐　娜	陈旭华
孟　红	宫晓谦	宣　磊	张冀霞	洪羽蓉	周　炯	张海波

（以上均为"女性"）

授予博士研究生博士学位名单

王卓龙	李　辉	李光兵	李　平	刘小海	周　斌	刘　明
宋德禄	梁　兵	王　勇	胡继强	侯　煜	王天杰	王　欢
续玉林	李　刚	柳　磊	吴益和	王　珏	蒋　钦	王浩然
龚丁旭	龚俊松	常宗平	史　强	陈　涛	王博石	张彤彤
黄理明	张腾飞	武京国	刘　波	张　丹	韩　伟	明中强
陈建河	韩　为	李　峰	谈小超	崔迎彬	王东生	章华兵
张浪玺	曹春雨	鞠湘武	杨　宁	邹　镇	惠希武	姚振宇
王晓东	宋高广	曲学彬	刘彦山	盛有明	秦伟伟	鹿文葆
刘　凯	曹志亮	李建国	刘　帅	孔令雷	米　粟	孙　巍
吕　鹏	叶　旋	郎立伟	刘景龙	黄　凯	陈春林	田　硕

郝志友	张书恩	柳　航	李　刚	刘照振	李福双	陈明华
王亚男	付辉政	梁　东	郑朴荣	庄鹏宇	柏　健	乔立瑞
陈日道	郭永辉	周浩辉	刘　祺	陈　罡	郝兰虎	吕　凯
何　庆	白晓光	倪四阳	任　刚	单永强	张　浩	刘继开
孙广利	魏　华	谭小明	石林春	怀　磊	谢振卿	王汉裕
李德冠	王　浩	尹　宁	张　恒	曹　波	姚志刚	赵平森
马元武	岳　磊	曾沛斌	向　志	陶　玥	丁曰和	周智雄
孙　宇	路永刚	王志刚	胡　毅	任　凯	何　电	王　涛
赵　威	苏　飞	李国安	彭用华	杜　伟	丛　佳	苏元波
樊　华	刘家明	常　晓	王兴山	边焱焱	张冠南	关　健
姜　宇	徐　徕	王　栋	王　斌	周　熹	许　飞	章文成
李祥攀	吴润叶	李　坚	王军轶	黄　辉	吴永凯	刘立国
苗成利	周江蛟	边志民	刘　伟	胡金天	高　峰	王　强
曲士强	李其辉	张　擎	谢步善	李胜利	杨守晖	柏景乔
高　鹏	汪　星	王　放	穆文利	周立全	赵志强	杨瑞锋
陈　俊	郭正光	魏利龙	马　宁	罗志刚	方振峰	沈　宁
马永刚	胡　磊	石　哲	赵长城	高　伟	陶晓军	李　伟
王瑞峰	程　辉					

（以上均为"男性"）

刘雪姣	李　扬	寇惠娟	陈泓颖	刘　丹	刘心娟	宋　玮
畅银娟	米　霞	王心宁	孙　青	金香兰	王　雪	李　玢
李晓川	黄　虹	沈　芸	王海棠	苏文亭	杨　倩	吴　超
郑欣馨	刘　尧	张　琳	温　丹	孙云娟	张　骞	宁小晖
黄　雯	师　睿	王小华	王　茜	马　宁	蔡　敏	高　扬
谢博洽	裴娟慧	白媛媛	王玉瑶	王　芳	杨　英	王长鑫
张　欢	王倩倩	唐翌姝	汪晓敏	石　妮	贺　欢	王早早
翟　侃	徐晓慧	马　丽	张彤雯	张　荣	梁　好	钟佳伶
康　宁	杨　坤	李　睿	胡　燕	卞晓翠	米蕊芳	张　敏
王丽芳	莫　辰	华　芳	徐琦璘	王亚南	王　莹	王　芳
郭　姝	陈蓉蓉	丁　帆	潘丽萍	李景云	王　珊	万言珍
王小爽	付　俊	朱洁卿	邱宇鹤	崔安芳	程筱雯	刘　喆
郑春明	高晋兰	邓洁捷	熊　元	李　曼	薛　征	徐婷婷
孙玉慧	邓婷婷	曾　洋	张晓艳	李　晶	黄　姗	王聪慧
于晓丽	张彦琼	宋珊珊	齐　展	陈立宏	宁　娜	孙建栋
孙　凤	慕　容	鲍华燕	展丽娟	周　晴	王娅杰	雷　蕾
陈致瑜	康瑞霞	杨宏艳	刘　畅	杨　柳	杨　帆	于晓彦
蓝　希	王子艳	杨晓娟	路　莉	彭健豪	江冰娅	管玉瑶
董文芳	吴　倩	马　洁	王晓婧	张贵杰	张　炎	赵　芬
李义秀	刘彬娜	韩　蓓	刘渝溪	田亚平	任　燕	陈芊茜

周翠萍	韩小敏	张永欣	王　莹	陈　怡	胡占英	沈　琮
高娜娜	王　燕	杜娜娜	来芳芳	庞　晶	王松梅	余腾斐
杨　林	周海燕	焦晓林	孙秀萍	党云洁	黄朝情	刘延凤
陈丹丹	马晓瑭	张轶群	陈　芳	马　丽	李慧媛	彭洪薇
林　阳	颜次慧	王　宏	张俊伶	史　记	包汉梅	周　盛
廉　虹	王冬梅	郭素杰	王晚璞	乌美妮	周　艳	郑　颖
周芳烨	邹海欧	康晓凤	刘　鱼	李红敏	彭锐锐	龙福泉
程　芳	白　雪	康　岚	刘婷婷	陶　莉	赵　越	徐新民
洪　萍	宋利琼	刘　铭	窦　琳	焦　娟	代　杨	高永辉
李晓侨	程　志	王　晶	严金婷	吕　芳	李　珍	郑　静
姜　茜	尹婉嫱	孙志宏	李　攀	李素玮	张　妲	孙王乐贤
隋　昕	玄英华	李新萍	韩露艳	邹　绚	高儒真	余春开
李　媛	张　黎	王　瑾	仇焕容	冯莉苹	胡晓雨	陈　波
魏代敏	李孟慧	李　洁	周　倩	崔雅宁	王林平	娄　莹
张红菊	刘　红	吴　慧	刘宏艳	卢珊珊	余小多	周丽娜
丁　晓	王静波	翟医蕊	陈秀军	张希梅	刘雨桃	张灵小
李慧慧	胡金龙	袁玉静	陈　旭	李泓馨	李晓燕	王宏梅
王燕婴	王翠翠	苏　涛	王婕好	曹文彬	王雅琴	葛美丽
李星鑫	张翠萍	王冬雪	邵　聪	朱海清	艾正琳	王　慧
李　雯	安　健	史　飞	任　燕	李静怡	卢　晶	徐　珍
汪亚君	赵亚丽	马　萍	牟　一	杨　曦	辛　玲	张　莹
高琳雁	高亮亮	张　丽	王　琳	葛　菁	段瑞平	戴　婷
谭亚军	王丽婵	王媛媛	张庆华	李彩虹	孟玲慧	侯　倩
赵　舒	范燕燕					

（以上均为"女性"）

授予以同等学力申请博士学位人员博士学位名单

刘正印　马国涛　王晓巍　李峻岭　段　军　徐腾达　曾　昂
史　艺　冯飞跃　丁　超　车　旭　陈　倩
（以上均为"**男性**"）
罗　玲　王红燕　常晓燕　林　燕　卢宁宁　万乃君　于　晖
于春华　师　杰　张雯杰　赵文惠
（以上均为"**女性**"）

医疗卫生工作

2012 年度院校医疗卫生工作概况

2012 年是国家"十二五"规划的第二年，也是党的"十八大"胜利召开的一年。以十八大精神为指引，在卫生部和院校领导的正确指挥下，院校围绕深化医药卫生体制改革工作，在提高医疗质量、保障医疗安全、以病人为中心、改善患者就医体验、减轻患者负担、积极探索公立医院改革、推动医院管理创新等方面积极发挥国家队的作用，不断促进医院的内涵建设和健康发展。

一、加强学科建设，打造精品医疗，引领医学发展，召开 2012 年院校医疗工作会

2012 年年初，院校召开了 2012 年院校医疗工作会。会议首次邀请了院校外的专家进行讲座，来自中国人民解放军第四军医大学、四川大学华西医院、上海交通大学医学院附属瑞金医院、中国人民解放军总医院的专家，分别从国家政策层面对临床学科建设和转化医学等目前人们关心的热点问题以及国家大型公立医院精品战略的制定、医院管理、人才培养、科技创新的成功经验等方面向与会代表进行了精彩的报告。会议也首次邀请了各医院重点临床科室主任参加，并由院校四家临床重点专科的负责人进行了交流汇报。他山之石可以攻玉，本次院校医疗工作会旨在吸收其他高校及医院的先进管理经验，拓宽思路，促进院校所属医院在医疗、科研、临床学科建设及各项管理方面能够更上新的台阶。

二、2012 年院校所属医院的主要医疗指标持续增长，再创新高

全院校医务人员在院校领导的带领下，发扬努力拼搏、开拓进取、默默奉献的精神，按照 2012 年的工作计划圆满地完成了工作任务。2012 年院校六家医院门急诊量达 4 978 365 人次，较 2011 年增长 9.57%；开放床位 5146 张，较 2011 年增长 0.12%；年出院病人 193 853 人次，较 2011 年增长 9.74%；年手术量为 80 683 人次，较 2011 年增长 29.24%。

三、获社会认可，院校各医院在中国医院排行榜中成绩斐然

在 2012 年复旦大学医院管理研究所发布的"2011 年度中国医院排行榜"中，院校各医院成绩斐然，27 个专科进入各专科榜单前 10 名：其中北京协和医院再度稳居榜首，已经连续三年摘取"中国最佳医院综合排行榜"桂冠；在"最佳专科排行榜中"，阜外心血管病医院的心血管病、心外科，肿瘤医院的胸外科、肿瘤科以及血液病医院的血液科也连续三年蝉联最佳专科，协和医院的风湿病、妇产科、普通外科、神经内科也在各专科中名列榜首。

四、加强医疗质量管理、多种手段保证医疗安全，落实以人为本，方便群众看病就医

2012 年院校各医院积极贯彻落实深化医药卫生体制改革的各项工作，以科学发展观为指导，以实际行动方便群众看病就医。加强机制、体制建设，加强医疗安全、医疗质量控制，优化诊疗流程，取得较好成绩。

（一）拓展渠道、优化流程，多个途径方便患者就医

北京协和医院全面优化门诊流程，推行全天 24 小时挂号，将集中挂号变为分散挂号，缓解早高峰拥堵状况；实行 3 天号源滚动挂号，扩大患者选择范围，减少患者多次排队；逐步扩大"银医卡"预约比例，真正落实实名制就诊。普通门诊严格实行出停诊管理、鼓励医师加号、主治医师不限号、退号返回护士工作站统一调配等配套措施。

阜外医院在开展多种预约方式的基础上，又开通"手术预约转诊在线申请"服务，并在病人高峰季节开设晚间和午间门诊，缓解患者就医需求。同时，在就诊高峰时间段，启动"变频工作制"，实现人力资源弹性管理；还建立了疑难病会诊中心，切实方便疑难病患者的诊治。

肿瘤医院通过开展出院病人预约、启用自助预约挂号服务机等新举措；影像检查实行多时段分段预约，并控制预约时间；增加骨科门诊诊室；开放出院结算"绿色通道"等多渠道方便患者就医。

整形医院口腔中心、注射美容中心装修改造工程通过竣工验收并启用。加强院际间协作，与北医六院建立了由具备资质的专科医师进行的有效的精神伦理方面的医学鉴定、会诊及复核工作流程。

血液病医院全面推进医院无假日门诊工作，预约挂号号源全部开放。完成挂号、收费窗口一体化，提高挂号、收费效率，缓解了患者挂号、缴费排长队的现象。

皮肤病医院开展多项便民服务措施，通过电话、现场诊疗预约，提供收费查询系统，优化收费程序。夏季门诊高峰期间，医院开设午间门诊，增设收费、挂号窗口，及时分流病人。

（二）加强监管，严控院内感染，提高医疗质量，保障患者安全

1. 多措并举，规范抗菌药物使用。

北京协和医院发布《多重耐药菌医院感染管理规定》，成立抗菌药物专项管理办公室。进一步完善器械相关性感染及操作相关性感染监测方案，对重点部门、重点部位感染进行干预和控制。

阜外医院在制定并严格落实《2012年抗菌药物临床应用专项整治活动方案》，修订住院患者临时采购抗菌药物管理规定的基础上，使用电子病历系统开发提示程序，强化预防用药管理。同时，积极培训，加强考核，将抗菌药物各项数据指标纳入年度主任和病房年终考核与评先并定期督查，公示整改。实现了预防使用抗菌药物品种与剂量达标，杜绝了联合用药预防感染的情况，限制使用类抗菌药物使用量明显下降。

皮肤病医院通过制定培训计划，组织医务人员学习《抗菌药物临床应用管理办法》等法律法规、抗菌药物临床应用及管理制度、常用抗菌药物的药理学特点与注意事项、常见细菌的耐药趋势与控制方法、抗菌药物不良反应的防治等相关知识，并组织考评。开展处方点评与处方展，将不合格处方列入绩效考核指标，引导医生合理用药。

2. 以制度规范管理、加强医疗质量控制与监管、加强院内感染控制，多种抓手保障患者安全。

北京协和医院制定或修订了一系列规章制度，包括《临床"危急值"报告与处置管理规定》《提高手术室效率管理规定》《手术部位标记规定》等，修订《病历内涵质量评价表》，制定质控专家聘任和奖励制度。正式实施《非计划再次手术管理制度》、《住院时间超过30天病例的管理规定》。完成并逐步完善医师考评制度与考评工作。完善药事评审制度。创新伦理委员会组织框架，并成立医疗伦理委员会，逐步完善医院医疗技术和项目的分级管理，以及二、三类技术的伦理评估。制定医技科室绩效考核方案，设立个性化指标，丰富考核内容。在医疗质量控制方面，发布了《院内感染暴发报告及处置制度》《医院感染暴发处置预案的标准操作规程》。传染病报告住院信息系统上线，实现全院传染病报告信息化管理。

阜外医院通过实行术前评价分级预警机

制，防范手术风险，规范了手术申请流程，避免了由于病历完整性缺陷及化验指标异常造成的医疗差错；建立了运行病历实时监控机制，医政管理部门能够实时监控各医疗单元病历缺陷情况，及时纠正病历质量问题，通过集成一体的病历管理体系，实现病历质量缺陷管理；设定了监管系统及传票系统，在医生工作站中向病历书写医师发送病历质量传票，责令定期修改。医院通过建立"输血管理委员会—医务处—输血科"管理模式，更新用血观念，规范医疗行为，制定节约用血操作规程等举措，不断提升心血管手术质量。医院血液管理继续保持国际领先，被卫生部作为经验全国推广。开展了肾脏去神经消融治疗顽固性高血压；冷冻球囊消融治疗房颤等多项新技术，实现"规模与品质"双增长，2012年外科手术量突破万例和内科各类介入3万余例，成为世界手术量突破万例的特大心脏病中心。

肿瘤医院积极落实、完善各项医疗核心制度，健全三级质控管理；定期召开药事管理委员会；2012年度共13个新技术项目获准入。建立病案质量监控组织机构，实行住院病案质量监控三级管理体系。

整形医院努力做好医疗质量管理，依法执业等医政管理工作。参与北京市首批第二类医疗技术临床应用的准入申报，并顺利通过"口腔正颌类手术"及"头、面、颈部巨大神经纤维瘤切除及成形术"两种第二类医疗技术的审核。组织院内21项新技术、新项目的评审申报，并参与全国医疗服务价格项目的对接工作。在医院内开设第一个无痛整形病房；完成医院新购置CT机、全景机、手术室C型臂、口腔牙片机移机、CDC等的预评价和控制效果评价、环保局环境评价及卫生局《建设项目卫生审查认可书》、《放射诊疗许可证》、《辐射安全许可证》等检测报告和验收登记。

血液病医院加入了卫生部医疗质量监测系统，每月进行数据网络直报。进一步完善医疗安全、医院统计、院内感染、抗生素应用管理，规范医务人员、医疗技术准入管理。

皮肤病医院在日常工作中发现医疗质量安全隐患及时通报，制作了《医疗安全提示》，引导临床医师依法、安全行医。加强医疗质量管理，定期对全院医务人员进行"三基"训练和考核，夯实医务人员的基本功。组织临床与医技科室开展新技术，加强医院消毒灭菌工作，定期开展医院感染监测，充分发挥医院感染、传染病管理、病案质量管理等相关专业委员会的作用，监测住院病历质量与医院感染，及时向卫生部上报医院质量监测信息。

（三）加强院校临床学科建设，国家临床重点专科建设项目再增8项

医院的临床学科能力是一个医院持续发展的核心动力。申报国家临床重点专科项目，以项目为基础，能够使各医院的重点专科建设成为具有国内领先水平的重点专科，在临床技术创新和应用方面起到国家队的作用。

2012年院校各医院共有8个专科获得资助，加上2010~2011年申报获批的20个项目，目前共有28项国家临床重点专科建设项目。2012年获批项目如下：

2012年度

单位	项目数量	项目名称
北京协和医院	7	呼吸科
		泌尿外科
		基本外科
		神经科
		肾内科
		眼科
		急诊科
皮肤病医院	1	皮肤科

（四）积极完成卫生部临床路径试点及"优质护理示范工程"试点等重点工作

1. 递交答卷，举办《临床路径释义》研讨会暨新书发布会。临床路径管理是当前我国医药卫生体制改革的重要内容之一，实施临床路径管理对于规范医疗行为、控制医疗费用、促进医疗服务管理等具有十分重要的意义。临床路径的编写、试点及推广，也是卫生部贯彻落实医改政策的一项重要工作。

院校在前期组织了院校临床和医疗管理专家承担了包括内分泌科、消化内科、心血管内科和心血管外科，共34个病种临床路径规范的编写工作。经过长时间的认真准备和各相关专科工作组的艰苦努力，完成了《临床路径释义》（第一卷）的出版。并于4月25日下午在北京协和医院报告厅会议室举办了《临床路径释义》研讨会暨新书发布会。卫生部医政司、人社部医疗保险司、中国医院协会、北京市医疗保险中心等领导以及部分受邀临床专家出席会议并均对《临床路径释义》的出版给予了高度的肯定，《临床路径释义》的出版对促进临床路径管理工作在全国各级医疗机构中有效开展以及具体实施有很强的现实作用，也是院校对医改工作的一份答卷。

2. 积极按照卫生部要求，继续开展临床路径管理试点工作。

北京协和医院规范医务人员诊疗行为，继续推进临床路径管理，2012年共有23个科室开展临床路径工作，47个病种2837个病例进入临床路径管理，入组后完成率91.72%。

阜外医院已在内科的急性左心衰竭、房性心动过速等10个病种开展临床路径工作，保证医疗环节质量。截至11月底，全院入选临床路径管理的病例数为9648例，占出院病人总数的23%，完成率为98.6%。

肿瘤医院完成路径病例数10561例，完成率95.77%。

血液病医院继续扩大临床路径管理病种，增加骨髓增生异常综合征－难治性贫血伴原始细胞过多（MDS-RAEB）、慢性髓细胞白血病（CML）、慢性淋巴细胞白血病（CLL）、弥漫性大B细胞淋巴瘤（DLBCL）、血友病A（HA）、自身免疫性溶血性贫血（AIHA）等6个病种，目前共13个病种按照临床路径管理。

皮肤病医院健全临床路径管理相关制度与机制，推进临床路径管理工作。目前医院临床路径的病种数，门诊5种，住院6种，顺利通过了江苏省卫生厅组织的两轮临床路径管理省级评估。

3. 继续开展"优质护理示范工程"试点工作，提高患者满意度。优质护理服务工作是公立医院改革的一项重点工作，同时，全力推进优质护理服务工作，也是一项一把手工程。2012年，"优质护理服务示范工程"开展已两年，院校所属各医院积极参与其中，护理工作取得了明显进展和成效，护理质量和服务水平整体提升，得到广大患者的称赞和肯定。院校及所属各医院按照卫生部的工作方案，继续扎实推进优质护理服务工作，积极推进护理工作模式的转变和护理管理制度的创新，让患者满意就医、让护士满意工作。

北京协和医院2012年开始在国际医疗部病房全面推行优质护理服务，开展专项满意度调查，护士总体满意率94.9%，医生对护理工作的满意率为98.2%。

阜外医院通过建立护理部主任－区域护士长－护士长三级管理组织结构，实施手术室－消毒供应中心－介入导管室一体化管理的模式，加强危重症护理骨干综合能力的培养，使得医院被列入卫生部优质护理服务重点联系医院，并获得卫生部和北京市优质护理服务考核优秀病房和优秀个人。

肿瘤医院作为卫生部"示范工程"重

点联系医院，开展优质护理服务病房覆盖率85.7%，年度各项护理指标合格，无护理事故发生。医院还获准成为北京市护士岗位管理试点医院。

整形医院积极试点优质护理工作，其中北二病区被评为2011年度北京市优质护理服务示范病区。

血液病医院病房全部开展了优质护理工作。医院修订了《护理管理制度》《临床护理服务规范》《护理技术操作规程》，制订了《常见护理技术操作并发症预防及处理》手册，制订了护士分层级管理制度及分层管理档案，建立护理不良事件网上报告系统，获天津市卫生系统首批挂牌的"优质护理服务医院"称号。

五、发扬传统，体现"国家队"的责任，继续做好各项卫生援助工作。

（一）卫生援藏工作

援藏工作是院校长期以来一直坚持的一项政治任务，也已经成为院校医疗工作中的常规活动之一。自1951年以来，院校通过派出医疗队、举办讲座、接收进修生、专项资金支持等方式，已坚持援藏61年。

1. 2012年援藏工作情况　院校2012年援藏医疗队由来自北京协和医院、阜外医院、肿瘤医院的6人组成。本次医疗队员所在专业的选择是在院校与西藏自治区人民医院签订的"十二五"对口支援协议基础上，经过院校与自治区人民医院双方对2011年院校援藏医疗队工作的方式、效果进行分析、总结，并结合今年自治区人民医院的具体需求进行了多次座谈与沟通的基础上确定的。

队员们克服了高原反应、生活不便等困难，以饱满的工作热情、扎扎实实的工作作风开展工作。在开展门诊、病房查房、疑难病例会诊和介入手术等日常医疗工作的同时，还通过小讲课、学术讲座等形式进行理论知识培训，对自治区人民医院的医务人员开展了传、帮、带、教等不同形式的帮扶工作，此外，队员们还积极开展了多种新技术、新疗法，创造了多项西藏地区第一例。例如，内分泌科队员姜艳大夫配合科主任完成Hologic双能X线骨密度吸收仪（DXA）的安装、调试和使用。从最初检查室的选址、设备的摆放、放射线防护，之间与相应器械公司工程师的交流、仪器安装，直到后来科室操作人员的培训、开机操作、骨密度报告的解读，使区人民医院第一台，乃至整个西藏地区第一台DXA仪得以顺利使用，开展了骨密度检测的新项目。放射介入科队员潘杰大夫开展肿瘤的射频消融治疗手术，成功完成肝癌的射频消融治疗手术3例、肾上腺肿瘤的射频消融治疗手术1例，填补了该项技术在西藏地区的空白。完成了自治区内首例血管内局部溶栓和金属支架植入手术（非冠状动脉植入），成功治疗一例急性髂动脉血栓病人。

医疗队的队员们在西藏期间，在自治区人民医院开展了大量工作：

诊疗人次（含阅片、出检验报告等人次）	开展手术例数	会诊及疑难病例讨论次数	学术讲座次数		业务培训人次	教学查房次数
			全院	科室		
800	202	505	7	27	319	128

2. 接收西藏进修生情况　西藏自治区人民医院派出的进修生也围绕重点专业进行选派。2012 年，院校所属协和医院、阜外医院、肿瘤医院、皮肤病医院共接收了来自西藏自治区人民医院的 14 名进修生。

（二）其他对口支援工作

除援藏工作外，院校部分所属医院还承担了来自其他渠道的对口援助工作。

协和医院对口支援平谷区医院、平谷妇幼保健院，派出专家 91 人次，接诊 192 人次；举办学术讲座及培训 69 次，培训 870 人次。支持社区医疗，为社区开通预约挂号，全年预约挂号 119 人次，受到东城区政府的表扬及百姓称赞。完成对口支援内蒙古工作 3 年帮扶计划，该项目获卫生部"万名医师支援西部工程"全国优秀集体奖。完成 10 个社区医疗人员的派遣。1 名医师赴青海省人民医院开展为期 1 年的医疗工作。7 名医护人员分赴托克托、和林格尔县医院，开展为期 8 个月的医疗工作。受卫生部指派，6 名医务专家组成国家医疗队赴山西临汾革命老区巡诊；12 名专家参加禽流感、佳木斯最美女教师、四川不明原因死亡等多项救治工作。配合民政部"明天计划"完成孤残儿童手术 4 例。

肿瘤医院派出医师支援新疆、青海等地医院，对口支援的徐州肿瘤医院顺利升为三级医院。医院的魏文强同志作为中组部首批援青干部获"青海省创先争优优秀共产党员"称号。

整形医院与门头沟妙峰山镇卫生局党支部开展共建，并签署了党建共建协议。为响应团市委关于"三下乡"活动和关于开展"对口支援"的号召，在医院党委的领导下，团委组织团员到妙峰山镇开展了义诊活动。

2012 年是"十二五"规划的第二年，也是党的"十八大"胜利召开的一年。一年以来，院校所属医院围绕医改目标，在缓解"看病难、看病贵"、狠抓医疗质量、保障医疗安全等各方面积极探索，以完善管理体制、优化运行机制为重点，坚持在前进中调整创新，促使经济效益、社会效益全面提升。在深化医药卫生体制改革的大背景下，院校将以"十八大"精神为指导，积极实现国家医改及公立医院改革的目标，进一步提高各医院的管理水平，完善医疗服务措施，创新服务模式，为患者提供更加优质的医疗服务，使院校医疗工作再上新台阶。

2012 年度院校医疗卫生工作统计表

2012 年	门诊人次	急诊人次	床位数	出院人次	手术人次	平均住院日	床位使用率%	住院患者死亡率%
北京协和医院	2 502 031	174 233	1870	72 814	37 505	8.60	94.40	0.8
阜外医院	531 495	25 872	966	46 004	18 687	8.20	107.10	0.3
肿瘤医院	678 360	7 411	1330	48 792	14 993	9.85	95.67	0.48
整形外科医院	88 417	1617	328	9888	9144	9.94	83.70	0
血液病医院	113 753	21 334	602	15 250	79	14.20	99.30	0.35
皮肤病医院	833 842	0	50	1105	275	18.26	113.15	0
院校合计	4 747 898	230 467	5146	193 853	80 683			

说明：比较 2011 年主要医疗指标，院校各医院门急诊量、出院人次、手术人次分别上涨 9.57%、9.74%、29.24%。

（唐 尧 编 王海涛 审）

产 业 工 作

2012 年度院校产业工作概况

一、院校企业概况

截至 2012 年底，院校及所属各单位投资设立的企业共有 75 户，其中非公司制的全资企业 16 户，有限责任公司 44 户，股份有限公司 6 户，中外合资企业 7 户，中外合作企业 1 户，股份合作制企业 1 户。以北京协和医学院（原中国协和医科大学）作为实际出资人的企业共有 4 户。

二、院校企业资产与经营状况

（一）企业资产状况

根据 2012 年度企业财务会计决算和企业国有资产报表统计，纳入院校国有资产基础管理范围的国有全资、国有控股和国有出资比例在 10%以上的国有参股企业共 57 户，其中国有全资企业 34 户，国有控股企业 5 户，国有参股企业 18 户。

2012 年度院校所属 57 户企业的资产总额为 329 044.37 万元，同比增长 13.67%；负债总额为 144 007.79 万元，同比增长 14.32%；所有者权益总额为 185 036.49 万元，同比增长 13.17%；企业资产负债率为 43.77%，与上年基本持平，资产状况良好。

院校所属 57 户企业中资产总额在 1 000 万元以上（含 1 000 万元）的有 30 户，其中亿元以上的企业 6 户，亿元以下 5 000 万元以上的企业 11 户，5 000 万元以下 1 000 万元以上的企业 13 户；1 000 万元以下 100 万元以上的企业 17 户；100 万元以下的企业 10 户。

资产总额排名前六位的企业如下：

资产总额排名前六位的企业

排序	企业名称	所属所院名称
1	协和干细胞基因工程有限公司	血研所
2	北京协和制药二厂	药物所
3	北京协和药厂	药物所
4	北京联馨药业有限公司	药物所
5	四川新生命干细胞科技股份有限公司	输血所
6	昆明盛飞生物医药技术有限公司	生物所

2012 年度院校所属 57 户企业的国有资产总额 147 954.24 万元，同比增长 15.96%；总资产报酬率为 12.48%，比上年略有下降；净资产收益率为 17.82%，其中 14 户企业达到 20%以上，另有 3 户企业达到 100%以上；国有资本保值增值率为 120.76%，比上年增加 1.36%，实现了国有资产保值增值。

2012 年度院校 57 户企业中有 16 户国有参股企业，其资产总额为 87 212.34 万元，占全部资产的 26.50%；负债总额为 48 748.77 万元，占全部负债的 33.85%，所有者权益总额为 38 463.56 万元，占全部权益总额的 20.78%，其中在 41 579.46 万元实收资本中国家及国有法人资本为 14 495.20 万元，占全部实收资本 34.86%。年末国有资产总额为 13 392.23 万元，占年末国有资产总量的 9.05%。

（二）企业经营状况

2012 年度院校所属 57 户企业的营业收入总额为 168 700.89 万元，比上年增长 5.83%，其中主营业务收入 164 975.69 万元，比上年增长 6.30%。营业收入在 1 000 万元（含 1 000 万元）以上的企业有 17 户，其中亿元以上的企业 6 户，1 000 万元以下 100 万元以上的企业 22 户，100 万元以下的企业 11 户，7 户企业为零收入。16 户参股企业的营业收入总额为 43 067.42 万元，比上年减少 28.56%，其中主营业务收入总额 42 487.50 万元，比上年减少 28.60%。

营业收入总额排名前六位的企业如下：

营业收入总额排名前六位的企业

排序	企业名称	所属所院名称
1	北京联馨药业有限公司	药物所
2	北京协和药厂	药物所
3	北京协和制药二厂	药物所
4	协和干细胞基因工程有限公司	血研所
5	北京康益民生医药经营有限公司	药生所
6	四川新生命干细胞科技股份有限公司	输血所

2012 年度院校所属 57 户企业实现利润总额 38 191.83 万元，实现净利润 31 031.42 万元，企业职工人均利润 147 744.04 元/人，盈利企业 42 户。利润总额在亿元以上的企业 1 户，亿元以下 1 000 万元（含 1 000 万元）以上的企业 4 户，1 000 万元以下 500 万元以上的企业 4 户，500 万元以下 100 万元以上的企业 9 户，100 万元以下 10 万元以上的企业 8 户，10 万元以下的企业 16 户。

利润总额排名前六位的企业如下：

利润总额排名前六位的企业

排序	企业名称	所属所院名称
1	北京协和制药二厂	药物所
2	北京协和药厂	药物所
3	北京联馨药业有限公司	药物所
4	协和干细胞基因工程有限公司	血研所
5	四川新生命干细胞科技股份有限公司	输血所
6	北京华阜康生物科技股份有限公司	动研所

2012 年度院校所属企业上缴国家税金共计 23 841.73 万元，人均实际上缴税金 89 596 元。

三、校办企业资产状况

截至 2012 年底，北京协和医学院出资设立和参股的企业共有 4 户。其中 2 户国有全资企业为新闻出版、图书零售型企业即中国协和医科大学出版社及其读者服务部，2 户为参股企业。

学校企业资产总计为 7 793.99 万元，同比增长 13.47%；归属于学校方股东的所有者权益总计 3 473.86 万元，同比增长 5.16%。

四、院校企业改制

截至 2012 年底，院校原有 58 户全资企业中，完成注销的企业有 30 户，已经改制为有限责任公司的企业 12 户，正在改制过程中和尚未改制的企业有 16 户。

五、科技产业政策研究制定

1. 正式印发《院校关于促进科技产业创新与发展的指导意见》。该《指导意见》将是今后一个时期院校科技产业发展的纲领性和指导性文件。

2. 加强科技产业规范管理，完成院校对外投资管理相关申报审批程序的编写和印发工作，包括《院校事业单位对外投资设立企业的申报审批程序》等 7 个程序性文件。

3. 整理编辑印制《院校科技产业管理政策汇编（四）》，内容包括近年来国家相关法律法规和院校科技产业管理制度等。

4. 补充修改《院校关于促进科技成果转化的管理办法》（征求意见稿）。

5. 提出建设"院校产学研一体化创新基地"的倡议，提交 2012 年院校科技产业工作研讨会进行大会研讨，深入研究"院校产学研一体化创新基地"的组建原则、基本框架、运行与管理机制以及相关的配套政策等。

六、内设研发中心管理

1. 2012 年，院校苏州方舟生物医药研发中心和细胞工程研发中心运行良好，与院校在教学和科研等方面的合作日益紧密，并取得较好成绩。目前，研发中心有院校外聘教授 11 人，研究生导师 9 人，其中博导 5 人，入选中组部千人计划 3 人，获得全球 100 位首届华侨华人专业人士"杰出创业奖"1 人。2012 年，研发中心获得国家科研项目经费资助 3600 多万元，在培研究生 12 人，其中硕士 3 人，硕博连读 8 人，博士 1 人；已毕业硕士生 10 人，全部就业；与所院联合招收博士后一名。

2. 暂停继续设立院校检验医学研发中心。

七、举办会议

1. 为了落实《院校"十二五"发展规划》和《院校关于促进科技产业创新与发展的指导意见》，积极探索院校科技与产业的深度融合问题，组织召开 2012 院校科技产业工作研讨会。会议提出建设"院校产学研一体化创新基地"的倡议，并围绕建设"院校产学研一体化创新基地"的必要性与紧迫性、"院校产学研一体化创新基地"的组建原则与基本框架、《院校关于促进科技成果转化的管理办法》（征求意见稿）、加强合作尽快实现资源整合与协同创新等会议主题展开热烈研讨。

2. 召开建设"院校产学研一体化创新基地"小型专题研讨会，形成"院校产学研一体化创新基地"的组建背景、组建原则和基本框架，提交 2012 院校科技产业工作研讨会进行大会研讨。

3. 召开院校科技产业工作小型专题研讨会，对《院校关于促进科技成果转化的管理办法》（征求意见稿）再行修改，调整、修改、凝练"院校产学研一体化创新基地"的组建原则、基本框架、组建模式以及规划报告的组织与任务分解等。

八、产学研合作

1. 2012 年度，校办企业通过产学研合作承担国家级项目 4 项，共计 3 489.53 万元。

2. 2012 年 11 月 28 日，由国家新药开发工程技术研究中心（北京科莱博医药开发有限责任公司）组织实施的，"抗凝血化学 1 类新药 SAR"项目启动和"治疗血管性痴呆中药新药天麻苷醇酯苷片"成果转让签约仪式在北京举行，标志着院校药物研发体系由研发到生产产业链的进一步完善，成为近年来医科院药物所体系中联合开发、优势互补、利益共享、风险共担的产学研合作模式的重要标志。

九、产业常规管理

1. 完成对外投资和国资监管上报审批事项 7 项，完成资产评估备案审核上报项目 2 项，评估值达 9253.80 亿元，完成企业产权登记审核上报项目 4 项。

2. 完成中央国有资本经营预算的项目申报、企业国有资本收益收取、经营预算支出项目计划编报工作。

3. 完成 2012 年度院校企业财务会计决算和企业国有资产报表审核上报分析工作。由于在组织工作得力、报表编制规范、数据真实可靠、材料报送及时等方面表现突出，我院校被评为 2012 年度企业决算先进单位，并受到国家卫生计生委财务司通报表扬。

4. 完成卫生部对部属（管）企业2012度财务决算和国有资产统计报表的审核上报工作，审核单位170多户企业，资产总额50多亿元。

5. 完成2012年度校办企业年报统计工作和向北京市校办产业管理中心定期上报我校校办产业信息工作。2012年度我校获校办产业信息工作先进个人。

6. 根据市教委部署，组织协和医大出版社开展校办企业内部控制情况审计评价工作。

（备注：成都输血研究所和昆明医学生物学研究所目前按事业单位进行资产统计，故有关资产统计数据不包括在内。）

（洪　健　编　贾淑英　审）

人才建设与培养

中国医学科学院　北京协和医学院
及各所院党政领导干部名单

（2012）

中国医学科学院 北京协和医学院

院长、副校长	曹雪涛	教授
常务副院校长	李立明（兼）	教授
校长、副院长	曾益新	研究员
副院校长	徐德成	研究员
	詹启敏	教授
	赵玉沛（兼）	主任医师
党委书记	李立明	教授
党委副书记	林长胜	研究员
	李国勤	研究员　（2012.07 免）
顾问	顾方舟	教授
	巴德年	教授

北京协和医院（临床学院、临床医学研究所）

名誉院（所）长	方　圻	教授
院（所）长	赵玉沛	主任医师
副院（所）长	于晓初	研究员
	姜玉新（兼）	主任医师
	王以朋	主任医师
	柴建军	副研究员
	李冬晶	主任医师
	张抒扬	主任医师
总会计师	向炎珍	高级会计师
党委书记	姜玉新	主任医师

| 党委副书记 | 陈　杰 | 主任医师 |

阜外心血管病医院

院长	胡盛寿	主任医师
副院长	杨跃进	主任医师
	王希振	高级工程师
	李惠君（兼）	主任医师
	顾东风	研究员
党委书记	李惠君	主任医师
党委副书记	王　峥	副研究员

肿　瘤　医　院

院长	赫　捷	主任医师
副院长	石远凯	主任医师
	王明荣	研究员
	王绿化	主任医师
	王　艾	研究员
	蔡建强	主任医师
党委书记	董碧莎	研究员
党委副书记	付凤环	副研究员

整形外科医院（整形外科研究所）

院（所）长	曹谊林	研究员
副院（所）长	赵振民	主任医师
	赵唯萍	副研究员
	吴　念	主任医师
党委书记	王建国	副主任医师

基础医学研究所（基础学院）

| 代理所长 | 王　恒 | 研究员 |

院长	沈 岩	研究员
副所（院）长	李利民	教授
	刘 英	研究员
党委书记	王 恒	研究员

药物研究所

所长	蒋建东	研究员
副所长	庾石山	研究员
	陈晓光	研究员
党委书记	刘 煜	研究员

医药生物技术研究所

常务副所长	邵荣光	研究员
副所长	赵立勋	研究员
党委副书记	于 滨	研究员 *

药用植物研究所

名誉所长	肖培根	研究员	
所长	陈士林	研究员	（2012.09 免）
副所长	孙晓波	研究员	
	魏建和	研究员	
党委书记	田 力	高级政工师 *	

（云 南 分 所）

名誉所长	李学兰	研究员	
所长	李学兰	研究员	（2012.03 免）
	马小军	研究员	
副所长	段立胜	副研究员 *	
	里 二（兼）	副主任技师 *	
	陈 曦	副研究员	

	斯建勇	研究员	
党委书记	里　二	副主任技师 *	

（海　南　分　所）

所长	魏建和（兼）	研究员	
常务副所长	冯锦东（兼）	研究员 *	（2012.11 免）
	甘炳春	研究员	
副所长	杨美华	研究员	
党委书记	冯锦东	研究员 *	
党委副书记	甘炳春	研究员	

医学信息研究所（图书馆）

名誉所（馆）长	陆如山	研究员
所（馆）长	代　涛	研究员
副所（馆）长	池　慧	研究员
	朱金生	经济师
党委书记	赵　熙	讲师

医学实验动物研究所（实验动物学部）

所长（主任）	秦　川	研究员
副所长（副主任）	张连峰	副研究员
	刘云波	研究员
党委书记	陈小凡	高级政工师

微循环研究所

所长	修瑞娟	教授

护　理　学　院

院长	刘华平	教授

副院长	陈京立（兼）	教授
	吴欣娟（兼）	主任护师
	李　峥	教授
	刘　辉	助理研究员
党委书记	陈京立	教授

病原生物学研究所

所长	金　奇	研究员
副所长	王健伟	研究员
党委书记	张　烈	高级政工师
党委副书记	刘海鹰	副研究员

血液病医院（血液学研究所）

常务副院（所）长	程　涛	教授
副院（所）长	常子奎（兼）	研究员
	王建祥	主任医师
党委书记	常子奎	研究员
党委副书记	姜艳玲	高级政工师

放射医学研究所

名誉所长	王世真	教授	
所长	樊飞跃	研究员	
副所长	张剑虹（兼）	副研究员	（2012.09 免）
	樊赛军	教授	
党委书记	张剑虹	副研究员	

生物医学工程研究所

副所长	李迎新（兼）	教授
	孔德领	教授
	徐圣普	研究员

| 党委书记 | 陈小凡 | 高级政工师 | （2012.04 免） |
| 党委副书记 | 李迎新 | 教授 | |

皮肤病医院（皮肤病研究所）

院（所）长	王宝玺	主任医师	
副院（所）长	顾　恒	主任医师	
	杨雪源	主任医师	
	高保平	助理研究员	
党委书记	张　烈	高级政工师	（2012.10 免）
党委副书记	陆明霞	护师	

输血研究所

所长	郑忠伟	研究员	
副所长	刘嘉馨	研究员	（2012.02 免）
	马　峰	研究员	
	陈勇军	副研究员	
	刘　忠	主任技师	
党委书记	肖小璞	主任技师	
党委副书记	刘嘉馨	研究员	

医学生物学研究所

所长	李琦涵（兼）	研究员	
副所长	杨净思	主任技师	
	董少忠	研究员	
	谢忠平	主任技师	
党委书记	李琦涵	研究员	
党委副书记	游　丹	副研究员	

北京市神经外科研究所

| 所长 | 王忠诚 | 教授 | （2012.09.30 去世） |

| 副所长 | 张亚卓 | 教授 | |

首都医科大学附属北京天坛医院

名誉院长	王忠诚	教授	（2012.09.30 去世）
院长	王　晨	主任医师	
副院长	宋茂民（兼）	主任医师	
	王拥军	主任医师	
	张力伟	主任医师	
	周建新	主任医师	
	肖淑萍	政工师	
党委书记	宋茂民	主任医师	
党委副书记	王　晨（兼）	主任医师	
	姚铁男	高级政工师	

＊为任职资格

［院校人力资源处（组织部）　陈建辉　编　徐秀珍　侯　健　审］

2012 年度院校人才建设与培养工作概况

2012 年，我国正值"十二五"规划发展时期，科技与教育的战略地位进一步凸显，科技驱动创新发展已经成为推动我国转变经济发展方式的重要支撑和保障。院校作为首批"海外高层次人才创新创业基地"，其战略目标是为建设创新型国家提供一流的创新人才，为医药卫生领域知识创新工程的顺利实施提供人才和智力保证。院校明确提出了"科学发展观的根本方法是统筹兼顾，院校的科学发展必须坚持老中青结合、医教研并重、管专学协调的发展思路"。

一、高层次人才队伍建设

院校作为国家海外高层次人才创新创业基地，确立了人才优先、高端引领的发展战略；构建了定位明确、层次清晰、衔接紧密、促进优秀人才可持续发展的培养和支持体系。2012 年，通过实施"千人计划""万人计划""长江学者奖励计划""协和学者与创新团队发展计划"等一系列人才支持计划，以高层次人才为重点，通过高端引领，统筹推进院所各类人才队伍建设与发展，紧紧抓住卫生人才培养、吸引、使用三个环节，加大人才队伍经费投入，构建定位明确、层次清晰、衔接紧密的人才队伍体系。

1. 2012 年 11 月，院校组织召开人才工作会，卫生部领导，院校领导，院校老领导，两院院士，所院班子成员，机关处级干部及所院相关职能部门负责人、千人计划人选、长江学者、杰出青年基金获得者、协和学者、协和学者创新团队带头人、协和新星等代表、部分党外人士等 220 余人参加了会议。会议邀请施一公教授、刘力副研究员做了特邀报告，院校党委书记、常务副院校长

李立明在会上作了题为《以人才建设为根本推进院校事业发展》的院校人才工作报告，协和医院、阜外医院、基础所、病原所、血液病医院从不同方面，结合人才工作所取得的成就进行了经验交流。蒋澄宇教授和杨威研究员分别代表协和创新团队和协和学者进行大会发言。会议还就人才培养、引进、使用和评价等进行了深入的讨论。

2. 组织推荐第九批"千人计划"人选。院校共有 4 人入选，分别是公共卫生学院引进人才刘远立、肿瘤医院引进人才饶建宇等 2 位同志入选第九批"千人计划"（创新人才长期项目）；肿瘤医院引进人才卢欣同志入选第九批"千人计划"（创新人才短期项目）；血液病医院（血液学研究所）引进人才冯晓明同志入选第九批"千人计划"（青年项目）。

3. 组织推荐第一批"万人计划"人选。院校共有 6 人入选，分别是北京协和医院李太生和张烜、基础医学研究所黄波、药用植物研究所魏建和、病原生物学研究所王健伟等 5 位同志入选"万人计划"第一批科技创新领军人才，基础医学研究所张学同志入选"万人计划"第一批百千万工程领军人才。

4. 组织推荐 2011~2012 年度"卫生部有突出贡献中青年专家"人选。卫生部授予北京协和医院朱兰和张烜、阜外心血管病医院何作祥、肿瘤医院李晔雄、医药生物技术研究所游雪甫、病原生物学研究所王健伟、血液病医院（血液学研究所）杨仁池等 7 位同志 2011~2012 年度"卫生部有突出贡献中青年专家"称号。

5. 组织推荐 2013 年度高层次留学人才

回国资助人选，医学生物学研究所邹翔同志被确定为 2013 年度高层次留学人才回国资助人选。

6. 组织推荐 2012 年享受政府特殊津贴人员。北京协和医院王以朋、沈铿和张烜、阜外心血管病医院乔树宾和李守军、肿瘤医院王绿化和马洁、基础医学研究所高友鹤和许彩民、药用植物研究所邹忠梅、病原生物学研究所王健伟和何玉先、血液病医院程涛和肖志坚、生物医学工程研究所刘天军等 15 位同志被批准享受 2012 年政府特殊津贴。

7. 组织推荐 2012 年度北京市优秀人才培养资助个人项目资助人选。北京协和医院马良坤和李晓光、肿瘤医院惠周光、基础医学研究所王丽和药物研究所张丹等 5 位同志获 2012 年度北京市优秀人才培养资助个人项目资助。并完成刘健、姚勇、朱海波和张洋等 4 位同志项目进展考核工作。

8. 组织全国卫生系统先进集体、先进工作者推荐工作。人力资源社会保障部、卫生部、国家中医药管理局授予我院校北京协和医院张福泉、病原生物学研究所金奇等 2 位同志"全国卫生系统先进工作者"荣誉称号。

9. 组织推荐第五批全国老中医药专家学术经验继承人。北京协和医院董振华主任医师为第五批老中医专家学术经验继承指导老师，宣磊和王景两位同志为第五批老中医专家学术经验继承人。

10. 2012 年继续实施"协和学者与创新团队发展计划"，资助了 5 个创新团队，聘任了 14 名协和学者特聘教授、4 名协和学者讲座教授，资助了 11 名协和新星。2012 年共资助平台经费 1980 万元，人员经费 161 万元。

2012 年协和创新团队一览表

序号	单位	创新团队带头人姓名	研究方向
1	协和医院	朱 兰	女性盆底障碍性疾病及生殖道畸形
2	阜外医院	何作祥	心血管病影像诊断与分子显像
3	肿瘤医院	刘芝华	食管癌复发转移及放化疗敏感性的转化医学研究
4	血研所	王建祥	血液肿瘤分子遗传与预后分层治疗策略
5	皮研所	王宝玺	家族性反常性痤疮发病机制中 γ-分泌酶作用的研究

2012 年协和学者特聘教授与讲座教授人选一览表

序号	单位	姓 名	聘任岗位名称	类别
1	协和医院	朱 兰	妇产科学	特聘教授
2	协和医院	赵 晶	麻醉学	特聘教授
3	阜外医院	姚 焰	心血管内科学	特聘教授
4	阜外医院	郑 哲	胸心外科学	特聘教授
5	肿瘤医院	代 敏	流行病与卫生统计学	特聘教授
6	基础所	黄 波	免疫学	特聘教授
7	基础所	张建民	免疫学	特聘教授

续 表

序号	单位	姓名	聘任岗位名称	类别
8	药物所	石建功	药物化学	特聘教授
9	药物所	竺 青	免疫学	特聘教授
10	药植所	魏建和	中药资源学	特聘教授
11	动研所	雍伟东	发育生物学	特聘教授
12	病原所	杨 威	病原生物学	特聘教授
13	血研所	周家喜	细胞生物学	特聘教授
14	放射所	樊赛军	放射医学	特聘教授
15	阜外医院	寿伟年	生物化学与分子生物学	讲座教授
16	肿瘤医院	张亚玮	流行病与卫生统计学	讲座教授
17	放射所	王海潮	微生物学	讲座教授
18	工程所	王储记	生物医学工程	讲座教授

2012 年协和新星一览表

序号	单位	姓名	从事专业
1	协和医院	龙 笑	整形外科学
2	阜外医院	鲁向锋	遗传学
3	肿瘤医院	于典科	遗传学
4	基础所	宋 伟	生物化学与分子生物学
5	药物所	孔建强	生药学
6	药生所	周金明	药物化学
7	动研所	刘江宁	免疫学
8	病原所	张磊亮	微生物学
9	血研所	冯晓明	免疫学
10	放射所	张晓东	放射医学
11	生物所	姚宇峰	遗传学

二、博士后管理

博士后研究人员是院校"五个层次"人才培养与支持体系的一部分。院校充分利用博士后这一发现人才、培养人才的成熟机制，创造条件，扩大博士后人员的招收，加大流动人员，减少固定人员，选择优秀博士后人员作为学术技术带头人的后备军，并与企业联合招收博士后研究人员。

1. 2012 年继续开展院校博士后科学基金资助评审工作，10 名博士后研究人员获得基金资助，共资助平台经费 50 万元。鼓励博士后研究人员进行交叉学科的研究，大力支持探索性的研究工作，不断提高博士后研究人员的自主创新能力。

2012 年院校博士后科学基金资助一览表

序号	单位	姓名	课题名称
1	协和医院	赵 静	自噬增高参与绒癌耐药机制的研究
2	协和医院	寇玉辉	单核细胞趋化因子-1 促骨折愈合及促成骨细胞活化的研究
3	阜外医院	陈海波	溶血磷脂酸对未成熟心肌再灌注损伤至葡萄糖代谢影响的研究
4	基础所	林 莉	miR-143/145 cluster 在 I 型干扰素介导免疫反应中的作用
5	基础所	高 鹏	血管平滑肌细胞中的 SIRT1 对动脉粥样硬化形成的作用研究
6	药物所	阿迪力·艾斯托拉	维吾尔医药用植物对叶大戟果（euphorbia sororia A）化学成分及生物活性研究
7	药植所	成 钟	橘皮提取物 tangeretin 抑制 mTOR 信号通路的作用及机制研究
8	药植所	徐海滨	基于比较蛋白组分析的三七近缘物种共有耐冷性机制研究
9	病原所	曹萌萌	DNAJA1 调节流感病毒复制的机制研究
10	血研所	林美光	白血病状态下小鼠骨髓 Nestin+ MSC 的改变及机制研究

2. 组织申报中国博士后科学基金第 5 批特别资助和第 51 批、52 批面上资助，顾海勇、杨丹、郝莎等 3 位同志获得中国博士后科学基金第五批特别资助，袁峥嵘获得第 51 批面上资助一等资助，赵静、聂宇、李小平、李向东、梁俊波、唐万侠、邓博、马博、张小坡和邹丽辉等 10 位同志获得第 51 批面上资助二等资助，崔衢、傅艺冰、高颖、董林林和孔晓牧等 5 位同志获得第 52 批面上资助二等资助，共获基金资助 128 万元人民币。

3. 2012 年共招收博士后 72 人，其中，留学回国人员 3 人，工作站联合招收 15 人；博士后出站 45 人，其中，15 人留校工作；退站 8 人。截至 2012 年底，共有在站博士后 156 人，其中男性 77 人，占在站博士后总人数的 49.4%，女性 79 人，占在站博士后总人数的 50.6%。在站博士后中生物学 30 人，占 19.2%；基础医学 36 人，占 23.1%；临床医学 29 人，占 18.6%；药学 54 人，占 34.6%；公共卫生与预防医学 3 人占 1.9%；生物医学工程 4 人，占 2.6%。

三、专业技术职务评聘与岗位设置管理

1. 组织完成院校岗位设置管理与首次聘用工作。院校出台了《院校岗位设置管理实施办法》和《院校专业技术岗位推荐条件（首次岗位聘任）》，成立了岗位设置聘用工作领导小组、院校岗位设置聘用委员会和院校岗位设置聘用工作小组。除协和医院外，院校机关及其他所院均完成首次聘用工作，首次聘用专业技术岗位二级岗 176 人，三级岗 166 人，五级岗 268 人，六级岗 262 人。

2. 组织申报 2012 年专业技术资格评审工作。组织完成卫生部卫生系列高级专业技术资格考试申报工作，申报 280 人，通过考试 215 人。组织完成卫生部专业技术资格评审申报工作，申报 324 人，272 名同志取得了所申报的专业技术资格。

3. 组织完成 2012 年院校专业技术职务聘任工作。院校对所院人才队伍情况进行了摸底调查，根据所院自然减员情况、通过专业技术资格评审情况及外语考试通过情况、援疆人员和支持西部边远地区的实际情况制定了院校聘任指标方案。经所院和院校高级专业技术职务聘任委员会评审，院校专业技术职务聘任工作领导小组审核，共聘任 71 名同志高级正职专业技术职务、182 名同志高级副职专业技术职务。

四、师资队伍建设与教师评优

1. 根据《北京市教育委员会关于公布

第八届北京市高等学校教学名师奖获奖名单的通知》（京教高〔2012〕14号），我院校基础学院叶菜英同志获得第八届北京市高等学校教学名师奖。

2. 为表彰长期从事一线教学工作，治学严谨，学风端正，在教学实践中不断更新教育思想和观念，锐意创新，注重教学改革与实践，教学方法先进，教学经验丰富，教学水平高，教学效果好，为学校的教育事业发展做出杰出贡献的著名教师，学校决定授予李汉忠、张澍、赫捷、廖苏苏、陈晓光五位教授"北京协和医学院教学名师"荣誉称号。

3. 为了表彰我校优秀教师和优秀教育工作者在全面落实科学发展观、深化教育改革、推进素质教育、实施教育创新等方面做出的成绩和贡献，弘扬他们的高尚师德，进一步激发广大教师和教育工作者的积极性、创造性，努力开创学校教育工作的新局面，院校授予邱贵兴等33名同志"2012年度北京协和医学院优秀教师"称号；授予潘慧等11名同志"2012年度北京协和医学院优秀教育工作者"称号。

北京协和医学院优秀教师名单（33人）

邱贵兴　郎景和　陈晓巍　范洪伟　王　迁
夏维波　徐英春　魏　镜　田　维　李立环
李晔雄　蒋海越　肖　苒　仇文颖　许　琪
姜晶梅　张宏冰　申竹芳　司书毅　张靖溥
高微微　李军莲　魏　强　姜亚芳　梁　涛
杨　威　竺晓凡　樊飞跃　刘志朋　孙建方
姜祎群　刘嘉馨　胡凝珠

北京协和医学院优秀教育工作者名单（11人）

潘　慧　孙智晶　李庆印　陈咏梅　彭　勇
刘海鹰　佘　义　汪　强　高小惠　王云峰
纪富存

五、支援西部工作

1. 关于做好第七批援疆干部第一次轮换工作的通知要求，为做好2012年度援疆干部选派工作，院校按照文件中的人选条件及要求选派援疆干部。

2. 协和医院、阜外医院、肿瘤医院药物所、药物所、药植所、血研所等单位加强组织领导，深刻认识选派援疆干部的重要性，选派了10位优秀的专业技术人员赴新疆工作，援疆干部分别在乌鲁木齐、克拉玛依工作1年。

中国医学科学院选派第七批（第一次轮换）援疆干部（2012年度）

选派单位	姓名	专业技术职	从事专业	派往单位
北京协和医院	张嘉	副主任医师	骨科	兵团医院
北京协和医院	钟森	主治医师	妇产科	兵团医院
北京协和医院	袁涛	主治医师	内分泌科	新疆医科大学第一附属医院
肿瘤医院	王征	主治医师	腹部外科	新疆维吾尔自治区人民医院
肿瘤医院	石泓哲	主治医师	泌尿外科	新疆维吾尔自治区肿瘤医院
阜外医院	梁岩	副主任医师	心内科	兵团医院
药物所	吉腾飞	副研究员	天然产物化学	新疆药物研究所
药物所	张莉	研究员	药理	新疆药物研究所
药植所	李国强	副研究员	药用植物研究所	自治区维吾尔医药研究所
血研所	张益枝	副主任医师	内科学（血液病）	新疆维吾尔自治区克拉玛依市中心医院

3. 根据中组部和卫生计生委关于做好"西部之光"人才培养工作的要求，该计划将实施10年，院校自2003年起每年接收一批来自新疆、西藏、内蒙、青海、宁夏等地区专业技术人员到院校学习和工作。院校高度重视实施西部大开发为西部培养人才的工作，2012年院校共接受了16位访问学者，该项任务分别由协和医院、阜外医院、肿瘤医院、药植所共4家单位共同承担，各单位请院所长、科室主任等专家亲自担任指导教师。访问学者通过在院校一年的学习和工作，系统地掌握了相关专业的理论知识，并通过临床实践、参与科研工作，业务水平有了显著的提高，进一步了解了本学科的发展动态，访问学者回到原单位将充分发挥他们的骨干带头作用。院校在西部人才的培养上起到了表率作用，得到了中组部和卫生部的肯定。

4. 根据《卫生计生委人事司关于开展第13批博士服务团成员选派工作的通知》（卫人才便函［2012］46号）中的选派条件和要求，院校推荐我院校肿瘤医院郑闪同志为第十三批博士服务团成员，赴西藏自治区人民医院工作。

5. 根据卫生计生委人事司关于继续派送医护人员赴澳门承担保健工作的要求，院校推荐吴瑛（医师）和孙玉兰（护士）同志赴澳承担驻澳门工委随行保健任务。

（张洪文　编　徐秀珍　审）

已故专家介绍

王琇瑛

王琇瑛，护理专家和学者。中国第一个获得国际红十字会委员会颁发的南丁格尔奖章和奖状的护士，第一个获得英国皇家护理学院荣誉校友称号的护士。她热爱护理事业，培养了大批护理人才。在培养公共卫生护理人才与宣传卫生保健知识方面，作出了卓越贡献。她主张恢复和发展高等护理教育。1987 年，她任中华护理学会荣誉理事长。1983 年，她荣获国际红十字委员会第 29 次南丁格尔奖，成为中国第一个获得此项荣誉的护士。

1986 年 4 月 26 日，王琇瑛应邀赴英国伦敦，被授予英国皇家护理学院（协会）(royal college of nursing of united kingdom) 荣誉会员称号。英国电视广播公司在 "Follow Me"（跟我学）英语教学节目中，还播放了她在英国随同地段护士进行家庭访问以及她获得荣誉称号时的大会录像和她在大会上发言的情景。同年，北京市科协主席茅以升授予她在创建和发展科技事业中作出卓越贡献的荣誉证。

1990 年以后，王琇瑛虽已退休，仍经常在家中接待国内外的护理人员来访，参加各种社会活动，并多次为护理人员的论著题词或撰写序言。1995 年 10 月，她参加了在北京举行的第四届世界妇女大会。此后，她的健康情况有所下降，一直在家中休养或住院治疗。2000 年 9 月 4 日，王琇瑛因年老体衰在北京逝世。

陈路得

陈路得，女，护理专家。1914 年 2 月出生，湖北省武汉市人，天津护理事业创始人、中国护理高等教育创办人、天津护理学会创始人、天津第一位世界护理届最高荣誉——南丁格尔奖章得主、全国第一位由护士出任的女院长。1957 年北京燕京大学生物系毕业获学士学位，同年在协和医院护士专科学校毕业。曾任协和医院护士督导兼护校教师，天津恩光医院总护士长，天津医科大学总医院主任护师、护理部主任兼院办护校校长，天津医学院附属医院副院长兼护理部主任，中华护理学会常务理事，天津护理学会理事，全国三届人大代表，全国政协五届委员，全国妇女大会三届代表，天津市一届人大代表。2000 年 8 月逝世。

长期从事护理教育和管理工作。认真总结临床教学和管理经验，撰写了多种讲义、教科书。1987 年获第 31 届南丁格尔奖章。

国际交流与合作

2012 年度院校国际交流与合作工作概况

一、基本数据

1. 审批和办理因公出国（境）任务 248 人次，其中办理机关领导及机关干部因公出国（境）手续 26 人次。

2. 办理因公赴台立项手续 6 人次。

3. 共接待外宾来访 36 批 118 人次。

4. 邀请 230 余名外宾到院直和下属所院进行学术交流。

5. 授予名誉教授 3 人，客座教授 4 人；为 CMB 主席陈致和申请办理了名誉博士学位。

二、重大来访

1. 1 月，陈部长和曹院长宴请克利夫兰首席运营官 Peacock 一行；陈竺部长接见诺和诺德公司 CEO Lars Rebien Sorensen 等 10 余人，曹雪涛院长陪同接见。期间汇报医科院与该公司合作的情况。

2. 1 月 19 日，安排陈竺部长、曹院长和胡盛寿院长宴请克利夫兰脑科中心 Peacock 一行，促进医科院与克利夫兰之间合作。

3. 3 月，曾校长接见接待宾夕法尼亚大学校长 Powers，探讨两校学生交换等工作；曾益新校长接见斯坦福大学的 Dan Morissett 教授（CFO of Stanford Hospital and Clinics）。

4. 3 月，接待梅里埃基金会阿兰·梅里埃主席一行，与病原所合作筹备和组织克里斯托弗·梅里埃博士塑像揭幕仪式。

5. 4 月，和 CMB 合作接待泰国诗林通公主代表团。随后接待国立玛希隆大学医学院 vice dean parist Watanapa 莫华德一行 7 人来访。建立了院校与泰国顶级医学机构间的直接联系。

6. 4 月 27 日，曹雪涛院长会见了来访的美国芝加哥大学罗伯特·锦穆尔校长（Robert J Zimmer）一行。

7. 5 月，曹雪涛院长接待了来访的国际医学组织（IAMP）主席 Lai-Meng Looi 博士一行，探讨了在医科院设立 IAMP 亚洲办事处的具体事宜。期间还安排了陈竺部长宴请 IAMP 来宾。

8. 5 月，曾益新校长接见 Penn Medicine 的 Jack Ende 教授。

9. 5 月，接待日本中村佑辅教授一行到有关所院参访座谈，探讨了其来华工作的可行性。

10. 5 月，按照卫生部指示接待了伊朗卫生部副部长代表团一行，参观了协和医院和基础所，并且安排了内分泌专业讲座。

11. 5 月，赴上海联合上海交大和复旦大学与哈佛医学院签备忘录，启动中美四校间转化医学合作。陈竺部长和上海市有关领导出席见证。

12. 6 月，詹启敏副院长接见日本近畿大学肿瘤学专家，洽谈临床药物实验合作。

13. 6 月 12 日，陈竺部长接见英国癌症理事会 CRUK CEO Michael Pragnell 和首席执行官 Harpal Kumar 及其前主席 David Newbigging 爵士。詹启敏副院长陪同接见。双方就年内合办肿瘤学术论坛达成一致。

14. 6 月，接待日本学术振兴会 Maki TSUCHIDA 主任一行，商讨签署未来 5 年合作备忘录。

15. 8 月，接待台大医学院副院长张上淳率领的台大学生访问团，安排临床实习。就两校签署合作协议达成了一致意见。

16. 8月16日，陈竺部长会见了美国癌症协会（AACR）主席 Frank McCormick 教授。曹雪涛院长和赫捷等陪同。

17. 9月，按照领导指示为 CMB 主席林肯陈申请了名誉博士学位，已在院校庆期间颁发。期间还为5位国外专家颁发了协和教育顾问证书。

18. 10月9日，安排曹雪涛院长和刘德培院士与科研、人事、国合等处室负责人会见了来访的香港求是基金会副主席王妍和执行总监金立佐等一行5人。

19. 11月12日，UCLA 医学院科研院长 Dr. Judith Gasson 一行来访。期间与肿瘤医院签署合作备忘录，安排了陈竺部长宴请接见。曹雪涛院长代表医科院与 UCLA 签署了合作备忘录，开展科研、国际会议和学者交换等合作。

20. 11月18~23日，按照卫生部指示接待朝鲜医科院代表团一行5人来医科院参观学习干细胞和生物芯片技术。安排来宾在基础所赵春华实验室学习干细胞技术，期间去了血研所、病原所和阜外医院参观。国合处和有关所院密切配合，顺利完成了这次政治任务。

21. 12月3日，加拿大 Baycrest 老年医学中心 Reichman 总裁一行来访，曾益新校长接见和会谈。就合作开展老年医学科研和构建中国老年医学体系进行了深入会谈。会后安排来宾参观了协和医院老年病房、北京市第一福利院和燕达国际健康城。

22. 12月12日组织协和医院、阜外医院和肿瘤医院代表赴上海签署中国哈佛医学院转化医学合作联合中心的合作意向书。年内哈佛专家还曾多次来访。

23. 12月10日，接待哈佛大学医学院华人专家学者联合会访问团。曾益新校长接见和宴请。

24. 12月12日，中美四校在上海举办合作意向书签字仪式和转化医学论坛。刘谦副部长和上海沈晓明副市长出席，陈竺部长发表了视频讲话。

三、重要出访

1. 3月16日，组团陪同曹雪涛院长访问美国克利夫兰医学中心和其下属的脑科中心。

2. 4月，组团由曹院长带领协和、阜外和肿瘤医院院长代表团陪同陈竺部长访问法国巴黎公立医院集团，并且签署了合作备忘录。期间还首次代表医科院参访了巴斯德研究所和 Inserm 等著名医学机构，建立了直接的合作关系。

3. 5月，组团由曾益新校长带队访问加拿大多伦多大学下属的 Baycrest 老年医学中心，开启了中加老年医学合作。

4. 7月，组团由曹雪涛院长带队和复旦和交大的专家赴波士顿与哈佛医学院召开研讨会商讨开展转化医学科研合作的具体问题。

5. 7月，组团由李立明书记带队赴美国考察美国医学院校公卫教育改革以推动国内公卫课程和教育改革。

四、重要学术会议

1. 4月26~27日，与基础所合办中国医学科学院-香港大学李嘉诚医学院转化医学论坛，共有300多人参加了此次学术交流活动。

2. 6月27~29日，与中国工程院、美国 NIH 和全球医生组织，在上海举办了2012年中美临床和转化医学国际论坛，共有400余名嘉宾出席本次论坛，报告人达100余人，其中外宾为40余人次。

3. 8月~9月，按照院校庆筹委会的统一安排，协助组织95/56周年院校庆活动，邀请22位外宾参加庆典和医学教育论坛。

4. 10月29~31日，与中科院武汉病毒所和法国医科院在武汉联合举办第二届中法新发传染病论坛，此次会议是中法在新发传染病方面的高层论坛，邀请了20多名外宾和国内专家报告学术成果，进一步促进了中法在传染病领域的高层合作。

5. 和清华大学公管学院、哈佛大学合办第二届中美健康峰会。

6. 11月4~6日，与美国国家癌症基金会合作，由肿瘤医院和国家癌症中心承办，在京举办中美癌症先进技术研究和未来全球合作研讨会，成功邀请了多达7名美国科学院院士和5名中国院士参会和做报告。

7. 12月5~7日，与英国癌症理事会CRUK合作举办中英癌症论坛。由肿瘤医院和国家癌症中心承办。

8. 与其他部门合作举办了包括柳叶刀主编 William SM Summerskil 的讲座、协和循证健康管理培训班等多个活动。

9. 通过参加12月举行的"中美新发和再发传染病合作项目"的2012年度合作委员会会议，获准首次由院校申请下一年度的子项目，将下属医院的临床医生纳入现场流行病的培训范围。

五、主要开展的项目合作

1. CMB　CMB项目征集上报6个公开竞争项目，2个合作中心项目获得资助85万美元；CMB-UBS项目，征集9个，上报5个，一名进入最后一轮。合计5个项目共268 372美元。组织召开"中国医学发展史

研讨会"。接洽美国洛克菲勒基金会百年庆典事宜。

2. 亚联董（United Board）根据与亚联董的协议，收到2011~2012年度资助经费共8965.55美金，分别资助生化专业领域和肿瘤领域专业人员交流、培养和参加国际学术会议等活动。

3. 中法新发传染病项目　分别于4月和7月召开了中法新发传染病项目研讨会，邀请了中科院、武汉病毒所、复旦大学、军事医学科学院、工程院、卫生部的相关领导和专家，对结题报告的框架、实地调研等问题进行研讨。7月，组织工程院和医科院病原所代表团赴广州，进行中法新发传染病项目实地调研。

六、外国文教专家聘请工作

获得外专项目获得审批资金459万元（包含111引智基地专项拨款90万元），于9月份下拨339万元，自留120万元。申报引智示范单位2个；申报出境培训项目一个；组织申请外专局高端外国专家项目一个，经技类外专项目一个；申报文教类外专项目58项。

（林　菲　编　孙集宽　审）

各所、院工作概况

北京协和医院

（临床医学研究所、临床学院）

（北京市东城区帅府园1号，100730）

一、基本情况

职工4120人，其中专业技术人员3763人，包括卫生专业技术人员3471人、其他专业技术人员292人。正高级职称245人、副高级职称364人、中级职称1221人、初级职称1933人。有院士6人，突出贡献专家22人，享受政府特殊津贴专家146人，"百千万"人才国家级人选5人。

二、获奖情况

在复旦大学医院管理研究所公布的2009年度、2010年度、2011年度"中国最佳医院排行榜"中三度蝉联榜首。被评为全国文明单位、全国创先争优先进基层党组织、全国医药卫生系统创先争优活动先进集体、北京市创先争优先进基层党组织、首都文明单位标兵、北京市"三八"红旗集体、北京医药卫生职业技能护理比赛团体一等奖、最受百姓欢迎三甲医院。

三、改革与管理

注重内涵发展，落实办院理念。开展"爱心卡"活动，关爱老年职工。组织"协和春晚"、"协和生日"、"协和奥运"等全员参与性院内品牌活动。院周会开设"落实办院理念，每周一讲"活动，邀请各科室骨干与全院分享先进经验和做法。院报开辟"落实办院理念"系列报道专栏，执行驻科记者制度，报道特色科室文化。组织媒体体验新门急诊楼活动，接受公众意见建议。开展"做一天患者"活动，41名中层干部亲身体验患者就医流程，提出建设性意见。成立院友会，创刊《院友通讯》。出版《住院医师手册》。加强媒体合作，在央视、BTV等播出50余期健康科普节目；借助《新闻面对面》《小崔说事》《身边》等栏目宣传医务人员感人事迹。

深化人事改革，完善制度建设。制定《青年管理人员规范化轮转培训管理规定》，规范培训对象、轮转要求等。实行《"百人计划"项目管理规定》，进一步明确"百人计划"的申报条件、选拔流程、派出要求、经费保障与待遇、培训后考核等问题，启动第三批"百人计划"人员遴选工作。制定《综合绩效考核办法（2012年修订稿）》及多项专项绩效考核办法，建立科学激励机制。督促落实职工带薪休假制度，优化员工就医流程，提高员工幸福感。

厉行勤俭节约，扎实财务和资产管理。落实新医院财会制度，制定《成本核算实施细则》，建设财务HRP信息系统，加大预算执行力度，建设财务自助平台，实现急诊留观实时结算。修订器材购置、管理规章制度，完善高值医用耗材管理系统，加强器材管理信息化建设。北区搬家全过程实现"节约先行"，收回旧通用设备3376件，调剂再发放利用958件。核减保洁员、导医、保安员等，节约人力成本。核算北区各科室所占面积及公共面积，后勤能源、日常维修、保洁、导医、绿植等费用纳入成本核算范围。将"网格化"分区安全管理模式推广到西院区和北区。

加大培训力度，建设管理培训体系。创建协和"名家讲坛"，邀请诺贝尔医学奖获得者等国际知名医学学者和国内外多位管理名家做学术报告和演讲。针对职能处室举办"公文写作规范""OA 系统使用""新闻稿写作"等专题培训。强化全员培训基金使用管理。强化中青年骨干培养和锻炼。组织第三批"百人计划"选拔考试,共 261 人参加,114 人通过,包括医生 89 人,护理 17 人,其他 8 人,全年共派出 75 人。

四、医疗工作

门诊 2 502 031 人次,急诊 174 235 人次,急诊危重症抢救 3432 人次。床位 1870 张,入院 72 699 人次,出院 72 814 人次,床位使用率 94.4%,平均住院日 8.6 天,七日确诊率 100%,出入院诊断符合率 100%。住院手术 37 505 例。组织院内危重病人多科会诊 511 次;接受院外会诊 439 例,其中京内会诊 358 例、京外会诊 81 例。

全面优化流程,缓解看病难问题。8 月 19 日起,推行全天 24 小时挂号,将集中挂号变为分散挂号,缓解早高峰拥堵状况。8 月 26 日起,实行 3 天号源滚动挂号,扩大患者选择范围,减少患者多次排队。逐步扩大"银医卡"预约比例,真正落实实名制就诊。调研普通门诊出诊情况,严格实行出停诊管理、鼓励医师加号、主治医师不限号、退号返回护士工作站统一调配等配套措施。

加强质控,落实卫生政策法规和完善管理制度。完成并逐步完善医师考评制度与考评工作。完善药事评审制度。创新伦理委员会组织框架,并成立医疗伦理委员会,逐步完善医院医疗技术和项目的分级管理,以及二、三类技术的伦理评估。新增国家临床重点专科能力建设项目 7 个。制定或修订一系列规章制度,包括《临床"危急值"报告与处置管理规定》《提高手术室效率管理规定》《手术部位标记规定》等。继续加强病历内涵质控工作,修订《病历内涵质量评价表》,检查住院病历 4187 份。制定质控专家

聘任和奖励制度。正式实施《非计划再次手术管理制度》、《住院时间超过 30 天病例的管理规定》。23 个科室开展临床路径工作,47 个病种 2837 个病例进入临床路径管理,入组后完成率 91.72%。制定医技科室绩效考核方案,设立个性化指标,丰富考核内容。医保管理成效显著,医保各项指标完成良好,医保人员次均住院费用比北京市三级综合医院平均水平低 19.5%。

加强医疗风险防控和院感管理,关口前移。医疗安全管理工作模式从"纠纷处理"转向"纠纷管理",重视"关口前移"和"事后警示"。制定不良事件与病人安全隐患工作方案,建立积极回应、联动处理、表扬激励、全员参与、信息共享的工作机制,形成科室、处室、院领导三级分层改进模式。制定《医疗器械不良事件监测管理规定(试行)》。总体医疗纠纷呈下降趋势,处理新发医疗投诉 189 件,其中诉讼 24 件、调解 39 件。建立医疗纠纷数据库。进一步完善器械相关性感染及操作相关性感染监测方案,对重点部门、重点部位感染进行干预和控制。全年监测手术 6500 余例,CVC 及 PICC 置管 3052 根,导尿管留置 3560 余根。发布《院内感染暴发报告及处置制度》、《医院感染暴发处置预案的标准操作规程》和《多重耐药菌医院感染管理规定》。传染病报告住院信息系统上线,实现全院传染病报告信息化管理。成立抗菌药物专项管理办公室。

医疗支援。继续支援平谷区医院、平谷妇幼保健院,派出专家 91 人次,接诊 192 人次;举办学术讲座及培训 69 次,培训 870 人次。支持社区医疗,为社区开通预约挂号,全年预约挂号 119 人次,受到东城区政府的表扬及百姓称赞。完成 10 个社区医疗人员的派遣,全年派出 104 名医师,接诊 731 人次。开展健康教育讲座、专业讲座 65 次,转诊 6 人次,会诊 52 人次。4 名医护人

员赴西藏自治区人民医院开展为期 3 个月的医疗工作，1 名医师赴青海省人民医院开展为期 1 年的医疗工作。7 名医护人员分赴托克托、和林格尔县医院，开展为期 8 个月的医疗工作，完成手术 841 例，举办学术讲座 165 次，教学查房 780 次，疑难病例讨论 442 次，开展新技术、新项目 131 项，建立重点学科 5 个。完成对口支援内蒙古工作 3 年帮扶计划，该项目获卫生部"万名医师支援西部工程"全国优秀集体奖。受卫生部指派，6 名医务专家组成国家医疗队赴山西临汾革命老区巡诊；12 名专家参加禽流感、佳木斯最美女教师、四川不明原因死亡等多项救治工作。配合民政部"明天计划"完成孤残儿童手术 4 例。

全员调动创优迎评，完成 ISO 9001 复审。将创优工作列为医院年度 5 项重点工作之一。成立创优工作领导小组和创优工作办公室。实行科室联络员制度，设立 AB 角。结合实际，制定应急预案 56 个，完成应急预案汇编。建立应知应会周发布制度。通过 ISO 9001 复审。完成《医疗工作手册》《护理工作手册》《规章制度汇编》（均为 2012 年度新增），共收录文件 82 个。首次梳理并完成 170 个外来文件的目录汇编，选编其中的 102 个文件，形成《外来文件汇编（医疗）》《外来文件汇编（护理）》和《外来文件汇编（院感）》，共计 50.67 万字。20 个科处室根据工作及岗位变化，修订了相应的部门工作手册。

五、护理工作

在国际医疗部病房全面推行优质护理服务，开展专项满意度调查，护士总体满意率 94.9%，医生对护理工作的满意率为 98.2%。组织优质护理服务共建专题研讨会，赴平谷区医院进行专项查房，邀请共建医院护理骨干参与论文报告会、教学授课大赛、培训班等活动。

进一步加强护理质控。修订《护理工作手册》中的查对制度等 27 项内容。对全院护士长进行"医院等级评审管理系统"的使用培训。落实责任制护理实施方案，基础护理、危重症护理合格率均 100%。完成护士 11 项护理技术操作分层考核，抽查各层级护士共 171 人，平均成绩 95.6 分。

开展护士岗位管理课题研究，制定不同类别病房各层级护士配置标准，进一步完善不同层级护士的任职资格、绩效考核方案，制定兼职护士岗位管理办法。

全面推进护理管理信息化建设。修订完善护理不良事件 OA 报告流程，规范护理管理人员 OA 请假制度。建立 HIS 护理人员信息库、护理工作量统计、电子护理病历、护理不良事件上报等模块。全面实现护士电子排班。

细化护士分层培训，在护理部—大科—病房 3 个层面全面启动。举办国家级继续教育培训班 5 个，组织全院临床护理教学老师培训 6 次，全院护士继续教育讲座 44 次，全院护理大查房 3 次，新护士培训 22 次。继续教育学分达标率 100%。组织接收各类学生 1119 人次，进修及专科护士 637 人。选派 31 名护理骨干赴芬兰、纽约交流学习，22 人赴台湾交流学习。接待国内医院护理同行 1708 人次参观。发表护理专业论文 272 篇，核心期刊率 100%。

六、科研工作

申报课题 661 项，中标 123 项，获资助经费 25 460.26 万元。其中国家级课题 70 项、省部级课题 46 项、其他类型项目 7 项。在研课题 302 项，结题 84 项。发表科技论文 1732 篇，其中 SCI 收录 333 篇，最高影响因子 38.278。获成果奖 7 项，其中北京市科技进步二等奖 1 项、三等奖 2 项，中华医学科技奖三等奖 1 项，中国医院协会医院科技创新奖三等奖 1 项，华夏医学科技奖三等奖 1 项，高等学校科学研究优秀成果奖三等奖 1 项。

与美国加利福尼亚大学旧金山分校（UCSF）初步建立合作平台，签署全面合作备忘录，聘请 UCSF 消化道肿瘤专家 Alan Venook 为名誉教授，派出 4 名专家赴美与 UCSF 在胰岛及干细胞移植治疗糖尿病及相关基础研究领域开展合作，并被授权使用 UCSF 网络在线培训课程（CTSI）。筹备第五届转化医学国际大会。完成《国家转化医学中心建设发展计划方案》，为实现转化医学中心建设长期目标奠定基础。

临床生物资源标本库项目建立相应组织机构，基本完成软硬件建设。9 月，临床遗传学实验室正式成立，聘请张学教授为实验室主任。

七、医学教育

在职博士生导师 116 人、硕士生导师 218 人，博士点 16 个、硕士点 26 个。有 6 个国家级继续医学教育基地、15 个二级学科住院医师培养基地、15 个三级学科专科医师培养基地。在院学习八年制医学生 333 人（共 4 个年级，含"七转八"学生），研究生 439 人。组织研究生毕业论文答辩 162 人次。

本科生教育。协调安排 2012～2013 学年课程计划，并组织教学基本功比赛、教学工作研讨论坛、学生职业素质培训等活动。

住院医师培训。招收基地住院医师 120 人，北京市住院医师规范化培训阶段考核通过率 92.6%，较上年度提高 0.98%。儿科通过北京地区普通专科医师培训基地复评，自 2012 年起可招收基地住院医师。

继续医学教育。完成 2013 年国家级继续医学教育项目申报和备案 91 项、区级继续教育项目申报 55 项，医技学分达标考核 1946 人，达标率 100%。招收进修生 871 人，办理进修生结业手续 805 人，安排医科院对口支援西藏自治区医院进修生 7 人、北京市卫生局为基层医院培养学科骨干 46 人、国家人社部新疆特培生 5 人、西藏特培生 2

人、支援内蒙古学科骨干培养 11 人、澳门进修生 1 人、对口支援平谷区医院进修生 7 人。

研究生管理系统、教学评估系统、教室管理系统研发上线。

八、国际交流与合作

出国学习、考察、参加学术会议 636 人次。接待国外来宾 19 批次 201 人，聘请客座教授 4 人，派出国际交换培训项目住院医师 4 人，派出澳门仁伯爵医院合作项目医师 10 人，6 个项目获批国家外专局外国文教专家聘请计划项目。

九、信息化建设

新住院 HIS 上线，业务覆盖面拓宽至医嘱、病历、检查检验、临床路径、手术申请等流程，提供检查检验结果引用、影像调阅、HIS 综合视图、方便快捷的出院办理等功能。新门急诊 HIS 上线，首次将门诊、急诊和住院系统合为一体，实现分级候诊、检查申请电子化、门诊治疗申请和执行电子化等，优化检查预约、缴费取药等一系列门诊流程。新门急诊楼实现千兆网络到桌面，并与数据中心和老院区互联互通。实现通过 HIS 单点登录到 UIS，查看放射、病理、超声等影像资料。整合医院信息孤岛上部分诊疗信息。OA 系统全面上线。北区一期和西院实现无线网络覆盖。全院统一桌面管理系统，升级改造邮件系统。

十、基本建设

10 月 8 日，新门急诊楼全面启用，新增医疗用房面积约 8 万平方米。完成住院楼 MICU 病房装修改造、护士楼食堂改造等院内工程 89 项。

十一、其他工作

新门急诊楼开业。挂号、候诊、就诊、交费实现窗口通柜服务；58 台自助机提供"全能"医疗服务，使北区服务窗口达 100 个；实施咨询台、导诊单、导诊卡、人工导医导诊，为患者提供就诊便捷；全院 1961

个检查项目纳入统一信息平台，62%的检查项目实现无需预约即刻执行和自动预约；引进自动化流水线和全自动标本全处理系统、气动传输系统；增加检验科单项尿便检验条码打印，优化尿便标本运送线路；实现部分检查结果网上查询；增加取药窗口数量，引进整盒发药机，80%以上的药品可进入整盒发药机系统，90%的处方调配速度显著提高。

护士楼对外餐厅开业，分流外包人员，同时对病人及家属供餐。住院患者总体满意率97.86%，比上年上升2.88%。

（王子姝 编 孙 玮 马 进 审）

联系电话：（010）69155810/69156841
E-mail:gofficepumch@126.com

阜外心血管病医院
（心血管病研究所）

（北京市西城区北礼士路 167 号，100037）

2012 年，在卫生部、中国医学科学院的正确领导下，阜外心血管病医院以党的十八大精神为指导，深入贯彻落实科学发展观，以国家心血管病中心和心血管疾病国家重点实验室建设为抓手，一手抓医疗质量与医疗安全、为患者提供优质安全便捷的医疗服务；一手抓预防科研工作、提高心血管病综合预防控制水平，注重内涵建设，强化人文医学教育抓医院整体发展规划取得新进展，医疗、科研、预防、管理工作实现了重大突破，经济工作发展势头良好，让职工共享了医院发展成果，促进了"阜外"科学发展。

一、落实国家心血管病中心建设思路

继续努力推进"阜外心血管病医院扩建工程"（扩建工程）和"心血管医学研究中心建设工程"（西山工程）两个重大项目。医院扩建工程已于 2012 年 9 月 30 号封顶。2012 年底基本完成国际项目合作中心和资源标本库、国家重点实验室、防治及培训中心的建设工程。

二、保持"阜外"在国内心血管病领域品牌优势

（一）认真完成卫生部交办的重点工作

1. 两项"工程"　国家临床重点专科建设取得新进展。心血管内科、心脏大血管外科、临床护理专业三项国家临床重点专科建设项目预算执行完成 75% 以上，执行情况达到卫生部的相关要求，同时，开展相关临床新技术应用和学术交流活动，取得一定的临床效果、获得较大辐射影响力。

2. 两项"工程"　优质护理服务示范工作持续推进。通过建立护理部主任—区域护士长—护士长三级管理组织结构，实施手术室—消毒供应中心—介入导管室一体化管理的模式，加强危重症护理骨干综合能力的培养，使得医院被列入卫生部优质护理服务重点联系医院，并获得卫生部和北京市优质护理服务考核优秀病房和优秀个人。

3. 一个"治理行动"　深入开展抗菌与药物应用专项治理，重点指标控制效果良好。在制定并严格落实《2012 年抗菌药物临床应用专项整治活动方案》，修订住院患者临时采购抗菌药物管理规定的基础上，使用电子病历系统开发提示程序，强化预防用药管理。同时，积极培训，加强考核，将抗菌药物各项数据指标纳入年度主任和病房年终考核与评先并定期督查，公示整改。最终实现了预防使用抗菌药物品种与剂量达标，杜绝了联合用药预防感染的情况，限制使用类抗菌药物使用量明显下降。

4. 抓医疗服务质量，确保安全医疗行医。目前已在内科的急性左心衰竭、房性心动过速、原发性肺动脉高压、肾血管性高血压、心房颤动介入治疗、阵发性室上性心动过速介入治疗，外科的法洛四联症、二尖瓣病变（生物瓣置换）、主动脉瓣病变人工机械瓣置换术和主动脉瓣病变人工生物瓣置换术等 10 个病种开展临床路径工作，保证医疗环节质量。截至 11 月底，全院入选临床路径管理的病例数为 9648 例，占出院病人总数的 23%，完成率为 98.6%。

5. 不断优化流程，为病人提供便捷安全的医疗服务。在开展多种预约方式的基础上，又开通"手术预约转诊在线申请"服务，并在病人高峰季节开设晚间和午间门诊，缓解患者就医需求。同时，在就诊高峰时间段，启动"变频工作制"，实现人力资源弹性管理；还建立了疑难病会诊中心，切实方便疑难病患者的诊治。

（二）抓好了几项医院重点医疗工作

1. 以开展无输血手术为抓手，不断提升心血管手术质量。通过建立"输血管理委员会—医务处—输血科"管理模式，更新用血观念，规范医疗行为，制定节约用血操作规程等举措，2012 年我院成人心血管手术围术期输血率连续 4 年大幅度降低，达到 27.5%，使我院血液管理继续保持国际领先，被卫生部作为经验全国推广。

2. 建立事前规范、环节监控及事后评价的数字化全程质控管理体系，搭建人机互动数字化平台，全面提升医疗质量与服务水平。实行术前评价分级预警机制，防范手术风险，规范了手术申请流程，避免了由于病历完整性缺陷及化验指标异常造成的医疗差错；建立了运行病历实时监控机制，医政管理部门能够实时监控各医疗单元病历缺陷情况，及时纠正病历质量问题，通过集成一体的病历管理体系，实现病历质量缺陷管理；设定了监管系统及传票系统，在医生工作站中向病历书写医师发送病历质量传票，责令定期修改。

我院信息化建设在历次评比中名列前茅，达到卫生部医政司电子病历分级评价"5 级标准"，在信息化建设领域达到国内先进水平。

3. 创新临床诊疗技术，攻克技术难关，提升解决重大心血管疾病的治疗水平。2012 年开展了肾脏去神经消融治疗顽固性高血压；冷冻球囊消融治疗房颤；可兼容磁共振检查的心脏起搏器；经导管植入国产主动脉瓣装置；经皮选择性肾上腺动脉栓塞治疗原发性醛固酮增多症等多项新技术，保持了"阜外"在国内心血管病领域品牌优势。

通过不断努力，医院"规模与品质"实现双增长，让更多患者享受到医学发展的成果。继 2011 年外科手术及内科 PCI 手术双双破万例后，2012 年外科手术量突破万例和内科各类介入 3 万余例，成为名副其实的世界仅有的手术量突破万例的特大心脏病中心。

各项医疗技术指标向世界一流心脏中心看齐，连续几年在卫生部及北京市卫生局举办的医院管理年和医疗质量万里行活动、北京地区十六所三甲医院检查活动中取得优异成绩：医院连续 2010、2011 年危重抢救例数均列第一位，并且医院住院危重症患者抢救例数呈增长趋势，急性心肌梗死住院死亡率最低，医疗质量和医院效率综合评估分数排名第一，冠状动脉搭桥（CABG）住院死亡率最低，医疗质量和医院效率综合评估分数排名第一，经皮冠脉介入（PCI）住院死亡率最低，医疗质量和医院效率综合评估分数排名第一，高血压病（成人）医疗质量和医院效率综合评估分数排名第一等等。并且在保持高服务效率的基础上，实现了质量与费用之比最优，医院住院服务绩效指数为 2，在 18 所三甲医院中名列第二。在一次由卫生部委托第三方机构在门诊进行暗访满意度调查中，由"门诊患者体验与满意度"监测数据得出，阜外医院满意度总分排名第一位。医院还在复旦大学颁布的《2011 最佳专科医院评比》中心血管和心血管外科病专科名列第一。

为此，医院获得首都卫生系统文明单位标兵、首都卫生系统文明单位等荣誉称号。

三、以国家心血管病中心和重点实验室建设为推手，促进科研型医院长远发展

1. 进一步活跃"学术氛围"。系列推出"学术周""年会月"、专题高峰论坛等活动，举办国家心血管病中心樊代明、陈肇隆、张心湜、戴尅戎等院士系列学术报告会，及复杂性先心病培训班、糖尿病国际论坛会、新建国家重点实验室工作交流会、心肺整合会议、主动脉夹层研讨会等论坛，创建科研型医院理念深入人心。

2. 以"转化医学研究"为目标，在平台建设上下工夫。先后搭建心血管生物资源库共享平台、生物信息检测与分析平台、医学研究数据管理及统计分析平台、医院—网络医院—社区心血管病防治平台，以全国开放性的平台更好服务全国。

3. 落实"十二五"人才发展规划，加强人才队伍建设。依托阜外医院现有学科发展布局，国家重点实验室针对研究体系薄弱环节、根据学科发展的需求，面向全球招聘学科带头人。医院有针对性地从海外引进系统生物信息学、心脏发育学等重点领域、血栓及肺血管等心血管疾病相关领域高端人才，包括1名国家青年千人王淼，1名协和特聘讲座教授寿伟年，1名医院特聘教授孙兴国。医院更加着重关注内部人才的成长，2012年新提拔了24名45岁以下的中青年人才充实到临床科室主任一级的岗位，培养了1名协和学者创新团队带头人，2名协和学者特聘教授，1名协和新星，为医院发展提供人才储备和支撑。

4. 国际学术影响力得到进一步提升。2012年9月成功举办中国心脏大会2012，本届大会共设42场分论坛，1200余场讲座，22场卫星会，全面展示了心血管病临床防治和基础研究方面的新成就，介绍转化医学研究的新进展，探索未来的个体化诊疗、防治与科研发展趋势，从而促进了我国心血管病学的进一步发展，成为一个"国际品牌"会议交流平台。

医院刘力生教授在2012年10月3日澳大利亚悉尼召开的国际高血压学会（ISH）第24届科学年会上，被授予国际高血压学会罗伯特·蒂格斯泰特终身成就奖，提升了我院国际学术声誉。

2012全年医院科研到位经费9613万元；获得成果奖5项，其中北京市科学技术一等奖和三等奖各1项，教育部自然科学二等奖和科技进步一等奖各1项，中华医学科技奖三等奖1项。获国家发明专利1项，实用新型专利1项。全年发表被SCI收录论文121篇，影响因子大于5的共有16篇。医院还在全国医疗机构中2011年国际论文被引用篇数排名第8位，2001~2011年国际论文累计被引用篇数排名第14位，2011年国际会议论文数量排名第8位，Medline数据库收录论文数量排名第3位，保持在国家心血管疾病研究领域领先地位。

四、狠抓内涵建设，提升医院的管理服务水平

1. 强化医院人文建设，传承"阜外"优良传统。医院结合开展"三个服务"为特色的创先争优活动和"三好一满意活动"，营造学先进、争先进的氛围。在医院网站首页设立"医疗卫生职业精神大讨论活动"专栏，使之成为了宣传、沟通的平台。并举办了朱晓东等八位专家八十华诞暨从医六十周年职业精神系列报告会，各总支开展白求恩精神征文活动、学习航天精神活动、参观中国人民抗日战争纪念馆等活动，使"敬业、仁爱、求实、攀登""用'心'守护健康"的优秀医院文化，激励着几代阜外人拼搏和奋进。

2. 加强预算管理，做好资金理财，为院所可持续发展奠定坚实的基础。通过内部自审与外部审查相结合，保证财务运营质量与安全，并持续改进财务管理，使财务管理更加规范化。在抓制度落实和预算管理上下工夫，关口前移到职能部门及专家委员会并启用用友预算管理软件，做到每笔支出有预算，超支有预警。做到事前有计划（预算经过二下二上反复论证）、事中有控制（认真执行预算，严控超预算）和事后有分析（执行结果纳入部门绩效考核，与绩效奖金挂钩），预算管理机制步入规范运行的先进行列。还积极争取财政支持，2012年争取到财政部同意对新大楼开办费项目7.8亿元的支持。同时，通过做好日常资金管理与合理调配使用，充分利用闲置资金安全理财，2012年取得理财收入3757万元。近几年，财务管理工作在财政专员办、卫生部、医科院等多部门专项考核检查活动中，对院所的预算管理和财务内控制度考核管理给予了高度评价。

3. 强化安全保卫工作，实行安全防范网格化管理，切实提高了医院安全综合防控能力。特别是在十八大期间，成功抢救安保第一线的海淀区民警，体现了医院倾力保障"十八大"安保工作的政治意识和大局意识。器材设备、基建与后勤工作人员坚守岗位，任劳任怨，为医院临床工作打好坚实保障。

医院通过在长效机制建设上下工夫，切实改善了医院管理，一方面院所经济可持续性发展势头良好。2012年总收入34.23亿元，比2008年增长164.85%；人均创收131.35万元，增长高达136.41%；固定资产22.88亿元（含在建），比2008年增长103.13%；事业发展基金8.89亿元，比2008年增长211.16%；职工总收入达到5.43亿元，比2008年增长102.56%，主要是奖金增长幅度较大，增长幅度达到171.67%，让职工真正分享到了发展的成果。另一方面，医院培养出全国医药卫生系统创先争优活动指导工作先进个人、北京高校2010～2012年创先争优优秀共产党员、北京市社会领域创先争优优秀共产党员、首都健康卫士、身边的雷锋等一大批先进人物，为医院赢得了良好的社会声誉。

2013年及未来几年，是贯彻落实十八大精神的开局之年，是阜外心血管病医院实现"十二五"发展规划的关键之年。在卫生部、医科院的领导下，在十八大会议精神的指导下，继续深入开展"三好一满意"活动，大力弘扬体现社会主义核心价值观的医疗卫生职业精神，真抓实干，开拓进取，一步一个脚印，为实现创建国际一流的心脏中心的"阜外梦想"而努力奋斗！

（万　雷　胡　洋　编　胡盛寿　审）

联系电话：（010）88398866
E-mail：fuwai611@126.com

肿 瘤 医 院

（肿瘤研究所）

（北京市朝阳区潘家园南里 17 号，100021）

一、基本情况

职工 1963 人（含合同制），其中卫生技术人员 1669 人，包括正高级职称 136 人、副高级职称 149 人、中级职称 637 人、初级职称 747 人。

医疗设备总价值 71 757.57 万元。本年度新购置医疗设备总值 3885.20 万元，其中 10 万元及以上（小于 100 万元）设备 43 台，价值 1003.96 万元；100 万元及以上设备 6 台，价值 1750.59 万元。

二、重要事件和主要活动

1 月 6~7 日，召开 2012 年度工作会，23 个职能处室、9 个科研科室和 21 个临床科室，对 2011 年的工作进行总结和阐述，分析成绩和不足，并继续开展绩效考评。

1 月 13 日，召开第四届三次职工代表大会。大会听取了 2011 年院所工作报告和 2012 年工作设想、财务工作报告。

3 月 3 日，召开国家癌症中心第二届学术年会，来自 8 个单位 350 余名专家学者和学生参会，共征集 2011 年发表的研究论文 78 篇。

3 月 14 日，与美国国家癌症研究所（NCI）签署有关癌症预防与治疗的合作协议，开展全方位战略合作。

5 月，医院内科实验室被评为"抗肿瘤分子靶向药物临床研究北京市重点实验室"。

7 月 5 日，北京市卫生局"三好一满意"督导检查组来我院进行检查并给予较高评价。

10 月 17 日，接受卫生部、北京市卫生局"医疗质量万里行"督导组检查工作。

11 月，按照医科院文件要求，医院进行副院长的选举和公示。

12 月 20~21 日，接受卫生部"大型医院巡查"督导检查。巡查组对我院领导班子团结协作、规范化和个体化治疗模式、优化服务流程、平安医院建设、院务公开、志愿服务等工作给予高度肯定。

三、医疗护理工作

门诊量 678 360 人次，急诊量 7411 人次，平均日门诊量 2704 人次，住院量 48 821人次，出院量 48 792人次（含合作医院），手术量 14 993 台次，病床周转 35.7 次，病床使用率 95.67%；平均住院日 9.85 天，降低 0.71 天。

多举措方便患者就医。开展出院病人预约、启用自助预约挂号服务机等新举措；影像检查实行多时段分段预约，并控制预约时间。增加骨科门诊诊室。开放出院结算"绿色通道"。

医疗质量与安全。落实医疗核心制度，完善各项制度，健全三级质控管理；定期召开药事管理委员会；本年度共 13 个新技术项目获准入。完成路径病例数 10 561 例，完成率 95.77%。建立病案质量监控组织机构，实行住院病案质量监控三级管理体系。本年度医保住院 15 885 人次，住院总费用 32 639.79 万元，次均费用 2.05 万元，医保基金拒付 6.33 万元。

支边工作。派出医师支援西藏、新疆、青海等地医院，徐州肿瘤医院顺利升为三级

医院。魏文强作为中组部首批援青干部获
"青海省创先争优优秀共产党员"称号。完
成西部之光4名访问学者考核工作。

成立防癌体检中心，承担防癌健康教
育，常见恶性肿瘤筛查及早诊，癌症危险因
素登记、评估及干预，异常结果的评估随
诊，肿瘤预防研究等任务，本年度筛查
86 492人次，同比提高15.50%。

护理工作。开展优质护理服务病房覆盖
率85.7%。我院获准成为北京市护士岗位管
理试点医院；举办继教项目75项，5554人
次参加，继教学分合格率99.8%，1875人
次参加培训并考核合格；年度各项护理指标
合格，无护理事故发生。

四、科研工作

组织申报院外科研项目290项，新立项
82项；在研项目153项；到位科研经费
7932.87万元。院内科研课题立项50项；签
订科技技术合同5项，到位经费28.1万元。
发表论文433篇，SCI论文96篇，影响因子
354.995。专利授权3项。获北京市科学技
术奖4项、中华医学科技奖4项、高等学校
科学研究优秀成果奖3项、中国抗癌协会科
技奖4项、华夏医学科技奖3项。

启动城市癌症早诊早治项目，正式纳入
国家重大医改专项和国家重大公共卫生服务
项目，在全国六个大区的9个省份开展五大
类癌症的筛查和早诊早治以及卫生经济学评
估。全国肿瘤登记处增加到222个，覆盖人
口约2亿，新建登记处以农村点为主。举办
淮河流域癌症综合防治工作会议、早诊早治
技术培训班，对237名项目筛查的早期癌贫
困患者给予第二年度补助。

五、教育工作

发挥肿瘤专科教育资源优势。获批29
项国家级和3项北京市级继续医学教育项
目。开设院级继续教育讲座46场，邀请专
家53人，授课92小时，听课人数3553
人次。

本年度共招收111名研究生，其中硕士
60人、博士51人；授予学位78人。在岗博
导55位、硕导105位。接收进修生222人，
10位学生获"优秀进修生"证书。

制定《研究生、进修生病历书写规范培
训和考核管理办法》。13项申报2012年博
士创新基金的课题获院校38.5万元资助。
研究生社会实践项目2项获院校各1万元资
助，其中1项获校级三等奖。2名研究生获
国家留学基金委资助出国攻读博士学位和联
合培养。

六、国际交流

与美国国立癌症研究所（NCI）、梅奥
医学中心（Mayo Clinic）、美国加州大学洛
杉矶分校（UCLA）的罗纳德·里根医疗中
心医院和琼森癌症综合治疗中心签署战略合
作协议。与NCI举办中美肿瘤预防与筛查高
峰论坛，与美国国家肿瘤基金会举办中美癌
症高峰论坛，与英国癌症研究院（CRUK）
举办中英癌症研讨会，继续和美国约翰霍普
金斯医学院、耶鲁大学医学院、荷兰鹿特丹
大学等实验室加强联合。本年度共接待院级
外宾来访8次，11项国际合作项目立项，
到位经费189万余元。

七、医院管理

人才建设。设置并启动"青年骨干人才
计划"、开展青年管理骨干培训班项目；制
定重点学科发展规划，学科带头人选拔及激
励机制。根据医科院文件要求，完成"岗位
设置"工作。新增长江学者讲座教授1人；
协和特聘教授2人、讲座教授1人，协和创
新团队1组，协和新星2人、北京市优秀人
才资助1人。组织中层干部分赴上海、天
津、山东肿瘤医院考察学习。

信息管理。进一步完善临床系统信息化
建设，合理用药系统、电子病历首页、危急
值管理程序等；加大信息基础建设力度，开
展覆盖全院的无线网建设，进行核心设备
更新。

后勤保障。拓展空间建设，适时调整院区总体发展规划。住院综合楼已立项审批并进行风险评估；连接廊工程正式开工；悦知楼和临床研究中心竣工并投入使用；完成特需门诊的扩建、肿瘤早诊早治筛查中心用房的购置；制定院区户外标识系统改造项目方案等。

推进"平安医院"建设。重视消防安全，年初首次开展全院消防安全大检查。完成"治安案件零发案，消防安全零火情"的工作目标。

八、精神文明及文化建设

加强医德医风建设，深入开展"一和三同"活动。收到表扬信锦旗退款等1248件，共表扬2891人次。继续开展"增强服务观念、提升服务形象"主题培训，400名医生、549名护士、231名医技人员参加。

4月21日，举办以"科学抗癌　关爱生命"为主题的肿瘤防治宣传周活动，6400余人次参与。11月3日，举办以"你我双手　共托希望"为主题的"第十四届北京希望马拉松——为癌症患者及癌症防治研究募捐义跑"活动，3000余名爱心人士参与，投入科研项目的募集资金达200余万元。8月9日，我院成立首家肿瘤专科医院患者服务中心。8月16日，卫生部党组书记张茅亲临志愿者四周年总结活动，做出"医院志愿服务要常态化"的重要指示。两次组织职工进行无偿献血。

加大科普宣传力度。各媒体发表原创报道300余次，组建百名科普专家团队，开通我院官方微博。参加卫生部临床医生科普网站"百科名医网"，组织编写18个癌种的科普丛书。

九、荣誉

医院获年度《中国医院最佳专科声誉排行榜》肿瘤科、胸外科第一名；卫生部首批癌痛规范化治疗示范病房；国家外国专家局"国家引进国外智力示范单位"；中国健康年度总评榜中"北京十佳三甲医院"；北京市交通安全先进单位称号；连任北京市核医学质量控制和改进中心主任单位；北京市教育工会"特色工作奖"和"综合考评奖"；北京市科委北京生物医药产业跨越发展工程（G20工程）"最佳临床药理基地"；《"增强服务观念 提升服务形象"医师培训制度》获"第四届全国医院（卫生）文化建设优秀成果"。

（高　菲　编　付凤环　审）

联系电话：（010）67781331
E-mail:yuanban303@126.com

整形外科医院
（整形外科研究所）

（北京市石景山区八大处路 33 号，100144）

2012 年整形外科医院紧紧围绕加快医院发展作为中心，在党的十八大精神指引下，以巩固"医院管理年"活动为契机，继续深入开展"创先争优""三好一满意"活动，认真落实"医疗质量万里行"方案，在不断提高医疗质量、保障医疗安全、推动医院管理创新、加强行业作风建设方面又迈上一个新台阶，经过全院干部职工的共同努力和辛勤工作，较好地完成了年初既定发展目标和各项任务。

2012 年医院财务总收入 37 731 万元，同期增长 25%；医疗收入 23 449 万元，同期增长 27.7%；总资产 38 744 万元，同期减少 3.72%。（因会计制度改变）。

一、以患者为中心，注重提高医疗质量

门、急诊 90 034 人次，比上年增长 4.67%；入院 9836 人次，比上年增长 0.90%；床位使用率 83.70%，平均住院日 9.94 天；门诊手术 23 483 例，比上年增长 20.87%；住院手术 9476 台次，比上年减少 0.38%。七日确诊率 100%，出入院诊断率 100%，死亡率 0。

医院以患者为中心，全面落实三好一满意工作。努力做好医疗质量管理，依法执业等医政管理工作。圆满完成三好一满意、抗菌药物专项整治、医师定期考核等各项任务。参与北京市首批第二类医疗技术临床应用的准入申报，并顺利通过"口腔正颌类手术"及"头、面、颈部巨大神经纤维瘤切除及成形术"两种第二类医疗技术的审核。组织院内 21 项新技术、新项目的评审申报，

并参与全国医疗服务价格项目的对接工作。

加强院际间协作，与北医六院建立了由具备资质的专科医师进行的有效的精神伦理方面的医学鉴定、会诊及复核工作流程。在医院内开设第一个无痛整形病房；完成医院新购置 CT 机、全景机、手术室 C 型臂、口腔牙片机移机、CDC 等的预评价和控制效果评价、环保局环境评价及卫生局《建设项目卫生审查认可书》、《放射诊疗许可证》、《辐射安全许可证》等检测报告和验收登记。编写《整形外科医院临床医师培训教材》。

全年组织卫生应急医疗救治演练 5 次；完成十八大安保期间的公共卫生安全隐患排查整治专项行动。为近 300 人次的医疗保险、新型农村合作医疗办理转诊、转院审批手续。

二、从基础抓起，全面提升科研能力

中标科研项目 33 项，获科研经费 903.5 万元。其中国家自然科学基金项目 5 项，联合外单位申请中标项目 1 项；人事部留学回国人员基金 1 项；教育部留学回国启动基金 1 项；北京市自然科学基金 1 项；由整形外科医院参与联合申报"国际科技合作专项项目" 1 项；北京协和青年基金 3 项；研究生创新基金 7 项；北京协和教育基金 1 项；北京市科委"首都医疗特色项目" 3 项；北京市卫生局"卫生行业发展科研专项 1 项；国家国际科技合作专项项目 1 项；"中央高校基本科研业务费"青年培养项目 1 项；北京市科技计划重大项目 1 项；外国文教专家项

目 5 项。

完成科技体制改革和科研业务经费的申报工作，资助经费 112 万元。获得专利 16 项，其中发明专利 1 项、实用专利 15 项。

毕业研究生 21 人（其中博士生 8 人、硕士生 13 人），全部被授予相应学位。招收博士研究生 9 名，转博研究生 13 名，硕士研究生 35 名。获院校优秀博士论文 1 人，获市级优秀毕业生称号 1 人，获院校及优秀毕业生称号 1 人。

发表科技论文 220 篇，其中核心期刊 158 篇，发表 SCI 论文 62 篇。最高影响因子 53.48，平均影响因子 3.48。出版论著译著 3 部。举办 2 期国际级继续教育培训班，培训卫生技术人员 1125 人次；举办区级继续教育培训班 14 项，培训卫生技术人员 1400 人次。

三、落实科学发展观，创新管理机制

一年来行政管理工作以学习贯彻十八大精神为指导，以实践"科学发展观"和创先争优活动为契机，以加快院所发展为目标，深化改革，大胆创新，坚持公立医院的公益性质，完成了大量管理工作。"优秀青年人才培养计划"的实施和"优秀青年人才接力计划"的出台成为整形外科医院人才培养的重点和亮点工作；成功举办第四届北京国际美容整形外科学术研讨会暨第九届颅颌面外科国际会议，不仅提升了整形外科医院的国际地位、学术水平，同时为国际交流与合作搭建了平台；行政查房制度，把为临床一线服务的理念落到了实处。每周一次由院所领导亲自率领行政、后勤各职能部门深入临床科研一线，对他们提出的问题能现场解决的就地解决，不能现场解决的明确责任部门，做到件件有着落、事事有回复。行政人员 66 人次在暑假高峰期，深入门诊一线疏导患者就医。

1. 开展基层组织建设年，以党建促发展。医院以"围绕中心抓党建，抓好党建促中心"为指导开展各项工作，始终坚持院长办公会和党政联席会制度，不断健全完善党委决策机制。坚持院长负责制、民主集中制和"三重一大"制度，按照"集体领导、民主集中、个别酝酿，会议决定"的原则，完善党委议事和决策机制，重大事件要由班子集体商议决定，班子会上鼓励大家畅所欲言，不搞"一言堂"，并按照多数人的意见形成决策意见。精神文明工作围绕"培养四有新人、全心全意为患者服务"为主题开展了各种活动和党课学习。组织并完成中共北京市第十一次代表大会代表选举工作。严格按照《北京普通高等学校党建和思想政治工作基本标准检查参考手册》回顾医院近五年的党建工作，完成"北京普通高等学校党建和思想政治工作基本标准"集中检查。在各党支部的努力下，发展 2 名党员，转正 1 名预备党员。积极开展共产党员献爱心捐款活动，共计捐款 10 105 元。与门头沟妙峰山镇卫生局党支部开展共建。双方签属了党建共建协议。为响应团市委关于"三下乡"活动和关于开展"对口支援"的号召，在党委的领导下，团委组织团员到妙峰山镇开展了义诊活动。在党的十八大召开之际，党委组织理论中心组学习了胡锦涛同志在中国共产党第十八次全国代表大会上报告；在十八大胜利闭幕后，党委组织党支部书记、支部委员、全体职能科室工作人员、临床和医技科室的主任、副主任以及护士长学习了十八大会议精神，制作了整形外科医院《学习十八大文件汇编》，并在医院 OA 开创了"十八大精神"专栏，刊登学习十八大简报，在全院上下形成了学习十八大的热烈氛围。从政治上尊重、生活上关心老干部，年内走访慰问离退休干部 50 人次，为 36 位老同志过集体生日，为困难人员发放 2000 元补助金。

2. 加强党风廉政建设，规范权力运行机制。围绕加强党风廉政建设和反腐败工作为核心的工作重点，把党风廉政建设纳入到

整形外科医院的各项工作之中，制定了整形外科医院党风廉政建设重点工作及主要责任人、责任部门，同时按照《整形外科医院党风廉政建设责任制实施细则》规定，重新明确了《党风廉政建设责任制一览表》，落实了"一把手负总责"，各部门承担职权范围内党风廉政建设责任，增强了针对性和可操作性，确保了党风廉政建设和行业作风建设各项任务的落实。党委书记王建国同志与22个职能处室负责人签订了《2012年安全稳定目标管理责任书》，进一步明确领导干部既要对所在岗位承担具体安全业务负责，又要对所在岗位承担党风廉政建设责任负责的"一岗双责"工作，真正形成一把手负总责、主管领导亲自抓、各部门逐级逐项、层层抓落实的工作局面。一年来，以党委理论中心组学习、院周会和各种专题会为载体，分别召开了由院党委、支部书记、各支部委员、职能科室负责人参加的各种形式的学习会，组织党风廉政宣传教育月等活动，开展廉政教育和警示教育，并在学习教育的基础上，进行问卷测试，扎实推进廉政文化建设和落实《廉政谈话》制度。

为全面贯彻落实院校《2012年加强廉政风险防控规范权力运行工作方案》部署，我院以预防腐败为目标，以推进权力规范运行和公开透明为重点，建立和完善管理制度、切实强化对权力运行的监督制约为重点的规范权力运行工作。医院党委把规范权力运行工作纳入重要议事日程，召开党政联席会进行专题研究，成立《权力运行监控机制》领导小组，设立了领导小组办公室，组织规范权力运行的各项工作。在结合我院的职能和业务特点情况下，突出制度建设的系统性、针对性和可操作性，严格按照时限和任务要求，查找风险点，制定相关明晰表及流程图，上报医科院。

不断建立健全各项规章制度，结合党风廉政建设重新修改《关于院所领导班子和领导干部执行党风廉政建设责任制情况的考核检查办法》《关于院所领导班子和领导干部违反党风廉政建设责任制行为进行责任追究的实施细则》《医德医风考评制度》《关于执行医药购销领域商业贿赂不良记录制度的办法》等9项规定，14项信访制度以及纪检监察4条工作条例、4项职责，从而促进了整形外科医院廉政建设工作在制度上全面规范。

推行院务公开，开展向社会服务承诺活动。在10个病区和门诊大厅公布了医务工作者向社会公开的"六项服务承诺"展板以及整形外科医院誓词内容，根据北京市卫生局关于"和谐医患、同拒红包、同抵回扣、同葆健康"活动的工作部署，党委召开动员会，并由党委书记讲解目的、意义、内涵、任务。在医院正门醒目位置挂出"和谐医患，同拒红包、同抵回扣、同葆健康"的横幅标语，宣传"一和三同"的理念。公布了整形外科医院举报电话和廉政账户，搭建一个沟通平台自觉接受患者监督和全社会的监督。为畅通医患沟通渠道，在所有病区设立了意见箱、公开投诉电话，开展了问卷调查。重新在全社会聘请由党政干部、政协委员、新闻媒体、记者参加的行风社会义务监督员，对整形外科医院患者进行问卷调查。

2012年还首次以无记名投票方式对院级领导进行了问卷调查，发放问卷调查表100份，收回84份。调查的对象，涉及全院各个部门，征求广大干部职工、群众对院领导执政能力、医院发展、服务保障以及职能处室、后勤服务于临床的意识、办事效率、服务态度等意见和建议。最终对院领导综合基本满意度为90%，对职能处室服务于临床基本满意度为85%，根据满意度调查情况，在班子会上，认真分析调查结果，针对群众提出问题意见和建议，进行了分析。全年收到患者表扬信42封，锦旗21面，拒收红包18 500元。

3. 全面实行政务公开，全心全意为一线服务。全年召开院办公会40次、院周会40次、行政查房45次并编写会议纪要。迎接各种检查、考察及承接各类会议任务300余次并承担了大量的组织筹备工作。年内还重新修订了《院所文件材料归档范围和文书档案保管期限的规定》。完成大型国际会议会务车辆保障任务，无重大安全责任事故。

4. 宣传医院医疗特色，全面提升品牌形象。与媒体合作越来越系统化、常规化，发布信息渠道呈现出多样化形式。重点推出以"整形专题"形式的记者见面会。在宣传医院重点学科、专家的同时，加强了中青年专家的宣传力度。利用《院所报》、官方博客和微博、OA等院内媒介，宣传党和国家的方针政策、弘扬医院先进文化、先进人物和事迹，使之成为党的喉舌和重要阵地。出版《院所报》4期、展板13块、博客63篇、微博46篇。为全院职工制作胸卡，完善院内外标识的设计并制作各种标牌100余块。上报政务信息及宣传类材料20余份。完成医科院、市卫生局及区卫生局年鉴的撰写工作，为区志卫生篇的编写收集资料百余份。

5. 着眼医院未来发展，加大人才培养力度。派出24名青年医师出国进修学习，现有12名医师已学成归国，11名医师在国外学习。至此选拔的四批优青计划人选（共计38人）出国率已达到63.16%，学成回国率达到50%。在年初召开的医师大会上有9名归国医师讲述了他们在国外学习的体会和感悟。而后，医院正式启动"整形外科医院优秀青年医师资助接力计划"，现正在进行中。为引进高素质人才，人事部门与德国留学生张国佑保持密切联系，并积极为其申报"青年千人计划"。

年内进行了岗位设置工作，完成医院岗位设置方案并已上报医科院。年内组织整形

外科医院专业技术人员参加卫生部专业技术资格考试21人，参加卫生部资格评审14人。组织高、中级职称聘任会议2次。任免干部38人。在全院内公开招聘护士长，并首次开始合同护士参加竞聘护士长一职。为鼓励和留住优秀的合同护士在院继续工作，与10名合同护士人员签订了8年合同，23人签订了5年合同。

6. 搭建学术交流平台，提升国际竞争力。成功举办第四届国际美容整形外科高级研讨会暨第九届颅颌面外科国际会议。本次会议是中国整形外科学界、亚太地区颅颌面外科界最高水平的一次学术交流。有来自中国、美国、加拿大、澳大利亚、爱尔兰、韩国、日本等10个国家和地区的近400名医师参会。有52名专家进行了56场专题发言。年内来院外宾13批20人次。有25人次出国学术交流和进修学习，组织和安排外事学术讲座6次，获得2012年外国文教专家项目经费33万元，申报2013年度外国文教专家材料7份。

7. 推进民主监督，发挥桥梁纽带作用。注重民主管理和自身建设，年内，召开第五届职代会暨第六届工代会第七次会议，组织医院13名院校教职代会代表参加院校第四届教职工代表大会暨第八届工会会员代表大会第四次会议。在丰富职工文化生活方面，带领职工分三批共93人赴云南、桂林、张家界休养；组织医院第一届迎国庆职工登山节、优秀护士赴青海社会实践活动、赴天津塘沽实地参观天津宁河七里海湿地保护区和塘沽基辅航母、赴河南云台山学习参观、观看教育影片《雨中的树》、举办摄影展等丰富多彩的活动。倡导"绿色出行，爱护环境"，制作并发公交IC卡544张。关爱职工健康，年内组织在职职工和离退职工639人参加体检；完成在职女职工特使疾病互助保障工作。开展节前送温暖工作，慰问职工1100人次，总计慰问金20 895元。组织参加

院校各种体育比赛并获得好成绩。在院校组织的工会账务评比中荣获 2010 年、2011 年院校工会财务评审一等奖。

8. 实施行业新会计制度、完善会计核算基础工作。根据财政部、卫生部关于全面施行《医院会计制度》《财务通则》《卫生部部属（管）医院成本管理办法》的规定，医院为实现新旧会计制度衔接、执行三项制度做了大量的基础工作。在相关科室的配合下，在专业中介机构的指导下，组织了全院的清产核资工作；同时对形成固定资产、无形资产的资金来源及资产的规定使用寿命、已使用年限进行确认，为新旧资产的核算方法调整做好基础工作；清理、核销了长期滞留在账的债权债务并报备上级单位，使医院的资产状况更加准确。修订了医院会计制度、梳理了财务处内部的岗位职责，完善相关业务控制流程，加强对内部会计控制制度执行的检查，不定期对门诊、住院、挂号等窗口进行现金盘点数，保证了医院的资金安全。

9. 加强审计监督，认真履行审计职责。审计处围绕医院发展目标，加强经济监督，积极开展各项审计工作。在加强合同监管方面，今年完成了医院合同管理办法（试行）下发工作。在对外投资监督方面，今年完成了对北京医科整形美容门诊部、北京平安整形外科门诊部 2010～2012 年财务收支情况、经营情况、"三重一大"及内控制度建设与执行情况进行审计，提交审计报告。

10. 帝思科商贸公司通过建立健全一系列企业规章制度完善规范化管理，加强以成本管理为重点的财务管理，有效促进人力资源管理，充分发挥员工的工作积极性和创造性等，提升基础管理水平，有效达到了提高执行效率的目的。除完成年度指标外，还承担了护理学院及医院的部分后勤保障工作，为院校和医院的发展做出了贡献，创造了良好的社会效益。

四、提高服务意识，改善医疗环境

基建处落实医院总体发展建设规划，《改扩建工程可行性研究报告》通过了专家评审。完成了医院消防设施改造工程和医院雨污水改造工程路面铺设的增项工程并通过设计、施工、监理、医院四方验收。口腔中心、注射美容中心装修改造工程通过竣工验收并启用。查找、修补和更新屋面防水层 1961 ㎡。解决了病房楼等屋面漏雨问题。

总务处为创建节约型医院印制了宣传手册，制定了节能减排工作方案并完成了主要节能降耗工作。确保医院供水、供电、供暖、等设备安全运行全年无事故。

2012 年，保卫处在医院党委领导下，紧紧围绕"平安医院""平安十八大"等重大活动，认真履行职责，积极贯彻"预防为主、安全第一"的方针，认真计划、组织、落实各阶段的各项具体工作任务，使各项工作制度化、常态化，较好地完成了各项工作，确保了医院的安全稳定和其他工作的正常开展。与各职能部门签订了 2012 年度医院《安全稳定目标管理责任书》，明确了医院各级的安全责任，与机动车驾驶员签订了"十八大"期间的安全承诺书 90 余份，组织开展医院安全大检查 7 次，使安全隐患能够早发现、早报告、早解决；坚持月检查制度，每月最后一周为保卫处人员安全检查周，落实了保卫处人员安全责任制，制定了防控预案，维修、更换、补充灭火器 760 余具，消防水带 10 条，组织灭火实际演习 2 次，对院内易燃物的清理、管控。协助处置医患纠纷，对监控主系统线路等进行了整理、更换。"两会"和"国庆"期间，对医院 503 名临时工基本情况信息分别进行了次登记，为来自重点地区的住院病人到派出所进行信息填报 17 人次；及时为相关人员办理暂住证 60 人次；对重点人员的信息上报 6 人次。完成了绿化维护工作，共处置医疗垃圾53 394公斤。全年确保安全无事故。

　　一年来，医院始终坚持"以病人为中心"的服务宗旨，努力建立有目标、有责任、有激励、有约束、有竞争、有活力的内部运营机制，为把整形外科医院尽快建设成为国家一流的整形外科人才培养基地、科研基地、疑难杂症治疗基地而不懈努力！

（郝亚利　编　王建国　审）

联系电话：88772218
E-mail：hyl9871@sohu.com

基础医学研究所
（基础学院）

（北京市东单三条5号，100005）

一、调动优势，突出特色，积极申报科研项目

所（院）紧紧围绕国家战略需求和目标，积极组织科研项目申报，全年共组织申报项目140多项，中标43项，中标经费1.49亿元。其中国家自然科学基金中标28项，中标经费2181万元，创历史新高，在我所连续三年空缺的人才项目中，黄波获得国家杰出青年基金，在2012年新设立的"优秀青年科学基金"中，许琪获得资助，也是院校唯一的一位。在资助率低、竞争激烈的重点项目中，我所申报的2项重点项目（张学、蒋澄宇）均获得资助。

在科技部重大项目中，获得973计划首席项目1项，973计划课题4项。由曹雪涛院士任首席科学家的"免疫识别、免疫调节与免疫相关性疾病发生和干预的基础研究"项目获得资助；获得科技基础性专项1项，所自"十一五"期间承担该专项"人体生理常数数据库扩大人群调查"项目结题后，由于充分保证了数据质量的可靠度和数据的代表性，2012年再次获得"中国国民健康状况和基本生理参数本地调查（二期）"项目。

首次获得卫生部行业基金项目支持：由千人计划获得者程根宏教授组织申报的"健康人群与重大疾病状态免疫功能数据库建立及其在疾病早期诊断和治疗评估中的应用"项目，2013年获得1364万元资助；由蒋澄宇教授组织申报的"重要肺炎和急性肺损伤新型诊断标准的建立及临床防治方案的优化"项目，2013年获得1550万元资助。

获得教育部多项人才基金。由蒋澄宇任团队带头人的"急性肺损伤的转化医学"团队经过院校遴选、推荐2012年教育部"创新团队发展计划"；经院校遴选、推荐的教育部"新世纪优秀人才支持计划"人选许琪教授，均获得资助；2008年批准，由蒋澄宇教授任负责人的"高等学校学科创新引智计划"（111计划）经过教育部/外专局验收评估后，获得滚动支持。

二、创新理念，完善机制，科技创新能力稳步提高

2012年全所共发表第一完成单位研究论文139篇，SCI收录108篇，$10>IF \geq 5$ 的17篇，$5>IF \geq 3$ 的43篇，$IF<3$ 的48篇。其中多篇论文发表在国际著名杂志期刊上。

与外单位合作发表非第一完成单位论文20篇，$IF \geq 10$ 的2篇，$10>IF \geq 5$ 的2篇，$5>IF \geq 3$ 的11篇，$IF<3$ 的5篇。其中诸多我单位人员作为共同通讯作者或第一作者的论文发表在《Nature Genetics》《Journal of Medical Genetics》《Diabetes》等国际著名杂志期刊上。

在2012年底发布的2011年中国科技论文统计结果中，基础所表现不俗论文24篇，在全国研究机构排名中列第71名，其中张宏冰课题组发表在PNAS杂志上的论文被评为2011年中国百篇最具影响国际学术论文之一。

为进一步调动广大科技人员的积极性和创造性，提高所（院）综合竞争实力，在

《科技论文奖励管理办法（试行）》基础上出台了《科技论文倍增奖励管理办法（试行）》，对发表高影响因子 SCI 论文的科研人员给予倍增奖励。管理办法的制定和实施很好调动了所（院）科研人员的积极性和创造性。

2012 年组织申报中华医学科技奖一项，该项成果受到国家自然科学基金及科技部 973 计划的资助，并在《Journal of Clinical Investigation》杂志上发表相关论文。

全年组织申请专利 12 项，其中 PCT 国际新申请 5 项。1 项 PCT 国际申请进入美国国家阶段并进入实质审查阶段，2012 年全所有效专利（授权并仍在维持）54 项。

三、扩大视野，提升高度，进一步加强国内外合作交流

基础学院协助院校成功举办第五届协和国际医学教育研讨会。来自美国中华医学基金会、UCSF、UCSD、Harvard、Upenn、Duke、Michigan、台湾大学、香港中文大学医学院以及复旦大学上海医学院、北京大学医学部、浙江大学医学部等 25 所医学院主管教学领导，以及北京协和医学院的师生共 200 余人参会。

承办中国医学科学院——香港大学李嘉诚医学院转化医学论坛。论坛分遗传学与人类疾病、转化医学研究中的动物模型、感染、免疫与肿瘤、移植与干细胞生物学 4 个主题进行，来自中国医学科学院以及香港大学李嘉诚医学院的 20 位专家从理论、方法和应用方面为与会人员带来了精彩的学术报告，共有 300 多名协和师生参加，论坛为双方进一步的交流与合作打下了基础。基础所还受中国医学科学院委托组织了协和学术沙龙等学术活动。

医学分子生物学国家重点实验室组织召开第二届吴宪·吴瑞国际学术研讨会，进一步促进了学术交流合作，产生了良好的国际影响；还组织了哈佛大学中国专家学者联合会访问团学术报告。

2012 年所内组织多种类型的学术活动 30 多次，包括生物医学前沿讲坛、内外宾学术讲座、月末科学沙龙、免疫学沙龙、重点实验室青年学术沙龙。邀请不同领域专家交流国际前沿的最新信息，这些活动为科研人员搭建了良好的学术交流平台，营造良好的学术交流氛围，促进了交流和合作。

四、学科评估成绩优异，教学质量工程建设取得突破

2012 年初，教育部开展第三轮学科评估工作，在院校组织布置下，基础学院牵头负责哲学、生物学、基础医学、公共卫生与预防医学四个一级学科的评估工作，以及药学、生物医学工程学科的所内汇总工作。2013 年 1 月教育部发布学科评估结果，北京协和医学院喜获佳绩，其中基础学院牵头申报的基础医学排名第三，基础学院牵头与清华大学联合申报的生物学排名第一。

2012 年北京协和医学院获得财政部"小规模特色办学"经费支持，教学实体化迈出重要一步，教育教学改革工作取得很大进展。基础学院获得院校特色办学经费 1127 万元，另有两项北京市与中央高校共建项目——北京市重点学科基础医学和转化医学分别获得北京市 60 万元和 30 万元的经费支持。

基础医学实验教学中心成功获批成为"十二五"国家级实验教学示范中心建设单位，成为中国仅有的两个国家级基础医学实验教学中心之一。

"八年制医本科学生基于问题学习模式的教改探索-免疫学论坛"获得 2012 年度北京协和医学院教育教学成果一等奖，并被学校推荐参加北京市教育教学成果奖的评审。

五、教育教学改革和研究生培养机制探索成效显著

1. 教学改革尝试　马超教授主持的

《人体解剖与组胚学》系列教学改革获得院校的充分肯定和学生的一致好评。《生理学实验》以激发学生的思想闪光点为目的，以学生兴趣为出发点，开展个性化教育，2012年在《生理学实验》中完成的内容发表了两篇英文 SCI 论文；获得 2012 年国家级大学生创新创业训练计划项目 30 项，科研经费 30 万元；参加第二届全国大学生基础医学实验设计大赛，获得二等奖一项，优秀奖三项，基础学院获得最佳组织奖。《临床伦理学》对授课方式进行大胆改革，有利于学生将基本理论知识与临床实践工作有机结合、融会贯通，提高学习的主观能动性，受到学生的欢迎和好评。

2. 推进研究生培养机制改革　为保证研究生培养质量，基础学院积极推进研究生培养机制改革，启动生物学科硕士研究生新生轮转试点工作，这项改革使新入学的研究生较全面、系统地了解了各实验室的科研工作领域，加强研究生实验技能的培养及师生间的相互了解与合作。

3. 尝试开展八年制临床医学专业学生基础医学结业考试　基础学院在院校的大力支持下，实施了基于美国医师执照考试的分阶段综合（STEP1）考试。考试尝试使学生和教师两方面都获益匪浅，对于改进课程教学、提高学习效果和教学质量有很大的指导反馈作用。

六、依托政策，积极探索，人才工作实现突破。

1. 加强人才引进工作，积极为人才做好服务　所院依托国家、院校人才引进政策，把握机遇加强人才队伍建设。近年共推荐"千人计划"各类人才 8 人次，其中程根宏教授被聘为"千人计划"短期项目专家。2012 年组织高层次人才引进评审 4 人，3 人已到岗工作，2 人当选为协和学者特聘教授，1 人获得杰出青年基金资助。全年共引进各层次专业技术人员 17 名，其中 88% 的人员具有博士或博士后学习工作经历，引进正高级人才 3 人，留学回国人员 2 人。他们补充到科研、教学岗位，对科研、教学工作起到了积极的促进作用。

为使引进人才尽快投入工作，所院着重开展人才引进服务工作，成立了所长牵头的引进人才工作小组，协调办理外籍人员社保、留学回国人员派遣落户、人事关系及档案调动、实验用房装修等工作；在博士后招收、人员配备、人才招聘等方面给予人才合理化建议及帮助；积极组织各类人才申报科研项目和参加人才评选项目；为使各类人才尽管熟悉环境和办事程序，所院各行政部门合作编写了《员工手册》。通过这些举措，使引进人才尽快缩短适应期，全身心地投入到科研教学工作中。

2. 探索建立青年科技人员评价机制　为建立青年人才激励机制，加强青年科研教学人才的培养，组织入所三年以上的青年科研、教学人员进行学术交流，了解青年科研人员需求并组织专家对青年科研教学人员的成长潜力进行评估。认真分析青年人员的现状，对成长潜力大的青年人员重点培养，给予科研基金支持，体现了所院培养与引进并重的人才培养理念。

3. 加强技术人才和管理人才队伍建设　所院通过调整人员调配政策，要求博士学位以下的新入所职工进入技术岗，引导课题组合理配备科研、技术人员，逐步改善技术队伍结构。重视管理人才的培养与引进，分层次、分类别组织党政后勤管理人员培训 45 人次，对党政后勤人才队伍思想水平、业务技能的提升起到了促进作用。

七、全面、真实、准确做好科研经费核算和管理

为加强科研经费管理，经过反复酝酿，新出台《基础所科研经费管理办法》，对经费管理中的新问题做了相关规定。制定经费到账入款流程，严格入款管理制度，提高科研经费使用效益，保证、促进了科研工作健康发展。

作为全额拨款事业单位，财政预算管理是所院工作的重头戏，所院将预算执行与各项工作同部署、同落实、同检查，确保预算按时完成。

八、顺利完成 2012 年修缮工程，改善环境，保证安全

以"规范管理，提高水平，保证质量"为指导，对所院修缮项目进行全面规划，根据科学性、前瞻性、合理性原则，开展项目可行性分析，制定项目设计方案、资金预算和施工方案，避免因规划不当造成浪费。严格按照中央政府采购政策，对2012 年教育修缮工程进行邀请招标，招标程序严格执行规范要求，邀请的投标单位均为 2012～2013 年度中央国家机关限额内工程定点采购项目入围企业名录，整个过程公开、透明。在全年中小型修缮项目的议标工作中，严格按照规定程序办事，众人参与，集体决策，阳光操作，切实做到了领导放心，师生满意。

九、在院校科技大会和教师节表彰会获得表彰、奖励

在院校科技大会上，医学分子生物学国家重点实验室获得院校科技创新团队奖；科技处获得科管先进集体奖；张学获得先进个人杰出贡献奖；蒋澄宇、彭小忠获得优秀科技工作者奖；许琪、常永生获得优秀青年科技工作者奖；赵爱芳获得科技管理先进个人奖。6 篇论文获得优秀论文奖。蒋澄宇课题组与国内多家单位共同合作研究的"SARS-CoV 感染引发急性呼吸窘迫综合征等疾病的致病机理和药理研究"项目获得院校优秀成果奖。

在北京协和医学院 2012 年度教师节表彰大会上，基础学院教学工作者获得表彰。叶菜英获得 2012 年度北京市高等学校教学名师称号；廖苏苏获得 2012 年度北京协和医学院教学名师称号；2012 年度北京协和医学院优秀教师：姜晶梅、许琪、张宏冰、仇文颖；2012 年度北京协和医学院优秀教育工作者：陈咏梅；2011 年度北京协和医学院优秀教学团队：药理学教学团队、生理学和病理生理学教学团队；2012 年度北京协和医学院"协和之友"优秀教师：陈咏梅。

十、审慎稳妥完成岗位设置初次聘任工作

根据院校岗位设置管理办法及专业技术岗位推荐条件（首次岗位聘任）的要求，所院成立岗位设置首次聘用工作领导小组、工作小组和聘用委员会，制定下发《中国医学科学院基础医学研究所 北京协和医学院基础学院岗位设置实施办法》，组织开展岗位设置首次聘用工作，完成近300 人次的岗位变动聘任和 349 人的各类岗位聘任。

十一、严格程序、规范管理，进一步加强仪器设备招标采购工作

组织完成 2012 年财政批复的 3000 多万元大型、贵重设备招标采购任务，涉及修缮购置专项、2012 重点室设备购置专项及"985"教育购置专项。组织实施 47 台仪器设备的进口采购审批专家论证会和设备选型会。在采购过程中，健全监督机制，无论招标评标、商务谈判，纪检审计部门、设备使用单位负责人和技术负责人全程参加，强化了管理和监督，保障设备采购公开、公正顺利开展。

十二、研究生招生、培养和毕业派遣工作

2012 年基础学院 14 个专业录取统招硕士生 44 人，推免直博生 32 人；8 个专业招收博士 39 人，转博 34 人。目前在所研究生430 名。

2012 年应届毕业生共 134 人（博士 100人，硕士 34 人），延期 18 人（博士 16 人，硕士 2 人），实际毕业生 116 人（博士 84 人，硕士 32 人），就业率达到 90%。

联系电话：（010）65256546

E-mail：mawei@ ibms.pumc.edu.cn

（马　威　编）

药物研究所

（北京市西城区先农坛街1号，100050）

2012年是实施"十二五"规划承上启下的重要一年，是党的十八大胜利召开之年。药物所在上级领导的关心支持下，在所党政领导班子的领导下，在全体职工同志们的共同努力下，各项工作顺利开展，成绩喜人。

一、科学研究工作

（一）科研计划管理

1. 科研项目申请及批准情况　2012年度药物所共递交申请书190份，主要包括："十二五"重大专项后补助3项，国家自然基金98份（中标23项），北京市自然基金59份，教育部项目10项等。

本年度获知批准课题67项，批准经费为5830万元。本年度获知批准的合作项目18项，批准金额2375万元。合计2012年批准科研经费8205万元。

2. 在研项目及经费到款情况　2012年全所院校级以上在研项目共168项，主要包括：科技重大专项31项、863计划项目3项、973项目子课题2项、科技部其他项目9项、国家自然基金项目67项，北京市自然基金17项、教育部项目14项等。

2012年药物所承担的科研项目经费到款7136万元（不含本所为重大专项课题牵头单位的外拨经费），主要为：科技重大专项4423万元，国家自然科学基金941万元，科技部其他计划865万元，北京市371万元等。

（二）重大专项工作

2012年5月，"重大新药创制"科技重大专项"十一五"综合大平台课题验收启动仪式及现场验收会在药物所举行，专项技术总师桑国卫副委员长等10位专家、卫生部科教司何维司长等数十人参加了验收会。经过专家现场投票，该课题最终以优秀的成绩通过现场验收。在2012年10月底召开的"十一五"全国重大专项工作督导及"十二五"进展汇报会议上，以药物所为主的医科院综合大平台课题受到督导组的高度评价。

（三）论文发表情况

随着药物所科研课题、科研项目的蓬勃开展，2012年药物所发表的论文较往年在数量上和更为重要的质量上有了一定程度的提高。全年发表影响因子在12以上的论文有1篇，7以上的论文有3篇，影响因子在5~7之间的有9篇（第一完成）。

2012年药物所共发表论文341篇，其中SCI 184篇；第一完成单位299篇，第一完成单位SCI 159篇。

（四）科研成果获奖情况

2012年药物所共申报院校级以上奖励9项。其中以"桑属植物及其代谢产物的化学和生物活性基础研究"项目为代表的基础研究、社会公益类成果脱颖而出，该项目分获北京市科学技术奖一等奖、教育部自然科学奖二等奖及中华医学科技奖三等奖。"心脑血管、神经退行性疾病非临床药效评价关键技术平台建立及应用"项目获得中华医学科技奖二等奖、北京市科学技术奖三等奖。"传统中药丹参的水溶性成分现代药理学研究"项目获得教育部自然科学奖二等奖。

二、新药开发工作

（一）合同签订及开发到款情况

2012年药物所共签定技术转让、技术开发、技术服务合同94项，合同总额

7887.32 万元。2012 年药物所新药开发到款总额 3186.62 万元。

（二）专利申请及授权情况

2012 年药物所新申请专利 89 件（国内专利 48 件，国际专利 PCT 国际阶段 8 件，PCT 进国家 33 件），2012 授权专利 26 件（国内专利授权 19 件，台湾专利授权 1 件，国外专利授权 6 件）。药物所管理的有效专利申请现共有 600 余件。

（三）新药申报状况

2012 年药物所共有 14 个创新药在不同的申报阶段中。其中完成Ⅲ期临床，正在申报生产及新药证书的如盐酸去甲乌药碱及注射剂；完成Ⅰ期临床，申报Ⅱ期临床的如匹诺塞林及注射剂、羟戊基苯甲酸钾片及注射剂、布格呋喃及胶囊、硝克柳胺及片剂；完成临床前研究，申报Ⅰ期临床的如芬乐胺及片剂。

三、重点实验室运行及管理情况

（一）国家重点实验室

2012 年，天然药物活性物质与功能国家重点实验室严格按照有关实验室运行管理条例，认真开展各项工作。

2012 年度，国家重点实验室在论文发表、专利申请和获奖等方面均取得了显著的研究成果：共发表论文 172 篇，其中 SCI 收录论文 116 篇，最高影响因子达 12.042，为药物所历史新高。2012 年度共获授权专利 17 项，已申请的专利 38 项。获得省部级以上科技奖励 6 项。

此外，重点实验室在人才培养、学术交流等各方面也取得了优异的成绩。2012 年有 1 人获得教育部新世纪人才计划的资助，2 人获聘协和学者特聘教授，1 人获得协和新星称号。2012 年度重点实验室共组织学术活动 16 次，邀请国内外著名学者 18 人莅临重点实验室进行学术讲座。学术活动报告内容丰富、生动，及时把握国内外天然药物研究领域最新研究成果和动态，为重点实验

室科研人员提供了很好的开放交流平台。同时，积极组织承办了本专业领域的国际会议（国际天然产物化学研讨会），以及开展公众开放活动（与北京育才学校携手举办），从各个方面向外界更好的展示实验室的学术氛围及科研精神，为科普宣传等工作做出应有的贡献。

（二）北京市重点实验室建设情况

2012 年，药物所获批成立 2 个北京市重点实验室：新药作用机制研究与药效评价北京市重点实验室、晶型药物研究北京市重点实验室。至此，药物所共拥有五个北京市重点实验室。

四、人才引进等人力资源工作

2012 年，经药物所学术委员会讨论通过，来自美国 NCI、具有生物医学背景的竺青博士作为引进人才入所。竺青博士在欧美学习工作 13 年，论文发表在《Nature Medicine》《J Clin Invest》《PNAS》《Cancer Res》《Mucosa Immunol》等杂志上。竺青博士被评为 2012 年协和学者。此外，经药物所学术委员会讨论通过，来自英国帝国理工、具有结构生物学背景的卢多博士将作为引进人才入所，后续工作正在办理中。卢多博士在英国学习工作 16 年，论文发表在《Nature》《Genes & Development》《PNAS》《J Mol Biol》等杂志上。

2012 年 11 月始，药物所启动了各职能部门正、副职干部的选拔工作，该项工作在公开、公平、公正的前提下顺利进行。

五、研究生培养工作

2012 年上半年在所研究生 350 人，毕业 91 人；新入所研究生 103 人；下半年在所研究生 361 人。

2012 年药物所开设研究生学位课程 28 门，比去年增加 6 门。上课老师 111 人（外聘 20 人）。目前药物所实际在岗的研究生导师共 69 人，其中博士生导师 33 人，硕士生导师 36 人。

六、国际合作与交流工作

2012 年药物所继续开展与大正公司的合作，2011 年大正选中的 S1P 课题继续按进度开展研究，下一步大正将开展国际化论证。2012 年又征集 5 个建议课题，在 11 月于北京举行的双方第 45 次定期工作会议上有两个课题进行了交流。2012 年药物所与全球结核病药物研发联盟的合作工作进展顺利；与赛诺菲安万特公司多次交流，根据公司的研究领域，双方已就糖尿病相关领域初步达成合作意向。2012 年药物所共获得国际合作经费近 50 万美元。此外，2012 年药物所还接待了来自美国、日本、欧洲等多个国家的外宾来所访问，进行学术交流及探讨合作等。

七、空间与硬件建设工作

2012 年在解决药物所空间严重不足的瓶颈问题上有所进展：药物所在大兴工业区金日科技园新租赁了 4500 平方米实验室，以解决有关科室及引进人才空间不足问题。同时启动了药厂西区建设规划，将建立"中国医学科学院药物研究所创新药物产学研基地"，该项目已通过药物所党政联席会讨论，同意立项。为推进和规范项目管理，药物所成立了项目领导小组和工作小组，在工作小组调研的基础上，正在进行项目设计工作。

2012 年药物所"中央级科学事业单位修缮购置项目"获得批准 2120 万元，其中设备购置费 2020 万元、设备升级改造费 100 万元，均已执行完毕。同时，药物所 2012 年获得"教育修购研究生宿舍改造项目"450 万元，切实改善了学生住宿条件。

八、产业工作

2012 年，药物所所属及相对控股企业总体发展状况良好，各企业全年销售额（合同额）及产值合计超过 10 亿元。

2012 年，北京协和药厂和北京协和制药二厂（简称药厂）团结奋进、稳健发展，全年两厂总资产接近 10 亿元；完成销售额 5.86 亿元，较 2011 年增长 29%。2012 年药厂纳入中央国有资本经营预算实施范围。2012 年药厂集中人力物力，开展北京协和药厂搬迁改扩建工程建设，进展顺利。

2012 年，北京联馨药业有限公司完成工业总产值 4.46 亿元。2012 年底，为了扩大产能和进一步发展，提高企业信誉度和市场竞争力，公司决定将注册资金由成立之初的 600 万元增至 6000 万元。2012 年，公司还在大兴医药生物产业基地购置了 50 亩土地，为企业后续可持续发展奠定了空间基础。

2012 年，北京科莱博医药开发有限责任公司（国家新药开发工程技术研究中心）在创新药物研究开发方面继续加强与国际接轨，并取得突破性进展，与法国赛诺菲安万特签订了抗凝血一类新药 SAR 的合作协议。同时，公司研究开发历时近八年的中药五类创新药物天麻苷醇酯苷片获得了 SFDA 颁发的临床批件，并与北京协和制药二厂签订了技术开发和技术转让协议。

2012 年是北京协和建昊医药技术开发有限责任公司成立十周年。十年间公司实现了跨越式、可持续发展。科研范围从单一的药物安全性评价扩展到农药、化学品、新化学物质、医疗器械、保健食品、化妆品等安全评价领域。科研实验、办公面积从公司建立初期的 700 平方米增加到近 6 000 平方米。2012 年公司国际化步伐加快，通过了美国 AAALAC 认证、英国 NQA 的 UKAS 认证；至此，公司已通过各种认证、认定 11 项。2012 年，公司还与中关村签订了 2 000 万元的政府股权投资协议。

九、其他主要工作

1. 2012 年，药物所继续深入做好援疆相关工作。根据上级选派援疆干部的《通知》精神，在很好地完成第一批援疆工作的基础上，2012 年最终确定吉腾飞和张莉两位同志为药物所第二批援疆工作人选。同时，为配合两位同志在新疆药物研究所（简称新疆所）开展工作，药物所再次捐赠一批科研仪器等支援新疆所。此外，2012年4月，药物所接待了新疆维吾尔自治区卫生厅党组成员、副厅长、自治区中医民族医药管理局局长帕尔哈提·克里木一行来访，双方就共同建立"中亚天然药物研究中心"达成了初步合作意向，将在国家中长期发展规划以及科技支疆的总体要求下，共同推动维吾尔民族药的持续发展。

2. 2012年完成了药物所学术委员会的换届选举工作，共投票选出第七届学委会委员24人。同时启动了学委会章程的修订等工作。

3. 继续深入推进创先争优活动，药物所党委组织开展了院所两级2010～2012年创先争优先进基层党组织、优秀共产党员评选表彰工作。北京协和药厂党支部荣获全国医药卫生系统创先争优活动先进集体。

4. 2012年，党的十八大胜利召开，对党和国家各项事业做出全面部署，药物所党委召开了由党委委员、各职能部门负责人和支部书记参加的理论中心组扩大会，观看了学习十八大精神辅导报告录像，组织各党支部参观了"科学发展，成就辉煌"大型图片展览，举办了学习新党章知识答卷活动，使十八大会议精神深入人心。

5. 深入实践科学发展观，落实解决职工福利等问题。针对《药物所关于职工供暖费支付办法》执行以来在实际操作过程中出现的新情况，在药物所供暖工作领导小组意见的基础上，经所长办公会研究决定，对药物所职工供暖费支付办法做了有关调整。

针对职工医药费报销提出的实际问题，经药物所公费医疗管理小组讨论，并提交所长办公会认真讨论，最后经职代会讨论通过，对《药物所职工公费医疗管理办法》进行了修订，以解决患有重大疾病职工的实际困难，并提高了中青年职工的医药费报销待遇等。

2012年，在职工群众的提议下，经所长办公会认真讨论，在有关部门的积极协调努力下，药物所与北京育才学校达成共建，落实解决了青年职工子女就近入学的问题。

（李冬梅　编　蒋建东　审）

联系电话：（010）63036794
E-mail：lidm@imm.ac.cn

医药生物技术研究所

（北京东城区天坛西里 1 号，北京，100050）

继去年抗感染药物研发成果获得国家科技进步二等奖后，今年蒋建东研究员领衔完成的"小檗碱纠正高血脂的分子机理，化学基础及临床特点"又获得国家自然科学奖二等奖（获奖者：蒋建东，宋丹青，魏敬，孔维佳，潘淮宁；获奖单位：中国医学科学院医药生物技术研究所，南京医科大学南京第一医院），这两项获奖成果是研究所科研工作者多年在抗感染药物和代谢性疾病药物研究方面的全面系统总结，也是研究所科研水平的重要标志。

今年科研工作主要围绕"重大新药创制"和"艾滋病和病毒性肝炎等重大传染病防治"两个"科技重大专项"十一五课题结题验收和十二五课题申报、国家和北京市自然科学基金等项目申报、2012 年修购专项仪器购置审批、招标和 2013 年修购专项预算等工作进行，各项科研课题按计划有条不紊地开展。

今年研究所青年科学家彭宗根获得 2012 年度教育部"新世纪优秀人才支持计划"资助，周金明获得 2012 年"协和新星"称号。

全年到位科研经费 3400 余万元。发表研究论文 99 篇，其中 SCI 论文 55 篇（第一和责任作者 51 篇）；申报发明专利 17 项，获得专利授权 24 项。

一、科技重大专项

完成了十一五研究所承担的科技重大专项"综合性新药研究开发技术大平台"（中国医学科学院牵头）各子课题和"创新微生物药物高效筛选与发现技术平台研究"（司书毅）、"抗感染药物临床前药效学评价技术平台"（游雪甫）、"结核靶标研究"

（肖春玲）课题、关键技术、品种以及参加的课题任务验收和财务验收。

今年在十二五"科技重大专项"招标中共获得资助 22 项。"创新药物研究开发技术平台建设"（参加）和子课题"创新微生物药物高效筛选与发现技术平台研究"（司书毅）、"抗感染药物临床前药效学评价技术平台"（游雪甫）由于十一五期间较好地完成了任务指标，获得滚动支持；主持"化学药临床前课题"（李卓荣），承担多个新药品种的临床或临床前研发（滚动支持和新中标），还参加了多个其他单位主持的课题。

二、国家自然科学基金和北京市自然科学基金

共申报国家自然科学基金 47 项，中标 18 项（面上项目 9 项，青年科学基金项目 8 项，NSFC-NIH 生物医学合作研究项目 1 项），中标经费 727 万元；申报北京市自然科学基金 24 项，中标 2 项。

三、获奖

除获得国家自然科学二等奖外，在院校 2010～2011 年科技奖励大会上，微生物药物科技创新团队获得"科技创新团队奖"，蒋建东获"突出贡献者奖"，邵荣光、游雪甫获"优秀科技工作者奖"，彭宗根、李聪然获"优秀青年科技工作者奖"，盛丰年获"科技工作管理先进个人奖"，李卓荣、蒋建东、甄永苏获"科技成果转化奖"，彭宗根获"优秀论文奖（2 篇），蒋建东获"优秀成果奖"。

此外，在有关单位和学（协）会组织的评奖活动中，邓洪斌获 2012 年中国药学会赛诺菲青年生物药物奖，唐胜获 2012 年

中国药学大会优秀论文一等奖，李阳彪获2012年度中国药学会老年药学专业委员会优秀青年论文二等奖，刘宗英获2012年北京药学会"扬子江杯"优秀论文一等奖，季兴跃获 Acta Pharmaceutica Sinica B 最高下载论文奖。

四、科技开发

正在执行的技术合同共129项。2012年新签约合同19项，其中技术服务15项，技术开发3项，专利转让1项。签约合同总额4834万元，到位横向经费1100余万元。

五、研究生教育

今年新增硕士生导师7名，博士生导师3名，使研究所研究生导师增至40人。在读研究生138名，其中新招收硕士研究生28名，博士研究生17名。授予博士学位26名，硕士学位15名。

举办了第27届"五四青年论文报告会"，张浩获得大村智奖，吕凯、白晓光获得甄永苏青年科技奖。

六、国际、国内学术会议

研究所和挂靠研究所的各学术团体主办了抗耐药菌和超级耐药菌药物研发专题研讨会、"重大新药创制"科技重大专项"十二五"计划2012年化学药临床前研究课题启动暨工作交流会、第二届全国抗衰老医学大会、《中国医药生物技术》杂志第二届编辑委员会

第一次会议和中国创新微生物药物研发发展战略分论坛；合作主办了第13届亚太临床微生物暨感染病会议（13th APCCMI）；承办了第四届全国微生物资源学术暨国家微生物资源平台运行服务研讨会。

科技工作者参加的国际学术学术会议有：4th International Conference on Drug Discovery and Therapy（阿联酋，迪拜）；第103届美国癌症协会（AACR）年度会议（美国，芝加哥）；第十五届国际生物技术研讨会（韩国）；第52抗微生物制剂与化疗跨学科大会（美国，旧金山）和2012年肝脏会议—美国肝病研究协会第63届年会。

七、科技支撑

完成财政部修缮购置专项资金2013~2015年规划及2013年度修购专项资金申请、评审及中介机构现场考察工作；完成了今年的修购专项仪器设备购置的审批、招标等工作。

完成了教学厅工程和学生宿舍修缮工程；实施微生物药物毒理学实验室改造修缮工程。

完成了实验动物室改造升级和设备更新，顺利通过了北京市动管会的年检验收。

以上修购任务的顺利实施，为研究所未来的科研和教育发展打下了坚实的基础。

（盛丰年　编　邵荣光　审）

联系电话：（010）63165290

获奖科研成果摘要

2012年度国家自然科学二等奖

成　　果：小檗碱纠正高血脂的分子机理，化学基础及临床特点

获奖者：蒋建东[1]　宋丹青[1]　魏　敬[2]　孔维佳[1]　潘淮宁[2]

获奖单位：[1]中国医学科学院医药生物技术研究所

[2]南京医科大学南京第一医院

蒋建东等首先发现小檗碱具有很好的降脂作用及其新的作用机理。

小檗碱通过 ERK 信号通路，作用于低密度脂蛋白受体（LDLR）mRNA3'UTR 5'端的4个序列，稳定 LDLR mRNA，增加其表达和胆固醇清除，是新发现的降血脂机理。进一步研究发现小檗碱还作用于细胞

PKD，激活胰岛素受体（IR）基因启动子，改善胰岛素敏感性，并在2型糖尿病人中证实，丰富了对小檗碱降糖机制的认识，阐述了其降甘油三酯的原因。

口服小檗碱后病人胆固醇、甘油三酯、LDL下降20%～35%。探索了小檗碱的临床特点，首次揭示了小檗碱与西方主流降脂药物他汀类相比的优效性，即：小檗碱降甘油三酯的效果好于他汀类，且没有他汀类对肝脏和肌肉的副作用，安全性好。还发现用小檗碱可以有效控制慢性肝炎病人（乙肝和丙肝）的血脂血糖，避免使用他汀可能给肝功能造成的新损伤，再次显示了小檗碱的临床优势。

逐个解析了小檗碱结构中A、B、C、D四个环及各基团对其降脂活性的影响，阐述了其药理作用的化学基础。

小檗碱降脂的疗效至少与全球大品牌的降脂药物他汀类相当，控制"三高"（高血脂，高血糖，高血压）的效果好于他汀类，并被国内外多家医疗机构证实。作为治疗"三高"的中国原创天然化学药物，小檗碱目前正由我国企业推进其发展成为重要的临床用药，促进产生更加明显的社会经济效益及国际影响。

药用植物研究所

（北京市海淀区马连洼北路 151 号，100193）

2012 年，在医科院的领导下，药植所本着"求真务实、科学发展"的所训精神，按照"十二五"发展规划推进各项工作。本年度的工作强调稳中求进、协同创新、重点突破。

一、学习和贯彻党的"十八大"精神和中央"八项规定"

认真组织学习和贯彻落实"十八大"精神及中共中央的"八项规定"，完善药植所权力运行监控机制，制定《加强廉政风险防控规范权力运行工作明晰表和工作运行图》。

二、科研工作

1. 2012 年组织申报各类纵向科研课题 188 项，其中 87 项获资助；新增课题经费 6924 万元；到位课题经费 6847 万元（含云南分所和海南分所的 1363 万元）。新立项课题和项目包括：重大新药创制、国家"863"、国家科技支撑计划、国家自然科学基金等。

2. 全年发表科研论文 403 篇，其中 SCI 收录论文 129 篇（药植所为第一单位的 SCI 论文 100 篇），影响因子大于 3 的论文 40 篇、最高影响因子 9.205，论文数量和质量均有大幅度提升；主编专著 3 部，参加编著 1 部。

3. 申请发明专利 53 项，授权发明专利 12 项；选育药材新品种 3 个。

4. 主办第五届"药植论坛"（广西），药植论坛已由总所和分所之间的内部学术交流向社会扩展；承办国家中医局中药种质资源库和中药材种苗繁育基地建设研讨会（海南）；承办中国药学会中药和天然药物专业委员会第十二届全国学术研讨会（海南）。举办中药材生产技术平台——金银花病虫草害防治技术培训班（山东）；举办中药材 DNA 条形码鉴定高级研修班（北京）。

5. 加强重点实验室建设。"中药（天然药物）创新药物研发"北京市重点实验室获批建设；北京大学郭红卫教授、"千人计划人才"杜涛博士分别与我所建立了联合实验室。

6. 重视横向开发项目研究，新签订横向项目合同 91 项，合同总金额 1821.78 万元，到位经费 1338 万元，比去年全年增长了 40%。

7. 新购置仪器 48 台件，包括有液质联用仪、气相质谱联用仪、离子色谱、气相色谱等大型设备。

三、人才战略建设

1. 大力推荐专业技术人员参加高层次人才选拔工作，获教育部新世纪优秀人才 1 名、获协和学者特聘教授 1 名。获人才支持经费 325 万元。

2. 新进专业技术人员 34 人，其中 33 人为博士研究生。这些人才的加盟，进一步充实了科研队伍，提升了我所的科研实力。

3. 加强博士后流动站工作，共接收博士后 16 人、出站 12 人，在站博士后达 40 人。获国家博士后基金课题 7 项，资助经费 266 万元；博士后发表 SCI 论文 16 篇。

4. 完成了药植所岗位设置工作。

四、国际合作与交流

2012 年顺利完成世界卫生组织传统医学中心的工作总结和续任申请工作，并再度被认定为新一轮世界卫生组织传统医学合作中心。

聘请 3 名国际学者担任客座教授；引智项目获资助 15 万元；执行延续合作项目 12 项。与法国 PIERRE FABRE 公司的合作取得进展。全年接待外宾来访 120 人次，其中高级代表团 3 批，35 人次，包括伊朗卫生代表团、卢森堡医药卫生代表团和马来西亚前总理代表团等。接待比利时自由大学进修人员 1 名。办理出访 17 批，22 人次。协助组织国际研讨会（欧盟合作项目）一项。

五、研究生教育

1. 招收研究生 60 人，其中博士生 18 人、硕士生 34 人、转博 5 人、同等学力 3 人。目前在校生已达 175 人。

2. 获协和研究生创新基金 8 项，资助经费 24 万元；获协和青年基金 2 项，资助经费 6 万元；获研究生社会实践项目 3 项，资助经费 7 万元，且分别获社会实践一等奖、三等奖。

3. 研究生发表论文 102 篇，其中 SCI 收录论文 45 篇，最高影响因子为 7.396。获国家优秀毕业生 2 名、协和优秀毕业生 2 名。

4. 导师队伍不断壮大，新增博导 3 名、硕导 7 名，目前在岗导师 67 人。1 名博士及 1 名博士生导师获优博提名及奖励。

5. 获得协和学系建设、专业学位基地建设、信息系统建设及招生宣传等经费资助 183.7 万元。

六、经济基础建设

1. 完成国家审计署部门预算与重大专项课题审计工作，并根据审计意见积极整改。

2. 2012 年经费收入总额 14 968.02 万元，包括：①获财政拨款 5772.72 万元。其中：机构运行费 2516.72 万元；社会公益经费 1390 万元；科技条件专项经费 1610 万元；职工住房补贴 256 万元。②获院校教育修缮项目——教学实验楼外立面加固修缮项目 591 万元。③科研经费到位 6823.23 万元，

其中：纵向经费 5484.49 万元；横向经费 1338.76 万元。④其他经费 1781.07 万元，其中：研究生经费 644.53 万元；医疗补助 342.8 万元；政府特贴 19.44 万元；其他经费 774.3 万元。

3. 积极争取财政资金。获批到位的项目经费 3211 万元。其中：部门预算经费 590 万元，修购基金专项经费 420 万元；设备购置专项经费 1610 万；中央高校改善基本办学条件专项经费 591 万元。

4. 积极组织部门预算和修购基金项目申报，其中：设备购置专项药植所 1635 万元 19 台套，云南分所 345 万元 22 台套；云南综合楼修缮 920 万元；药用植物园修缮 1630 万元；国家药用植物种质保存与利用支撑平台的可持续发展项目 800 万元。

七、基本建设改造工作

充分挖掘自身潜力改善实验室条件，投资 1000 万元改造面积超过 5800m²，其中："中药资源与栽培实验室改造"项目（投资 700 万元、改造面积 4991m²）；"模拟人类重大疾病动物品种引进和保存标准品库建设"项目（投资 300 万元、改造面积 860 m²）。完成机关及行政后勤办公平房改造；完成新建住宅、中药提取与制剂中心改造等项目的结算审计工作，共审减经费 2252 万元。

八、分所建设

（一）云南分所

申报项目 22 项，获立项资助 12 项，科研课题在研 33 项。科研到位经费 542.7 万元；申请专利 8 项，发表论文 19 篇。

2012 年西双版纳州规划拟占用云南分所大片土地，在医科院支持下，经总所和分所相关领导多次与州领导汇报、沟通，州政府同意修改规划，保住了分所土地；2012 年西双版纳遭遇特大旱灾，全所人员团结一心，抗旱救灾力保植物不受损失；完成了西双版纳民族药种子库建设；完成经济适用房

设计和建设；東龙药厂实现利润 120 万元。

（二）海南分所

2012 年在研课题 55 项，到位经费 820.31 万元。承担了海南"国家级中药种质资源库" 2000 万项目和"中药材种苗繁育基地" 1000 万元建设项目。海南分所作为技术依托单位的海南省中药资源普查工作正式启动，项目经费 980 万元。发表论文 22 篇，其中 SCI 论文 2 篇；专利授权 7 项，获研究成果 7 项；科技成果转化获得资金 78 万元收入。南药研发中心建设工作按既定目标实施，进展顺利，已完成建筑面积 4255.4 平方米。

（贺秀霞　编　孙晓波　审）

联系电话：（010）57833028

医学信息研究所/图书馆

（信息所：北京市朝阳区雅宝路 3 号，100020）

（图书馆：北京市东单北大街 69 号，100005）

2012 年是医学信息研究所/图书馆（简称"所馆"）全面落实所馆"十二五"发展规划的重要一年。所馆在院校的正确领导和全体职工的共同努力下，把握机遇，求真务实，开拓创新，扎实工作，为实现所馆"十二五"发展目标奠定了坚实基础。

一、顺利完成 2012 年预算和修购项目执行工作

按照财政部、卫生部和院校要求，规范程序，强化监督管理，认真组织制定实施方案及保障措施，科学合理使用项目经费，顺利完成所馆 2012 年财政经费预算执行和修缮购置项目"图书馆智能管理服务设备购置、图书馆基础设施改造项目"的执行工作。做好调研，统筹规划，完成《所馆 2013~2015 年修缮购置工作规划》编写和 2013 年修缮购置项目"医药卫生信息数据中心设备购置项目"的申报工作。

二、科研经费再创新高，科研能力稳步提升，学术影响不断扩大

2012 年所馆共获得卫生部、科技部、WHO 等各级各类科研项目和课题 76 项、到账科研经费 1626.9 万元，再创年到账科研经费新高。顺利完成 2011 年度所馆基本科研业务费课题结题和 2012 年度课题立题工作。2012 年获得国家社会科学基金、自然科学基金资助项目各 1 项；以第一作者发表论文 129 篇，其中 SCI 收录期刊上发表论文 4 篇；主持或参与编写学术专著 17 部，形成咨询或研究报告 70 份。

三、医学信息研究、卫生政策研究及决策咨询工作成绩显著

（一）医学信息研究与情报调研工作取得新成绩

加强医学信息自动处理技术研究，深入开展医学领域知识组织系统、公众健康信息服务研究，认真组织实施"十二五"科技支撑计划"面向外文科技文献信息的知识组织体系建设与示范应用"研究项目。围绕国家医药卫生科技发展、战略新兴产业发展需要，积极参与国家重大咨询项目和卫生行业专项规划的研究制定。加强医学信息分析评价应用研究，开展医院科研影响力评价研究工作。编写出版《中国医学科技发展报告 2012》，完成多份医学情报调研咨询报告。

（二）卫生政策研究和决策咨询工作不断深入

围绕深化医改的中心工作，深入开展医改评价、公立医院改革、新农合大病保障等卫生政策研究、决策咨询和服务工作，参加医改相关政策文件的研究制定。完成中澳项目《医药卫生体制改革评价研究》和《卫生信息利用与决策支持研究》《北京市医改评价研究》及重大科技专项《我国传染病防控政策研究》等重点课题。主持完成《"健康中国 2020"战略规划研究报告》的修订出版及"卫生部门医改形势分析"等多项调研报告。

（三）开展国家新农合信息平台建设联通试点

围绕国家卫生信息化建设需要，加强卫生信息管理研究。根据卫生部要求，完成国

家新农合信息平台运行监控、跨省协同等功能模块的研发，实现与部分省级新农合平台及医院信息系统互联互通的试点，并逐步扩大联通范围，在新农合业务运行监控和跨省就医管理中发挥重要作用。实施新农合电子文件试点项目，探索卫生行业电子文件管理规律；参加卫生部信息化工作领导小组和专家委员会工作，为重大卫生信息化建设项目提供咨询。

四、信息资源保障与服务能力稳步提升

（一）资源建设与保障工作顺利完成

完成 NSTL 和所馆的各项印本资源采集续订和新增，各类资源采集经费累计4568.6 万元。订购外刊总量 3673 种（新增96 种）、中文期刊 1430 种（新增 18 种）、中西文图书 1942 种，遴选并续订 70 个专业数据库，数字资源总量比上一年度显著增长。加强联合目录系统建设等研究工作，提高信息组织揭示的规范性和全面性。完成期刊编目 180 种、验登 49459 册，中外文新书编目 3307 种、验收 3611 册。编辑出版《国外医学新书评价》18 期。

（二）专业化、学科化信息服务不断深入

以"重大新药创制"与"艾滋病和病毒性肝炎等重大传染病防治"科技重大专项为依托，积极拓宽服务领域，面向学科用户、科研团队、课题组开展信息推送服务，定制、定题学科态势跟踪及信息咨询服务，为院士团队提供学科化信息服务。完成科技查新咨询服务 376 项、论文收录与引用分析254 项，接待到馆读者 3.3 万人次，完成全文提供服务 35.5 万篇，委托检索 179 题，定题服务 4 题。赴院校二级所院、NSTL 服务站及其他医学院举办 9 场次专题培训讲座。

（三）数据加工和数据库建设稳步发展

本地文献数字化加工系统全面投入使用，提高了数据加工的稳定性和可持续性。

完成文摘数据加工 56.5 万条，提交 NSTL 联合加工系统中心系统引文约 831 万条，共为 MEDLINE 数据库标引文献 1.3 万篇。研发医学知识服务平台，建设引文数据库与规范知识库，升级改版 SinoMed，全面提升 SinoMed 知识服务能力；临床医学知识库已正式对外提供服务。继续做好 MeSH 词表的翻译维护工作，完成 CMeSH 浏览器版发布系统开发、测试工作。

五、人才队伍建设、教育培训、国际合作、编辑出版等工作持续发展

（一）人才队伍建设不断加强

完善人才引进与培养机制，继续引进高层次、高学历和骨干人才，2012 年引进海外博士后 1 人，调入和接收博士 2 人、硕士14 人。针对性地开展管理、专业技术及新进人员的系列培训，提高人员管理和专业水平。细化各项绩效考核指标，进一步推进绩效管理。按照院校要求，首次实行岗位设置聘任工作。

（二）教育培训与学术交流工作做出新成绩

积极参与北京协和医学院实体化建设和学科评估工作，教育培训管理工作日益规范。研究生规模不断扩大，毕业硕士研究生12 名，录取 19 名，在读 46 名。新增研究生导师 2 名，主持开设卫生管理学、卫生经济学、社会医学等课程。全年组织各种学术活动、座谈会、课题评审会 27 次。

（三）国际合作不断深入

顺利完成世界卫生组织（WHO）、亚洲开发银行、澳洲开发署、中华医学基金会（CMB）等国际组织和机构多项课题研究。完成 WHO 卫生与生物医学合作中心及 WHO 在华合作中心协调办公室日常工作。与国外相关机构和组织联合举办公共服务与管理国际培训项目亚洲地区研讨会、第二届全球卫生体系研究大会——扩大医保覆盖研讨会等国际会议，与美国达特茅斯大学、澳大利亚新南威尔士大学、荷兰伊拉斯姆斯大学等进行学术互访交流活动，扩大所馆学术影响。全年出国参加各种学术交流活动 15 人次，接待国（境）外来访 38 人次。

（四）编辑出版刊物学术影响不断扩大

加强学术刊物策划、编辑出版队伍建设和质量管理，《医学信息学杂志》《医学研究杂志》影响因子等质量指标排名均有较大幅度提升；《中国卫生政策研究》杂志学术质量名列学科前列，2011 年影响因子在 31 种医药卫生事业管理杂志中排名第一，与英国医学会《英国医学杂志》联合举办第二届中国卫生政策研究论坛，扩大杂志影响。《医学信息学杂志》《医学研究杂志》《中国卫生政策研究》《中国医药导报》和《中国现代医生》等刊物全年共出版 108 期，约 5.5 千万字，发行约 22 万册。

（刘晓曦　编　代　涛　审）

联系电话：(010) 52328888
E-mail：liu.xiaoxi@ imicams.ac.cn

实验动物研究所
（实验动物学部）

（北京市朝阳区潘家园南里5号，100021）

2012年是研究所历经风雨持续发展的一年。进入"十二五"，面对着更多的压力和更激烈的竞争，经历了"7·21"特大暴雨的洗礼和考验，研究所保持了良好的可持续发展势头。

一、科研事业顺利发展

（一）科研方面

1. 科研项目　2012年研究所共申报科研项目70项，共计中标36项，其中重大专项4项、国家科技支撑项目3项、国家973项目1项、国家863项目2项、国家自然科学基金项目5项（合作2项）、中央级公益性科研院所基本科研业务费项目立项12项、协和基金7项、北京市自然科学基金2项。

2012年科研项目到位经费2324万元，技术开发到位经费781.61万。中央级公益性科研院所修缮购置专项项目2项，共获得资助经费680万元。

研究所主持的国家科技重大专项"实验动物技术平台"和"实验室生物安全保障技术平台的建立"两个课题，经国家批复已正式开始实施。研究所的特色技术平台"传染病技术平台"和"基因工程动物技术平台"取得了更多的研究成果。经过2011年的规划与布局，研究所的"十二五"的各项科研工作在2012年顺利展开。国家科技重大专项在"十二五"的滚动，为研究所的可持续发展奠定了基础。同时，研究所承担的"十一五"国家科技重大专项，在本年度顺利结题，使研究所承担的项目通过了任务专家组及财务专家组的双重验收。以基

因工程动物技术平台为基础完成的卫生部公益性行业科研专项"实验动物和人类疾病动物模型资源扩展"课题顺利结题。

2. 科技成果　2012年科技论文的发表总体情况平稳，论文质量有所提高。年内共发表论文101篇，其中国家核心期刊75篇，SCI收录的论文26篇。

2012年研究所科研人员在高水平论文的发表上有所突破。其中秦川教授作为通讯作者在Brain Struct Funct上发表的《关于小鼠大脑内HDAC2蛋白的研究》一文，以及张连峰教授作为通讯作者在Hypertension上发表的《扩张型心肌病中细胞氧化应激与细胞凋亡的研究》都是由研究所科研人员独立完成的高影响因子论文，是研究所科研工作在前几年的工作基础上的进一步突破。此外，研究所青年科研人员也积极在国际期刊上发表论文，其中刘江宁副研究员本年度以第一作者及通讯作者在SCI期刊上发表科研论文5篇，许黎黎、占玲俊、吕丹等多名青年科研工作者也以第一作者发表了多篇SCI论文，彰显出研究所科研团队钻研拼搏的精神。

"艾滋病灵长类动物模型研究体系的建立与应用"成果申报了北京市科技进步奖并通过了初审。

2012年研究所有3项专利获得国家专利局授权，同时新申请专利6项。通过对专利的申请过程及时跟踪以及后续反馈，未来将积极引导授权专利进行成果转化。"艾滋病灵长类动物模型研究体系的建立与应用"

成果申报了北京市科技进步奖并通过了初审。

3. 学术交流 2012 年研究所组织了国内外科研人员到研究所进行学术报告、技术交流和培训，其中所外专家来访讲学共计 20 多次，所内教授、研究人员讲座交流共计 11 次。

2012 年度研究所内科研、技术人员参加学术交流会、学术论坛、技术培训班 40 人次。包括代表中国实验动物学会参加日本、韩国实验动物科学会议，作为发起者联合其他国家共同举办亚洲实验动物学会联合会大会、中国实验动物学会 2012 年年会、实验动物技术培训班等。这些学术活动活跃了研究所的学术氛围，提高了科研人员的研究兴趣，为科研人员拓宽了研究思路和视野。除不定期的学术培训、会议之外，为了培养年轻后备科研人才，研究所在今年选派了 3 位科研人员出国学习，在荷兰、日本和香港的相关学术机构进行培训。

（二）对外业务交往

1. 国（境外）来访 2012 年度接待来自美国、日本、中国台湾、法国、澳大利亚、巴基斯坦等 6 个国家和地区的外宾 24 人次，主要交流的领域包括结核、药学、糖尿病、艾滋病、实验动物学、神经退行性疾病和行为学、蛋白质组学等。

2. 人员出访 2012 年 3 月研究所 6 名科研人员应邀赴香港大学，参观访问了香港大学实验动物中心、香港大学微生物学系/新发传染性疾病国家重点实验室、香港大学李嘉诚医学院艾滋病研究所和香港玛丽医院临床生物化学部；5 月，7 名科研人员赴日本访问了熊本大学医学部、九州大学实验动物设施并进行了学术交流；8 月研究所刘云波研究员参加了韩国实验动物学会 2012 年年会并在会上作了演讲；10 月派员参加在泰国举办的亚洲实验动物学会联合会大会（AFLAS 2012）；12 月研究所派 4 名教授学

者出访巴基斯坦卡拉奇大学，做合作交流访问。

3. 国际合作 2012 年度研究所与荷兰自由大学签订的实验动物行为学的研究协议和人员进修计划已顺利开展，11 月研究所派 1 名技术人员到荷兰阿姆斯特丹 VU 大学神经和认知科学研究中心学习行为学技术；此外，研究所还与香港大学进行了病毒资源的共享，人员的互派培训，并共同申请了科研项目。与巴基斯坦卡拉奇大学共同签订了巴基斯坦草药临床前评价的合作意向书、实验动物行为学的研究协议和人员进修计划书；这些合作项目进一步增强了研究所的科研实力，也促进了研究所科研、教学工作的发展以及人才素质的提高，使研究所的科研实力得到国际相关领域的认可。

（三）动物设施、生物安全实验室及实验动物管理工作

1. 检测实验室管理 顺利通过 2011 年管理评审会评审并启动 2012 年度内部审核工作。修订体系文件，形成第三版/第一次修订版。全年接收检测样品 1359 份，签订检测合同 70 余份，出具检测报告 135 份。

2. ABSL-3 实验室管理 根据国家新国标的转换已形成了一套行之有效的实验室安全管理体系；并顺利通过卫生部、CNAS 中心、北京市卫生局等各种监督检查工作；进一步加大了研究所生物安全相关知识和技能培训力度；逐步规范了生物安全管理工作流程，确保研究所实验室生物安全。

3. 动物设施管理 为了更好地利用实验室为科研人员提供科研空间，将研究所科研楼三层动物设施 ICU 的 3 个房间改造成 IVC 动物房。

二、人才队伍建设和培养

为了解决人才不足的问题，根据研究所《关于人才孵育计划的实施方案》，结合研究所发展方向和亟需人才的研究领域，年内面向全国 985、211 等学科相关的重点

大学和科研院所公开招聘毕业生及博士后研究人员，作为研究所未来可持续发展的基石，以培育适合研究所发展方向的年轻人才，补充人才引进的不足。2012年接收各类毕业生14人。此外，作为引进人才的雍伟东教授被中国医学科学院聘为协和学者特聘教授。

在制度建设健全方面，为提高研究所科技队伍创新能力，充分发挥优秀人才在研究所发展创新中的重要作用，针对原有人才引进实施办法中的具体问题多次组织讨论，完善修订了《研究所人才引进实施办法》。此外，为加强研究所博士研究人员的管理，保证博士研究人员的培养质量，奖优汰劣，激励博士研究人员的工作积极性，针对进入研究所从事研究工作的博士研究人员，制定了《博士研究人员考核办法》。

三、教育教学工作

2012年研究所研究生共计43人，其中博士16人，硕士27人。本年度毕业生：博士生取得学位6人；硕士生取得学位8人。毕业生就业率达100%，留京62.5%，外省市25%；科研机构及医院等事业单位工作50%，博士后及继续攻读博士学位5.13%，生物医药等公司31.25%。研究所现有硕士生、博士生导师共计9名。在导师们的悉心教导下，研究生学习能力、技术水平、个人素质有明显改善。2012年研究所在读研究生获不同等级"北京协和医学院优秀研究生"奖共计13人次（其中博士7人，硕士6人），共有30人获得不同等级研究生助学金。

四、产业工作

根据院校产业工作会议精神，结合院校关于产业工作发展的指导意见，2012年研究所主要通过下面2项措施确保产业工作顺利而规范的发展：

1. 成立产业工作组，筹备产业发展处，促进产业规范发展　为促进研究所产业工作发展，提高产业工作执行力，加强产业资源整合和输出能力，强化科研对产业创新能力提升的推动作用，特成立了由研究所主要领导和职能部门负责人组成的产业工作组，负责对产业规划、重大产业决策和产业相关制度等的指导，以及对产业工作的监督，确保产业的顺利发展和规范管理并重。

2. 梳理产业规划领域，理清发展脉络　根据院校产业发展指导意见，经过研究所产业工作会的多次研讨论证，提出了围绕医科院重点规划平台之一——"重大医学研究资源"，进行研究所产业规划，通过产业发展提高为医学研究提供研究资源的能力。围绕研究所的"十二五发展规划"，梳理了研究所的产业发展重点领域。

在以上两项措施的保障下，研究所实验动物资源北方中心、北京康蓝生物技术有限公司和下属北京华阜康科技股份有限公司的发展定位和方向进一步明确，各项业务得到稳定发展。

五、同心协力战胜水灾

研究所的实验动物北方资源中心地处丰台区长辛店，占地面积80余亩，拥有约1.5万平方米动物饲养设施、兽医室、检疫室、解剖室、手术室和2级实验动物实验室等。因其紧邻房山区，在此次特大暴雨中受灾严重。灾情发生后，所领导第一时间到位，对救灾工作进行周密部署，并组织职工紧急抢修供水、供电等基础设施，认真做好防疫工作。同时，在此次灾害面前，实验动物资源北方中心涌现出一批优秀的职工、以高度责任心和使命感，不畏艰险、不怕辛劳、顽强拼搏、连续工作，在所领导的指挥下实施了安全、科学、有序、高效的抢修和恢复工作。他们用朴实平凡的行动，诠释着"无私奉献"、践行着"爱岗敬业"的真谛。

在所领导的带动和领导下，数十名职工和干部自动放弃休假，团结一心，连续作战，有效地防止了次生灾害的发生，把水灾损失降到最低,在最短的时间内恢复了实验动物资源北方中心的运行。

六、财务工作

研究所 2012 年度收入总额 6484 万元;支出总额 6923 万元。

2012 年初,研究所固定资产总额为 13 362 万元,11 月末固定资产账面价值为 13 471 万元。1~11 月增加固定资产 109 万元,其中设备增加 221 台件,报废资产 69 台件,价值 28200 万元,已上交国库。

修缮购置项目总拨款 1245 万元。其中,慢性病研究多功能实验室改造项目 425 万元,区域共享实验动物改造项目 200 万元,动物生物安全实验室设备更新项目 380 万元,实验动物标准化检测试剂研发设备购置项目 120 万元,基本保证设施改造 120 万元。

七、党建和思想政治工作

2012 年根据院校对党建和思想政治工作方面的文件精神和工作安排,在研究所党委的号召和组织下,对研究所 5 年来的党建工作进行了重新总结和梳理,针对重点工作、重点事项进行了自查,并针对查找出来的问题进行了探讨,计划制定相应的规定和办法,以便不断提升党委的工作能力,发挥党员干部的积极作用,完善研究所党委工作程序和内容,为研究所科研事业的发展提供有力保障。2012 年研究所党支部进行了换届改选,新支部委员经过培训后上岗工作;2012 年是中央安排的创先争优实践活动的最后一年,经过近三年的实践活动,研究所有一个支部、两名党员被院校党委评为创先争优先进基层党组织和优秀共产党员;其中刘江宁同志被卫生部党组评为优秀共产党员。经过实践,党委总结出了创先争优活动的长效机制两条。

八、文化建设工作

研究所领导班子十分重视研究所的文化建设工作。2012 年开展了以"爱岗敬业"为主题的文化建设系列活动。通过开展爱岗敬业知识竞赛活动,和职工一起重温了所内各项规章制度、普及了生活常识、拓展了大家的知识面。通过爱岗敬业摄影讲座和比赛活动,鼓励所内职工发现那些在岗位上默默奉献的人们,并号召全所职工向他们学习。通过举办心理讲座,引导大家有效的疏解压力,正确地对待工作,享受生活。通过"爱岗敬业之星"评选的筹备和宣传工作,青年职工的拓展培训工作和工会组织的丰富多彩的活动及安全生产制度的贯彻执行,营造所内职工积极工作的氛围,确保研究所环境的和谐稳定。通过爱岗敬业活动的开展,十八大精神的学习宣传工作,使研究所的文化宣传工作有了载体并有所进步,研究所团队创业的精神得到提炼和升华,研究所的凝聚力得到进一步提升。

2012 年 7 月 21 日,北京遭遇特大暴雨袭击,12 小时内平均降雨量达到 212 毫米,个别地方高达 460 毫米,造成了严重的人员和经济损失。我所实验动物资源北方中心地处暴雨集中区,在此次特大暴雨中受灾严重。给北方中心的正常运行带来严重影响。在此次灾害面前,北方中心的职工以高度责任心和使命感,不畏艰险、不怕辛劳、顽强拼搏、高效地抢修和恢复工作,在最短的时间内恢复了实验动物资源北方中心的运行,将损失降到最低。为了表彰北方中心及研究所党员和职工在灾害面前表现出的奉献精神,研究所行政和党委分别授予北方中心"7·21 抗洪抢险先进集体"荣誉称号。授予马喜山等 7 名同志 7·21 抗洪抢险"优秀共产党员"荣誉称号,研究召开全所大会进行了隆重表彰;党委将先进事迹汇集成册,发到科室、处室和各支部进行学习。来自身边的典型人物在关键时刻挺身而出的先进事迹,使全所职工深受教育,"爱所如家,甘于奉献,敢于承担"的风气得到较大发扬,所文化建设有了新的收获。

九、学会工作

（一）围绕学科发展，开展多种形式学术交流活动

年内先后举办了第十届中国实验动物科学年会、实验动物质量控制技术国际研讨会、实验灵长类质量检测新技术及实验管理规范学术交流会、水生实验动物应用研究学术交流会、第四届媒介生物可持续控制国际论坛、媒介实验动物的发展与现状学术交流会、"大力推进农业实验动物的标准化"学术交流会、第四届中国兽药大会 SPF 鸡胚质量控制研讨会、中国 SPF 禽类实验动物与兽用生物制品产业论坛、高等院校实验动物科学技术交流论坛等多次多种学术交流活动，这些学术交流活动的举办，进一步扩大了中国实验动物学会在行业内的影响力和号召力。同时，也凝聚了更多实验动物行业专家学者们的力量，为实验动物学科的发展计长远、谋发展。

（二）举办实验动物知识培训与技能培训

2012 年，利用"第十届中国实验动物科学年会"的机会，设立了"实验动物国家标准宣贯"分会场，邀请实验动物国家标准的起草专家，对新修订的实验动物国家标准进行了宣贯和培训。共计培训 220 余人次。根据国家实验动物许可管理制度要求，全年举办了 5 期上岗培训，为北京各单位的530 余位从业人员进行了上岗证书的培训。

（三）开展国际交流与交往，参与国际组织工作

2012 年 5 月，应日本实验动物学会邀请，组织了国内本行业科技工作者赴日本参加了第 59 届日本实验动物学会年会。10 月组团参加了第 5 届 AFLAS 大会，学会代表团成员在会上做了讲演和墙报交流。通过两次出访，不仅凸显了中国实验动物科学的快速发展，表明了中国实验动物科学的实力，同时也推动了实验动物学科国际间的合作。

此外，学会积极参与国际组织工作。2012 年，学会副理事长、秘书长秦川教授参加了亚洲实验动物学会联合会（AFLAS）理事会会议，会上就政府对中国实验动物学会的支持情况、国家标准制定、学会活动、职业教育、人员培训体系、学科发展报告、科普工作以及中国人员培训面临的挑战等方面做了报告。10 月参加了国际实验动物科学理事会（ICLAS）会议和 ICLAS 亚洲地区联盟会议，秦川秘书长代表中国实验动物学会进行了表态：中国愿意积极参加并愿意承担培训实验室资源，强调了中国政府大力支持实验动物事业是近年来快速发展的主要动力。

（四）面向全国开展科普宣传活动

2012 年学会开展了"寻找科普使者，感受科学魅力"系列科普活动，面向全国寻找科普使者，动员社会各界力量参与实验动物科普创作，促进实验动物科、教、产资源科普化；挖掘有专业视野、技术优势和热心科普公益事业的单位和人才；评选和推介优秀科普作品和科普使者，让实验动物科技走进公众，让公众有效地获得实验动物科学知识，更多地了解实验动物科技工作者所从事的工作及其社会意义，为科技与社会营造创新、可持续发展的和谐环境，带动各级实验动物组织的科普工作。此外，分别在 4 月和5 月参与了"走近实验动物 携手建设创新型国家"科技周活动、举办了小学生科学实验体验课活动。

（五）加强学会组织建设

根据《中国实验动物章程》，学会开展了中国实验动物学会第六届理事会选举工作。成立换届选举工作委员会，制定《会员代表和理事、常务理事、负责人候选人产生办法》《理事选举办法》《常务理事及负责人选举办法》及《章程修改方案》等相关文件。同时开展了理事候选人和会员代表的征集工作。

此外根据学科发展和学会工作需要，于2012年5月召开了中国实验动物学会媒介实验动物专业委员会成立大会。并于年内向中国科协、民政部申请成立中国实验动物学会福利伦理专业委员会，于七月获得批准。

年内，学会成立了评审委员会，经初审、终审，终审前公示，先后评选出了"2012年中国实验动物学会科学技术奖""2012年中国实验动物学会科学技术奖优秀青年人才奖""2012年中国实验动物学会国际青年科学家奖"和"中国实验动物学会终身贡献奖"。并推选了"第五届全国优秀科技工作者"和"第九届中国青年女科学家"。奖项的评选不仅是对实验动物学科发展做出贡献的专家们的肯定和鼓励，更是中国实验动物学会在行业内地位提升的体现。

（六）学术期刊的出版

期刊工作获得中国科协的"中国科协精品科技期刊"项目的资助，并就"糖尿病"内容开展了专题研讨。为方便作者投稿，同时也为了规范化学术期刊出版编辑工作，经过多方努力，目前已经开通了《中国实验动物学报》《中国比较医学杂志》投稿系统，向编辑出版工作的规范化迈出了重要的一步。同时，在杂志内容方面，增加了专家论坛等新栏目，刊载论文的数量和质量都有极大提高。

（七）标委会工作

2012年标委会的工作重点是组织制定六项国家标准工作。这六项国家标准分别是《实验动物 动物实验通用要求》《实验动物 从业人员要求》《实验动物 饲养设备和用具生产》《实验动物 质量控制》《实验动物 病理检测质量控制》和《实验动物 饲料生产》，各项标准的制定均成立了标准工作小组，经过多次讨论修改，目前均根据计划按进度进行。

此外，今年是4项强制性国家标准，包括《实验动物 微生物等级与监测》《实验动物 环境与设施》《实验动物 营养成分》《实验动物 哺乳类实验动物遗传质量监测》开始正式实施第一年。标委会及时组织专家进行了公开宣贯，为标准执行奠定了基础。

2012年共计申报了5项国家标准。这批标准以及已经立项的5项标准将成为2013年国标制定的工作重点。年内共获得国家标准委拨款12万元。

（高 炜 编 秦 川 审）

联系电话：（010）67779825
E-mail：gw1963293@163.com

微循环研究所

(北京市东城区东单北大街69号,100005)

2012年,微循环所按照院校工作会议确定的工作重点,积极落实研究所"十二五"发展规划,提出"三个国际化"的工作目标,即实验载体国际化、人才品质国际化、管理制度国际化。在完成年度工作计划、科研工作、实验室建设、学术交流合作、研究生教育和党支部建设等多方面发展到新的高度。

一、实验载体国际化

(一) 完善微血管医学学科建设

微循环所是亚洲微循环联盟总部所在地,创建了中国微循环学会(经国务院特批的国家一级学会),肩负着微循环科学研究和学科建设的引领作用。

为实现科研载体国际化,紧紧围绕国际转化医学前沿,根据人体微循环自身结构和功能特点及其跨多学科、多领域的优势,研究所积极调整了原有的科研项目,进一步将对重大疾病微循环功能障碍的研究作为开展转化医学的载体,完善以微血管功能调控为靶点的"微血管医学"学科体系的理论创建。紧紧响应医科院提出的大卫生、大医学理念,为在医科院建立起具有国际先进水平的医学科学研究核心基地迈出坚实的一步。

1. 科研项目与成果 2012年度已完成和取得一定进展的科研项目有:微血管稀疏化在高血压发病中的作用及其机制,高血压患者微血管损伤的研究——内皮细胞来源微泡,微血管及微淋巴管自律运动在高血压发病中的作用及其机制,高血压大鼠脑微血管周细胞与内皮细胞的分离培养鉴定以及急性脊髓损伤后微循环功能特点观察研究等共计12项。

2. 科研项目和基金 2012年度研究所获得科研基金项目六项:国家自然科学基金面上项目:"微泡产生过程的能量学和动力学以及微泡导致细胞损伤的关键因素研究",留学回国人员科研启动基金项目:"基质金属蛋白酶在大鼠脑缺血再灌注损伤及修复中的作用",北京协和医学院协和青年科研基金教师基金:"Toll样受体在小鼠脊髓损伤后脊髓微血管功能改变中的作用",北京协和医学院协和青年科研基金学生基金,"基于微循环研究维生素C和MP联合用药治疗大鼠脊髓损伤",公益性科研院所基本科研业务费专项基金1项(所长基金),"TLR4介导原发性高血压大鼠(SHR)内皮细胞炎性损伤及其与微血管自律运动相关研究"。经费总额86万元。

3. 获得奖项和荣誉 为表彰修瑞娟教授创建中国微循环学会和发展壮大中国微循环研究事业所做的贡献,2012年12月1日举行的中国微循环学会第四次全国会员代表大会上授予修瑞娟教授"中国微循环学会终身成就奖"。仉红刚教授在中国医学科学院北京协和医学院召开的科技大会上获得"优秀科技管理先进个人奖"

4. 发表的科研论文 本所2012年完成和发表的论文、综述共计22篇;其中已发表13篇(SCI 5篇,中文8篇)、接收6篇(SCI 2篇,中文4篇)、已投稿3篇(SCI 1篇,中文2篇)、参编书籍1部。

5. 国际学术交流与合作 国际学术交流与合作并重是微循环所建所以来的重要特色,本年度共有三批来自加拿大、瑞典和德国的代表团共计16人来所访问,与所内的科研人员和青年学生开展学术交流和联谊活动。

在 2012 年 4 月 22 日美国 San Diego 的 FASEB 学术大会上和次日举行的世界微循环联盟（ILCM）常务理事会上，修瑞娟教授应邀出席并报告了第十届世界微循环大会的学术主题、分题、会址、专题报告规划及大会网站建设情况并获得与会代表的一致通过。

修瑞娟教授应邀参加 2012 年在 UCSD 举行的《新技术论坛》，会上与诺贝尔奖获得者 Roger Qian 和美国 NIH 生物医学工程院院长 Roderic Pettigrew 交流学术并向他提出邀请在第十届世界微循环大会上作主旨报告并顺访 CAMS。

本年度 3 人次派出到我所在美国 UCSD 的跨国实验室，按双方既定合作协议，继续开展两项美国 NIH 项目研究。应美方出资邀请 1 人（刘亚君 助理研究员）次派往美国密苏里大学参加脑微循环功能的研究。

（二）完善重大疾病微循环功能障碍研究技术平台建设

在卫生部和院校的大力支持下，2009 年获得财政部批复的 460 万科研修缮基金的资助。平台建设经过设备安装、配置、整合和调试，设备运行稳定，基本具备了进行重大疾病微循环功能评价研究的能力。结合国家医药卫生健康事业对重大疾病发病机制研究的需求以及当前开展研究项目的实际需要，今年提出进一步建设"重大疾病防治体系——微循环功能障碍检测与分析研究平台"，制定了 2013~2015 年该平台的修缮购置规划，2013~2015 年度申请购置专项经费 883 万元，其中 2013 年度实际获得财政部批复专项经费 227 万元。

即将建设的技术平台包括：微血管组织学样本制备和生物标志物检测分析系统；人体微循环微血管及微淋巴管自律运动显微检测系统及数字图像工作站；高清数码微循环显微图像检测系统；活体动物器官微循环功能研究平台基础装备。

研究平台的逐步完善将极大的提升研究所各项科研的开展，实现科研资源的共建共享，加速将其建成国内、外领先、特色鲜明、有竞技威力的国际微循环医学研究基地。

二、人才品质国际化

（一）人才是科研事业发展的第一要素

自建所之初，本研究所便认真借鉴瑞典 Karolinska 医学研究院的科研梯队组织管理和素质建设经验，推行规模小、能量大、研究人员一专多能的人才战略。在长达 20 年的建所历程中，一直保持严谨的人才甄选制度，为适应建设《中国医学科学院国际微血管医学研究中心》的需求，2012 年吸收两名博士到所工作，进一步充实研究所的科研梯队。

利用国外合作实验室，加强对原有人才的培养一直是研究所人才品质国际化的特色，应美方的邀请，今年我所派出一名博士后到美国密苏里大学开展脑循环功能的研究。

根据《中国医学科学院北京协和医学院岗位设置管理实施办法》《中国医学科学院北京协和医学院专业技术岗位推荐条件（首次岗位聘任）》和《中国医学科学院微循环研究所岗位设置管理实施办法》《中国医学科学院专业技术首次岗位聘任推荐条件方案》，本所认真完成岗位设置管理和组织实施工作。与此同时，加强了对研究人员的素质和品德教育以及绩效管理。

（二）研究生教育工作

今年录取 2 名博士研究生（定向生 1 名）和 1 名硕士研究生，生源质量较好。2 名博士研究生和 1 名硕士研究生以优秀成绩通过答辩并均按期取得学位证书。全部研究生均已找到满意的工作单位，今年我所就业率达到 100%

在读研究生培养情况，每位研究生皆与导师签订了学术、学德、学风的诚信保证书；全体研究生参加世界人工血液之父（加拿大麦吉尔大学 Thomas C）等学术报告，并进行学术交流；与瑞典访华代表团联欢，宣传祖国传统文化。组织学生开展并参加院校秋季运动会，崇尚科学、求实创新迎春茶话会，改善研究生住宿条件，开展宿舍卫生、整洁评比等活动。

三、管理制度国际化

本年度加强了本所实验室管理、实验记录检查、实验仪器使用、科研质量审查、伦理委员会建设、科研经费使用、人员考勤监督等各项规章制度的颁布和实施。并将以上各项规章制度全文公布在科研楼公示栏。成立了各项制度的管理小组，进行专项管理，以经济杠杆制约实施。

四、支部工作

2012 年是党的十八大胜利召开的一年，按照院校及基础所党委的部署和要求，在所领导的大力支持和配合下，微循环支部在十八大召开前后，深入学习和贯彻十八大相关的各项指示和精神。

（一）加强理论学习

11 月 8 日上午，微循所全体师生在修瑞娟所长的带领下集体收看中国共产党第十八次全国代表大会开幕的直播盛况，认真聆听胡总书记在大会开幕式上的报告。共同学习和畅谈了如何做一个忠于党、忠于人民，有理想、有信仰、求实创新、爱岗敬业、名副其实的共产党员和如何团结全所同志建设"美丽中国"、建设"美丽医科院"。

十八大闭幕后支部与所核心组共同为全所职工购买了新《党章》和《十八大报告辅导读本》，为党员和职工学习十八大提供辅导材料和学习氛围。

（二）争创先进，推动组织建设

党支部始终把建设"心往一处想，劲往一处使，团结协作的坚强堡垒"作为奋斗目标。作为所核心组成员的支部委员，在所日常行政工作中，能够积极建言献策，在核心组内积极推动健全和完善所行政制度的工作，积极参与所人事安排、较大经费支出和重要事项决定的集体决策过程。

迎接党建和思想政治工作基本标准达标检查是今年基层党支部工作的重点，也是本支部的重点工作。根据《基本标准》的指标体系，本支部在自查、自评、自建的基础上，将 2008~2011 年 7 月五年来的材料进行整理，并协助基础所党委参与了完善充实有关材料的工作。按照《基本标准》的指标体系，本支部自查工作基本完成。该项工作的开展使本支部找到了差距。支部严格按上级要求做好了党费收缴和管理工作。

（三）组织发展情况

今年 1 名预备党员（学生）已经按照规定按时完成了转正程序。本支部充分利用预备党员转正的过程，加强对转正党员的思想教育，达到提高党员自身素质的目的，同时也邀请了所内职工参加活动，发表对党员和支部的意见和建议。

（韩建群　编　修瑞娟　审）

联系电话：（010）65251957
E-mail：hjq720123@163.com

血 液 病 医 院

（血液学研究所）

（天津市和平区南京路 288 号，300020）

中国医学科学院北京协和医学院血液病医院（血液学研究所）（以下简称"院所"）是我国最大的集医疗、科研、教学、产业于一体的国家级科研型血液病专业医疗机构；国家干细胞工程技术研究中心和中国医学科学院干细胞医学中心的依托单位；内科学（血液病）、药物药理学、细胞分子生物学的全国重点学科点；国家药物临床试验机构；世界血友病联盟国家成员单位（中国）的执行部门；卫生部国家核事故医学应急中心临床一部；国家血友病病例信息管理中心的依托单位。

2012 年，在上级部门领导下，院所坚持以人为本的工作思路，坚持医疗、科研、人才、教育统筹协调发展，所院事业又有新进步。

一、医疗工作

1. 以迎接三级医院评审为契机，结合医疗质量万里行活动、"三好一满意"及抗菌药物专项整治活动，加强各级各类人员培训，提高医疗服务质量和水平。2012 年连续第三次被复旦大学医院管理研究所评为年度最佳血液科专科第一名。

2. 继续扩大临床路径管理病种，增加骨髓增生异常综合征-难治性贫血伴原始细胞过多（MDS-RAEB）、慢性髓细胞白血病（CML）、慢性淋巴细胞白血病（CLL）、弥漫性大 B 细胞淋巴瘤（DLBCL）、血友病 A（HA）、自身免疫性溶血性贫血（AIHA）等 6 个病种，目前共 13 个病种按照临床路径管理。

3. 继续加强医疗管理与质量监控，加入卫生部医疗质量监测系统，每月进行数据网络直报。进一步完善医疗安全、医院统计、院内感染、抗生素应用管理，规范医务人员、医疗技术准入管理。

4. 提高药物临床试验管理工作，院所药物临床试验机构通过了天津药监局组织的现场跟踪检查及 SFDA 和卫生部的会审。年内共完成临床研究项目 8 项，启动新研究项目 20 项；目前在研项目 44 项，其中新药研究项目 34 项、研究者发起的研究项目 5 项、其他非干预性研究项目 4 项、医疗器械验证项目 1 项。今年临床研究相关经费合计到位 270 余万元，科技部 GCP 平台重大专项 2011 年和 2012 年度到位研究经费 1065 万元。

5. 检测中心、病理中心完成了 ISO15189 和 CAP 认证前的材料准备工作，按照国际标准建立并运行了实验室质量管理体系。病理中心规范了病理诊断报告的书写格式，开始推广病理整合报告模式，并顺利通过各种室间质控、卫生部质控和 CAP 的能力验证（PT）。

6. 医院病房全部开展了优质护理工作，修订了《护理管理制度》《临床护理服务规范》《护理技术操作规程》，制订了《常见护理技术操作并发症预防及处理》手册，制订了护士分层级管理制度及分层管理档案，建立护理不良事件网上报告系统，获天津市卫生系统首批挂牌的"优质护理服务医院"称号，参加天津市护理技能竞赛的 3 名护士分别获得三等奖。

7. 加强药事管理，引进全自动片剂摆药机，提高了药师审核处方的合理性及药学服务水平，在天津市 2012 年临床药师药历报告竞赛中，药剂科两名同志分别荣获一等奖、三等奖，科室荣获了"最佳组织奖"。2012 年 6 月全国"金钥匙"杯药物治疗案例竞赛中，我院临床药师廖应熙、医师易树华代表天津队，在竞赛中荣获二等奖。为此，天津市卫生局特发来贺信对两位同志表示祝贺，并对血液病医院在临床药学学科建设及临床药师人才培养方面所做的大量工作予以充分的肯定。

8. 进一步优化服务流程，方便患者就医，改善就医环境，全面推进医院无假日门诊工作，预约挂号号源全部开放。完成挂号、收费窗口一体化，提高挂号、收费效率，缓解了患者挂号、缴费排长队的现象。

二、科研工作

在研课题 102 项，其中国家级课题 48 项，省部级重点课题 15 项，省部级面上课题 24 项，其他课题 15 项。组织项目结题 22 项。到位科研经费 3619.86 万元。

组织申请科研课题 80 余项，中标课题 42 项，其中国家科技支撑子课题 2 项，973 合作课题 2 项，863 子课题 1 项，国家自然科学基金 12 项，天津市科技计划项目 8 项，其他省部级课题 5 项，院校课题 11 项，累计科研经费 3096.45 万元。

发表学术论文 132 篇，其中 SCI 收录论文 61 篇，中文 69 篇，非 SCI 英文论文 2 篇。

王建祥教授学术团队、韩忠朝教授团队的两项成果分别获得天津市科技进步二等奖和天津市技术发明二等奖；获得专利授权 1 项，申报发明专利 3 项。

三、教育教学

共有博士点 3 个，硕士点 5 个。硕士生导师 22 人，其中科研型 14 人，临床型 8

人；博士生导师 19 人，其中科研型 9 人，临床型 10 人。2012 年共招收博士研究生 9 人，硕士研究生 33 人。毕业 38 人，其中 27 名博士，11 名硕士。目前在读统招生中，博士 63 人，硕士 99 人，共计 162 人。

举办基础研究继续教育学习班 9 次，骨髓细胞形态学习班 2 期，培训学员千余人。完成院内继续教育专家讲座 12 次，内科知识讲座 16 次，邀请院外专家来院进行学术讲座 11 次，全院参加培训人员达 1300 人次以上。

四、学术交流及会议

继续举办高水平学术论坛，8 月举办了第四届血液高峰论坛暨 2012 白血病诊断治疗研究进展研讨会；10 月，组织召开骨髓衰竭性疾病专题研讨会；11 月举办了 2012 天津国际干细胞论坛，诺贝尔奖获得者等国际国内著名学者应邀出席会议交流，为血液学工作者提供了高水平的交流平台，促进了我国血液学事业整体水平的提高。

作为国家血友病病例信息管理中心，协助卫生部医政司举办 2012 年血友病管理工作研讨会；主办了第八届世界血友病联盟中国研讨会；举办 2012 第一届《中华血液学杂志》论坛；举办第一届血液病理高峰论坛。

开办 5 期"血研所大讲堂"，聘请了科研、医疗、管理方面的高级人才到所院讲学交流；举办所院学术活动 32 次，邀请到 30 余位国内外知名专家来我所院进行学术交流，形成了定期学术交流制度。

五、人才队伍建设

引进 3 名海外专业人才，完成了 4 名博士后的申报及招收工作；中组部"青年千人计划" 1 人；天津市"千人计划"特聘专家 1 人；教育部科技创新团队 1 个；协和创新团队 1 个；协和科技创新团队 1 个；协和学者特聘教授 1 人；协和新星 1 人；院校杰出贡献奖 1 人；院校优秀教师 1 人；校优秀科技工作者奖 1 人；校优秀青年科技工作者奖 2 人；院校优秀成果奖 1 个；院校成果转化贡献奖 1 个。

六、党风廉政建设和医德医风工作

严格落实领导干部述职述廉、收入申报、礼品登记、重大事项报告等规定。加强《医疗卫生机构从业人员行为规范》的学习，签订《医德医风责任书》。通过实行院方工休座谈会、病区工休座谈会、社会监督员、第三方机构满意度调查四位一体监督机制，第三方患者满意度调查综合满意度平均为 87.9%。

七、文化建设

以精神文化为核心。重新编撰拍摄了《再造生命之源的地方》和《中国血液学诞生的摇篮》两部宣传片，以所院辉煌的发展历史教育职工增强爱所意识，提升凝聚力；组织编撰了《弘扬井冈山精神，坚定理想信念》专题纪念画册；拍摄了《创先争优，践诺笃行》专题纪录片总结所院创先争优活动成果，加强职工三观教育。

以物质文化、制度文化、行为文化为支撑。结合三级医院评审，所院规范了以临床工作和行政管理制度为核心的制度体系建设，陆续编撰了《应知应会手册》《法律法规》，重新整理修订了《规章制度》《应急预案》编辑成册下发各处室；拍摄了《职工基本行为规范》宣传片，作为职工共同遵守的规范。建立新职工培训制度，强调所院文化教育，强调规章制度和基本行为规范的遵守执行；开展各岗位练兵活动，强化职工技能。

先后举办了一大批健康向上，职工喜闻乐见的文体娱乐活动。以评优选优活动为契机，发挥爱岗敬业先进典型的示范引领作用。先后获得天津市"十佳医生"1 人，天津市卫生行业"人民满意的好护士"1 人，"天津市教育系统优秀共产党员"2 人，"天津市教育系统先进基层党组织"1 个，"天津市教育系统创最佳党日活动基层党组织"1 个，院校优秀共产党员 10 人，院校先进基层党组织 5 个，院校先进个人 10 人，院校先进集体 4 个，以及所院各类先进个人和集体。所院党委还被授予全国医药卫生系统和院校"创先争优先进基层党组织"称号。

八、基建后勤

加强所院硬件建设，启动了室内外导向标识的维护和调整工作以及院区管网、停车场和老门诊楼的改造工程。目前，院区管网和停车场工程已经完成，老门诊楼修缮改造主体工程已经结束，预计 2013 年初即可投入使用。

（刘晓黎　编　姜艳玲　审）

联系电话：（022）23909047

放射医学研究所

（天津市南开区白堤路 238 号，300192）

2012 年是放射所"十二五"事业发展规划实施的重要年度，在医科院和天津市委的正确的领导下，全所上下齐心合力，紧紧围绕国家和我所的科技发展十二五规划开展工作，立足本所学科特点，在巩固原有科研的基础上，开拓创新、锐意进取，在完成 2012 年工作目标的基础上，实现多项创新，取得一定成效。

一、实施跟踪与目标管理，基金项目中标率创新高

本年度科研管理工作实施跟踪与目标管理，从立项、准备材料申报、中期检查、结题验收等流程中实行主动管理，注重联合型的重大项目申报，推动和提高了我所科研管理水平，今年基金项目中标率创历年新高，本年度共组织申报各类项目 85 项，组织评审所基金 25 项，共计 107 项；共获得项目 42 项，经费 685 万；在研项目共计 51 项。总经费 1393 万元。今年到位经费：410.5 万元。国家自然科学基金取得了 6 项课题获得资助的好成绩，取得了历史新高。获得天津市引智项目 5 项，继续保持高中标率。获得天津市引进国外智力示范单位。

二、重视成果管理，科研产出稳步上升

1. 放射所高度重视科技成果的总结与评审工作，出台了研究生高水平论文奖励的办法。2012 年科技成果的总体数量保持了稳定的增长，成果登记数达到 36 项。

2. 学术论文奖励 80 篇，其中 SCI 17 篇。

3.《肿瘤细胞辐射敏感性相关基因及辐射增敏剂的研究和应用》获得天津市科技进步三等奖。

4. 申请发明专利 6 项，获得授权发明专利 2 项，实用新型专利 1 项，完成南开区专利试点单位考核。

三、加强国际、国内学术交流，营造科研氛围

放射所鼓励科研人员外出参加培训，开阔视野，以期达到学术交流目的，寻找共同合作发展契机，同时激发科研人员能在前沿、热点课题研究方面有所思考，有所作为。本年度共有 140 人次参加国际、国内学术交流会议，标准预审会议及行业、岗位培训班。其中 6 人次参加国际学术交流会议、61 人次参加国内学术交流会议；73 人次参加标准预审会议及行业、岗位培训班。

四、发挥学科优势，完成国家任务

1. 中华预防医学会放射卫生专业委员会和全国放射性疾病诊断标准委员会 2012 年在安徽、宁夏、广东、北京、四川、天津组织标准委员会及相关会议 6 次，卫生部主管领导及有关专家及会议代表共计 289 人次参加。共审议通过了 13 项标准，完成了放射卫生专业委员会换届工作，成立了放射卫生青年委员会。

2. 为贯彻落实卫生部《2010～2012 年全国放射卫生教育培训计划》精神，加强放射卫生监督和技术支撑队伍的能力建设，经卫生部监督局批准，研究所本年度赴辽宁、云南、广州三省举办了主题为"全国放射工作人员职业健康检查技术""全国放射卫生标准宣贯"和"职业性放射性疾病诊断生物指标检测"的培训会，共培训 185 人次。

3. 核应急工作方面，本年度完成了国家核和辐射应急医学救援队伍的演练培训，

同时加强了《应对日本福岛核电站事故回国人员医学检查、救治预案》和《卫生部核事故医学应急中心第一临床部核和辐射事故医学应急预案》的演练,建立了 24 小时应急值班制度。通过演练切实履行在突发公共卫生事件应急处理工作的职能,做好突发事件的安全保障工作。今年放射所研制的"核事故和辐射事故内污染药箱"(以下简称"药箱")已通过企业产品执行标准认定,此药箱适用于核事故和辐射事故受照人员的防治及早期救治,可用作国家及地方医疗部门和放射卫生机构应急物质。在核与辐射事故卫生应急专家的论证后,该药箱可作为核与辐射事故卫生应急储备药。

五、注重思想理念教育,提高研究生管理水平

今年通过积极组织申报,获得了医科院 2012 年教育项目 2 项,资助 10 万元;暑期社会实践项目 2 项,资助 4.6 万元;研究生创新基金 1 项,资助 2 万元。顺利完成了研究生的招生、毕业、中期考核、论文答辩等工作。共招收研究生 15 名,其中:药物化学专业 3 人,放射医学专业 8 人,流行病与统计学专业 1 人,生物医学工程专业 2 人,生化专业 1 人;2009 级研究生 22 人顺利毕业,排名医科院系统前列。

六、管理流程化、制度化上水平,取得效果明显

今年对党建工作(特别是组织发展工作)、成果产出、激励机制、财务管理、仪器设备管理、会议管理、人才管理、车辆管理、档案管理、绩效考核管理、内控制度、仪器管理、采购流程、安全卫生派遣人员管理等九方面共制定、修订相关管理制度 25 个,提高了管理效率,提升了制度化水平,取得了明显成效。

七、严格预算管理,保证预算执行进度

今年根据上年度预算执行情况的分析结果,结合本年度工作任务,通过多次与各部门沟通协调,本着"以收定支,量入为出,保证重点,兼顾一般"的原则,编制了收支预算表。同时结合预算执行实际情况,及时调整,为科研经费的合理使用和部门预算严格执行提供保证。在 2012 年 6 月、9 月关键节点上,研究所的预算执行进度在卫生部 81 个预算管理单位中名列前茅,保证了下一年度预算的顺利申报。

八、高度重视党政务公开,充分落实监督机制

研究所高度重视党务政务公开工作,在研究所内网设立"党政务公开"专栏,各部门严格按照《党政务公开目录》和《放射所权力明晰表》规定,将公开事项及时、完整公示,在组织人才招聘、仪器设备采购、试剂耗材采购、物资报废、满意度调查、各种考核工作中全程接受纪检、审计部门的监督检查。

九、人才引进工作创新手段

为了实现广纳贤才,除了将招聘信息发布各高校网站外,还与智联招聘合作,将招聘信息刊登在知名招聘网站平台,同时实现在人才库中搜索目标人才的功能,主动寻找目标人才,提前建立联系,提高了招聘成功率。今年组织招聘会 8 次,协助各处、室引进人才共 9 名,其中博士后 1 人,博士 3 人,硕士 3 人,本科 2 人。完成了 9 人的人才代理手续,并协助人才落实相关待遇。同时完成了引进人才考核。

十、获奖情况

放射医学研究所获得天津市科技成果管理先进单位。放射医学研究所获得天津市教育系统创先争优先进基层党组织称号。杨翊获得天津市科技成果管理先进个人。樊飞跃获得中国医学科学院北京协和医学院优秀科技工作者。刘强获得中国医学科学院北京协和医学院优秀青年工作者。余义获得中国医学科学院北京协和医学院科技管理先进个人。樊飞跃主持的"基于应激反应基因建立辐射生物剂量快速估算方法及其应用"获得中国医学科学院北京协和医学院优秀成果奖。刘强主持的"肿瘤细胞辐射敏感性预测方法的建立及其应用"获得中国医学科学院北京协和医学院优秀成果奖。樊飞跃获得北京协和医学院优秀教师。佘义获得北京协和医学院优秀教育管理工作者。张剑虹、刘强获得天津市教育系统创先争优优秀共产党员称号。张剑虹、刘强、李德冠获得医科院创先争优优秀共产党员称号。

（佘　义　编　樊飞跃　审）

联系电话：（022）87893034

生物医学工程研究所

(天津市南开区白堤路 236 号，300192)

根据院校 2012 年度工作的指导思想与重点，生物医学工程研究所党政领导班子带领全体职工，坚持深入贯彻党的路线方针政策，以邓小平理论和"三个代表"重要思想为指导，用科学发展观引领工作，圆满完成全年的各项任务。

一、党建工作

党委十分重视党员思想建设、组织建设和制度建设。开展了基层组织建设年活动，进行了优秀党支部、优秀共产党员和优秀职工的评选，加强了入党积极分子的培养及发展工作，今年列入发展对象 9 人，送党校学习的积极分子 6 人，发展预备党员 2 人。转为正式党员 7 人。

本年度制订了《生物医学工程研究所党务公开实施细则》《开展党员公开承诺、践诺、评诺制度》，落实卫生部针对陈小凡同志离任审计反馈意见要求修订了《生物医学工程研究所科研课题经费审计办法》（试行）。

根据工作需要，党委书记陈小凡同志于 2012 年 6 月调任中国医学科学院实验动物研究所党委书记，医科院党委任命常务副所长李迎新为生物医学工程所党委副书记，主持党委全面工作。

二、制度建设

按照财务管理与专项资金使用配套的要求，修订了《中国医学科学院生物医学工程研究所基本科研业务费专项资金使用细则》《中国医学科学院生物医学工程研究所中央级科学事业单位修缮购置专项资金管理细则》。根据卫生部相关文件精神和公务卡使用管理需要，制定了《工程所公务卡实施细则》，修订了《医科院工程所预算管理工作实施意见》。为完善内控制度，制定了新的《医科院工程所经济合同管理办法（试行）》《医科院工程所职工福利费的使用规定》等。

三、科研与教学工作

本年度共组织申报国家和省部级基金及院校基金项目 15 类 100 余项，共中标 29 项，获批科研经费总额达 2700 多万元，其中：国家自然科学基金获批 12 项，中标率达 50%；国家科技支撑计划项目获批 3 项，科技部重大专项基金获批 3 项；天津市科技计划重点项目获批 2 项. 本年度实际到位科研经费 1200 多万元。经费总数和到位经费都比 2011 年翻了一番，创历史新高。

本年度共发表期刊论文 82 篇，其中 SCI 收录论文 32 篇。核心期刊 33 篇，国内外会议论文 17 篇。申请专利 18 项，其中发明专利 17 项；获得专利授权 10 项，其中发明专利授权 10 项。

2012 年共招收硕士研究生 20 人，博士研究生 8 人；毕业研究生 21 人，其中 14 人获得硕士学位、3 人获得博士学位。2012 年在读研究生共 70 人。

四、人才引进与培养

2012 年引进天津市"千人计划"人选两人，分别是美国明尼苏达大学的王淳副教授和密西西比州立大学的王储记副教授，王储记教授还获评医科院协和学者讲座教授，从天津市科委和医科院共获得人才资助经费 325 万元。

2012 年招聘引进 10 名具有研究生学历的年轻科研人员，加强了工程所科技队伍。

加强科技队伍建设，引进是一种方式，培养也是一种重要手段。我所有 4 名科研人员通过在职博士培养方式在 2012 年度获得了博士学位。继续选派 1 名年轻的优秀科研工作者于 2012 年 10 月赴美国明尼苏达大学生物医学工程系聚合物生物材料实验室进修一年。2011 年派往英国卡迪夫大学组织工程和牙科修复学院和美国耶鲁大学医学院 Dr. RobertLaMotte 实验室的 2 位科研人员均已完成进修任务在今年内按期回所工作。

五、学术交流与合作

2012 年度共接待 6 人次来自美国、芬兰的科学家来所进行学术交流活动，共有 8 人次分别赴美国、英国、德国、瑞典、芬兰、奥地利参加国际学术会议与交流。

组织国内外专家来所做学术报告 14 场，活跃了所内学术气氛。

10 月份，我所与有关单位共同承办了中华医学会激光医学分会第十一届全国学术会议，本次会议共征集论文 200 余篇，参会人员 900 多人，中华医学会名誉会长钟南山院士还为大会专门题词，李迎新教授作为主任委员致开幕辞并做了主题报告。

11 月份，以工程所为挂靠单位的中国微米纳米学会纳米科学技术分会纳米生物材料专业委员会成立，我所承办了成立大会和首届中国微米纳米学会纳米科学技术分会纳米生物材料专业委员会年会暨学术研讨会，工程所张其清研究员当选纳米生物材料专业委员会主任委员。

六、科技创新与技术服务平台建设

结合国家中长期科学与技术规划纲要，工程所积极开展了行业创新平台建设工作。今年 3 月在天津市科委的领导下，由工程所发起和组织筹建，联合天津市医疗器械行业重点企业以及高校和研究机构共同组建了"天津市医疗器械产业技术创新战略联盟"，工程所当选为副理事长单位。此外，由天津市科委批复同意，在工程所挂牌成立了"天津市医疗器械生产力促进中心"，在企业和科研院所之间为实现科技成果转化构建了一个有效衔接的桥梁和科技创新的平台，在医疗器械行业内真正实现了完善的技术研究—产品开发—应用示范—产品推广的创新链条。

在中国医学科学院生物医药产业创新体系建设中我所作为第一批参与建设主体单位，负责医疗器械领域的产业创新载体建设并积极开展工作。一年来，通过全所上下通力合作，借助修缮购置专项资金的支持，逐渐完善了成果转化平台的建设，完善了仪器测试平台、动物实验平台、网络服务平台、EMC 检测与技术研究平台。本年度还与天津医药集团众健康达等企业共建 2 个联合研发基地；承担各类横向课题共计 13 项，合同金额 190 万元。

经卫生部批准成立的协医公司于 2012 年 3 月通过天津市药监局现场审核，获得医疗器械企业经营许可，并完成工商注册登记和组织机构登记及药监局不良事件监控注册备案，7 月被认定为天津市科技型中小企业。

七、获得荣誉与表彰

工程所生物材料与人工器官研究室主任、天津市生物医学材料重点实验室主任张其清研究员在医科院 2012 年科技表彰大会上被授予"中国医学科学院杰出贡献奖"，科教处副处长段炳柱被授予"中国医学科学院科技管理先进个人奖"。

（段炳柱　编　李迎新　审）

联系电话：（022）87890153
E-mail：duanbingzhu@126.com

皮肤病研究所
（皮肤病医院）

（江苏省南京市蒋王庙街 12 号 210042）

2012 年，皮研所开放床位 50 张，职工 348 人，其中卫生技术人员 183 人，高、中级技术职务者各为 78 人和 100 人，博士和硕士生导师各 11 人和 29 人。全年门诊量 83.3842 万人次，皮肤科被确定为 2012 国家临床重点专科建设项目。

2012 年，皮肤病医院所以建设"国际知名、国内领先"的科教型专科医院为目标，紧密围绕该院所"十二五"发展规划和 2012 年工作要点，医、教、研、防、管各项工作全面发展。

强化基础突出特色，保证可持续发展。根据卫生部临床重点专科建设的申报要求，组织学术骨干整合资源，积极申报 2012 年度国家临床重点专科建设项目并成功获批。5 月，院所接受了卫生部大型医院巡第二阶段巡查工作，对院所的学科建设、医院管理、医疗质量等工作起着促进性的作用。通过增加人员、添置设备、规范培训、完善流程，院所顺利通过国家药物临床试验机构资格复核。

重视医疗质量，提升优质服务。医疗质量是医院的管理核心，在日常工作发现医疗质量安全隐患及时通报，制作《医疗安全提示》，引导临床医师依法、安全行医。加强医疗质量管理，定期对全院医务人员进行"三基"训练和考核，夯实医务人员的基本功。组织临床与医技科室开展新技术，更好地为患者提供服务；加强医院消毒灭菌工作，定期开展医院感染监测，充分发挥医院感染、传染病管理、病案质量管理等相关专业委员会的作用，监测住院病历质量与医院感染，及时向卫生部上报医院质量监测信息。制定便民服务措施，提高服务效率和水平，开展电话、现场诊疗预约，提供收费查询系统，优化收费程序。夏季门诊高峰期间，院所开设午间门诊，增设收费、挂号窗口，及时分流病人。

加强护理工作，提供优质护理。加强护理人才梯队建设，健全护理质量管理体系。制订护理文书质量考核标准，进一步规范护理文书书写；细化完善基础、特级、一级护理考核标准和规范各项护理操作，按照等级护理要求加强基础护理操作。加强护理质量过程控制，确保护理工作安全有效。贯彻"以病人为中心"的思想，在工作中注重护患沟通，不断改善服务态度，全院护理服务质量稳中有升，病人满意度高。

推进临床路径，加强监管力度。健全临床路径管理相关制度与机制，推进临床路径管理工作。目前院所执行临床路径的病种数为门诊 5 种，住院 6 种，顺利通过了江苏省卫生厅组织的两轮临床路径管理省级评估。

坚持合理用药，加大整治力度。根据抗菌药物临床应用管理制度，制定培训计划，组织医务人员学习《抗菌药物临床应用管理办法》等法律法规、抗菌药物临床应用及管理制度、常用抗菌药物的药理学特点与注意事项、常见细菌的耐药趋势与控制方法、抗菌药物不良反应的防治等相关知识，并组织考评。开展处方点评与处方展，将不合格处方列入绩效考核指标，引导医生合理用药。

科教强所，常抓不懈。2012 年度成功申报各类基金项目 36 项，科研经费约 2570 万元。组织国家自然基金、江苏省自然科学基金、博士点基金等 10 项科研基金结题验收，对在研的国家自然科学基金、省自然科学基金进行中期检查，并提交执行情况报告。全年发表科技论文 194 篇，其中 SCI 收录院所署名科技论文 34 篇；出版专著 4 本。积极组织申报"江苏省皮肤病与性病分子生物学重点实验室"和"江苏省科技厅临床医学研究中心"并获得批准，实现新的突破。

积极改革，促进教学工作科学发展。改进教学考核模式，规范研究生临床实习行为，提高教学质量和学生综合素质；提高研究生奖助学金标准，改善研究生生活待遇。2012 年度，院所共招收皮肤性病学专业方向学生 16 名，毕业 11 人。成功举办第二届全国皮肤病与性病学博士生学术会议，共140 余人参会；继续举办继续医学教育项目，打造国家继续教育基地品牌。2012 年按期举办国家级继续医学教育基地项目 8 项，培训学员 798 人；全年接受来自全国各地的进修生 143 名。

加强国际交流与合作。邀请约翰霍普金斯大学皮肤科 Gerald S Lazarus 教授、波士顿大学皮肤科 Barbara Gilchrest 教授等国际著名学者来所参观访问，并授予客座教授的称号，专题学术报告 8 次，开拓了科研人员的学术视野，促进了院所科研能力建设的提高。

性病控制中心工作：积极协助卫生部完成《性病防治管理办法》修订工作并正式下发，制定 2012 年全国性病防治工作要点与考评指标，领导全国性病防治工作。紧紧围绕《中国预防与控制梅毒规划（2010～2020）》的精神，完成性病流行病学监测、实验室检测、临床医疗服务等防治任务；麻风病控制中心工作：根据卫生部疾病预防控制局麻风病防治项目委托协议书要求，完成麻防骨干培训常规工作。组织相关专家，协助卫生部研究制定了《全国消除麻风病危害规划实施方案》、编写《全国消除麻风病危害规划实施工作指南》，为最终贯彻落实《全国消除麻风病危害规划（2011～2020年）》提供有力的技术保障。

加快人才培养，深化人事改革。充分发挥人才评价委员会的职能，组织了 7 次理论考试和面试工作，共招聘人员 26 名。组织新员工岗前培训，增加了新员工对院所的归属感。积极组织开展江苏省"六大人才高峰"、卫生部突出贡献专家、协和学者、协和创新团队等项目的申报，院所学术团队入选协和创新团队。博士后流动站第一位博士后顺利通过考核出站，圆满完成中组部 1 名"西部之光"访问学者的培养任务。依据医科院岗位设置工作要求，成立岗位设置领导、工作、监督小组，完成《院所岗位设置实施方案》《专业技术岗位任职条件》《工勤技术岗位任职条件》的制定，同时对全院所 306 人（含 2006 年 7 月 1 日后退休）拟定岗位等级上报医科院审批。完成在职人员薪级工资、护龄津贴、职务变动等工资调整以及启动退休人员工资改革。

强化管理机制，全面推进院所建设。成立绩效管理领导小组和工作小组，明确由院所长助理牵头开展绩效考核工作。绩效考核方案起草工作已经完成并召开了多次征求意见会，根据该方案，今年完成绩效考核体系的构建，初步完成了各处科室的考核工作。实施新会计制度、做好财务管理工作，按照财政部和卫生部要求，2012 年起执行新《医院会计制度》重新修订院所《财务制度汇编》；设置成本核算工作岗位，根据实际情况制订成本制度和工作流程，开展成本核算工作；完善物价管理，规范医院的各种收费行为，及时做好新项目的物价申报。2012年 6 月 18 日，新门诊综合工程奠基仪式隆重举行。围绕新门诊综合楼建设等工作，修订完善《基本建设管理流程》《建设项目招投标管理办法》，强化基建工作管理。

发挥群团作用、营造院所和谐氛围。组织职工开展"迎春联欢会""三八"妇女节活动、省级机关单身干部职工"相约明天"联谊活动、"五四"青年节专题讲座等，丰富职工文化生活，提高团队凝聚力。精心组织离退休老干部开展多种文体活动，从2012年7月起，按南京市绩效工资标准自筹经费发放退休职工工资。加强对干部职工的激励关怀帮扶，为院所发展营造和谐稳定氛围。在全体职工的共同努力下，院所获2012年度江苏省五一劳动奖状。

（李律忠　编　王宝玺　审）

联系电话：（025）85478078
E-mail：pysysb@sina.cn

输 血 研 究 所

（四川成都东三环路二段华彩路 26 号，610052）

2012 年，输血所党政班子带领全所干部职工深入学习贯彻党的十七届七中全会和十八大精神，按照国家、院校的决策和部署，大力推进国家血液安全中心和卫生部重点实验室建设，稳步加强科研、教育、信息和成果转化工作，保持了和谐有序、奋发向上的良好局面，奠定了跨越发展的坚实基础。

一、统筹协调，大力推进国家血液安全中心建设

在院校领导的大力支持下，输血所向卫生部适时提出了建立国家血液安全中心的建议。同时前瞻部署，于 7 月成立血液安全促进处，全力推进国家血液安全中心建设。在卫生部和医科院领导的高度认同与积极支持下，7 月 17 日，经卫生部第七次部务会研究决定，以医科院为依托，以输血所为基础，组织精干人员班子启动筹建国家血液安全中心工作，同时积极争取中央编制部门、财政部门支持，解决机构和人员编制问题，明确国家血液安全中心事业单位类别，落实保障经费，建立有序有效的运行机制和激励机制。

输血所积极与中央机构编制委员会办公室、卫生部和医科院沟通汇报，提交了《关于建立国家血液安全中心的请示（代拟稿）》等文件，并编写《国家血液安全中心筹建工作简报》，汇报工作进展，为上级部门及时了解并指导国家血液安全中心建设工作提供参考。

二、突出重点，科技创新能力进一步增强

积极申报项目，抓好项目管理。2012 年，输血所对外申报项目 31 项，其中国家级 16 项，部省级 11 项，医科院、地市级 7 项；获批 9 项，其中国家级 2 项，部省级 2 项，医科院、地市级 5 项，到位科研经费 1087.51 万元。发表科研论文 87 篇，其中 SCI 文章 9 篇，核心期刊 15 篇，会议投稿 63 篇。

加强学术交流，深化国际合作。组织全所科技工作年会、ISBT 和 AABB 会议交流汇报会。先后邀请中国协和医科大学长江学者赵春华教授等国内外知名专家学者 6 人次来所讲学。组织 63 人次参加国内外学术会议，其中参加国际会议 10 人次、会议报告 2 人，国内会议 53 人次、会议报告 6 人。与美国 Johns Hopkins 大学继续合作开展"受血者流行病学调查和献血者评估研究-III（REDS-III）"项目。

积极承担政府任务，加大力度推进实施。参与卫生部《单采血浆技术操作规程》修订、血站分离血浆综合利用风险评估等多项工作。协助四川省卫生厅起草《单采血浆站特异性免疫血浆采集许可审查标准》（试行），顺利完成四川省单采血浆站检查任务。积极开展科技援藏工作，派出 7 人次赴西藏自治区血液中心就科研合作、人才培养、教育培训等方面进行了广泛交流和阶段性总结。

积极努力，科技基础条件建设逐步强化。2012 年，输血所积极规划申报 2013~2015 年度修购项目，经费概算共 9320 万元，其中，已获得 2013 年度修购项目资金 2510 万元。同时，按进度、100% 高质量完成了 2012 年度修购工作。

三、突出特色，教育工作取得新成效

积极组织导师资格和教育项目申报。到目前为止，有3名同志获得博士研究生导师资格，7名同志获得硕士研究生导师资格，录取博士研究生2人，硕士研究生11人。组织研究生教育课题申报3项，获得研究经费15万元。

整合教育资源，突出优势特色。举办基础医学（输血方向）硕士研究生课程进修班，学员34人。先后举办"全国供血安全管理及血液保护技术研讨会"等国家级继续教育项目培训4项，培训学员391人次。全面完成2012年成人学历教育工作，目前在读学员650余名。

四、谋划部署，输血医学信息服务能力和水平进一步提升

2012年，输血所紧紧围绕国家血液安全领域重大理论与实践问题，先后向卫生部提交了《国家血液事业发展规划（2013～2020）》等20余份研究报告，对国家血液安全面临的新问题提出科学建议，对国家宏观决策发挥了重要作用，得到了卫生部有关领导的充分肯定和重视。

《中国输血杂志》围绕"立足中国输血行业发展，促进输血学科建设"定位，继续做好编辑出版工作，完成了中国输血协会第六届输血大会2本会刊，使之成为杂志的1个特色品牌。

五、整合资源，科技成果转化初显成效

推进产学研合作，加快科技成果转化。干细胞及再生医学研究联合实验室获批为成都市产学研联合实验室。与成都协和公司共建"体外诊断试剂联合实验室"，与新生命干细胞公司联合申报四川省干细胞工程技术研究中心。2012年，输血所与企业合作横向课题11项。

所属控股与参股企业较好完成目标任务，国有资本保值增值率为132.6%。四川协和生物技术有限责任公司生产的一次性血小板用去白细胞输血器已通过国家药监局济南医疗器械质量监督检验中心的检测，正在进行产品注册申报。成都协和生物技术有限责任公司生产的HIV唾液快检试剂盒正式进入市场，凝血诊断试剂销量与2011年同期相比增长85%以上。

六、稳步推进，团队建设不断完善

加强领导班子建设。通过院校公开招聘选拔、组织考核和公示等程序，经院校党委常委扩大会议研究决定，聘任马峰、陈勇军、刘忠三位同志为输血所副所长，进一步建设高素质的领导班子队伍。

加快引进高层次人才。目前，在所领导以及引进专家的积极努力下，聘请了多伦多大学Ian McGilvray博士为我所客座教授。

加强青年人才培养。通过竞聘方式，选拔优秀年轻人走上科研中心研究室副主任岗位及职能部门负责人助理岗位。通过部门推荐和公开选拔，派出年轻科研人员外出进修学习。

七、创新思路，行政管理体系建设稳步推进

各职能部门深入开展"完善制度、优化流程、强化执行"专项活动，提高工作效率，加强行政效能建设。不断完善机构，7月成立独立的审计处，强化内部审计和监督。组织职工运动会、"世界献血者日"无偿献血、"世界艾滋病日"宣传教育等活动，建设进步快乐、宽松和谐、激励创新的输血所文化。坚持重大节日慰问离退休人员，通过春游、秋游等各种活动向老同志们通报工作情况，畅通沟通渠道。按照国家政策，逐步落实离退休人员津贴补贴。

2013年是全面深入贯彻落实党的十八大精神的开局之年，输血所实现跨越发展，正面临难得的历史机遇。要认真学习实践科学发展观，抢抓发展机遇，统一思想，振奋精神，开拓奋进，扎实工作，围绕建

设国家血液安全中心和卫生部重点实验室两大主线，开创输血所跨越发展的新局面，为人民健康和医疗卫生事业发展作出积极贡献。

（郑 鹏 编 陈勇军 审）

联系电话：028-68169103
E-mail：sxs268@126.com

医学生物学研究所

(云南省昆明市茭菱路 379 号，650118)

2012 年，在院校的支持和指导下，医学生物学研究所以邓小平理论和"三个代表"重要思想为指导，以科学发展观为统领，围绕年度工作目标任务，进一步解放思想，争先创优，全面加强生物所干部职工的思想建设、组织建设、作风建设、精神文明建设和反腐败建设，为生物所事业发展提供坚强有力的思想组织保证。生物所在科学研究和成果转化、学科建设、人才培养、疫苗生产和销售等方面都取得了一定的成绩，开创了各项工作的新局面，为将来全面、协调、可持续发展发挥了积极作用。

一、目标明确、围绕重点，确保工作任务顺利完成

根据《国民经济和社会发展第十二个五年规划纲要》的总体要求，结合国家关于依靠科技进步和创新加快转变经济发展方式、加快发展生物医药等战略性新兴产业等有关精神，认真学习贯彻院校"十二五"规划的指导思想。作为自收自支的公益性事业单位，生物所认真分析目前发展中存在的困难和问题，以可持续性发展为目标，结合科研、生产、产业、项目建设等重点工作，对年度工作进行深化、细化、实化，确保2012 年各项工作任务顺利完成。

二、抓住机遇，重点落实，稳步推进科研、产品开发和实验动物工作

（一）科技项目申报、管理及科技成果工作有所突破

2012 年度组织或协助申报国家地方各类科技计划或科研基金项目/课题 162 项次，包括国家重大新药创制、传染病重大科技专项、"973"计划、"863"计划、支撑计划、自然科学基金、国际合作专项、科技基础工作专项、博士点专项基金、协和基金、中央高校基本科研业务费项目，以及云南省各类科技计划项目和盖茨基金会国际合作项目等。中标项目/课题 29 项，获科研经费资助约为 8361 万元。

利用生物所目前正在进行临床试验研究的项目，申报国家发改委及云南省发改委战略性新兴产业发展专项资金，获得云南省发改委 1000 万元的专项资金。同时，根据项目储备情况申报"十二五"修缮购置专项工作规划，完成 2013 年修购专项申报，获得 2485 万元专项资金。

利用生物所长期以来在国际科技合作方面开展的工作基础和条件，申报国家科技部及云南省科技厅的国际科技合作基地，目前已获得云南省科技厅的认定批复，为下一步的国际合作项目申报及项目管理提供平台，为进一步开展更为广泛的国际合作与交流打下坚实基础。

2012 年生物所通过鉴定的 4 项科技成果全部获奖，分别获云南省科技进步一等奖、云南省自然科学二等奖、云南省科技发明奖三等奖和云南省科技进步三等奖。在院校 2010~2011 年的科技表彰中，生物所共有 4 人分别获"杰出贡献奖""优秀科技工作者奖""优秀青年科技工作者奖"及"科技管理先进工作者奖"称号，1 个科研科室获得"创新团队奖"称号。马雁冰教授带领的研究团队获"中央高校基本科研业务创新团队奖"。此外，生物所2011 年申报的"云南省重大传染病疫苗工程技术研究中心"获昆明市西山区科技局的匹配奖励。

2012 年，实际到位科研经费约为 3785 万元。发表论文 104 篇，其中 SCI 收录论文 17 篇。申请国家科技专利 7 项，获得国家专利 6 项，其中发明专利 6 项。

（二）科技平台建设管理任务圆满完成

2012 年，生物所"云南省重大传染病疫苗研发重点实验室项目"顺利通过验收考核，"云南省重大传染病疫苗工程技术研究中心"通过年度考核结果，"国家重大传染病疫苗工程技术研究中心项目建议书"已经上报国家科技部，等待审核结果。

（三）科技管理改革举措逐步推行

2012 年，根据自身的性质和特点，确定"十二五"期间科技工作实现 7~10 个产品产业化生产的总体目标。实施所级重大科技专项方案，由所财政投入部分资金，制定相应管理办法，整合所内相关部门资源，实行分段负责、集成攻关、集团作战的全新项目开发模式，加快整个项目临床前研究工作。

（四）实验室建设与管理工作继续深入

制定完善科研实验室管理办法。同时，从 P3/P4 实验室生物安全管理角度出发，结合我所实际情况，编写专题报告，开展 P3/P4 项目开办费和运行费用等的申报工作。

（五）新药临床试验工作扎实推进

2012 年，各项新药临床试验工作稳步推进，完成流感病毒裂解疫苗、乙型脑炎纯化灭活疫苗、Sabin 株脊髓灰质炎灭活疫苗（S-IPV）及 EV71 灭活疫苗（人二倍体细胞）和口服脊髓灰质炎减毒活疫苗和糖丸（OPV）的Ⅲ期临床试验现场研究及临床血清样品检测，准备上报国家 SFDA 新药审评中心，申请新药证书和（或）生产批件。另外，完成 F 基因型腮腺炎减毒活疫苗的Ⅰ期临床试验，冻干甲型肝炎减毒活疫苗/甲型肝炎灭活疫苗的Ⅳ期临床试验研究继续

开展。

（六）对外合作与交流进一步扩大

积极参加盖茨基金会组织的 OPV 研讨会、第六届世界疫苗大会、WHO 组织的 OPV/IPV 生产厂商年度研讨会等，报告生物所相关新产品研发进展，进一步提升生物所在世界疫苗行业的地位和影响力。加强对外交流与合作，目前已与盖茨基金会、诺华公司建立了项目合作，与上海巴斯德研究所建立了技术服务合作，并将在重大新药创制申报方面建立进一步合作，与 PATH 初步达成申请 WHO 预认证方面的合作意向。

（七）实验动物管理工作稳步提升

顺利完成实验动物饲养、繁育和生产检定和科研供应任务，全年共繁殖婴猴 252 只，成活率为 98%；供应猴 335 只（生产猴 152 只，检定猴 158 只，科研猴 25 只）。全年供应小鼠 11509 只，供应豚鼠 482 只。开展实验貂、树鼩的人工驯养工作，饲养树鼩约 1000 余只，繁殖树鼩 400 余只。

完成生物所实验动物（猕猴）生产、实验动物（猴）使用、实验动物（大小鼠、ICR、兔、豚鼠）生产和实验动物饲料生产等 5 个许可证的年检工作；完成实验树鼩质量体系文件的编制，进行实验树鼩使用和生产许可证申报准备工作。

三、制度先行，多措并举，全力推进生产管理、质量管理及产品销售工作

（一）疫苗生产工作

顺利完成 2012 年生产任务：脊髓灰质炎减毒疫苗糖丸共生产 42 批，9999.96 万剂。脊髓灰质炎减毒液体疫苗生产 3 批，共 749.99 万剂。冻干甲型肝炎减毒活疫苗完成了 47 批疫苗分装冻干，共计 4 302 103 剂；甲型肝炎灭活疫苗生产完成 38 批疫苗生产，共计 5 465 865 剂。

2012 年，生物所继续承担了约 2700 万人份三价脊髓灰质炎减毒活疫苗的生产和运

输任务，以保障新疆及周边省区（青海、西藏）完成脊灰疫苗强化免疫任务，为国家局部实施强化脊灰免疫提供了坚实而有力的保障。

（二）质量管理工作

全面推行 GMP 管理及重新构建生物所质量管理体系文件，以《药品生产质量管理规范》（2010 年版）和《中华人民共和国药典》（2010 年版）为指导原则，结合生物所生产质量管理实际运行经验，努力打造制度化管理的质量保证模式。按照新版 GMP 要求，完善了质量保证系统的管理，从供应商审计、生产过程监督、检定数据审核、生产质量数据统计及趋势分析等所有的管理流程均与风险评估挂钩。顺利完成批签发工作，确保样品的及时抽取与送达，并对全部生产质量数据进行实时统计、分析，保证对外数据的准确及标准符合性。

（三）产品销售工作

2012 年，生物所不断加强市场开拓和市场维护，加强对经销商的管理和监督，不断提升工作实效，抓住市场机遇，顺利完成疫苗招投标工作，冻干甲型肝炎减毒活疫苗中标量 372.0797 万人份，灭活甲肝疫苗中标量 252 万人份，脊髓灰质炎减毒活疫苗糖丸中标量 9534.7850 万粒，口服脊髓灰质炎减毒活疫苗中标量 680 万人份。

在品牌推广、产品形象宣传及市场管理工作方面，继续在专业期刊上对生物所简况及产品进行平面媒体宣传；完成宣传资料和促销礼品的设计及制作；在昆明医学院公共卫生学院设立"医学生物"奖学金，并签订相关人才培养方案。积极参加国内外相关的生物医药产业、高新技术产业展览会，在国际贸易方面，目前正在进行中的有与印度、印度尼西亚、菲律宾、泰国、巴基斯坦、土耳其等国洽谈的甲型肝炎灭活疫苗出口项目。

四、强化措施，真抓实干，不断深化财务、审计管理工作

认真贯彻执行国家财经法规制度，严格执行生物所财经制度，按"科学、严格、规范、透明、效益"的原则，加强财务管理，优化资源配置，提高资金使用效益。

以预算、控制、协调、考核为内容建立起一套科学完整的指标管理控制系统，严格控制成本费用，完善全面预算管理方案，预算管理得到稳步推进。不断完善零余额账户国库支付制度，严格按程序支付资金，保障财政资金的安全，确保支付的合理、合规。不断完善科研经费管理办法、增加财务科目设置，制定科研费核拨流程，配合科研经费专项审计检查。及时按照税务部门要求，进行税务规划，合理上缴税收，2012 年全年纳税约为 3000 万元。

严格按照内审计划开展审计工作，充分发挥内审的监督和服务职能，为生物所发展及时提供决策依据。在促进廉政建设、加强财务管理、提高经济效益等方面，起到了一定的作用。完成生物所 2012 年修购项目 1965 万元、疫苗产业基地 9206 余万元、P3P4 项目 1923 余万元、所内项目 3786 余万元的招标采购、合同谈判、合同签订的审计工作。

五、以人为本，人才为先，扎实推进人才队伍建设

（一）稳定和用好现有人才

一是加强高层次人才队伍建设，重点推优，积极参加 2012 年云南省特殊津贴专家、云南省科技领军人才培养计划人、云南省医学学科带头人、中青年科技创新领军人才、协和新星、长江学者特聘教授等评选活动。二是加强职工培训，据不完全统计，全年派出人员培训共 70 余人次，包括执行力提升、新版《中国药典》、企业药品 GMP 专题培训等培训内容。三是鼓励与国外的合作与交流，争取国家留学基金委西部项目资助，鼓励、支持学科带头人、技术骨干赴国外进修。四是鼓励职工在职提升学历、学位。

（二）加大人才引进力度

牢固树立人才资源是我所发展第一资源的理念，创新人才发展理念，加快人才强所建设，不断探索人才引进与培养方法、激励使用方法、考核管理方法等，努力营造良好的人才成长氛围。

（三）加强研究生教育管理

积极推行研究生培养机制实施方案并进行相应的制度建设，不断加强招生、培养、德育、学籍、就业指导、后勤保障、与高校合作等各项管理工作。本年度，在校研究生共100名，其中北京协和医学院硕士生63名，博士生24名；昆明医学院硕士生13名。今年共培养毕业研究生34名，其中北京协和医学院毕业博士生7名、硕士生23名；昆明医学院毕业硕士生4名。

申报自主设置的生物制品学二级学科获批，2013年开始招生。申报北京协和医学院药学生物制品方向研究生课程进修班获批，已于2012年9月正式开班。

六、攻坚克难，积极作为，加快推进项目建设工作

（一）国家昆明高等级生物安全灵长类动物实验中心项目南区

项目建设进展顺利，主体土建工程、机电安装完成，整个项目园区内的道路施工、围墙及挡墙施工、路灯安装施工已完成，各建筑消防管道、供水管道、中水管道及污水、雨水管道安装完成，室外初期绿化完成。自2011年调整批复下达后，项目及时调整建设计划，项目工程进度加快，近两年均按计划完成年度预算。截至2012年底已完成投资2.1亿元。

（二）马金铺昆明疫苗产业基地项目

鉴于生物所现有菱菱路所区的空间较为局限，面临的生产任务又极为艰巨，既要保障现有产品的生产和新版GMP认证，同时要保证后续新产品的GMP认证和生产任务，在统筹考虑空间现状、产业需求和发展目标的基础上，生物所加快"昆明疫苗产业基地"的建设步伐，目前各建筑单体土建工作基本结束，室外总图土建、给排水工程完成，室外绿化工程结束；完成厂房大型设备的购买、吊装就位及安装及各大型生产工艺设备的FAT；预计2013年进行试生产及GMP认证。

七、以党的建设和文化建设推动中心工作

围绕"建设学习型党组织"活动的开展，进一步加强党的思想建设，抓好党员、干部思想教育。做好创先争优活动总结工作，围绕"基层组织建设年"活动的开展，进一步规范落实制度，强化组织建设。积极推进文化建设，建设务实求新的研究所文化。开展爱国主义教育，增强职工爱国热情，扶贫济困送温暖，增强职工社会责任感。开展人文科学系列讲座、"大美云南"职工摄影比赛、制作生物所2013年宣传挂历、台历等文化活动，提升职工文化素养。

推进党的作风建设，加强领导干部廉洁自律工作。根据院校相关要求，填报《中国医学科学院医学生物学研究所权力明晰表》，绘制了《中国医学科学院医学生物学研究所权力运行流程图》，为权力运行提供了明确的依据和流程，健全了干部人事、基建、物资采购、科研经费、财务、招生、下属企业、学术规范等重点领域的廉政风险防控，完善了权力运行监督。

八、锐意进取，擎动未来，积极开拓对外投资与科技产业化工作

在院校的支持与指导下，积极探索外向型发展模式，以实现产学研互动良性循环，促进科学、健康和可持续发展。以生物所甲肝灭活疫苗生产技术无形资产为主的形式参股投资（占42%股份），成立江苏康淮生物科技有限公司，目前正在建设符合GMP要求的疫苗制品生产厂房、质检中试区、动物房、以及配套厂区公用工程设施等。

联系电话：（0871）68335135

E-mail：204@ imbcams.com.cn

（仲志磊 编 游 丹 审）

病原生物学研究所

（北京市东城区东单三条9号，100730）

2012年是病原所"十二五"发展规划顺利实施的关键一年，也是不断总结经验，明确发展思路及未来发展方向的关键之年。在院校领导的亲切关怀和指导下，在院校各职能部门的大力支持下，通过全所员工的努力，病原所紧紧围绕院校中心工作和本所发展总体思路，在科研及应急支撑、技术平台与学科建设、人才及干部队伍建设、新址建设、研究生教育及对外合作交流等方面都取得了较好的成绩，为病原所的进一步发展奠定了坚实基础。

一、坚持科技兴所，科研工作再获丰收

2012年在研项目共计63项。组织申报各类科研项目59项，获批主持科研项目25项。其中，国家科技重大专项课题3项；国家重点基础研究发展计划（"973计划"）1项；卫生部公益性卫生行业科研专项1项；国际合作项目1项；国家自然科学基金项目10项；教育部及北京市自然基金等项目9项。新获批科研经费达到3128.11万元。

8月，病原所牵头承担的国家重点基础研究发展计划（"973计划"）项目"重要病原体变异规律与致病机制研究"顺利通过中期评估，进入后三年项目研究阶段。9月，病原所主持的7项"十一五""艾滋病和病毒性肝炎等重大传染病防治"科技重大专项顺利结题并通过经费审计。10月，病原所在"十二五"期间获得滚动支持的传染病重大专项课题"重大传染病应急处置检测技术平台""结核病分子标识的研究"顺利通过评估并获得国家科技重大专项监督评估组专家的一致好评。

2012年，在科研论文产出数量不断提升的同时，科研成果质量显著提升。病原所科研人员在SCI收录杂志上以第一单位、第一作者或通讯作者共发表论文45篇，平均影响因子达到4.92。2012年病原所共申请专利8项，获得授权专利2项。

二、完善技术平台，做好应急支撑准备

2012年，病原所在中央级科学事业单位修缮购置专项"病原体形态学研究设备购置"等的支持下，总计购置实验室专业设备总价值1327万元，其中万元以上设备81台件，50万元以上设备2台件。根据"建设一流平台，发展一流学科，建设一流队伍"的所发展目标，本着"整体规划、前沿布局、分步实施"的思路，病原所紧密围绕国家重大需求，结合国际科技最新进展，在前期建立技术平台基础上，完善了一批技术平台，主要包括：通过购置大型冷冻透射电镜等设备，结合前期购置的透射电子显微镜系统、X射线晶体衍射仪等设备，进一步完善了国内领先的形态学和结构生物学技术平台，为传染病快速诊断和病原体三维重构等研究提供技术基础。通过购置高性能计算集群服务器和磁盘存储阵列系统等设备，结合前期购置的生物信息学设备，完善了前期建立的生物信息学技术平台，为传染病快速诊断提供技术基础。

三、依靠技术体系，圆满完成支撑任务

病原所在完善组合筛查技术的基础上，对实验室与现场检测、前沿与常规检测、综合筛查与特异性分析等各类病原体检测、监测技术进行了集成，初步形成了可满足不同需要的技术支撑体系，进一步增强了应急科技支撑能力。9月，根据卫生部的部署和有

关会议精神，病原所开展了新型冠状病毒疫情应急科技支撑工作。通过系统整合前沿生命组学和传统技术，包括宏基因组学、RNA组学、生物信息学、形态学、分子生物学和免疫学等学科技术，病原所科技人员与相关支撑人员密切配合，在中秋、国庆双节期间放弃休假，舍小家顾大家，连续奋战三天两夜，圆满完成了任务，获得了上级领导的认可和好评。

四、拓展学科布局，加速重点领域突破

2012年，病原所进一步巩固了涵盖病毒、细菌、真菌、寄生虫等在内的多种病原体的病原生物学、微生物学、免疫学等传统学科，发展了国内急需的生物信息学、结构生物学等前沿交叉学科，加强了国内传染病领域急需但薄弱的流行病学、形态学等弱势学科。

1月，卫生部科技教育司组织召开了卫生部重点实验室立项评审会，2月，病原所作为依托单位的"卫生部病原系统生物学重点实验室"正式获批，标志着病原所的发展进入一个新的历史阶段，将有力带动病原所学科建设、人才队伍建设和技术体系建设，对于实现病原所"十二五"计划发展目标，提升传染病领域科技创新能力，发挥传染病防控科技支撑作用具有重要意义。中国医学科学院艾滋病研究中心是以病原所为依托的研究单元。推动艾滋病研究中心的发展是病原所"十二五"期间的重点工作之一。病原所在人力、财力、政策等方面对中心的工作给予全力支持，以促进病原所的艾滋病研究打出品牌，做出特色，争取在国际、国内研究领域尽快地拥有话语权。

五、各方群策群力，稳步推进新址建设

病原所新址建成前，仍将遵循"租用与新建并重、保障重点、分步实施、有序推进"的原则，解决办公空间问题，并做好现有租用空间的后勤服务保障工作，以满足病原所快速发展的需要。

2012年，在院校等上级部门指导帮助下，病原所新址基建工作全面完成了可行性研究阶段的各项准备工作，可研报告已经院校、卫生部评审，并正式上报国家发改委，新址基建工作又向前迈进一大步。此外，本着"统筹安排、齐头并进"的原则，病原所新址建设环境影响评估报告获得北京市环保局批复（《北京市环境保护局关于中国医学科学院病原生物学研究所新建工程环境影响报告书的批复》（京环审［2012］122号）；8月，根据国家发展改革委针对重大固定资产投资项目补充进行社会稳定风险评估的要求，有关部门审查并通过了病原所新建工程项目社会稳定分析材料；8月在国土资源部放缓用地预审类项目审批的大环境下，病原所取得了国土资源部《关于中国医学科学院病原生物学研究所新建项目建设用地预审意见的复函》批复。

六、深化合作交流，开展互利共赢合作

根据病原所十二五规划，2012年病原所进一步拓宽了"引智"的形式，邀请了美国、德国、日本、以色列等一批国际权威专家到病原所交流访问。2012年病原所与法国梅里埃基金会成功续签"新发病原体项目"第三期合作协议，与默沙东公司合作开展了"中国男男性行为人群HPV感染状况及对HPV疫苗的认知与态度"项目，与比尔和梅琳达·盖茨基金会合作开展"应用宏基因组学发现腹泻相关新的病毒和真核病原体"项目研究，进一步加深了合作双方的了解，为未来开展持续性合作奠定了基础。

七、严格规范管理，研究生工作显成效

病原所采取了多种措施不断提高研究生培养质量。对2012年以后入学研究生毕业发表论文影响因子要求进行了修订，即鼓励硕士研究生毕业单篇SCI论文影响因子≥2.5；博士生毕业单篇SCI论文影响因子≥4，或两篇SCI论文影响因子≥5，且其中一篇SCI论文影响因子≥3；直博生毕业单篇

SCI 论文影响因子≥5，或两篇 SCI 论文影响因子≥7，且其中一篇 SCI 论文影响因子≥4。这些政策和措施的出台，初步显现出提高病原所研究生培养质量的作用。2012 年，研究生发表文章 13 篇，其中在国外杂志发表 10 篇，国内杂志发 3 篇；2 名研究生分别获得"协和青年科研基金"和"协和医学院研究生创新基金项目"支持；3 名研究生分别获得"2012 届北京市优秀毕业研究生奖""2012 届北京协和医学院优秀毕业研究生奖""2012 年度北京协和医学院优秀博士学位论文提名奖"；4 名研究生获得"研究生优秀奖学金"。

八、注重引培结合，人才队伍不断壮大

2012 年，按照"才智双引、引培结合、目标导向、团队引进、配套支撑、合理培育、宽松环境、优胜劣汰"的实施策略，为加强青年科技和管理复合型人才引进，病原所从英国巴斯大学引进了杨国威博士。寄生虫学联合实验室陈启军教授是病原所 2007 年作为特聘教授引进的高层次人才，所里从科研经费、实验室空间、设备条件、人才团队等方面给予强力支持，已建立起病原所寄生虫学研究平台。

在积极引进高层次人才的基础上，所里按照"才智并重"的原则，继 2011 年首次聘请了美国 New England Biolabs 的高级科学家仲少荣教授为病原所客座教授，2012 年病原所又聘请清华大学张林琦教授为客座教授，与所内有关课题组开展定向科研合作与交流，并指导研究生和青年人才从事课题研究工作。

病原所十分重视具有较强发展潜力的青年人才的培养和选拔，将他们视为研究所发展的后备力量和生力军。根据病原所研究助理制有关规定，所有入所的研究助理必须通过中期评估（入所满 3 年）和期满考核（入所满 5 年）方可获得继续留所工作资格。2012 年是病原所实施研究助理评估的第三年，同时也是病原所实施该制度以来的首次研究助理期满考核。参加首次期满考核的 3 位研究助理评估期内科研产出方面大幅超出了所里规定的标准，一位研究助理考核期内发表 SCI 第一作者论文达到 10 篇，累计影响因子近 30，另外 2 名研究助理在《Journal of Virology》《Emerg Infect Dis》等影响因子 5.0 以上的期刊上发表科研论文 2 篇及以上，以优异的成绩通过了期满考核。此外，应参加本年度中期评估的 3 名研究助理在中期评估期满甚至中期评估时间未满时，即提前达到并大幅度超出了所里规定的期满考核标准。这些结果表明，病原所推行研究助理制成效十分显著，有力地促进了青年科技人才的成长，推动了病原所整体科研水平的提升，开创了研究助理个人成长和病原所快速发展的双赢局面。

病原所博士后事业取得显著成效。2012 年共招收博士后人员 10 人，在站博士后人数达 17 人，较 2011 年有 50% 以上的增长。通过充分落实博士后工作十大支持政策，提高博士后人员待遇，发放所内公积金和博士后生活补贴，畅通博士后人员出站留所渠道，完善有关博士后管理制度，博士后队伍已成为病原所科研队伍一支重要的生力军。

病原所人才队伍建设成绩斐然。截至目前，病原所共有协和学者 6 人，占全所正高级职称人员 75%；协和新星 5 人，占副高级以上人员 18.5%。本年度新当选国家杰出青年 1 人，病原所国家杰出青年基金获得者人数达 4 人，占全所正高级专家的 50%。金奇研究员获得 2012 年"全国医药卫生系统先进工作者""全国医药卫生系统创先争优活动先进个人""北京市师德先进个人"三项荣誉称号等。这些荣誉的取得不仅体现了病原所团队和科研人员的科研业绩、创新潜力和综合素质水平，同时也体现了病原所重视人才队伍建设，"才智并重""内外并重""科管并重"培养人才取得的积极成果。

九、推进制度建设，探索创新机制体制

2012 年病原所进一步加大改革步伐，重点围绕技术系列人员量化考评，制定出台了《病原生物学研究所技术系列量化考评的暂行规定》，为研究所长远发展打造技术过硬、能力突出的技术团队奠定了基础。2012 年，在前几年酝酿讨论的基础上，正式成立了后备人才储备实验室，制定了《病原生物学研究所后备人才实验室人员录用的暂行规定》，建立起了优秀博士毕业生和博士后出站人员选拔留用的机制，为病原所可持续发展储备了高水平人才。

为进一步激励全所员工的工作积极性，尤其是调动青年科研人员多发文章、多出成果、积极参加所里应急科技支撑等任务的积极性，使病原所各项工作再上一个新台阶，在过去一年来多方征求意见的基础上，2012 年 12 月下旬召开全所职工大会，病原所全员绩效考评方案以 99% 的赞成率获得通过，将在 2013 年开始实施。

十、倡导民主理念，营造所务公开氛围

所领导班子坚决执行"三重一大"制度，在涉及重大事项决策、重要干部任免、重大项目安排和大额资金使用等，均通过所务会、专题所长办公会、党政联席会等集体讨论决定。

病原所高度重视民主治所、民主监督，坚持"所务公开，人人参与"的透明机制，通过全所大会和每年两次职代会落实职工"知情权、参与权、表达权、监督权"。年中召开的职代会，重在对关系职工利益和研究所建设发展等重大事项进行通报、解释、表决，充分听取广大职工意见；年底召开的职代会，重在听取所领导班子的年终工作总结，进行讨论审议，解答落实提案。2012 年，病原所召开的职工代表大会以及全所职工大会对十三级岗位设置、新址建设可研报告，病原所"十二五"发展规划、2011 年工作总结等进行了通报和表决。

（宋一平　编　金　奇　审）

护 理 学 院

（北京市石景山区八大处路 33 号，100144）

一、学院重要活动记事

（一）以迎评促建为契机，以十八大精神为导向，全面推进学院党的建设

护理学院现有教职工和学生 559 人，5 个党支部，党员 75 人（离退休支部 13 名党员），其中，教职工党员 20 名，占全体教职工的 40%。护理学院党委工作以深入学习科学发展观，围绕学院中心工作，创先争优。

1. 学院党委高度重视学习和贯彻十八大精神，在全院范围内掀起学习十八大精神热潮　学院党委通过多次、分批组织领导班子、党员干部、教职工党员、学生党员、入党积极分子学习了《学习十八大精神》专题报告，在党刊《党在我心中》中连载了《党的十八大关键词解读》，增强全体师生以高度的政治责任感和历史使命感，学习好、宣传好、贯彻好、落实好党的十八大精神。

2. 迎接党建评估，梳理党务工作，以评促建　学院党委高度重视，认真准备支撑材料、撰写总结报告，在此基础上，认真分析、查找问题，通过检查，促进提高党建工作水平。10 月 31 日陈京立书记结合学院五年来的改革事业发展和党建思想政治工作情况，向北京高校《党建和思想政治工作基本标准》入校检查组第六组专家作了题为《秉承协和传统，深入创先争优，培养全面发展的优秀护理人才》的报告。

3. 组织建设　为加强自身建设，积极发挥党组织和党员在推进学院各项工作中的战斗堡垒作用和先锋队作用，切实加强组织建设，学院党委按照院校的统一部署，开展了基层组织建设年活动。

（1）建章立制，不断完善党委领导下的院长负责制：一贯严格执行院长办公会制度、党政联席会制度和中心组学习制度，重要事项按照"三重一大"的议事原则和程序开展工作，扎实执行党委领导下的院长负责制。

（2）多层次全方位，深入落实新一轮大规模培训干部工作：护理学院主要党政负责人、领导班子成员分别参加市教育工委、院校组织的各类专题培训班及各类领导干部学习活动；同时，还组织了针对本院中层干部、管理人员、专业教师等不同层次、不同内容的培训活动，如信息员培训班、行政管理素质培训班、消防安全知识培训、拓展训练等，取得了良好的学习效果。

（3）夯实党建基础，加强党支部建设：学院党委每月组织召开支部书记会，学习文件，听取各支部书记关于本支部工作情况的汇报及活动开展情况，以及对下一步的工作计划进行指导。

（4）严格执行规定程序，做好党员发展工作：学院党委严格按照各支部制订的党员发展计划，做到"成熟一个发展一个"，全年共发展党员 33 名。同时借鉴高校专科学生党的组织建设和党员发展工作经验，通过竞争上岗方式按照教师与学生 1∶10 的比例，聘任教职工党员和研究生党员担任专科学生的"成长导师"。通过一对一沟通、小组座谈、个别疏导等多种方式，给予学生更多的成长关怀与陪伴。

4. 思想建设　通过校园网络信息安全建设等多种渠道及时发布正向信息，及时传达医院党委、学院党委的精神，完成院校、学院布置的各项工作任务。通过主题学习活动，如《以创先争优为契机 促进护理学院文化建设和发展》《党员修养》以及《南丁格尔奖章获得者事迹报告会》等，建立健全了让党员经常受教育、永葆先进性的长效机制，不断提高全体党员的政治思想觉悟。

5. 作风建设　深入开展护理学院创先争优活动，部署了护理学院"提高护理教育质量促发展、服务师生树形象"活动、"共产党员献爱心"活动、健康咨询义诊活动、"红色1+1"活动、志愿者活动等社会服务的活动，提高了党员的公仆意识、责任意识和社会服务能力，并因此增强了组织观念和团队精神，以实际行动为群众做了表率。

6. 制度建设　2012年，在学院党委和领导班子的共同努力下，几易其稿，修订、印制了《护理学院管理规章制度汇编》，制定了《关于重大问题必须集体讨论决定的试行办法》等规章制度文件，使学院的内部管理有规可依，并将各项制度落在实处。

7. 党风廉政建设　新年伊始，党委就专题研究制定了党风廉政建设责任制，及时调整了党风廉政建设领导小组成员和办公室成员，落实党风廉政工作具体事宜。学院刘华平院长、党委陈京立书记还代表学院签订了《院校党风廉政建设责任书》，同时将全年党风廉政建设和反腐败主要工作任务分解到各个科室，确定主要负责人，以明确责任，从而使学院党风廉政工作切实做到有部署、有落实。

（二）保持特色、发挥优势，完成2012年小规模特色精英教育项目工作

1. 人才培养特色

（1）强化知识、能力和专业精神并重的培养过程：在做好基础教育、核心知识教育及核心能力培养的同时，积极探索人才培养模式的改革与创新，不断推进特色建设，召开了针对抓好入口关的优质生源招生工作研讨会，强化培养过程的专科教学和基础医学课程研讨会，提高学生实践创新能力保障教学基本条件的实验室建设研讨会，对外加强宣传和影响力的信息工作研讨会等多类形式的研讨会，着力推进人才培养工作，提高教育教学质量。

（2）扎实的实践技能基础：通过在《氧合》《营养排泄》《护理学基础》开展模拟教学、多站式教学评价等，提高学生实践动手能力、解决问题能力、创新能力；同时加强了精细化管理，增加了专科教学学习总目标和要求动员及同伴教育，加强了本专科综合实习强化训练系列讲座即护士礼仪、实习应对与策略、法律法规、心理调适、职业防护等。

（3）重视学生综合素质培养：通过不同形式的活动，如入院教育、专业价值观教育、同伴教育、毕业教育、学生座谈会，参加全国大学英语演讲大赛、开展英语角及电影赏析等活动，加强学生的学习兴趣，锻炼和提高综合能力，使之成为面向社会的积极能动的主体，建立和加强对社会和专业发展的责任感，学会与人和谐相处与合作，培养健康的心理及情绪。

2. 教师团队特色　与国际护理教育同步接轨，加强教师的执教、研究、服务能力，以适应护理教育发展及特色教育需要。

（1）加大执教能力培养：优化教师的知识结构，加强教师教学技能培养，加强青年教师培养制度。

（2）提升教师研究能力培养：获得"校级教育教学成果奖"一、二等奖各一项；申报了3项医学教育研究课题、6项院级教改立项。

（3）加强社会服务能力培养：专业教师在《中华护理杂志》《中国护理管理杂志》《护理研究》等期刊上发表文章共42篇，内容涉及护理教育、护理管理以及临床护理等各方面，同时完成了11名进修教师的进修工作。还有部分教师承担着各专业杂志的编审工作；部分教师与外校合作主编和参编了《内外科护理学》《早产儿护理学》《护理管理学》《临床护理操作手册》《情景教学在护理教育中的应用》《情景模拟教学指南与经典病例荟萃》《以评判性思维为导向的护理试题的编制》《中华护理百科全书》等专业用书。目前，教师中担任中华护理学会常务副理事长1人，专业委员会主任委员、副主任委员4人；北京市护理学会理事1人，专业委员会主任委员3人；护理期刊主编1人，副主编、编委7人；参与国家级护理专业考试命题14人。

（4）拓宽多种渠道，完善继续教育制度：通过多种渠道和途径，如继续教育学分项目、研修、学术交流或通过教师培养项目送教师出国进修等不同类别的继续教育活动22次、受益教师53人。

3.学生生源特色　推进并实施了护理专业专科综合评价招生制度，以高考+面试为主的专科提前批、多元化选拔录取模式，面试环节设计为多站式考试。

4.学习资源特色

（1）教学基地建设：为改善实习基地基本条件、基础教学设备、师资队伍建设，200%增加了临床教学费，分别组织协和医院、阜外医院、安定医院、北京妇产医院、方庄社区医院、和平里社区医院等六家临床教学医院，撰写了发展规划书并提供了相应的建设经费；建立了临床——学校的教学联系会议制度；采取临床和学院双向沟通的方式，及时获得实践教学的信息反馈，及时地激发临床老师的带教热情和检验学生的学习效果，并及时地解决和协调实践教学中出现的问题；建立了临床带教教师评优慰问制度。

（2）护理实验中心建设：实验室实施全面开放式管理，采取分时段预约制形式，充分利用晚上和周末时间，开放时长达300小时，解决了以往学生反映的课后练习不足

的问题，大大增加了实验室用物的有效使用率。

（3）教技中心建设：常规教学服务保障工作，全年无休；完成10本和11本情景教学及微格教学等教学资料的收集和整理工作，拍摄时间达60小时，DVD光盘制作共计330张；完成学院承接的各类培训班技术支持保障工作；完成大学的关于Bb平台的教师培训和本科生网络阅卷工作，全年共计2100多学时。图书馆共购进约17万元2800余册的师生用书，期刊124种期刊188册，开放时间约720小时，借阅图书约1610人次。

5.培养方案特色　根据护理专业自身特点，定期修订培养方案和课程教学大纲、开展各级各类课程研讨等方式，深入推进课程体系内涵建设；遵循教育教学规律，重视社会需要，不断完善教学方法，促进教学改革，召开了基础医学课程研讨会和专科教学研讨会，深入开展了教学方法改革，完善评价体系建设。

（三）全院动员，全年奋战，完成教学实验室设计改造和设备安装工作

1.学院教师深入调研、反复论证，完成了实验室的设计工作　院校成立了护理学院实验室建设工作小组，学院相应成立了实验室建设领导小组和工作小组，结合实际情况，先后进行了十余次集体研讨，提出了"保证基础、体现先进、加强实践、着眼创新"的实验室建设规划基本原则。

2.积极完成项目申报和迎接检查工作，为学院发展抢抓机遇　争取到财政部项目《护理学院护理技能实验基础教学设施建设》；《护理学院教学实验室改造项目》近1300万元投入。

3.忘我投入，按时完成暑期教学实验室空间改造工程　暑期教学实验室空间改造项目启动，暑期连续施工2个多月，在院校的统筹组织下，院校主管部门、学院领导和

实验室设计教师多次牺牲休息时间到现场办公，行政后勤老师排班全程参加了工程工作。

4.多方协调，组织完成了一千万实验室仪器设备的安装　基本完成了护理实验中心去年采购的一千万实验设备的安装、调试和验收工作，完成了实验室空调和彩电的政府采购、病床和家具等招标采购、窗帘和被服等实验室配套物品采购、下一年度实验室日常教学低值易耗品的采购工作。

（四）坚持创新发展，推动校园文化与信息化建设

1.利用暑期工程，推动环境文化　完成了东楼大厅形象墙设计和施工、五楼护士站的设计和施工、护理学院标识系统和护理学院标志的设计、引进2部人民日报新闻宣传屏。

2.加快推动护理学院办公与学生服务信息化步伐　组织多次信息化建设研讨会、座谈会和培训班，提高了信息工作队伍的新闻素质；新建学生网系统，为学生搭建学习、管理、交流和服务的网上平台；新建办公内网系统，推进学院办公管理自动化；拓展护理学知识服务平台使用范围，完成新的信息化建设预备工作。

二、常规教学工作

（一）基本情况

在校学生508名，其中本科生235名，专科生231名，研究生33名，博士生8名。

（二）本、专科教学工作

2012年度护理学院共完成本专科10个班级、102门课次，4782学时（本院3222+外请1560）理论授课，928学时实验课、1132学时临床实践。其中上学期完成理论授课2360学时（本院1522+外请838），实验课470学时，临床实践教学686学时；下学期完成理论授课2422学时（本院1700+外请722），实验课458学时，临床实践教学446学时。

（三）研究生教学工作

1.硕士生的培养与教学　根据研究生院要求，护理学院研究生培养方案于2011年开始进行修订，并在2012年进行了微调。为了让导师能更快地熟悉新方案，特在导师工作会上组织了集中学习。

2.在校博士生的培养与教学　2009级博士4名，有1名办理了延期答辩手续，其余3名顺利答辩并获得学位。

3.同等学力申请硕士学位研究生管理　2008年在职研究生课程班同学截至2012年年底，有7人通过了西医综合考试，可以组织论文答辩。2010年在职研究生课程班有十余名同学通过了资格审查，进入论文阶段；开办了2012年在职研究生课程班，招收50余名学员正在上课阶段。现护理学院在职研究生数量已达到百余人。

4.研究生管理工作

（1）参加教育部第三轮学科评估工作：护理学作为新的一级学科，将参加教育部第三轮学科评估。从评估材料的收集、整理到评估系统录入、查验，历经一个多月的时间，是对学院护理学科整体水平的全面梳理。

（2）护理学二级学科设置工作：通过多次研讨，最终确定了基础护理学、临床护理学和社区护理学三个二级学科。并于12月份召开了同行专家论证会，取得了良好的评价。

（3）护理学专业学位研究生培养方案的进一步完善和细化：护理学专业学位研究生的正式培养已进入第二年，就培养过程中的具体问题，在本年度有了更清楚的规定和细化。专业学位研究生的培养方案趋于成熟和更加可行。

（4）完成了2013年推荐免试攻读研究生（含直博生）的工作：自2013年起，护理学院研究生推免类型增加了直博生，已于今年9月份推荐免试的过程中，经过复试，

拟录取 2 名直博生。

（四）继续教育

学院在完成全日制学生教学工作的同时，还完成了医大成人教育学院专科 6 门课程的 300 学时（上学期 180 学时、下学期 120 学时的理论教学）；完成了本科 19 门课程 1272 课时（上学期 720 学时、下学期 552 学时的理论教学）的课堂教学。参加并完成了北京市自学考试《外科护理学》《妇产科护理学》《儿科护理学》和《基础护理学》等命题工作；组织专业教师分别完成了《妇产科护理学》《儿科护理学》《急救护理学》和《康复护理学》等 11 门课程的 3000 份试卷阅卷工作；部分教师还参加了专科学生毕业临床实习的答疑、查体及临床考核工作，共计 80 人次，开题及论文指导 18 人次，并完成了自考生大量咨询工作。

三、加快推进学生素养工程，全面提高学生综合素质

2012 年度，学院党委加快推进学生素养工程，全面提高学生综合素质。除了完成日常的学生思想政治教育工作、奖助贷惩、辅导员管理、学生就业、学生交流、学生心理健康教育、团委、学生会管理、社会实践的管理等日常工作外，学院党委不断推动学生工作创新，在以下方面取得了新的突破：

（一）完善制度建设

建立了本院的学生工作委员会，拟定委员会工作条例，实现了本院学生管理各项问题处理的集体商讨体制。制定通过了《北京协和医学院护理学院关于撤销学生考试作弊处分的规定》，使本院的撤销学生考试作弊处分工作有法可依。

（二）开展以学生职业素养培育为主线的特色教育

1. 开设职业素养培育课程　在不同年级开设文学鉴赏、美术鉴赏、音乐欣赏等课程，课程形式丰富多样。陶冶了学生的情操，提升了学生的文化素养。

2. 加强社团建设　对已有的合唱队、舞蹈队、模特队、话剧社四个社团进行了团队建设，聘请了专业的老师进行指导，同时提出了训练目标。通过训练，合唱队在大学组织的"一二·九"合唱比赛中获得了第一名，四个社团在新年汇报演出中获得了全院师生的好评。

3. 开展朋辈教育　今年除了继续举办"师姐师妹帮帮亲"（老生与新生的交流会）活动外，还首次举办男生职业发展座谈会，邀请毕业的学生回校与在校男生进行交流，鼓励男生在校期间对自己的职业有所规划。

4.《北京协和医学院护理学院学生文明公约》出台　为了增强学生对文明行为的认识，摒弃不文明行为，弘扬校园文明行为，共建文明校园，出台公约。在活动开展的半年来，学生中的不文明现象明显减少，活动培养了学生文明的行为观念，促使学生养成了文明行为的习惯。

四、推动科研工作和学科建设，加快"护理研究中心"筹备步伐

（一）组织科研课题申报

学院研究中心积极组织申请北京市教育规划课题、协和青年科研基金、CMB 护理青年教师科研基金等各级各项科研课题，其中有四项课题获得协和青年科研基金；两项课题获得 CMB 护理青年教师科研基金；一项课题获得"校级研究生创新科研基金"资助。同时，学院组织申报了 12 年度院级科研项目 10 项，目前各项目开展情况比较顺利，根据实际情况，初步定每两年评审一次，并于中期进行汇报。

（二）"护理研究中心"的筹备有实质性进展

今年 3 月，由护理学院牵头，组织京内四家医院的护理部主任及分管科研的副主任，召开了"护理研究中心"筹备会，对于研究中心的定位和职能做了更清晰的定位。

五、广泛开展对外交流与合作，推动协和护理教育国际化

（一）执行项目方面

1. 护理博士培养项目　由美国中华医学基金会资助的"北京协和医学院护理博士培养项目"于 2004 年启动，至 2010 年 7 月，16 名博士生已全部毕业。后续项目培养的第 4 批博士生 4 人、2011 年第五批博士生两人及 2012 年第六批博士生一人目前正在学习中。

2. "聘请外国文教专家"项目　2012 年护理学院获得外专局"引进外国文教专家"项目 3 项，经费总计 12.8 万元。来自京内各教学医院的临床护理教师、管理者以及学院护理专业教师、部分本科生及研究生，将近 200 人参加了培训。

3. 国际护士会培训项目　来自美国弗吉尼亚州里士满市，弗吉尼亚联邦大学护理学院的 Stephanie Ferguson 博士来护理学院，对国际护士会"变革中的领导能力"培训项目的师资进行了强化培训。

4. "解决问题、促进健康研讨会"（problem solving for better health）项目 2012 年 10 月 22~24 日，在北京协和医学院护理学院举办了第 37 期"解决问题，促进健康（PSBH）"研讨班。针对社区居民、住院患者、学校学生常见的健康问题，制定了有针对性的护理计划，为临床护士、病人、病人家属、社区护士、居民解决许多实际问题，提高了护士、教师、学生解决实际问题的能力。

5. "结核/耐多药结核护理"师资培训班培训项目　两次承办了中华护理学会、国际护士会联合主办的"结核/耐多药结核护理"师资培训班培训项目学员交流会，就结核/耐多药结核的流行情况、诊断、治疗、不良反应以及教学方法进行了详细讲解。通过培训总结，学员们反映澄清了一些模糊的概念，互相交流了经验，提高了解决相应问题的能力。

（二）国际性学术活动

2012 年，2 名教师应邀赴澳大利亚参加灾害护理研究培训研讨班；1 名教师应邀赴日本神户参加世界卫生组织护理合作中心协作网会议及灾害护理会议；1 名教师赴日内瓦参加国际护士会护理领导能力培训班；1 名教师应邀赴美国北卡罗莱纳大学护理学院访问学习；2 名教师应邀赴台湾马偕医学院交流访问；2 人应邀赴美国约翰·霍普金斯大学进行访问交流。

（三）来访

2012 年，接到来自美国、澳大利亚、日本、中国台湾、中国香港等地护理专家来访共约 100 余人次。

六、积极组织校园基础设施建设

完成了四项校园基础设施建设：公寓楼学生浴室吊顶和通风改造工程、教学楼顶的防水处理工程、电梯竖井防水工程及电梯抢修、安装了 73 台培训用宿舍空调机。

在 2012 年，学院以"领导干部受教育、科学发展上水平、人民群众得实惠"为目标，为建设"国内一流，国际先进"的护理学院而努力，通过落实"十二五发展规划"，促进了护理学院的事业的全面发展。

（金　娜　编　刘　辉　审）

联系电话：（010）88771018

研究生院

（北京市东单三条9号，100730）

一、招生工作

（一）计划分配与导师遴选挂钩，树立招生计划的岗位责任

以"突出重点，兼顾全局，按需设岗，坚持标准"为原则，组织完成全院校743名导师的招生遴选工作，加强导师教书育人的责任感，切实保证研究生招生计划与院校及所院的发展目标相适应。

（二）报名工作

2012年研究生院全国招收攻读博士、硕士学位研究生统一入学考试报名工作于2011年10月底结束。硕士实际报名2036人，博士实际报名2310人。

在全国报考我校的考生中，外埠考生约占84%。报考人数超过200人的外埠省份为：北京、山东、河北等，与报考北京市其他高校的外埠省份排名一致。

从考生报考志愿分布看，报考人数逾百人的所院排名为协和医院、阜外医院、肿瘤医院、药物所、基础所、护理学院、药植所。

从考生报考志愿看，报考医院的考生占全部报名考生的55%（博士占74%）；报考其他研究所的考生占45%（博士占26%）；报考京内所院的考生占91%，报考京外所院的考生占9%。

（三）考前准备

1. 组织13个所院的230名导师命制博士、硕士入学考试试卷76份。

2. 硕士　完成全国243个考点的1100份试卷的印刷、装订、封装和机要寄出。

3. 博士　完成4000份试卷的印刷、装订、封装。

4. 在考生报名确认之前，必须填写《遵守考场规则承诺书》，同时向每位考生发放《考场规则》，人手一份，维护研究生考试的良好秩序，营造公平、公正的考试环境。

（四）入学考试

2012年全国硕士研究生入学统一考试在2012年1月7、8日举行。考生人数2036人，北京考区的硕士考生为366人，北京地区考场设在教学科研楼，共设9个考场。

2012年全国博士研究生入学统一考试在2012年3月10、11日举行。考生人数为2310人。我校考场分四个考区，共45个考场，具体设置如下：

第一考区，教学科研楼考区，17个考场，987名考生。

第二考区，基础所老楼考区，6个考场，315名考生。

第三考区，协和医院考区，6个考场，240名考生。

第四考区，护理学院考区，16个考场，768名考生。

共设120名考场工作人员：设主考、副主考、巡视人员、主监考、监考、考场办公室、纪检督导组、保卫督导组、医疗保障等小组。考场工作人员涉及院校机关、协和医院、整形医院、基础所、护理学院等。

考场秩序良好。

（五）评卷工作

1. 组织全院校153名导师和32名工作人员参与评卷和相关的保障工作，试卷评阅数量约5000份。评卷前，评卷人员和管理人员均需签订《保密责任书》，招生处组织

做好评卷前的培训工作和评卷期间的管理工作，切实保证评卷质量和评卷安全。

2. 完成 5000 份试卷的成绩录入工作。

（六）录取工作

1. 硕士　2012 年院校共录取硕士生 632 名，其中专业学位硕士生 219 名，港澳台学生 2 名。按新生的录取类别统计，录取非定向生占 94%；定向生占 0.3%；计划外生占 5.7%。党、团员占录取总数的 98.4%；男生占 31%；25 岁以下的占 92.4%。

2. 博士　2012 年院校共录取博士生 505 名，其中专业学位 127 名。按新生的录取类别统计，录取非定向生占 93%；定向生占 5%；委托自筹经费生占 2%。党、团员占录取总数的 85%；男生占 47%。

（七）组织各所院的招生宣传活动，下拨招生宣传经费 50 万元。采取走出去、请进来的方式，积极开展夏令营、在校生回母校宣传等活动。

（八）对外服务

1. 接待来人来电咨询 1 万余次，网上咨询 1000 余次。

2. 打印准考证 2000 余份、成绩单 1200 余份、录取通知书 1000 余份、考生图像信息采集 400 人次。

3. 完成 240 名推荐免试生的资格审查、手续办理；完成计划外学生的学费收取。

二、培养工作

（一）学位课程管理

1. 确定了 2012 级研究生选课表，安排 2011 级第二学期 46 门课程和 2012 级第一学期 73 门学位课程。

2. 组织 2011 级和 2012 级学生的选课，共完成 2011 级 3000 人次和 2012 级 6000 人次的选课、调课和成绩、经费管理。

3. 通过网络完成研究生选课、成绩管理等工作。

4. 进一步规范了研究生课程考试试卷的管理。

5. 为二年级、三年级在校生打印成绩单 6000 余份，办理应届生及往届生成绩单审核及盖章事宜。

6. 研发研究生课程选座系统，组织校内外知名专家共 31 人到研究生人文课程"协和讲堂"授课，授课内容包括：哲学、文学、法学、医学等各领域，共计 10 000 余人次聆听讲座。

7. 完成三个学期共计 149 门研究生课程的教学进度安排及 2011～2012 年第二学期、2012～2013 年第一学期共计 119 门课程（不同班次）经费拨款，催缴 11 个挂靠所院及自筹、委培在校生第二、三学年学费。

8. 录入、统计、整理 2011 级博士、硕士中期考核成绩。

9. 协助完成研究生课程考试考卷的印制。

10. 启用研究生教务系统新版软件，并对各所院研究生管理老师进行应用培训。

（二）培养工作

1. 组织 2010 级科研型研究生中期考核。应参加中期考核的硕士生 356 人，实际考核 352 人；应参加考核直博生 87 人，实际考核 87 人；应参加考核博士生 232 人，实际考核 228 人。有 65 名硕士生、75 名直博生经考核后转入博士阶段学习。

2. 完成 2010 级临床型研究生阶段考核工作。

（1）组织编写临床能力考核大纲。

（2）统一组织聘请 112 名专家对全院校 2010 级临床研究生及拟于 2013 年申请学位的在职申请学位人员（242 位临床研究生参加考核）进行了临床思维考核。

（3）进一步完善临床技能考核工作，统一组织 194 名临床科室研究生到北京医院临床技能中心完成技能考核，包括 SP 病人查体问诊、临床基本技能操作、沟通及病历考核四站。

（4）组织临床能力考核总结会议，邀

请部分临床思维及技能考核专家和部分 SP 代表，就学生在考核中存在的一些问题和注意事项进行点评，与会学生一致认为收获颇丰，受益匪浅。

3. 办理研究生提前、延期毕业、出国学习及转导师等培养管理各类批文 180 余份。

4. 根据教育部和国家留学基金管理委员会 2012 年国家建设高水平大学公派研究生项目选派工作会议的精神，通过清华大学建设高水平大学项目选派我校 8 位研究生与国外相关院校联合培养博士生，1 位硕士应届毕业生到国外直接攻读博士。

5. 组织专家制重新修订研究生各学科专业培养方案。

（三）优秀博士论文推荐及评选

为提高博士生教育质量、鼓励创新、促进高层次创造性人才脱颖而出，我校于 2012 年 3 月开展了院校优秀博士学位论文评选工作。经各所院推荐，院校邀请了各学科相关专家 15 人组成评委会，对 34 位申报者的申请材料（包括学位论文、推荐表、论文摘要、成果等）进行了电子评审，并依据评选标准，对参评论文进行投票并排序。根据投票结果将 2012 年度北京协和医学院优秀博士学位论文的作者姓名、论文题目、指导教师等信息在网上公示两周后确定我校 10 篇论文为校优秀博士论文，15 篇论文为校优秀博士论文提名。

根据校优秀博士论文排名次序，分别推荐 6 篇参加北京市优秀博士论文评比，共有 2 篇论文获北京市优秀博士论文。推荐 8 篇论文参加 2012 年度全国优秀博士论文评选。

（四）同等学力申请学位工作

1. 组织同等学力申请博士人员 113 人及我校 2010 级硕士拟转博生 243 共 356 人参加卫生部外语考试。

2. 完成同等学力申请硕士学位人员共 259 人的指纹录入、照相采集工作，组织考生参加全国外语考试、综合水平考试。

3. 组织同等学力申请学位人员的报名和选课。共有 48 人申请硕士学位、49 人申请博士学位。

4. 审核 2012 年度同等学力申请学位人员答辩材料，并整理其学位授予档案归档。

5. 配合教育部对同等学力申请学位人员管理新规定，启用同等学力申请硕士学位管理信息平台。

（五）研究生创新基金

为鼓励博士生从事原创性学术、医疗及技术研究，2010 年始学校设立研究生创新基金。根据《北京协和医学院研究生创新基金管理办法》（暂定）文件精神，研究生院于 2012 年 9 月组织开展了创新基金 2012 年项目申报及 2011 年项目中期检查评审工作。共有来自 18 个所院的 117 个项目申报 2012 年创新基金，经专家组评审，评选出 117 项为 2012 年创新基金项目。2011 年创新基金项目共 72 项，经专家组评审，全部通过中期检查，并评选出 16 项优秀项目。2010 年创新基金 44 项，其中 41 项已经顺利结题，创新基金汇编正在整理中。

（六）研究生出国交流基金

为支持研究生出席国际会议，拓宽国际学术视野，推进我校研究生教育的国际化进程，我校特设立了北京协和医学院研究生出席国际会议基金，对出席高水平国际会议并发表论文的研究生提供资助。研究生参加会议方式包括壁报展示或口头报告，由研究生先期提交资助申请，成行并回国后提交相关材料，由研究生院审核对实际发生金额予以报销。今年是资助实行的第一年，共计资助来自 8 个所院 20 名研究生出国参加高水平学术会议，总计资助金额达 20 万。

（七）其他

1. 教育部批准我校承办全国暑期学校——感染与肿瘤免疫研究进展博士研究生暑期学校，获国家自然科学基金委经费资助

20万元。暑期学校由基础学院协办,于2012年7月14日至23日在北京协和医学院护理学院(北京八大处)成功举办。暑期学校不收取任何费用,为参加者提供免费食宿。聘请18位从事感染和肿瘤相关领域的专家给50名学员(在校博士生和少数西部院校青年教师)授课。教授们广博的专业知识、巧妙的思维方式、严谨的工作态度以及和蔼的大家风范深深影响着学员。暑期学校的辛勤耕耘,赢得到了学员们的一致好评。

2. 教育部批准我校承办全国皮肤病与性病学和血液学及干细胞博士学术会议。学校对两个论坛分别资助20万元。皮肤病与性病学博士生学术会议由学校南京皮肤病医院协办,于2012年7月在安徽成功举办,血液学及干细胞博士生学术会议由学校血液病医院协办,于2012年10月在天津成功举办。两个学术会议分别聘请国内相关领域知名专家对参会博士生的学术论文进行点评,为博士生提供了高水平的学术交流平台。

三、学位与学科建设工作

(一)导师队伍建设

组织院校第二十一批研究生导师的审批工作。新批准博士生导师63人、硕士生导师79人。规定具有专业型博士研究生指导教师资格者,只能招收临床医学各学科的专业学位博士生;具有学术型博士研究生指导教师资格者,可以招收临床医学各学科的学术型博士生及临床医学专业学位博士生。继续实施并完成有关博士生导师的复审工作。

(二)学位授予

组织召开院校学位评定委员会议。审查授予2012届护理专业本科毕业生学士学位59人;2012届专升本毕业生学士学位98人;2011届高等教育自考本科学士学位8人;2012届临床医学专业毕业生学位资格75人,其中授予博士学位72人,授予硕士学位3人;2012届七转八毕业生博士学位10人;2012年度硕士研究生硕士学位341人,以同等学力申请硕士学位人员硕士学位51人;2012年度博士研究生博士学位494人,以同等学力申请博士学位人员博士学位23人。

四、综合工作

(一)研究生学籍和学历管理

完成本学年在校研究生的学籍学历注册工作。在校研究生共3194人,博士研究生1531人;硕士研究生1663人。本年度办理研究生退学12人、休学14人、转学1人。

(二)学生事务管理与服务

2012年总计为学生办理就餐卡720张、公交卡937张、集体订购火车票600余张。

(三)研究生思想政治工作

1. 完成4名京外研究生预备党员按期转正工作(2011级1人;2012级3人)。

2. 指导第27届研究生会成立,参与协调各所院建立和健全研究生分会,加强学校与所院两组研究生会的联系。

3. 研究生社会实践

2012年组织开展研究生社会实践活动,支持经费37万元,支持了16个社会实践调研项目,并于11月份进行了调研项目总结答辩,总体上取得了良好效果。

(四)完善奖助体系,提高研究生保障水平

由于我校列入小规模特色办学行列,教育经费大幅提高。为进一步完善奖助体系,自2012年4月起,学校继续提高研究生基本助学金水平,即博士研究生每月不低于1800元,硕士研究生每月不低于1500元。同时,将一、二、三等奖学金覆盖面扩大到8%、12%和15%。2012年学校奖助学金经费达563.45万元。按照教育部、财政部《研究生国家奖学金管理办法》,我校自今年起开展了研究生国家奖学金评选,共评选博士国家奖学金63名、硕士国家奖学金49名,奖励经费287万元。学校奖助体系不断完善,研究生待遇不断提高。

（五）就业指导工作

2012 年我校毕业研究生 819 人。其中博士 474 名，硕士 345 名。截至 12 月 31 日统计，研究生总体就业率为 95.80%。

（庐 菁 编 再帕尔·阿不力孜 审）

联系电话：（010）65105826

继续教育处（学院）

（北京市东单三条 9 号，100730）

2012 年度北京协和医学院继续教育学院继续充分发挥学校优势，不断提高成人高等学历教学办学质量，努力办好继续教育培训，加强继续教育科研工作，力求以研究促进继续教育教学管理工作的不断提高。主要开展了以下四个方面的工作：

一、不断提高教育教学质量，探索成人学历教育发展新思路

2012 年度，北京协和医学院成人学历教育规模稳定，教学质量不断提高。顺利完成本年度教学计划，共完成专科、专升本两个层次三个专业（护理、医学影像、医学检验）13 个教学班，123 门课程的教学安排、教学组织、考试考核、学籍管理、学生管理等各项工作。组织安排 896 人次参加学位英语考试，440 名学生参加毕业实习计划与考核。共有 472 人（专科 373 人，专升本 99 人）顺利毕业，其中 98 人获得学士学位。2012 年录取新生 500 名，其中护理学专业 359 名（含 301 校区 102 名），医学检验专业 80 名，医学影像专业 61 名；完成自学考试本、专科毕业学生的毕业生资格和学士学位授予资格的审核 8 人次。办学规模保持稳定。

表 1　2012 年成人本、专科专业学生数

专业名称	年制	毕业生数	授予学位数	招生数	在校学生数	预计毕业生数
总计		472	98	500	1395	443
专升本	3	373	98	500	1260	352
护理学	3	241	47	359	921	252
医学检验	3	74	27	80	187	60
医学影像	3	58	24	61	152	40
专科	4	99	0	0	135	91
护理学	4	79	0	0	103	59
医学影像技术	4	20	0	0	32	32

表 2　2012 年成人高等医学教育本科招生录取情况

专业	计划（人）	录取（人）	完成计划	最高分	最低分	控制分数线
护理学	360	359	99.70%	379	213	210
医学检验	70	80	114.20%	364	210	210
医学影像	70	61	87.10%	329	210	210
总计	500	500	100%			

继续教育学院一贯注重教学质量的提高，今年继续以所承担的北京成人高等教育研究会课题《护理专业成人高等教育与普通高等教育课程设置的关系研究》课题研究为依托，在 2011 年对教师、学生意见的调查研究的基础上，组织召开了一次护理专业教学研讨会和多次专家论证，对培养目标、课程设置、教学方法、评价方法等进行研讨，提出了进一步改进的意见和建议，目前已经完成对课程改革方案的修订，将在 2013 年新生进行试运行。

为保证成人学历教育的教学质量，继续教育学院还加强了学生学习的过程管理。本着以学生为本，坚持以"学院教学管理人员—班主任—学生自我管理"的三级学生管理体系，从入学教育到学生日常管理，再到考前教育及考场作风的建设等学生学习各环节，都严格要求学生，保证教学质量。

自 2011 年以来，北京协和医学院还与中国人民解放军总医院合作，进行护理专业成人专升本学生的培养，根据用人单位的需求进行教学，将课堂延伸到用人单位，解决成人学生存在的工作与学习之间的矛盾，目前已完成 2 届学生的招生工作，各项工作进展顺利。这也是对学校与用人单位合作办学的有益探索，为今后学历教育的发展提供了一个新思路。

二、发挥协和优势，高质量办好继续教育培训，社会效益显著

（一）国家级继续医学教育项目

2012 年各院所申报并获批的国家级继续教育项目共计 292 项，参加培训 4 万余人次，培训规模较上一年度增长 21.3%，培训效果获得了较好的反馈，社会效益显著。

为提高国家级继续医学教育项目申报质量和获批成功率，继续教育处组织实施了院内评审制度，聘请专家对申报项目进行审核，对不合格的项目提出了改进措施，基本上杜绝了申报过程中漏填、错填等现象的出现。完成 2012 年度第一批申报项目 97 项。院内评审环节有效提高了我院国家级继续医学教育项目的申报获批率，本年度申报项目获批率高达 96%。

为保证培训质量，继续教育处提出了"继教项目评优"计划，目前已经完成了继教项目评优工作的准备工作。院内评审制度从项目申报初始保证了项目质量，而继教评优措施将对整个项目实施过程及最终的培训效果起到良好的激励作用。

此外，为提高继续教育项目管理效率和规范化程度，学院完成了继续教育项目管理系统的开发和试运行，并根据试运行结果对现有系统进行了系统升级，目前运行顺利。继续教育管理系统的运用，大大提高了继续教育项目管理的规范化程度和效率，也为保证继续教育项目培训质量提供了有力的支持。

（二）住院医师规范化培训

受北京市卫生局委托，完成 2012 年度"北京市住院医师规范化培训"理论授课 26 次，其中必修课 12 次，选修课 14 次，共 104 学时，修改教学大纲 7 门课程，撰写新大纲 3 门课程。全年共培训住院医师 4586 人次（包括院校各附属医院 86 人次）。

为更好地满足住院医师的培训需求，提高培训质量，继教处组织开展了"对住院医师培养的理解和认知"的调查研究，共调查学员 470 人。对调查结果进行了分析，并及时将相关数据反馈到北京市卫生局科教司，为进一步改进住院医师规范化培训课程及 2013 年培训工作的改进打下基础。

（三）全科医学师资培训

受卫生部科教司委托，进行了全科医学师资培训工作相关文件的起草，为试运行"全科医学师资培训"计划，举办了一期"全科医生规范化培训师资研修班"，共培训全科医生培训基地师资 72 人，并根据培训结果和效果对相关文件和教学计划进行了修改。

（四）乡村医师培训

受中国红十字基金会委托，举办了一期乡村医师培训班，每期培训 15 天，共培训乡村医师 100 名。学院选派活跃在临床和教学一线的骨干教师参与教学培训工作，课程设内容覆盖医学基础知识和基本技能，并结合乡村医生常见疾病诊断及处理，同时兼顾社区预防，健康教育健康促进等卫生基本服务内容。教学方式以面授为主，辅以课堂讨论，临床参观，以及实地操作。培训得到参加培训学员和中国红十字基金会的一致好评，取得了良好的社会效益和经济效益。

（五）医保政策培训班

除以上继续教育培训外，学院还与北京协和医学院医保办公室合作，共同举办了"医保政策培训班"，共计培训 150 人次。

三、注重教学研究工作，以研究促教学

北京市教委、北京成人高等教育研究会课题《护理专业成人高等教育与普通高等教育课程设置的关系研究》课题项目已接近尾声，在 2011 年对教师、学生意见的调查研究的基础上，组织召开了一次护理专业教学研讨会和多次专家论证，对培养目标、课程设置、教学方法、评价方法等进行研讨，提出了进一步改进的意见和建议，目前已经完成对课程改革方案的修订，将在 2013 年新生进行试运行。

2011 年，北京协和医学院获批了教育部"高等医学院校毕业后教育及继续医学教育示范基地建设"项目，目前已进行了项目启动工作，继续教育学院组织了各院所进行子课题的申报和评审工作，共有 13 项继续医学教育研究和开发项目列入本项目的子课题。目前已完成中期报告，项目进展顺利，已发表文章 5 篇。

2012 年，新获批的外专项目"医学专业毕业生毕业后教育和继续医学教育研讨"，目前正在实施中。

这些教学研究工作的开展，极大的促进了学院的教学及教学管理工作，通过在实践中总结经验，在研究中促进教学质量和教育管理水平的提高。

四、进一步加强学院内部建设，进行规范化管理

继续教育学院还注重加强内部文化建设，增强凝聚力和沟通能力。根据国家和北京市的相关管理规定，对现有工作进行科学的总结和分析，制定继续医学教育相关管理补充规定和工作流程，以保证工作的制度化和规范化。学院还鼓励教职工在日常管理工作中对现有工作进行科学的总结和分析，为教学管理工作的提高打下科学、扎实的基础。

本年度，继续教育学院开发了继续教育管理系统，对院校继续医学教育工作进行系统化、规范化的管理。学院还参与了学校网络建设中继续教育学院的成人学历教育教学管理模块的建设。

今后，北京协和医学院还将进一步严格管理办学，注重办学质量。成人学历教育办学规模保持稳定，稳步提高办学质量。继续医学教育培训工作注重社会效益。学院还将进一步提高加大继续教育研究工作的力度，更好地促进北京协和医学院继续教育工作的开展。

（卢永平 编 何 仲 审）

院校规划发展处

（北京市东单三条九号，100730）

一、规划发展处成立并启动各项工作

经 2012 年 9 月 27 日院校党委常委会会议研究决定，2012 年 10 月 8 日院校发文（医科人发〔2012〕290 号）设立中国医学科学院北京协和医学院规划发展处，以进一步推动院校各项事业的改革与发展，加强院校战略规划的设计与研究，为领导决策提供科学依据，实现院校战略目标。2012 年 11 月 2 日，院校发文（医科党干发〔2012〕88 号）聘任朱成斌同志为院校规划发展处副处长。

二、中国医学科学院协和学术沙龙活动启动

为进一步加强院校内外的学术交流与科研合作，发挥院校优良传统，营造浓厚的学术氛围，凝练协同创新能力，围绕院校科学研究工作重点，针对国家人口与健康领域重大科学问题，瞄准医学科技国际发展趋势，组织相关专家名师和学者围绕一个科学问题或主题进行交流和探讨。经 2012 年 9 月 27 日院长办公会讨论同意举办中国医学科学院协和学术沙龙，由曹雪涛院长任学术委员会主任，李立明、曾益新、詹启敏、赵玉沛、再帕尔·阿不力孜、李利民任学术委员会副主任，其中李利民任常务副主任。学术沙龙组织办公室由朱成斌担任主任，黄波担任执行副主任，负责沙龙的活动组织和协调。学术沙龙活动地点在东单三条礼堂会议室，每年预计活动 40 次，经费预算约 10 万元/年。

在规划发展处联合科技管理处及基础所黄波实验室共同组织下，自 2012 年 11 月 7 日举办首期中国医学科学院协和学术沙龙活动起，2012 年共举办学术沙龙 8 期（表 1），报告人 17 人，参会人员达 264 人次。

目前，中国医学科学院协和学术沙龙已成为院校知名的品牌活动，在院校科研人员中具有较高的认可度和影响力，正逐步成为院校内部交流学术思想、促进科研合作的重要平台，对激励科研人员协同创新精神具有显著效果。

表 1　中国医学科学院协和学术沙龙情况一览表（2012 年）

期数	时间	主题	报告人	报告题目
第 1 期	2012.11.7	肿瘤生物学	詹启敏	当前肿瘤生物学热点
			黄　波	机械力信号与肿瘤
第 2 期	2012.11.14	炎症与心血管疾病：基础与临床	杨跃进	AMI 再灌注后心肌无再流的产生与保护机制研究
			陈厚早	炎症、衰老与心血管疾病
第 3 期	2012.11.21	生物医药研发新思路和新策略	甄永苏	抗体药物与配体药物 - 抗肿瘤靶向药物研究策略探讨
			邵荣光	生物医药研发趋势与策略

续　表

期数	时间	主题	报告人	报告题目
第 4 期	2012.11.28	干细胞和再生医学	程　涛	当前干细胞研究的若干热点、瓶颈与我们的发展策略
			王任直	中枢神经系统损伤后的神经再生与功能恢复
第 5 期	2012.12.5	人类基因组学：疾病与健康	张学军	银屑病基因组学研究
			张　学	下一代高通量测序技术的应用将全面改变单基因遗传病的基础研究与临床应用
			林东昕	遗传变异与食管癌：全基因组关联分析和功能研究
第 6 期	2012.12.12	表观遗传学：医学研究新方向	刘德培	表观遗传学-医学研究新方向
			胡克平	DNA 甲基化结合蛋白 2（MeCP2）的磷酸化与染色质稳定性
第 7 期	2012.12.19	激光医学临床应用与基础研究关键问题及产业化前景	吴小光	弱激光血液照射探讨
			李迎新	光动力疗法临床应用与基础研究的关键问题和产业化前景
第 8 期	2012.12.26	天然药物	蒋建东	小檗碱纠正高血脂的分子机理、化学基础及临床研究
			庾石山	天然药物活性物质研究

三、院校中英文网站群启动建设

为加强院校科技文化交流平台建设，反映院校及所院的发展，扩大院校在国内外的影响，与院校国际化发展战略相适应，根据 11 月 22 日院长办公会要求，院校规划发展处牵头，宣传部、国际合作处、科技管理处、信息中心共同参与，制定院校网站群建设工作计划和条件支持方案。

为顺利开展院校网站群建设工作，集多方力量合作打造优质的院校中英文网站群，2012 年 12 月 18 日，规划发展处协调宣传部、国际合作处、信息中心、科技管理处、医院管理处、科技产业处、研究生院综合办公室、学报编辑部英文组召开院校网站群建设第一次协调会。会议针对院校网站群建设及《中国医学科学院（北京协和医学院）关于加强院网站群工作的指导意见（讨论稿）》进行了热烈讨论，一致认为网站群建设是院校整体事业的一个重要部分，必须集中各部门力量，合力推进网站群建设工作，并在合作的基础上明确职责、合理分工、保障条件、理顺机制；应当结合院校实际有条件地借鉴和学习其他研究机构或高校网站建设的成功经验和成熟模式；认为网站群的建设应相对统一管理、协同运行，具体工作将由专职编辑和兼职编辑组成；决定会后由信息中心分别与规划发展处、宣传部和国际合作处进行院校中文网站改版和英文网站完善工作，形成院校中文网站和英文网站的雏形上线内部测试，在此基础上，各部门再向网站更新动态内容进入试运行。

在相关部门大力支持和积极配合下，中英文网站群建设取得初步进展，下一步将在整体规划的基础上广泛听取意见，推动网站群建设，通过加强对外宣传力度，搭建对外联系桥梁，以深化内涵建设，打造院校国家队形象，提升国内外知名度。

四、中国医学科学院青年科学家创新联盟成立

为搭建中国医学科学院青年科学家交流的平台，营造激发创新活力和促进协同创新的环境；为中国医学科学院机制创新和战略研究思想库建设发挥参谋助手作用；培育领军拔尖创新人才，经 2012 年 11 月 22 日院长办公会讨论，同意成立中国医学科学院青年科学家创新联盟，同意该联盟的章程草案。联盟的活动（包括其设立、换届、职责和运作等）坚持学术自由和学术民主，维护学术的纯洁性。

2012 年 11 月 27 日上午，中国医学科学院青年科学家创新联盟成立暨首届理事会第一次全体会议召开，中国医学科学院青年科学家创新联盟正式成立。联盟旨在为青年科技人才搭建交流互动的平台，展示青年科技工作者的才华，发挥创造力和科技先锋作用充分发挥青年科学家在学科建设、人才培养、科研工作、梯队建设、基地建设、科技体制改革等各个方面的参谋作用。按照要求，联盟坚持正确的政治方向，注重思想道德建设，以理事会章程为开展工作的依据，加强与医科院领导和院机关相关部门的沟通，以促进医科院发展为最终目标；充分领会顶层设计、战略谋划的重要性，发挥平台作用不断加强交流，为医科院的发展建言献策；加强合作，相互支持，共谋发展，共同进步，从而进一步提升医科院的科技水平；打造团队，形成人才链，提倡学术为先，提倡学术品德，理事会成员要真正起到示范作用，以高尚人格带动更年轻人才的成长，为医科院发展奠定坚实基础。

院校领导对青年科学家联盟寄予厚望，希望青年科学家在老一辈科学家和学术带头人引领和指导的基础上，在院校人才培养、科研工作、梯队建设、科技体制改革等各个方面积极献言献策，充分发挥智囊团作用。联盟将致力于为青年科技人才搭建交流互动的平台，展示青年科技工作者的才华，发挥创造力和科技先锋作用。

中国医学科学院青年科学家创新联盟首届理事会组成人员名单

理事长　　王健伟　病原所
副理事长　黄　波　基础所
副理事长　吕　滨　阜外医院
秘书长　　马　洁　肿瘤医院
理　事　（16 人，按姓氏拼音为序）
　　　　　陈利民　输血所
　　　　　岑　山　药生所
　　　　　樊赛军　放射所 *
　　　　　葛东亮　阜外医院
　　　　　蒋澄宇　基础所
　　　　　孔德领　工程所 *
　　　　　冉宇靓　肿瘤医院
　　　　　王洪生　皮肤病医院
　　　　　魏建和　药植所
　　　　　肖　苒　整形医院
　　　　　杨　威　病原所
　　　　　杨昭庆　生物所
　　　　　雍伟东　动研所
　　　　　张　烜　协和医院
　　　　　周家喜　血液病医院
　　　　　竺　青　药物所

注：* 年龄超过 45 岁，但该所只有 1 名特聘教授

（院校规划发展处　张　倩　编
　　　　　　　　　　　　池　慧　审）
联系电话：(010) 65105530

中国协和医科大学出版社
北京协和医学音像电子出版社

（北京市东单三条 9 号，100730）

2012 年是协和出版社艰苦奋斗的一年，面临资金严重紧张、图书销售形势严峻、百科全书编撰中遇到新问题的困难。在中国医学科学院领导的关心指导下、全社职工共同努力：以图书带动学术会议培训；由图书出版转向图书和数字出版；由图书出版带动科普活动；开辟新的经济增长点，提高业务收入。

一、《中华医学百科全书》工作

1.《中华医学百科全书》是国家委托的重点出版项目，原定今年出版 30 本，但根据交稿质量与预期差距较大，为保证质量，百科全书工作委员会决定增加作者交稿的修稿环节，对《<中华医学百科全书>学科卷工作进程及考核标准》进行了修订，将原来三个阶段工作划分为五个阶段，出版计划放缓。

2. 为了推动民族医药卷的进展，本年度共计召开 4 次编委会，商定民族医学卷的撰写原则与范围，民族医学卷 3 卷的编写正式启动。

3.《寄生虫学》《医学微生物学》《医学免疫学》卷，由于主编身体原因更换了主编，《微生物学》《病毒学》两卷合并为《医学微生物学》并任命新的主编；新增加《灾难医学》《医药工商管理学卷》《医院管理学》卷。

二、健康科普中心科研科普工作

1. 科普中心在卫生部科教司、卫生部疾控局、全国爱国卫生运动委员会、联合国儿童基金会的指派和委托下，圆满完成了健康新时空——临床医生科普项目、卫生部临床医生卫生科技云南行；开发编制环境卫生社区全覆盖社会动员工具包项目。

2. 向卫生部科教司申报并圆满承办了 7 个执业医师继续教育培训班，授予学员 I 类继续教育学分。

3. 2012 年 9 月 14 日中国石化与中国医学科学院健康科普研究中心暨百科名医网，在北京中国石化大厦举行"合理营养与公众健康"大型科普活动，卫生部授予此次活动为"2012 年全国科普日活动优秀特色活动"的称号。

三、图书编辑出版工作

（一）选题策划和组稿工作

1. 执业考试书 是出版社的经济支柱，在图书销售中占有决定性份额，近几年执业考试书销售形势严峻，竞争尤为激烈，面对激烈的竞争将执业考试书进行了逐条修改全面修订，使考试书质量全面提升。

出版前在当当网、卓越网、京东网等各大主流销售网站对出版社执业考试图书进行了全面而重点的前期宣传及中期推广工作，并在各大实体书店制作条幅、宣传画以及宣传彩页加大宣传力度，稳住了市场销售第三的位置。

2. 专著、教材管理类图书 今年重点图书《临床路径释义》（第一卷）是卫生部委托的重点项目，经过几年的磨砺终于面世，释义是对《临床路径》的答疑解惑及补充说明，解读每一个具体操作流程，规范医疗行为，提高医疗质量，保证医疗安全。

《临床路径释义》的编写和出版对推进医院医疗改革起到重要作用。

今年还重点推出《现代药理实验方法》（上下册）、《协和皮肤性病学素材库》《实用现代病理学技术》《腹部外科手术并发症的预防与处理》《药理学研究的新思路与新靶点》《实用急诊工作指导手册》等，上市以来受到专家学者的一致好评，具有较高学术水平的学术专著和医生的实用手册，体现了出版社坚持学术出版的特色。

3. 2012年我社共出版图书350种，其中新书158种，重印192种，2012年图书总印数191.7万册，总字数6400万千字，出版总码洋6755万元。

4. 卫生部科研项目和版权合作项目：①完成卫生部临床路径释义项目《临床路径释义（第一卷）》；②与北京丰趣信息技术有限公司进行电子书版权合作；③与巴德医疗科技（上海）有限公司合作"肿瘤化疗及护理的研究与教育"项目。

（二）出版基金项目及获奖

1.《皮肤分枝杆菌病学》获国家科学技术学术著作出版基金资助，资助金额3.3万元。

2.《中国气传真菌彩色图谱》申报2013年国家科学技术学术著作出版基金。

3.《中国人生理常数与健康状况调查报告》《协和呼吸病学（第二版）》申报第四届中华优秀出版物奖已进入前十名。

（三）"十二五"规划出版进展情况

1.《中国公共卫生》《中国人生理常数与健康状况调查报告》《神经递质与神经疾患》《国际疾病分类（ICD-10）应用指导手册》、《大众科学用药丛书》被选入"十二五"时期国家重点图书出版规划。2012年已完成2项：《神经递质与神经疾患》《中国人生理常数与健康状况调查报告》；三卷本《中国公共卫生》接近完成；其余3项按出版计划进行。

2.《流行病学（第2版）》《职业卫生与职业医学（第2版）》入选教育部第一批"十二五"普通高等教育本科国家级规划教材书目。

四、图书发行

截至11月底，共发货118万册，发货码洋5224万元，在实体书店销售萎缩的形式下，回款实洋达到1928万元实现了11%的增长。网络销售近几年持续上升，三大主流网站的销售回款实洋550万元，占到总回款的28%。

农家书屋近两年是各个出版社竞争最激烈的战场，2012年又是农家书屋国家工程正常采购的最后一年，2012年出版社入选农家书屋目录26个品种，中标的地区有四川、新疆、青海、江西、河北秦皇岛、海南、山西、湖北、浙江、陕西、河南。

五、期刊中心工作

期刊在学术水平稳步提高的同时，也狠抓刊物的经济效益。通过内部的机制改革和外部的广泛合作，开源节流，期刊中心经济指标均持续提升。

此外，还综合利用学术刊物作为平台，灵活开展了包括国际学术会议和专门继续教育学习班在内的各项活动，共主办、协办了"第九届北京协和医院骨与关节外科技术发展论坛""第三届帅府园论坛"等学术会议。

1.《癌症进展》2012全年共处理投稿400余篇，全年6期杂志共发表文章135篇，其中基金文章24篇。

2.《麻醉与镇痛》2012年邀请了30位教授参与了5月和8月的两轮选稿，选出共计72篇文章。2012年实际共刊出76篇（02月~10月）文章。

3.《骨与关节外科》在跨入了核心期刊的行列后，于今年成功召开了首届杂志理事会。杂志编委会与杂志理事会相辅相成，吸收了大批具有一定学术水平、热心杂志发展的专家进入杂志的决策机构，为该刊的后续发展奠定了基础。

截至 2012 年底共收到来稿 296 篇，已发文章 97 篇（前 5 期），基金文章 11 篇。

4．《中国生物医学工程学报》2012 全年刊文 148 篇，平均刊出周期在 8~9 个月。影响因子由去年的 0.440 增至 0.493，不仅持续在国内生物医学工程类 3 本双核心期刊位列第一，而且在基础医学类期刊中的排名也由去年的前 32% 上升至前 22%。

六、音像电子社工作

1．完成新版考试光盘的修订工作，并对几个主要出版社光盘的观摩调研后，今年按照计划，有针对性地开展了三项工作：

（1）针对 2013 年可能颁布新的考试大纲，开始了资料的收集整理工作，以便从容应对。

（2）为数字化出版开展，做好考试题的收集整理。

（3）在短期内完成 2013 版考试书的调整、修订工作，力求 2013 版考试光盘适应 2013 年的形势，以全新的面貌进入市场。

（二）完成"院校庆"任务

今年是北京协和医学院建校 95 周年，中国医学科学院建院 56 周年的庆祝年。为做好院庆工作，音像社承担了相应工作，并圆满地完成了任务。

七、承办会议与培训项目

1．"第七届北京协和呼吸病学峰会暨第三届 ACCP 呼吸与危重症临床峰会"，于 4 月 21~22 日在北京召开，此次会议参会学员达到近千人，会议为广大呼吸界医务工作者与医药企业建立了一个新的交流平台，邀请的与会专家都对此次峰会给予了高度评价。

2．"第九届医学双语教学骨干教师高级研修班"于 7 月在北京召开，研修班邀请了妇幼双语教学有经验的临床基础医学专家进行示范教学。高水平的教学内容，使"双语

高级研修班"已成为精品品牌项目，全国多家医学院的老师每年固定来参加培训，对教学质量赞不绝口。

3．"第一届全国妇幼保健峰会暨北京MCH 热点论坛"11 月在天津顺利召开。本次的学术会议的 8 个讲题紧扣妇幼保健主题，涵盖了妇女保健、儿童保健、健康教育、临床数据统计等内容，就行业中涉及的重点、热点及最新学术动态进行了探讨。达到了分享最新学术动态，提高专业知识，增强沟通互动的目的。

八、优化人才队伍

重视人才队伍建设是出版社可持续发展的重要基础，今年引进硕士毕业生两名，有工作经验的编辑两名充实编辑队伍，目前出版社编辑 90% 已取出版行业中级职称；百科编辑中已有 10 人具有辞书编辑资格。

本年度聘请资深编审，对出版社编辑进行为期 1 个月的系统业务培训，全方位提高编辑的业务水平。

中国协和医科大学出版社 2012 年出版图书

	新书	重印书	合计
书种	158	192	350
专著	45	38	83
教材	90	53	143
科普	18	96	114
其他	5	5	10
总码洋（万元）	4093.44	2661.69	6755.13
用纸（令）	14638.77	12394.34	27033.06
总印数（万册）	106.25	854.9	191.74

（王　玲　编　袁　钟　审）

联系电话：（010）65260378
E-mail：pumcpoffice@163.com

中国医学科学院分院
和共建单位

北京天坛医院

（北京市东城区天坛西里6号，100050）

工 作 概 况

一、基本情况

职工 2734 人（在编 2054 人、合同制 680 人），其中在编专业技术人员 1806 人，包括正高级职称 143 人、副高级职称 268 人、中级职称 611 人、初级 726 人、其他 58 人。

医疗设备总价值64 318万元。本年度购置医疗设备总值12 791.45万元，其中 10 万元以上设备 139 台（件）、100 万元以上设备 26 台（件）。

获奖情况。医院被评为全国百姓放心示范医院，在北京市"党在百姓心中"百姓宣讲"双十佳"评选活动中被评为十佳基层百姓宣讲团。医院党委的《构建人才培养工程，推动医院科学发展》获全国医药卫生系统创先争优活动党建工作品牌优秀奖，神经内科获批卫生部国家重点专科，功能神经外科和清华大学联合被授予国家级神经调控工程中心称号。神经外科教授戴建平入选美国科学院外籍院士，副院长王拥军获首都十大危险疾病科技成果推广专项奖、市科委优秀创新团队奖和北京市科技惠民奖，乳腺外科王丕琳主任被评为全国医药卫生行业系统创先争优活动先进个人，神经外科教授江涛获高校优秀成果奖一等奖。

二、改革与管理

加强领导班子建设。加强中层干部队伍建设，规范干部述职指标。增加干部选拔透明度，有 10 个岗位进行公开招聘。中层干部换届竞聘，任免干部 64 人次。进一步强化主任、副主任职责。强化干部管理能力建设，举办中层干部理论研讨班、神经外科中层干部专题研讨会。

医院作为北京市第三批试点医院，12月 1 日启动医药分开试点工作。重点开展门诊电子票据、开放门诊号源、规范诊疗行为、降低患者次均费用、挂号收费通柜、安全合理用药、设立自助用药安全查询机和健康教育处方等工作。

三、医疗工作

门诊1 277 038人次，急诊126 180人次，急诊危重症抢救 6498 人次，抢救成功率 92.57%。床位 1150 张。入院35 315人次，出院35 337人次，床位周转 30.75 次，床位使用率 93.69%，平均住院日 11.43 天，七日确诊率 99.38%，出入院诊断符合率 100%。住院手术29 749例。无孕产妇死亡，新生儿死亡率 0.396‰。

新技术、新疗法。神经外科改良腰大池腹腔分流术，心内科开展冠脉血管内彩色超声成像检查。

病案管理。全年检查病历质量 922 份，甲级病案率 97%；专项抗菌药物检查 300 份，对 3 人实施经济处罚和停手术 1 个月，去药剂科学习；完善电子病历和危急值预警系统，举办 2 次全院电子病历实时查房和 5 次处方点评，抗菌药物查房 1 次。

医院感染管理。开展中心静脉导管相关血流感染（CRBCI）的监测，加强重点科室医院感染的管理。组织全院专题培训 7 次，科室培训 5 次，约 2500 人次参加。科室二次培训 1677 人次。举办天坛感染控制宣传周，专题讲座 5 场，1000 余人次参加。参加卫生部职业暴露调查，应查 2159 人，实查 1980 人，调查率 91.7%。进行现患率调查，调查率 95.96%，现患率 3.75%。医院感染率 3.82%。

医保工作。全年医保出院 13 287 人次，总费用 21 485 万元，次均费用 16 170 元。以 2011 年实际支出费用为测算基础，把 2012 年度医保总额指标逐月分解到亚科和各病区，根据实际发生费用按超额或节余比例进行奖罚。增加多种医保查询功能，使科主任和临床医生可以及时了解自己科室医保指标完成情况。药剂科协助定期进行处方点评，对不合理用药进行点评，督促科室整改。限制医保处方限额和开药时间，避免大处方和开药超量引起的拒付。

医疗支援。年内，对口支援西藏自治区、新疆维吾尔自治区、内蒙古自治区和北京市昌平区长陵、十三陵卫生院。派出骨科、妇产科、神经内科、普外科、内科、感染科、检验科、病理科共 13 人，完成专家门诊、急诊 1387 人次，义诊 863 余人次。接收内蒙古自治区和玉树藏族自治州人民医院医师进修 6 人。社区医疗服务主要负责方庄、体育馆路、蒲黄榆、天坛 4 个社区。8 月，医院第 22 批援助几内亚医疗队完成历时 2 年的医疗任务回国。

医疗纠纷处理。全年发生医疗纠纷 51 件，终结 36 件，其中通过医调委调节 25 件，赔付 11 件，通过法院诉讼 12 件。

四、护理工作

补充与制定护理管理、制度 20 件。护理文件书写合格率 100%，护理病历书写合格率 100%，基础护理合格率 100%，特级、一级护理合格率 100%，技术操作合格率 98.9%，安全护理合格率 99.99%，急救物品完好率 100%。

在统计源期刊发表护理论文 31 篇。接收大、中专临床护士实习 158 人。接收全国 23 个省市护士进修 91 人，其中三级甲等医院 69 人、三级乙等医院 5 人、其他级别 17 人，对口支援护士进修培训 10 人。手术室、ICU、急诊、内分泌专科护士培训基地共接收中华护理学会 54 名基地学员、北京护理学会 27 名基地学员。

完成国家级继续医学教育项目 2 项，20 多个省市 300 多名学员参加；市级继续教育项目 15 项；区级 19 项；单位自管 12 项。组织护士长培训 4 次 617 人次，专业护士培训 5 次 470 人次，护理部理论集中培训 4 项 3 次大课 178 人，试用期护士培训 15 项 31 人，岗前培训 54 人。外出参加培训，其中中华及北京护理学会专科护士培训班 13 人、赴德国护理管理培训班 5 人、赴台护理管理培训班 32 人、其他各种培训班 95 人次。组织其他培训考核学习 15 场次。针对手术室、重症监护室、急诊室进行重点科室专业培训，接收专科护士培训基地学员 81 人。

五、科研工作

申报课题 256 项，主持上级课题 95 项，其中国家级课题 15 项、省部级 25 项、局级 7 项、其他 48 项，总经费约 6000 万元。在研课题 238 项，结题 25 项。

江涛等完成的"脑胶质瘤个体化诊疗的基础和临床研究"获高校优秀成果奖（科技进步）一等奖。王拥军等的"缺血性卒中医疗服务标准的推广应用"获首都十大危险疾病科技成果推广专项奖。申请发明专利 1 项。

全年发表科技论文 467 篇，其中 SCI 收录 119 篇，影响因子累计 308.22（最高影响因子 9.457，平均影响因子 2.59）。著作 15 部。

六、医学教育

完成本年度神经内科主治医师进修班的招生考试、岗前培训。完成首都医科大学继续教育处的培训任务。为本院职工举办学习班30次，共9393人次参加。脱产学习、到院外进修13人。

完成5个专业10个班级3182学时的理论授课、课间见习，完成175人156周的临床实习。在上年度教学的基础上，又增加临床药学和检验2个新专业的理论教学共918学时。录取研究生73人，其中硕士生52人、博士生21人。接收进修296人。

七、对外交流

邀请外国专家访问授课23人次。因公出国（境）30批42人次，分赴美国、英国、韩国、日本、德国、奥地利、俄罗斯、以色列、瑞士、比利时等国家和地区考察访问、学术交流和学习培训。举办3场国际会议。引进大型国际合作项目6项：营养抗体在前列腺癌发病中作用的合作研究、颈椎解剖及生物力学研究、创伤性颅内血肿的临床手术研究（STITCH）、外伤难治性高颅压大骨瓣减压的随机对照研究（Rescue ICP）、脑干胶质瘤的基础与临床研究、观察急性脑出血降压治疗对临床结局的影响研究。

八、信息化建设

信息中心协助各科室开展医药分开改革的相关工作：设置门诊科室用药范围限制，单张处方超限额提示；配合药库和医药股份批量调价，保证药品零差价；使用门诊住院处方点评系统；开发自助挂号机的挂号接口和医保接口；改进门诊电子病历，增加门诊健康教育处方维护和打印功能；制作医药分开检测数据统计表；修改门诊医生挂号提成统计表。

建设医院绩效统计平台，全部指标的完成情况可实时动态监控：实现全院和科室卫生材料、低值易耗品使用情况统计，考核各科耗材使用效率；统计各科医疗设备的使用效率，考核科室每类设备的实际利用效率；统计各科计算机耗材的使用效率，考核科室计算机耗材的实际利用效率；设置医生18项绩效考核指标，可分别从电子病历和HIS系统中提取数据进行考核；动态统计各病房16项主要医疗指标，可查询某个患者的全部住院资料；与麻醉系统开通接口，可记录患者手术过程中使用抗生素的准确时间点；对患者输液医嘱和输血医嘱的执行情况进行全过程追踪。

九、基本建设

新院拆建项目征地拆迁主体工作进展顺利，完成拆迁项目可行性研究的编制、完成道路工程方案设计，完成其余部分的围挡搭建，并于8月7日向市医管局上报了《北京天坛医院迁建工程社会稳定风险评估报告》。医院迁建工程项目接受上级部门检查2次，未发现重大问题。

十、其他工作

《天坛医院信息》平均每周出版一期，全年采写出版60期，刊稿340余篇。编辑出版《北京天坛医院医改简报》19期。采写医院新闻，报送北京卫生信息网等上级单位新闻稿件290多篇，均被采用。

开展卫生"三下乡"京郊行活动。制作电视片《新春的问候》。完成"党在我心中"宣讲活动，获北京市卫生系统团体第一。举办"我心中的新天坛"征文活动，组织"践行北京精神，为了人民健康，劳动创造幸福"主题卫生摄影作品大赛，举办全院信息员微博写作培训班。

（朱丽丽　郝　蕊　编
宋茂民　孙醒明　审）

联系电话：（010）67098297
E-mail：ttyydas@163.com

医院领导名单

院　　长　　王　晨　　党委书记　　宋茂民
副 院 长　　宋茂民　　副 书 记　　姚铁男
　　　　　　王拥军
　　　　　　张力伟
　　　　　　肖淑萍
　　　　　　周建新

获奖科研成果（题录）

2012 年度获得高校优秀成果奖（科技进步）一等奖

脑胶质瘤诊疗技术创新的基础研究与临床应用

2012 年度获得中华医学科技奖三等奖

颅内动脉瘤的介入治疗

获奖科研成果（摘要）

脑胶质瘤诊疗技术创新的基础研究与临床应用

江　涛　宋　韦　康春生　尤永平　等

　　脑胶质瘤是最常见的原发性颅内恶性肿瘤，易复发、高致残。低级别胶质瘤（WHO 分类 I～II 级）患者生存时间长，但肿瘤继发性癫痫严重影响患者的生活质量；高级别胶质瘤（WHO 分类 III～IV 级）患者生存时间短，其中胶质母细胞瘤（IV 级）患者中位生存期仅 1 年左右。我们国家的脑胶质瘤临床和基础研究长期处于落后状态，以致严重影响我国脑胶质瘤的诊治水平。本项目在近十年间，通过中国脑胶质瘤协作组的四家成员单位密切协作，开展了多中心大

样本前瞻性研究，在明确了影响低级别胶质瘤患者生活质量及高级别胶质瘤患者生存预后主要因素的基础上，通过确立胶质瘤的早期诊断、预后评估及治疗指导的一系列新的有效标志物，全面提升脑胶质瘤的个体化诊治水平。主要创新点为：

　　1. 确立了判断低级别脑胶质瘤继发性癫痫发生和预后的生物标志物，率先提出指导低级别脑胶质瘤继发性癫痫的合理规范化治疗策略，建立了低级别脑胶质瘤继发性癫痫的风险因素评估体系，通过手术全切使低级别脑胶质瘤继发性癫痫的控制率由 55% 提高到 81%。

　　2. 率先提出与高级别脑胶质瘤早期诊断及预后评判的生物标志物，确立了血胰岛素样生长因子结合蛋白 2（IGFBP2）自身抗体可作为脑胶质瘤早期诊断的指标，诊断特

异性高达 81%。

3. 系统性阐明了 miR-181 家族、miR-221/222、miR-21 在胶质瘤演进中的关键作用机制，发现 miR-181d 可靶向 O6 甲基鸟嘌呤-DNA-甲基转移酶而逆转胶质瘤细胞对替莫唑胺化疗的耐药。

4. 建立了国人最大的脑胶质瘤基因组学数据库，含完整临床资料和随访信息，为脑胶质瘤研究提供全面、高质量的基因组学数据平台。

本项目在《PNAS》《Neuro-Oncology》《Annals of Oncology》《Cell Mol Life Sci》等顶级期刊发表 SCI 收录论文 53 篇（累计影响因子 168 分），被他引 255 次。其中，发表于《Brain Res》的论文已被《Science》《Journal of Clinical Oncology》《Molecular Cell》等国际著名杂志他引达 69 次，并被评为 2011 年度该期刊最高引用奖；在《Neuro-Oncology》《Brain Res》发表封面文章 2 篇；近五年在神经肿瘤领域最高影响因子杂《Neuro-Oncology》发表文章 7 篇。获得国家发明专利 1 项；主编中文专著 3 部（共发行 8000 册），英文专著 3 部，出版的《脑胶质瘤》成为脑胶质瘤分子诊断的指导用书。2008 年受邀在美国临床肿瘤学会（ASCO）学术年会交流及发言，并获 2008 ASCO Cancer Foundation Merit Awards（大会优秀论文奖）。

作为主要发起人于 2012 年 1 月成立中国脑胶质瘤协作组，旨在建立和推广脑胶质瘤规范化诊疗体系。研究成果已在北京协和医院、四川大学华西医院、中国医科大学第一附属医院等 20 余家三甲医院推广应用。国人脑胶质瘤临床样本库和基因组学数据库已得到国外同行认可，受邀参与美国肿瘤基因组图谱计划（TCGA）。主办金陵神经肿瘤国际论坛，在 2011 年开办首届全国脑胶质瘤学习班，获得了广泛好评，有力地推动了脑胶质瘤个体化诊疗的发展，提升了我国

脑胶质瘤研究的国际学术水平。

本项目 2012 年度获得高校优秀成果奖（科技进步）一等奖。

颅内动脉瘤的介入治疗

李佑祥　杨新键　江裕华　姜除寒　张静波　等

颅内动脉瘤是指脑动脉血管壁的异常膨出部分，是引起自发性蛛网膜下腔出血的最常见原因。其病因尚不甚清楚，但以先天性动脉瘤占大部分，任何年龄均可发病，多发于 40~60 岁。未破裂的颅内动脉瘤是人体内的不定时炸弹，即使没有破裂出血，其占位效应也可能引起严重的后果。颅内动脉瘤的介入治疗属于微创治疗，该研究属于医疗卫生领域的研究。

本研究项目的主要技术内容包括：

1. 颅内动脉瘤蛛网膜下腔出血后的早期干预。颅内动脉瘤破裂出血后可能在短期内再次破裂出血导致患者残疾或死亡，出血还有可能加重脑血管痉挛，导致缺血症状。介入治疗创伤小，无明确的时间限制，不受动脉瘤大小、位置、患者年龄、术前状况等制约开颅手术因素的影响，可以早期施行介入治疗，这样不仅可以有效防止破裂动脉瘤再次破裂出血，而且能够缓解脑血管痉挛所致的迟发性脑缺血症状。

2. 临床应用推广颅内动脉瘤介入治疗新技术。可脱球囊载瘤动脉闭塞术、再塑型技术栓塞颅内动脉瘤、双微导管技术、覆膜支架技术、支架辅助弹簧圈介入栓塞颅内动脉瘤等新技术的临床推广应用提高了颅内动脉瘤介入治疗的疗效，同时扩大了颅内动脉瘤治疗的适应证。

3. 未破裂颅内动脉瘤介入治疗策略的实施。结合国际大宗病例研究结果与我们进行的未破裂颅内动脉瘤的随访研究资料，我们发现：动脉瘤的体积、位置以及形状是否

规则、有无家族史、是否为多发、近期生长速度等都是颅内动脉瘤是否会破裂出血的影响因素，此外，高龄、高血压、吸烟、女性患者也是动脉瘤易破裂的影响因素，具有这些危险因素的动脉瘤患者需要优先干预。而对于没有这些危险因素的未破裂颅内动脉瘤患者则进行个体化分析，权衡"危险-效益比"来选择最佳的治疗策略。

颅内动脉瘤介入治疗研究解决的主要技术问题包括使动脉瘤的外科治疗从巨创转为微创；扩大了颅内动脉瘤治疗的适应证；使临床上对动脉瘤蛛网膜下腔出血的早期干预成为可能。颅内动脉瘤介入治疗新技术的应用、出血性动脉瘤早期诊疗流程的建立等技术创新对围手术期颅内动脉瘤的综合治疗、规范化流程的建立、颅内动脉瘤介入治疗技术的推广和促进颅内动脉瘤治疗技术的发展具有重要意义，具有明显的社会效益和经济效益。

本项目 2012 年度获得中华医学科技奖三等奖

神经科学研究所

（北京市东城区天坛西里 6 号，100050）

工 作 概 况

一、科研工作

2012 年获得各类科研项目 29 项，其中国际合作项目 2 项、国家自然基金 10 项、国家科技支撑计划项目 2 项、十二五科技支撑 1 项、2012 市优秀人才（D 类）2 项、市科委管理课题 3 项、首发自主创新 4 项、首发重点攻关 1 项、首发青年项目 1 项、广东省战略性新兴产业核心技术攻关（合作）1 项、市新星 1 项、首医合作 1 项。获资助经费一千五百余万元。2012 年度研究所获批第二个北京市重点实验室——中枢神经系统损伤研究重点实验室，神经介入室获国家自然基金重大国际合作项目资助，资助金额 300 万元，这是国家自然基金委成立 26 年来神外所获得的第一个重点重大项目。

在研项目 86 项，其中国家级项目 24 项、部市级项目 32 项、局级项目 22 项、国际合作项目 2 项、横向项目 6 项。共有 36 项科研项目进行了结题。

全年发表论文 78 篇，其中 SCI 收录 36 篇，影响因子 68.054（最高 8.312，平均 1.944）。出版著作 1 部，参编著作 4 部。

全年共获科技奖励 3 项，其中北京市科学技术二等奖 1 项，中华医学科技奖三等奖 1 项，华夏医学科技奖三等奖 1 项。

获得国家级专利 2 项。

二、教学工作

1. 研究生工作 目前共有研究生导师 20 人，其中博导 9 人，硕导 11 人。招收研究生 26 人，其中博士生 11 人、硕士生 15 人。毕业研究生 18 人，其中博士生 8 人、硕士生 10 人。在读研究生 70 人，其中博士生 29 人、硕士生 41 人。另有同等学力研究生 11 名。

2. 博士后工作 在站博士后工作人员 1 人。出站 1 人。

3. 继续教育工作 共举办 I 类继续教育项目 9 项，其中国家级项目 5 项，北京市级项目 4 项，培训学员总人数超过 2400 人；举办 II 类区县级项目 3 项，II 类继续教育讲座共计 32 次。申报 2013 年度国家级项目 3 项，备案 2012 年度国家级项目 4 项；申报 2013 年度北京市级项目 3 项，备案 2012 年度北京市级项目 1 项；申报 2013 年度区县级项目 3 项。研究所共有 147 名专业技术人员参加继续医学教育，均已达标，达标率 100%。

4. 北京神经外科学院 毕业 2007 级五年制 4 人和 2011 级一年制学员 21 人。招收了第九批学员，其中五年制学员 4 名、一年制学员 16 名。现有在读学员 29 名，其中五年制 13 名、一年制 16 名。学院党支部举办了丰富多彩的活动。组织学雷锋义诊、进行密云"红色之旅"、组织学员进行爬山比赛等团队活动。

三、医疗及实验室工作

一年来，临床科室与基础实验室坚决贯彻落实"以患者为中心"的精神，努力提高医疗和服务质量。神经影像中心全年检查 14.8 万人次。伽玛刀室诊疗 1316 例，复诊

1238 余例。电生理室完成视频脑电监测 943 人次，各种手术监护 2276 人次，肌电图和各项诱发电位 4132 人次，脑电图和脑电地形图 3103 人次，24 小时脑电监测 769 人次，床旁脑电监测 34 人次。神经介入室收治住院 1900 余人次，手术 1907 例，其中动脉瘤 533 例（绿色通道急诊手术 230 例）。胶质瘤治疗中心完成手术 287 例，化疗 223 人次。内镜手术 474 例。功能神经室手术 408 例。神经病理室发出诊断报告约 8000 例，免疫组织化学染色 25 636 片，冷冻快速诊断报告约 1000 例，分子病理报告 350 余项，会诊疑难病例 400 余例。超微病理室完成电镜观察发出诊断报告 1062 例，制作半薄及超薄切片 4248 张，照相 12 000 张。

细胞生物研究室由基础和临床组成，重点研究工作为垂体瘤的分子分类和靶向治疗，收集标准化肿瘤标本 160 例；培养细胞 400 瓶；做实验动物 255 只，其中新西兰大白兔 15 只、大鼠 240 只。神经干细胞室今年完结一项课题为北京市自然科学基金的《干细胞-缓释型透明质酸材料修复脊髓损伤的研究》，在本课题中，神经干细胞室已经在体外条件下成功构建 hBMSCs-HA-PLL-antiNgR 水凝胶支架复合物及成功制作大鼠脊髓半横断损伤模型，并证明该水凝胶支架复合物对大鼠脊髓半横断损伤具有良好的修复效果，并发表相关核心论文一篇；动物实验 200 余次，所用实验动物 200 余只；培养细胞 400 余瓶。损伤修复室重点工作是协助海外引进人才刘松教授开展研究和探索面神经损伤的修复方法及技术，经过一系列基础研究、临床试验阶段，已进入临床应用方面，总结所行的 10 余例患者的治疗，证明舌-面侧侧吻合方法既适合于治疗完全性面瘫也适合于治疗持续性不完全性面瘫，为临床常规开展这项治疗方法提供了理论基础及实践依据，为了进一步了解和评价舌面神经吻合后面肌功能的可恢复程度，同时开展了应用高场强功能核磁探索中枢相关神经元可塑性的临床和基础研究，该研究目前在临床（神经影像学）和动物实验（应用 7.0 动物核磁）上在同时进行，并获得 2012 年北京市首发基金科技项目资助（项目名称：功能核磁共振成像对面神经损伤患者功能区定位及面神经重建术后预后评估研究）；基础实验用大鼠 222 只、电镜标本 125 块。病理生理研究室继续配合海外引进专家杨少华教授开展脑肿瘤方面的研究，应用胶质瘤细胞系 BT325，A172，U87，U251 及垂体瘤细胞系 MMQ 开展了肿瘤耐药机制及药物治疗的研究工作；动物实验方面培养星形胶质细胞用新生大鼠 66 只，复制大鼠脑缺血模型用大鼠 40 只。

神经药物研究室多年来针对具有自主知识产权的国家一类新药的研制及其药理机制研究、脑缺血继发性损伤机制及其保护的研究、与辽宁药联制药有限公司合作，承担该公司新药开发项目；完成局灶性脑缺血模型和闭合性脑损伤动物模型 620 只。颅脑创伤室成功建立大鼠的液压打击损伤模型 60 只，研究氢气对于脑外伤的抗氧化应激作用。功能神经室在脑深部电刺激治疗运动障碍疾病、精神心理疾病和癫痫外科方面作了大量基础和临床研究，双侧可充电国产脑深部电刺激 PINS 系统临床实验，已完成 31 例帕金森病患者植入，效果良好；与清华大学合作开展一托二双侧国产脑起搏器研发，目前基础实验已经结束，准备进入临床试验，与清华大学合作，分析癫痫鼠的脑电图变化，通过临床发作前的脑电图变化，预测发作，为进一步治疗性电刺激做好基础工作。动物实验室为研究所各室和医院各科室的科研提供服务，全年完成实验动物的饲养观察数量 2610 只。其中大鼠 2436 只、实验恒河猴 7 只、小型猪 2 只、实验兔子 131 只、实验用犬 26 只、实验猫 6 只；多次协助完成内镜培训班和显微外科缝合操作班的培训课程；

完成《实验动物使用许可证》的年检和上岗人员的培训。1月成立了实验动物成像中心，购置了1台超高场动物磁共振成像设备。已经对正常恒河猴及癫痫病理模型猴、大鼠垂体瘤模型、胶质瘤大鼠模型、胶质瘤裸鼠、脑外伤大鼠、颅骨生物材料修补术兔模型进行成像扫描，完善扫描序列，优化扫描条件，建立了完整的各类实验性动物成像序列。

四、学术交流

主办国际会议2次，主办全国性学术研讨会9次，承办和参与主办国际会议2次，承办和参与主办国内会议1次，新知识、新设备专业技术讲座7次，神经内镜基地培训班5期，共9800余人次参加。

出国学术交流21人次。参加国际会议并做大会发言12人次；参加国内学术会议150人次；邀请外宾讲课12人次，分别来自美国、德国、西班牙、荷兰、土耳其。

脑血管病防治工作方面，中国农村癫痫防治管理项目办公室设在全国脑防办。为加强对农村癫痫防治管理项目实施的监督管理，按项目要求，国家癫痫项目办公室与卫生部疾控局共同组织督导组先后对江苏、黑龙江、河北、广西等四个省进行了项目年度督导检查。本年本项目又增加了40个新的项目县，共覆盖人口9600万人；现有18个省166个项目县，管理癫痫患者近7万人。定期举办各类培训班、学术交流及时掌握了解国内外脑血管病防治研究现状及最新动向，指导和推动我国的脑血管病防治研究事业快速向前发展。另外，4月8～9日举办国家"十二五"课题——"全国脑血管病流调、社区高危人群早期筛查干预及临床研究公共平台技术研究"启动会（北京），参会150余人。全国脑防办与全国颅内血肿微创穿刺技术推广协作组合作于6月16～20日在北京举办了全国第58期颅内血肿清除技术培训班，学员来自30个省、4个直辖市

的神经内科、神经外科或急诊科医生，共100余人参训。8月13～15日在南京举办了国家级年度培训班。来自18个项目省、自治区的省癫痫项目办负责人、项目技术负责人及数据管理员120余人参加了培训，培训内容包括癫痫病规范化诊疗、项目管理、数据管理等。10月29日承办2012年"世界卒中日"主题日宣传教育活动（北京），现场发放由全国脑防办组织专家编印的《关注脑卒中，立即行动》2000册，给全国30个省75家医院以邮寄方式提供《关注脑卒中，立即行动》近50 000册。

《中华神经外科杂志》创刊28年，共发表文章6000多篇，本年杂志从以往的96个页码增加到108个页码，全年出版12期，刊登文章418篇，发行8万余册；根据中国科技论文引证报告，《中华神经外科杂志》近3年各项学术指标连续提高，在10余种神经外科专业杂志中排名第一，在百余种中华系列杂志中排名第十二位，在全国1900余种科技期刊排名第一百一十位。

五、其他工作

1. 研究所在市科委汇报"2012年公益院所改革与发展"情况评比中取得一类（优秀）院所成绩。

2. 2012年6月1日国家科技部和北京天文台命名一小行星为"王忠诚星"。小行星命名仪式于6月4日在北京举行。此次以5位国家最高科技奖获奖者名字命名的小行星，是中国科学院国家天文台施密特CCD小行星项目组发现并获得国际永久编号，经国际天文联合会小天体命名委员会批准而正式命名的。由于小行星命名的严肃性、唯一性和永久不可更改性，使得能获得小行星命名成为世界公认的一项殊荣。

六、大事记

国家最高科学技术奖获得者，中国工程院院士，第五、九、十届全国人大代表，中国共产党第十五次、十六次全国代表大会代

表，全国优秀共产党员，全国先进工作者，中国医学科学院神经科学研究所所长，首都医科大学附属北京天坛医院名誉院长，北京市神经外科研究所所长，中国神经外科的开拓者和创始人之一，杰出的神经外科专家王忠诚教授因病于 2012 年 9 月 30 日在北京逝世，享年 87 岁。

王忠诚院士 1950 年毕业于北京大学医学院医疗系，师从我国神经外科奠基人赵以成教授，后又随同赵以成教授在北京同仁医院创建了北京地区第一个神经外科。1960 年加入中国共产党。1961 年王忠诚院士写出了我国第一部《脑血管造影术》专著。1982 年后先后担任北京天坛医院院长、北京市神经外科研究所所长、中国医学科学院神经科学研究所所长；1994 年当选中国工程院院士。

王忠诚院士先后获得全国科学大会先进工作者、全国卫生系统先进个人、中国科协全国优秀科技工作者、香港"何梁何利科学与技术成就奖"、三部委授予的"白求恩奖章"、亚大颅底神经外科学会授予的"领导促进颅底外科贡献奖"、第 12 届世界神经外科学会联合会授予的"荣誉奖章"，2008 年王忠诚院士荣获国家最高科学技术奖。

王忠诚院士一生致力于医疗、教学和科研工作，他将毕生心血投入到自己深爱的神经外科事业中，为中国神经外科事业的发展壮大、走向世界，做出了卓越贡献。

研究所领导名单

所　长　　王忠诚　　院士

副所长　　张亚卓　教授　　吴中学　　教授

获奖科研成果（题录）

北京市科学技术二等奖

内镜神经外科技术的研发、推广及应用

中华医学科技奖三等奖

颅内动脉瘤的介入治疗

华夏医学科技三等奖

颅内动脉瘤的病理生理及血流动力学研究

获奖科研成果（摘要）

内镜神经外科技术的研发、推广及应用

张亚卓　桂松柏　王新生　宗绪毅　宋明　等

内镜神经外科是目前微侵袭神经外科领域的核心技术之一。神经内镜技术具有利用人体自然腔道、创伤小、近距离观察深部病变、显露清晰、观察死角小等诸多常规神经外科技术不具备的优点，这恰是微创神经外科手术的根本需求。神经内镜手术创伤小、手术时间短、术后患者恢复快、住院时间短、经济高效，可应用于颅底、脑室脑池、脊柱脊髓、脑实质病变等大部分神经外科疾病，这一技术的研发、应用及推广显著提高了神经外科疾病的整体治疗水平，改善了广大患者的生存质量，促进我国神经外科向国际先进水平发展。

本项目组在 2004 年前工作的基础上，从颅底病变、脑室脑池病变、脊柱脊髓病变、脑实质病变几个方面入手，引进国际先进技术并在实践中不断改进与完善，系统的进行神经内镜技术的开发及应用研究。至 2010 年 5 月共完成 3350 例内镜手术，其中颅底内镜 2094 例、脑室脑池内镜 1192 例，术后 92.4% 患者症状明显改善，并发症发证率为 5%。并取得了多个关键技术突破：①首次在国内神经外科领域开展颅底巨大广泛生长肿瘤的神经内镜治疗，并首次提出内镜神经外科为主的个性化治疗策略；②首次在国内应用神经内镜下脑室-囊肿-脑池造瘘术治疗鞍上池囊肿，并证明脑室-囊肿-脑池造瘘术治疗鞍上池囊肿的效果优于单纯脑室-囊肿造瘘术；③首次在国内应用神经内镜治疗进行脑室内病变研究；④率先在国内对神经内镜下汉族成人各种入路的解剖进行系统全面的研究和阐述；⑤根据国人的生理特点和国内内镜手术技术需求设计发明了新型实用经鼻颅底内镜。

在应用的基础上进行了广泛的技术推广，累计举办神经内镜培训班近 20 期，举办国际、国内学术会议 10 余届，进行手术演示及讲座 50 余次，覆盖全国各地区的省、市级医院，使全国多数市级以上医院都能够进行神经内镜手术，带动我国内镜神经外科保持国际先进水平。神经内镜技术的广泛应用不仅提高了许多患者的生存质量，同时也在一定程度上降低了医疗成本，减轻了家庭及社会的经济负担。

本研究成果获 2012 年度北京市科学技术二等奖。

颅内动脉瘤的介入治疗

李佑祥　杨新健　江裕华　姜除寒　张静波　等

摘要见北京天坛医院年鉴。

颅内动脉瘤的病理生理及血流动力学研究

杨新健　李佑祥　穆士卿　李艺影　张莹　等

颅内动脉瘤是严重危害人类健康的常见疾病之一，占脑血管意外病人中的第三位，致死和致残率很高。但是动脉瘤的发生、发展、生长、破裂及术后转归尚不清楚。本课题组在动物实验的基础上，对动脉瘤的病理及血流动力学进行研究，从而对动脉瘤的破裂及术后转归进行分析。

我们首先建立了兔动脉瘤模型，其病理学上具有不完整的中膜弹力层和胶原蛋白，并具有自发生长破裂的倾向，该模型高度模拟了动脉瘤的病理学特点和自然发展过程。在兔动脉瘤和人动脉瘤瘤壁中，氧化应激过程参与了动脉瘤的病理过程：氧代谢产物丙二醛（MAD）在动脉瘤瘤壁中高度表达，

而抗氧化物超氧化物歧化酶（SOD）和抗活性氧单位水平明显低于正常血管。这表明，在动脉瘤发展过程中，局部组织的氧化平衡被打破，氧化和抗氧化水平的失衡动脉瘤代谢过程中起重要作用。通过免疫生化的方法，进一步发现黄嘌呤氧化酶（XO）可能是人颅内动脉瘤瘤壁氧自由基的主要来源之一。在基因水平上也进一步证实了以上结果。通过比较脑动脉瘤瘤壁和正常头颈部血管管壁的全基因 RNA 表达谱，结果显示，免疫/炎症相关基因的表达差异存在于脑动脉瘤病理生理过程。另一簇差异表达基因属于细胞基质成分，如胶原基因和基质金属蛋白酶等。以上结果从形态、生化和基因的不同研究水平，均显示了同一个结果，免疫/炎症过程参与了动脉瘤的病理，氧自由基可能是其中重要的介质。

本课题组以临床动脉瘤的三维血管造影图像为研究对象，从中提取出动脉瘤和相关动脉血管的几何轮廓，测量载瘤动脉及动脉瘤的压力、血流速度等参数，建立基于患者三维血管造影的"仿真"动脉瘤模型，然后应用计算机结合流体力学软件，对动脉瘤模型进行三维数值模拟并测算其血流动力学参数。发现动脉瘤血流从流入道侧流入瘤内，并沿着瘤周壁回流至流出道，部分从瘤颈口上游流出，形成涡旋的动脉瘤一般的血流模式。动脉瘤流入道血流速度、动压及流入道侧壁的壁面切应力最高，流出道次之，

瘤顶部最低，且动脉瘤壁面切应力、动压与血流速度呈正相关。我们对各种临床动脉瘤的破裂因素及血流动力学进行研究，探讨了动脉瘤形态与血流动力学和动脉瘤破裂风险的关系。我们提出壁面切应力是促进动脉瘤的形成、生长、扩大的因素之一，不是导致动脉瘤破裂的直接原因。而动脉瘤的破裂与切应力的不足密切相关。本研究还把动脉瘤按其长宽比分成两类，认为动脉瘤的高破裂风险与其血流动力学特性，特别是 WSS 和血流速度密切相关，而动脉瘤的长宽比和其流入道及瘤顶部 WSS 的比值能反映动脉瘤破裂风险的程度。本课题组还利用三维血流动力学数值模拟方法探讨颅内动脉瘤栓塞后的转归机理，发现：血流动力学是影响动脉瘤栓塞后转归的重要因素，颅内支架对于动脉瘤栓塞后的转归也有重要的影响。本成果为临床研究动脉瘤生长、破裂机制，评估动脉瘤破裂风险及栓塞后转归的相关因素提供理论依据，并建立基于临床数据和血流动力学参数的术后预测和评估方法。

本研究成果获 2012 年度华夏医学科技三等奖。

（王灵枢 编 张亚卓 程小燕 审）

联系电话：01067096783
Email:wls_jj@163.com

黑龙江分院（哈尔滨医科大学）

（黑龙江省哈尔滨市南岗区保健路157号，150081）

工 作 概 况

一、科研工作

2012年，哈尔滨医科大学（黑龙江分院）在学校党政领导和关怀下，本年度全体科研人员秉承求真务实的工作作风，坚持服务科研的工作理念，圆满完成了2012年工作目标。2012年全校获各级各类课题千余项，总资助金额过亿，其中：科技部重大专项子课题3项、国家"十二五"科技支撑计划1项、863计划2项、973计划子项目4项、973前期2项、国际合作项目1项，资助金额2000余万元；国家自然科学基金项目资助171项（包括重点项目1项、重大合作研究项目1项、国家基础科学人才培养项目2项、重大研究计划培育项目1项、国际（地区）合作与交流项目2项），资助金额8446.9万元。卫生部行业基金通过中期验收并获好评。获得教育部科技成果一等奖一项，医学遗传学团队成功入选2012年教育部创新团队。

（一）科研课题

全年共获得各级科研课题1171项，共获批准经费14 896.2万元。其中，国家自然科学基金项目171项；科技部项目10项；卫生部项目14项；教育部项26项；其他部委科技项目3项；中国博士后科学基金项目40项；省级课题141项，省杰青3项，省自然基金116项，省博士后资助基金项目90项；省教育厅项目228项；省卫生厅项目224项；市（哈尔滨市、大庆市）科学研究基金项目项55项；其他项目37项。

（二）科研成果

获各级各类科研成果奖113项，其中：教育部高等学校科学技术奖自然奖一等奖1项；黑龙江省科学技术奖一等奖1项，二等奖16项，三等奖7项；教育厅高校科技奖一等奖5项，二等奖3项，三等奖1项；黑龙江省医药卫生科技进步奖一等奖18项，二等奖12项，三等奖5项。

（三）其他工作

2012年度学校加强了博士后出入站的管理制度和中期考核，博士后进站106人，出站77人。中国博士后基金获得特别资助8项，一等资助4项，二等资助28项，资助金总额252万元。黑龙江博士基金90项，资助金总额267万元。2012年学校各级重点实验室共获得教育厅资助660万元。共有8个省高校重点实验室参加省教育厅组织的评估工作，其中5个通过综合评估进入现场评估环节，在现成评估过程中2个重点实验室成绩优秀获得省教育厅优秀奖；学校教育部重点实验室和省高校重点实验室在省教育厅组织的省属高校重点实验室建设专项资金绩效评价工作中取得综合评价全省第一的好成绩；心肌缺血省部共建教育部重点实验室于2012年6月21日正式通过了教育部科技司组织的重点实验室的验收工作。

二、教学工作

2012年学校圆满地完成了学科建设、教学管理、学籍管理、专业建设、教学改革、招生、电化教学及教学保障等工作。

2012年评选确定校优势二、三级学科23个，评选出2012年于维汉院士杰出青年培养基金获得者7名，对全校26名于维汉院士杰出青年培养基金获得者进行2012年度资金资助。完成省人社厅对领军人才梯队的认定，申报新建省级领军人才梯队2个，资助梯队2个，申报调整学科（后备）带头人5人，申报省级领军人才梯队后备带头人资助21人，其中20人获得资助。

组织2012年中华医学会教师基本功讲课大赛参赛教师的推荐工作，学校一名教师获得讲课大赛二等奖和最佳教案奖。组织申报并获得省级教学新秀2人，省教学能手11人。学校获省高校师德先进集体称号，13人获省高校师德先进个人称号。举办2012年教师岗前培训班，培训教师421名。举办了2期教师英语口语提高班和1期多媒体技术培训班。组织青年教师岗位培训外语考试（121人），107人成绩合格。选派23名骨干教师赴国内外学习进修；接收了省内高校17名教师访学。选派1人参加教育部第四期来华留学英语师资培训班学习。组织省教育厅2012年国家留学基金委地方合作项目省级学科带头人子项目申报工作，3人获得项目资助。组织省教育厅2012年黑龙江省省属本科高校战略后备人才出国研修资助项目申报工作，4人获得项目资助。组织省普通高校大学公共英语教师英国培训班报名工作，1人参加培训班。

组织申报教育部"本科教学工程"专业改革试点项目。临床医学、预防医学、药学、口腔医学、麻醉学等5个专业获批为省级建设项目，其中临床医学、预防医学、药学3个专业被推荐至教育部申请国家级建设项目。组织申报教育部、卫生部"卓越医生"教育培养计划项目。学校成为第一批卓越医生教育培养计划项目的试点高校，获批"拔尖创新医学人才培养模式改革"和"五年制临床医学人才培养模式改革"两个改革试点项目。积极组织推荐教育部、卫生部规划教材主编、副主编等工作，获批"十二五"国家规划教材主编12部，卫生部规划教材主编16部，副主编14部。

加强精品资源共享课建设，其中9门课程通过省教育厅的评审并上报教育部；完成《医患沟通学》精品视频公开课的建设，并获批为国家精品视频公开课。

2012年学校获批参加国家级大学生创新创业训练计划，首批资助项目50个，获教育厅资助经费40万元。成功召开了第二届大学生创新创业工作交流会。举办了学校大学生数学建模竞赛，选派优秀选手参加东北三省、国家数学建模竞赛，获得东三省一等奖2项，二等奖1项；获得全国二等奖2项，省赛区一等奖4项，二等奖2项，三等奖4项。组织学校第二届医学生临床技能竞赛工作，参加东北赛区竞赛获得一等奖，参加全国医学生临床技能竞赛获得二等奖。完成11个技能操作项目录像摄制工作。临床技能综合培训中心、护理技能综合培训中心、公共卫生实践教育基地、药学实践教育基地顺利通过省级校外实践教育基地的评审。

2012年普通教育计划招1600人，其中重点本科批次计划招生1350人，中外合作办学批次计划招生250人；省内计划招生750人，省外计划招生850人。本科一批录取1333人，其中七年制本硕连读专业180人，本科其他专业1153人；中外合作办学专业录取250人。推免研究生工作。组织推荐101名优秀本科毕业生免试攻读硕士研究生；推荐30名2008级七年制学生免试攻读博士研究生，其中，基础医学专业10名、临床医学专业20名。

教务处、第一和二临床医学院、基础医学院、公共卫生学院分别获"黑龙江省普通高校教学管理质量集体奖"，6人分别获"黑龙江省普通高校教学管理质量个人奖"；

1 人荣获"黑龙江省高等教育学籍学历管理先进个人"称号。

三、医疗工作

2012 年学校共有 187 个新技术项目参加黑龙江省医疗新技术应用奖的评审,共获奖 166 项,其中一等奖 68 项,二等奖 57 项,三等奖 41 项。

2012 年学校附属一院神经内科、肾病科、普通外科、眼科、临床护理,附属二院普通外科、眼科、皮肤科共 8 个项目被选为国家临床重点专科建设项目。

2012 年 7 月在由黑龙江省总工会、黑龙江省人力资源和社会保障厅等举办的全国妇女岗位创新技能大赛黑龙江选拔赛医疗护理项目比赛中,学校获团队第一名,共三人获"省五一劳动奖章"。

为改善伊春林区人民群众就医条件,2012 年学校与伊春市政府正式签订院校合作协议,先后派出专家医疗队 7 次赴伊春林区进行医疗指导及义诊,共接待患者 1404 人次,示范手术 4 例。

四、国际交流工作

全年共派出 460 人次前往美国、加拿大等 30 个国家进行讲学、培训、研修、访问和参加学术会议;接待来自美国、加拿大等 24 个国家和香港地区国家的 151 人次来我校讲学、访问、参加学术会议。配合研究生院完成了日本冈山大学的 4 名硕士研究生选拔和加拿大卡尔加里大学的 5 名博士研究生选拔考试的服务接待工作。

2012 年全校 11 名青年教师获得教育部国家留学基金出国留学的资助资格,其中 1 名为国家留学基金委全额资助人员,10 名为地方合作项目。

2012 年共协助 6 名本科生获得美国密苏里－堪萨斯城大学的 1000 美元的"吐温奖学金"的资助。两次组织 8 名本科生赴俄罗斯参加"第十三届太平洋国际学生与青年学者实验预防和临床医学前沿问题国际研讨会"和"远东地区高校大学生文艺汇演"等活动。接纳来自俄罗斯伊尔库茨克国立医科大学的 18 人代表团来我校进行为期 15 天的生产实习。

全年共计聘任来自美国佛罗里达大学等世界名校的 8 名学者为学校的名誉教授（1 名）、客座教授（7 名）,为学校各专业与国外同行们的开展合作提供方便和机会;同时积极服务于学校海外留学生的就业工作,及时完成 28 名海外留学生向学校提出的海外学历认证工作。

（刘凤玉　撰　杨宝峰　审）

联系电话：0451-86624142
通讯地址：hljsyxkxy@126.com

分院及各所、室领导名单

党政领导名单

党委书记　　　田文媛
校长、党委副书记
　　　　　　　杨宝峰
地方病控制中心主任
　　　　　　　孙殿军
党委副书记　　曹景文
副校长　　　　曹德品
副校长　　　　傅松滨
副校长　　　　刘文川
党委副书记　　赵炜明
纪委书记　　　马宏坤
副校长　　　　袁重胜
副校长　　　　庞　达
工会主席　　　杨　平

中国疾病预防控制中心地方病控制中心

党委书记　　　杨宝峰
主任、党委副书记
　　　　　　　孙殿军
副主任　　　　徐秀玉
副主任　　　　周　晋

黑龙江省医学科学院（中国医学科学院黑龙江分院）

院长　　　　　杨宝峰
副院长　　　　申宝忠
副院长　　　　张　斌
顾　问　　　　金连弘

黑龙江分院各所、室行政领导名单

院长　　　杨宝峰　　　教授　　　　办公室主任　　史文彦　　　研究员

黑龙江省基础医学研究所

| 所长 | 高　旭 | | 副所长 | 王　玲 | 教授 |

黑龙江省卫生学研究所

| 所长 | 孙长颢 | 教授 |

黑龙江省克山病研究所

| 所长 | 王　铜 | 研究员 | 副所长 | 付松波 | 研究员 |
| | | | | 孙树秋 | 研究员 |

黑龙江省大骨节病研究所

| 名誉所长 | 杨建伯 | 研究员 | 副所长 | 于　钧 | 副研究员 |
| | | | | 刘　辉 | 助理研究员 |

黑龙江省地氟病研究所

| 名誉所长 | 孙殿军 | 研究员 | 副所长 | 王丽华 | 研究员 |
| 所长 | 高彦辉 | 研究员 | | 于光前 | 研究员 |

黑龙江省碘缺乏病研究所

| 所长 | 刘守军 | 研究员 | 副所长 | 苏晓辉 | 研究员 |

黑龙江省肿瘤防治研究所

| 所长 | 张清媛 | 教授 | 副所长 | 徐向英 | 主任医师 |
| | | | | 张艳桥 | 主任医师 |

黑龙江省眼科学与视觉科学研究所

| 主任 | 刘　平 | 教授 | 副所长 | 原惠萍 | 教授 |

黑龙江省肝脾外科中心

| 主任 | 姜洪池 | 教授 |

黑龙江省遗传医学中心

| 主任 | 傅松滨 | 教授 |

黑龙江省医学情报研究所（黑龙江省医学文献信息中心）

| 所长 | 曲章义 | 教授 |

心血管疾病研究所

| 名誉所长 | 付世英 | 教授 |
| 所长 | 李为民 | 教授 | 副所长 | 李仁科 | 教授 |

干细胞与生殖医学研究所

| 所长 | 周　晋 | 教授 |

黑龙江省神经科学研究所

所长　　　赵世光　　　教授

器官移植中心

所长　　　姜洪池　　　教授

北方转化医学中心

所长　　　杨宝峰　　　教授

精神卫生研究所

所长　　　胡建　　　教授

口腔医学研究所

所长　　　王廼谦　　　教授

医学影像研究所

所长　　　申宝忠　　　教授　　　副所长　　　田家玮　　　教授
　　　　　　　　　　　　　　　　　　　　　于丽娟　　　教授

大肠癌研究所

所长　　　王锡山　　　教授

生物制药研究所

所长　　　朱大岭　　　教授

医学伦理学研究所

所长　　　尹　梅　　　教授

肾脏疾病研究所

所长　　　焦军东　　　教授

组织工程与发育生物学研究室

主任　　　金连弘　　　教授

仪器中心实验室

主任　　　金晓明　　　教授

获奖科研成果（题录）

教育部高等学校科学研究优秀成果奖一等奖 M3 受体——心肌保护的新靶点

省科学技术进步一等奖

肿瘤标志物靶向分子成像在疾病早期诊断及治疗疗效监测中的应用

省科学技术进步二等奖

脊髓损伤后神经功能保护和再生的相关研究
自然杀伤细胞/树突状细胞联合过继免疫治疗恶性肿瘤的研究
越橘提取物预防及抑制大肠癌的机制
CD4+CD25+调节性 T 细胞在膀胱癌治疗中的应用
卵巢癌肿瘤干细胞分离、鉴定及基因靶向治疗
牙体粘结修复优化条件的研究
光动力治疗牙周病的研究
CHFR 基因在妇科肿瘤早期诊断中的作用

省科学技术进步三等奖

突发公共卫生事件应急反应理论构建、能力评价
青少年心理危机影响因素及干预模式
乙型肝炎病毒 cccDNA 巢式-实时荧光定量 PCR 法的建立及应

省科学技术奖自然科学类二等奖

重组人腺病毒基因工程疫苗的基础研究
维生素 E 琥珀酸酯抑制胃癌细胞生长的信号网络
光学相干断层成像对急性冠脉综合征发病机制的研究
中国东北地区青光眼相关致病基因的研究
CD4+CD25+抑制性 T 细胞在 MG 和 GBS 中作用的研究
脑卒中后脑水肿机制的研究
癫痫相关脑区生物电现象及分子机制的研究

省科学技术奖自然科学类三等奖

体外降低核移植供体细胞分化甲基化程度的研究
IRFs、CKs、NKs、DCs、黏附分子参与 MS 发病机制
兔激素性早期股骨头缺血坏死 CT 三维及灌注成像的实验研究
龙葵碱调控 NAT 酶活性中心巯醇键诱导 HepG2 细胞凋亡的研究

获奖科研成果（摘要）

光动力治疗牙周病的研究

毕良佳　王晓春　王　娜　林　江　李　新

牙周病是发生在牙齿支持组织的疾病，是最常见的口腔疾病之一，是一种多因素的疾病，大量研究证实牙菌斑是牙周病的主要致病因素。对抗牙周致病菌的传统治疗方法包括机械和化学药物控制菌斑。这些方法虽然在临床治疗中广泛应用，但都具有一定局限性，机械方法对一些特殊的解剖部位及较深的牙周袋而言，器械难以到达；抗生素的长期应用产生耐药性而削弱治疗效果，因此迫切需要一种疗效确切、微创、可替代龈下刮治的对抗牙周致病菌的方法。

光动力疗法（PDT）是医学与光物理学、光化学、光生物学等多个学科交叉而形成的一门新兴边缘学科和临床治疗新技术。PDT治疗牙周病有如下优点：①提高疗效；②损伤小；③治疗时间短，患者痛苦少，安全性高；④避免药物的副作用；⑤设备简单。目前，国内外PDT在牙周病中的应用研究多集中在对口腔细菌的体外研究，缺少临床指标，且试验样本较少。为此本研究以解决PDT在临床应用中无适宜、经济的光敏剂和光源及缺失大样本临床资料两大瓶颈问题为目的，对最佳的光敏剂、光源、最合适的剂量和功率等许多治疗中可能遇到的问题，进行微生物实验、动物实验及临床实验，筛选出理想的光敏剂、光源及适合剂量，并以此临床研究为依据，研制光动力治疗仪。

越橘提取物预防及抑制大肠癌的机制

刘　明　陈洪生　孙　闯　赵金璐　刘　艳

合理摄入水果和蔬菜与降低某些癌症的发生率有关，尤其对于消化道恶性肿瘤预防效果更加明显。越橘提取物经模拟上消化道环境消化吸收后，制备成"大肠可利用的越橘提取物（colon available cranberry extracts，CACE）"。通过一系列体外模型评价CACE在大肠癌发生、发展和侵袭等方面的功效。采用MTT法检测不同浓度CACE对大肠癌Lovo细胞增殖的影响，发现在$20^-\sim100\mu g/ml$内，随着越橘提取物浓度的增加，细胞增殖率逐渐减少，表明越橘提取物可以使Lovo细胞的增殖受到明显的抑制，并且这种抑制作用具有剂量依赖性；通过Matrigel穿膜侵袭实验观察到了CACE对大肠癌Lovo细胞侵袭能力的影响。结果表明在$40\sim120\mu g/ml$组之间穿膜细胞数随CACE浓度增加而减少，说明CACE对大肠癌Lovo细胞侵袭能力具有抑制作用，且具有剂量依赖性；H_2O_2、H_2O_2与CACE联合应用对lovo细胞系处理后，经彗星实验检测表明CACE能减小H_2O_2对人结肠癌lovo细胞系造成的DNA损伤，且有浓度依赖趋势；以流式细胞计数检测CACE在体外对lovo细胞周期的影响；并进一步通过实时荧光定量聚合酶链反应方法证明了CACE对Lovo细胞的VEGF表达具有明显的抑制作用，从而在分子水平阐明了CACE抗肿瘤作用的机制。

肿瘤标志物靶向分子成像在疾病早期诊断及治疗疗效监测中的应用

申宝忠 徐万海 孙夕林 王可铮 王 凯

肿瘤标志物是肿瘤存在与否及其性质的重要表达，精确地揭示其存在及变化对肿瘤的诊治意义重大。本项目就是以肿瘤标志物为靶点，构建特异性的分子探针，在活体状态下进行成像，直观、动态、定量、可重复地地揭示基因、蛋白水平分子标志物及其相关的分子事件变化，实现肿瘤的早期、特异、准确性判断、疗效监测，从而指导治疗。主要研究内容：①构建肿瘤标志物特异性结合的分子探针；②实现多模态活体分子成像；③基于分子成像的肿瘤诊断及性质判定；④基于分子成像的疗效监评价、分子靶向治疗优势人群的筛选及诊断治疗一体化。本项目的创新点包括技术方法创新和理论创新。一方面，在国际首次成功地构建了一系列分子成像探针，实现了多模态分子成像检测肿瘤标志物的技术方法重大突破；另一方面，创新性提出"系统性可视化"的理论，来解决肿瘤复杂分子生物事件研究面临的挑战。本项目重大意义：①推动了生命科学研究的重大变革——把复杂、抽象的基因、蛋白和细胞水平的变化及事件变成了直观、实时的图像，更有利于揭示及解释复杂的生命过程；②推动了临床诊疗模式的重大变革——突出在诊疗中对基因、蛋白等疾病发生初始变化的检测和揭示，实现早期诊断和治疗的精确监测。

CD4+CD25+调节性 T 细胞在膀胱癌的恶性程度和治疗效果评估中的应用

徐万海 沙 非 李 庆 许 涛 李建章

膀胱癌是我国泌尿系最常见的恶性肿瘤。CD4+CD25+调节性 T 细胞（Treg 细胞）是最近才被人们认识的免疫调节细胞，起源于胸腺，发挥抑制性免疫调节作用，在肿瘤免疫治疗的诱导等方面具有潜在的应用价值。因为 Treg 细胞在人体内高表达时，它可以抑制人体的免疫系统对肿瘤细胞的监视。所以我们检测 Treg 细胞与膀胱癌分期、分级及预后的关系。具体内容如下：①检测健康人群与膀胱癌患者外周血中 Treg 细胞及 Th17 细胞数量及功能的变化；②检测 Treg 细胞在不同分期、分级膀胱癌患者外周血中的变化情况；③体外实验检测：Treg 细胞的免疫抑制能力；④体内实验检测：给膀胱癌患者注射 IL-2 后，检测其外周血中 Treg 细胞的变化，及患者的预后效果。

结论：①健康人群外周血中 Treg 细胞数量比膀胱癌患者外周血中数量少（$P < 0.05$）；②Treg 细胞在膀胱癌患者比对照组外周血中数量明显增加（$P < 0.05$）；③膀胱癌患者外周血中 Treg 细胞表达升高。Treg 细胞与膀胱癌临床分期、分级相关（$P < 0.05$）；④IL-2 可以使 Treg 细胞转变为 Th17 细胞，并能减少膀胱癌患者的复发率（$P < 0.05$）。

验证膀胱癌患者外周血及肿瘤微环境中 $CD4^+CD25^+$ 调节性 T 细胞数量及功能的变化；探寻卡介苗素与 $CD4^+CD25^+$ 调节性 T 细胞的变化关系。

重组人腺病毒基因工程疫苗的基础研究

曲章义 袁晓辉 赵月辉 王 鹏 张鸿彦

该项目证实了人腺病毒型特异性中和表位处在六邻体外露的 5 个高变环区，并对六邻体蛋白进行了克隆、表达和纯化，构建了人腺病毒基因工程疫苗候选重组蛋白，并证实了该蛋白免疫动物获得的抗体对人体细胞具有免疫保护作用。该项目综合运用病毒学、免疫学、生物信息学、计算化学、分子生物学和基因工程学的研究方法及手段，研发出了可以用于预防腺病毒感染的基因工程重组疫苗。本项成果对预防型别多、宿主范围广、对人类健康危害强的腺病毒感染具有重要的科学意义和经济价值。同时，该项目利用同源建模和合成肽免疫技术等在国际上首次鉴定出了腺病毒中和抗原的表位，发现腺病毒六邻体同源性保守区域主要集中在基底区、相邻环区之间以及环区中7个独特的高变区之间，腺病毒六邻体氨基酸序列可变区主要集中在环区内的7个高变环区之内。这些高变环区的抗原性较强，是良好的抗原决定簇。这些结果的取得丰富了腺病毒研究的理论知识，为疫苗研发提供了一个新模式，代表了寻找抗原表位的新方向。该项目的核心内容具有独创性，属于原始创新，达到了国际先进水平。

维生素E琥珀酸酯抑制胃癌细胞生长的信号网络

吴　坤　赵　艳　黄晓莉　单毓娟　贾　莉

恶性肿瘤严重地威胁着人类健康，尤其是胃癌在我国全部恶性肿瘤死亡构成比中占重要地位。维生素E琥珀酸酯（VES）是天然维生素E的衍生物，对多种肿瘤细胞生长有抑制作用，而对正常细胞没有毒性。本研究综合采用整体动物试验、离体试验及临床胃癌病理组织学检测相结合的方法，探讨VES对胃癌细胞的生长抑制作用；从多条信号途径探讨其作用机制，并探讨内源性与外源性信号途径之间以及氧化应激与内质网应激之间的交互作用。

本研究在国内外首次证明VES对胃癌细胞生长具有抑制作用，并阐明机制；首次明确内源性与外源性凋亡途径的交互作用及

Bid为关键分子；首次阐明氧化应激和内质网应激存在交互作用及CHOP为关键分子；VES能够降低肿瘤化疗药物剂量，促进药物吸收和抑制多药耐药。上述成果均为将VES开发为新的肿瘤化学预防/治疗剂奠定理论基础和提供科学依据，并填补了国内外有关VES抗肿瘤作用研究领域的空白点，研究成果达国际先进水平。

该项研究获得6项国家自然科学基金项目；发表科研论文43篇、相关综述14篇，其中SCI收录15篇，累计影响因子55，单篇最高7.616；项目研究结果被编入2部国外专著、1部国家规划教材；国际学术交流4篇，多次在国内外学术会议和国家级医学继续教育学习班上进行交流，产生较大的学术影响。

突发公共卫生事件应急反应理论构建、能力评价

吴群红　高力军　梁立波　康　正　宁　宁

对突发公共卫生事件应急管理的概念和内涵、管理特征、危机管理原则以及危机管理理论进行了系统的总结和梳理；从战略和战术层面提出突发公共卫生应急管理战略与谋略管理理论的核心内涵、实现条件与能力储备要求。

对国内外应急制度、体制建设框架进行了比较分析和研究，系统梳理、提炼和总结美国、日本、俄罗斯等国突发公共卫生事件应急反应制度体系的特点和优势，并对中国应急建设制度、体制、机制框架进行总结和构建；通过一系列现况调研与评价研究，对我国卫生应急体系建设的瓶颈环节进行系统诊断和分析，提出强化突发公共卫生应急反应系统构成要素及能力，完善突发公共卫生事应急反应组织管理体系，强化制度、体制、机制支撑，整合突发公共卫生事件应急

反应横向与纵向管理网络要素，筑造中国突发公共卫生应急反应系统钢铁长城的"五大核心策略"和"三大基础策略"。

在系统论、应急管理理论、核心能力理论的综合运用和有机整合基础上，构建了体现时间结构、空间结构、核心能力要素结构为一体的三维应急能力评价模型及应急反应能力评价指标体系。

青少年心理危机影响因素及干预模式

杨艳杰　李　晶　陈文华　杨秀贤　乔正学

目前，我国青少年承受着诸多成长的烦恼与困惑，他们的心理危机时有发生，本项目立足于当前我国青少年在不同危机状态下的心理救助的现实需要，首次采用多维的手段对经历危机青少年的心身状况和生存质量进行了综合评定，建立了青少年心理危机影响因素的数学模型，同时利用所创建的系统化心理干预模式对不同危机状态下青少年的心理危机进行了干预，取得了良好的干预效果。心理干预技术首创了教育与治疗结合，个体与集体结合的方法，在干预中既有健康教育的系列主题教育会议，又有行为疗法、认知疗法等治疗方法，既有对青少年个体心理治疗，又有团体心理治疗，心理干预共进行了 12 次，其中个体治疗 4 次，团体治疗 8 次，收到了良好的效果。目前已编制了青少年心理危机干预工具-团体心理干预手册，相关学校采用此干预模式实施了干预，许多青少年的抑郁、创伤后心理应激等心理危机状态有了良好的转变，心理健康水平得到了明显提高。本研究不仅在理论上为高校教育工作者和心理咨询人员制定有效的教育措施和干预对策提供依据，而且在实践方面能够切实降低青少年的心理危机伤害和损失，为他们提供有效的心理指导和干预，对提高青

少年心身健康水平有重要的价值和现实意义。

高血压病因性别相关的离子机制

乔国芬　李柏岩　周宇宏　霍　蓉　王　宁

循环血压的性别差异众所周知，绝经前女性血压明显低于同龄男性，差异在绝经后消失。女性高血压的病因、临床症状体征、对治疗的反应均与男性有显著差异。尽管该领域是当前研究的热点，但病理生理机制远未搞清。我们以主动脉-减压神经单纤维记录、分离神经元，结状神经节-迷走神经组织切片实验模型，结合荧光示踪、膜片钳、电镜、免疫组化及药理学等先进技术，首次通过电生理、药理、形态学等多个角度证明：位于结状神经节内髓鞘化 Ah-压力感手器神经元（Ah-BRN）是仅存在于雌性大鼠具有独立生理功能的神经元亚型。其特点为低兴奋阈值和高放电频率，即 Ah-BRN 神经末梢对较低血压变化敏感，经压力反射使中枢副交感活动占优势，血压下调并维持在较低水平。雌激素可特异性调节 Ah-BRN 兴奋性，并恢复 Ah-BRN 因去卵巢下调的神经兴奋性。该研究结果合理解释绝经期前后女性血压与同龄男性差异的原因，更加完善临床雌激素替代疗法的理论依据。

卵巢癌肿瘤干细胞分离、鉴定及基因靶向治疗

郑建华　孙宇辉　张广美　尤　琪　蔡丽瑛

用无血清培养基在卵巢癌细胞系中富集到卵巢癌干样细胞。用 γ-分泌酶抑制剂 DAPT 阻断 Notch 通路，从而显著抑制卵巢癌干样细胞的自我更新和增殖，促进卵巢癌

干样细胞凋亡，下调卵巢癌干细胞特异表面分子表达，减少 Oct4、Sox2 蛋白和 mRNA 的表达针对肿瘤干细胞相关基因进行特异靶向治疗，Notch 信号通路的成分可用作卵巢癌分子诊断和治疗靶点。γ-分泌酶抑制剂可阻止 NICD 的产生，抑制 Notch 信号的激活而阻断 Notch 信号通路。γ-分泌酶是 Notch 信号激活的一个分子开关。γ-分泌酶抑制剂，DAPT，为一种可透过细胞膜的二肽，可阻断所有的 4 种 Notch 受体。γ-分泌酶抑制剂 DAPT 有望成为靶向卵巢癌肿瘤干细胞的抗肿瘤药物。Notch 阻断或激活会对卵巢癌细胞产生多方面的影响。Notch 阻断可能会产生一个网络样的级联反应，并最终决定卵巢癌干细胞的命运。为了有效的靶向卵巢癌干细胞，改善疗效预防复发，对 Notch 信号通路和 γ-分泌酶抑制剂应进行更加深入的研究。

牙体粘结修复优化条件的研究

牛玉梅 张 琳 马 雪 李艳萍 刘会梅

复合树脂具有色泽美观、物理机械性能良好等优点，因此被广泛应用于牙体修复。但由于复合树脂在固化时会产生一定程度的聚合收缩，可造成充填体边缘微渗漏，影响牙本质粘结强度，最终影响充填效果。该项研究在传统的充填方法基础上设计了一种新的分层充填方法——楔形充填，通过测试分析牙本质粘结的微拉伸强度和充填体边缘微渗漏探讨了复合树脂的充填方法、固化光源的种类、固化时间、固化方式等对复合树脂充填效果的影响。该项研究的 C 因素值比传统充填方法的 C 因素值小，从而减少了复合树脂的聚合收缩，增强牙本质粘结强度。且该方法已经过实验论证，即通过与传统的垂直分层充填、水平分层充填以及斜向分层充填后的牙本质微拉伸粘结强度相比较，实验结果表明，楔形充填方法的粘结强度高于另外三种充填方法。该研究已用于临床，依据改良 USPHS 评分系统观察并记录了患者患牙复合树脂充填后 3 个月、6 个月、1 年、3 年、5 年的疗效。该研究与传统方法相比，减少了术后牙齿敏感、窝洞边缘变色、继发龋、树脂脱落等，延长了充填体的使用寿命，从而减少了患者反复充填的痛苦，减少患者就诊次数，减少了医患之间的纠纷，并且可以尽可能保留牙髓甚至牙齿，患者反响较好。

脑卒中后脑水肿机制的研究

戚基萍 姜 杰 田 琳 周 敏 吴 鹤

该项目应用国内最大的"脑库"制成人脑组织芯片，通过对人与动物卒中后脑水肿的病理生理变化比较研究，阐明了其不同的变化机制，明确了在人脑中的具体变化机制，更有利于指导临床及实际应用；应用多种分子生物学方法研究了人与动物在分子水平、蛋白水平、mRNA 水平的变化规律，阐明了凝血酶系统的相关因子在卒中后脑水肿中及星形细胞中的具体作用及相互联系的病理生理变化机制；研究了星形细胞活性与脑血管之间关系在卒中后脑水肿中的作用，为脑血管病的治疗提供新思路。该项研究取得了一定成果：揭示了星形细胞活性与脑血管之间的关系，为临床有效降低脑卒中的致残率和病死率奠定了理论基础，进而指导临床有效控制卒中后脑水肿的发生发展及预后；对卒中后脑水肿的干预治疗提供靶点，对治疗脑水肿的新药研发提供理论依据。

癫痫相关脑区生物电现象
及分子机制的研究

张黎明　姚丽芬　侯晓华　孙林琳　王　勋

　　该项目应用国内最大的"脑库"制成人脑组织芯片，通过对人与动物卒中后脑水肿的病理生理变化比较研究，阐明了其不同的变化机制，明确了在人脑中的具体变化机制，更有利于指导临床及实际应用；应用多种分子生物学方法研究了人与动物在分子水平、蛋白水平、mRNA 水平的变化规律，阐明了凝血酶系统的相关因子在卒中后脑水肿中及星形细胞中的具体作用及相互联系的病理生理变化机制；研究了星形细胞活性与脑血管之间关系在卒中后脑水肿中的作用，为脑血管病的治疗提供新思路。该项研究取得了一定成果：揭示了星形细胞活性与脑血管之间的关系，为临床有效降低脑卒中的致残率和病死率奠定了理论基础，进而指导临床有效控制卒中后脑水肿的发生发展及预后；对卒中后脑水肿的干预治疗提供靶点，对治疗脑水肿的新药研发提供理论依据。

兔激素性早期股骨头缺血坏死 CT
三维及灌注成像的实验研究

孙　娜　刘秀娟　段岩松　徐　艳　王银川

　　以往 CT 只能根据形态学的改变对股骨头缺血坏死做出诊断，而 CT 灌注成像作为一种功能成像通过股骨头血供的变化判定股骨头是否存在缺血坏死，使得在形态上未出现改变之前发现股骨头缺血坏死成为可能。以往观察激素性股骨头缺血坏死血供变化的方法主要是 MRI 及核素扫描，该项目利用 CT 来观察股骨头血供的变化，为早期股骨头缺血坏死的诊断提供一种新的影像学方法。该项目在研究股骨头灌注的同时，结合 CT 三维后处理功能，提高了 CT 在形态学方面诊断早期股骨头缺血坏死的能力。股骨头缺血坏死是髋关节常见病，传统 CT 发现时已常常近中晚期，治疗须行人工髋关节置换术。如何能早期发现病变征象并早期进行积极治疗是本病治疗的关键。CT 灌注成像作为一种新的影像学检查方法，通过对股骨头血流变化的研究使得早期发现股骨头缺血坏死成为一种可能。通过该项研究发现 CT 灌注成像能够反映股骨头血供的微循环变化，能够在早期诊断股骨头缺血坏死。

CHFR 基因在妇科肿瘤
早期诊断中的作用

娄　阁　高　颖　徐　冶　刘运铎　宁小明

　　妇科肿瘤的发生是一个多因素、多阶段的复杂过程，涉及多种基因的功能异常。以 DNA 甲基化为代表的表观遗传学与肿瘤密切相关，甲基化状态的改变是致癌的一个关键因素，是抑癌基因失活的方式之一。

　　CHFR（checkpoint with fork head associated and ring finge）是 Scolnick[82]等于 2000 年发现的一个新的有丝分裂前期检查点基因，目前，随着表观遗传学研究的进展，发现 CHFR 启动子区的高甲基化是其失活的主要机制之一；抑癌基因启动子区 CpG 岛的高甲基化已被当作转录沉默的普遍机制。

　　目前认为 CHFR 基因可能控制着最初的癌变过程，有作者相继证实，CHFR 基因与某些肿瘤如肺癌、结肠癌、胃癌直接相关，可以作为一个新的增殖指标来指导临床化疗和判断预后，特别是干扰有丝分裂微管药物的应用，在妇科肿瘤中研究较少。

　　因此，本实验应用 RT-PCR、Real Time

PCR 检测卵巢癌、宫颈鳞癌 CHFR mRNA 的表达情况，探讨该基因与卵巢癌、宫颈鳞癌发生、发展的关系；并在多种肿瘤细胞株中检测 CHFR 基因的表达情况，观察去甲基化处理前后基因表达的变化；荧光定量 MS-PCR 检测卵巢癌、宫颈鳞癌及肿瘤细胞株中 CHFR 基因 5'-CpG 岛（转录起始点、翻译起始点及启动子区）甲基化状态，同时进行测序，寻找其甲基化位点，探讨 CHFR mRNA 在卵巢癌及宫颈鳞癌中表达下调的机制。通过上述研究以期为妇科肿瘤的临床诊治提供帮助。

脊髓损伤后神经功能保护和再生的相关研究

王岩松　姚　猛　董大明　周继辉　周昌伟

本项研究属于医学科学应用基础领域。脊髓损伤后的治疗首先、也是最重要的是通过维持残留的神经元和轴突的功能及阻止继发的细胞死亡，来保留和优化残存的神经功能，其次是通过促进神经和轴突的再生来重建已经丧失的神经功能。因此本项研究采用基因芯片对脊髓损伤后的表达谱进行分析，为减轻 SCI 后的继发性损害和寻找新的治疗介入靶点及提供依据。发现脊髓损伤后神经元、少突胶质细胞和内源性神经干细胞大量表达 EPO-R 基因，而内源性的 EPO 表达不足，因此不能启动 EPO 和 EPO-R 结合后的一系列神经保护信号传导途径。给予外源性 EPO 能有效地减少大鼠急性脊髓损伤后神经元和少突胶质细胞丢失，有利于神经功能的保护。同时发现脊髓损伤后内源性神经干细胞再生不足，原位激活增殖的能力和数量有限，脊髓损伤后仅仅依靠激活内源性神经干细胞的自我修复是不足以替代丧失的神经细胞和促进神经再生。因此，采用外源性 EPO 和纳米胶原支架促进内源性神经干细胞的增殖，以促进神经功能的再生。

自然杀伤细胞/树突状细胞联合过继免疫治疗恶性肿瘤的研究

徐玉清　崔　凤　戚秋藤　张庆辉　邓立力

该项目研究开发的总体目标是利用肿瘤免疫学方面的成熟技术和研究成果，在肿瘤的过继免疫治疗理论上有新的突破，达到解决临床应用的实际问题。项目核心是创造一种"合适的免疫微环境"。通过树突状细胞（DC）/自然杀伤细胞（NK 细胞）联合过继方法利用 NK 细胞在免疫反应初期关键作用使肿瘤细胞坏死和/或凋亡，释放肿瘤抗原物质及炎性介质形成"合适的免疫微环境"，促进 DC/NK 细胞相互作用，并利用 DC 强大的抗原递呈功能诱发后续免疫应答，启动适应性抗肿瘤免疫，以达到治疗肿瘤的目的并用于临床。

具体内容：体外诱导、增殖了人及小鼠 DC/NK 细胞，并探讨了 DC、NK 细胞体内存活的条件和不同比例时的肿瘤杀伤效果；观察到 DC/NK 细胞联合输注可明显抑制荷瘤小鼠肿瘤病灶的生长；观察了联合输注 DC 和 NK 细胞后引起的免疫反应；研究了 DC/NK 细胞输入体内后在肿瘤病灶周围聚集情况及对肿瘤细胞的杀伤作用，并证实了 DC、NK 细胞对肿瘤具有明显的"靶向性"。

CD4+CD25+抑制性 T 细胞治疗 MG 和 GBS 的实验研究及其免疫调节机制

王维治　王化冰　吴　云　张　莹　迟立君

根据同一诊断标准，选取 MG 和 GBS 患者作为临床研究对象，进行免疫学及电生理指标的检测：①流式细胞技术检测 MG 和 GBS 患者外周血 $CD4^+CD25^+$ Tregs 含量及 $CD4^+$ $CD25^+$ Tregs 表面分子 CTLA-4、CD45RO、叉状头转录因子 3（FoxP3）、淋巴细胞活化因子 3（LAG-3）的表达；②磁性活化细胞分选（MACS）法纯化外周血单个核细胞（MNC）中 $CD4^+CD25^+$ Tregs 和 $CD4^+CD25^-$ T 细胞后，混合淋巴细胞培养检测 MG 和 GBS 患者 $CD4^+CD25^+$ Tregs 的免疫抑制功能；③细胞与分子水平检测 MG 和 GBS 患者外周血 $CD4^+CD25^+$ Tregs 中表面分子 CTLA-4、CD45RO、FoxP3、LAG-3 的表达；④评价 MG 患者外周血 $CD4^+CD25^+$ Tregs 表面分子 FoxP3 和 LAG-3 的表达与胸腺切除治疗或 Ossermann 分型间的关系；⑤评价 GBS 患者外周血 $CD4^+CD25^+$ Tregs 的数量与功能的改变与两种格林巴利亚型（Demy 和 Axon）之间的关系；⑥检测复发与进展期 CIDP 病人外周血中 $CD4^+CD25^+$ Tregs 的数量与功能改变。建立 EAN 大鼠模型，探讨相关性细胞免疫机制。

光学相干断层成像对急性冠脉综合征发病机制的研究

于 波 韩志刚 侯静波 孟令波 杨 爽

急性心肌梗死、缺血性的心源性猝死及不稳定型心绞痛是由于冠状动脉内粥样硬化斑块破裂致血栓形成，统称为急性冠状动脉综合征（ACS）。光学相干断层成像技术（OCT）是一种新的高分辨率断层成像模式，利用近红外光来探查血管内微米级结构，优于任何现有的成像技术，对 ACS 人群冠状动脉病变的评价意义明显增加。我们从研究 ACS 发病机制到解决治疗实际问题出发，结合基础和临床，充分发挥 OCT 在冠心病诊疗中得优势。

在动物实验中，我们通过构建动物模型，利用 OCT 去评价血栓、易损斑块稳定性，评价新型支架的治疗效果，为临床工作提供理论支持。例如，我们在国际上率先于高脂喂养兔动物模型中，利用 OCT 检测到应用蛇毒与组胺诱发不稳定斑块伴发红色或白色血栓的存在，通过动物模型模拟人体急性冠脉综合征的发生过程，探讨其发生机制及影响因素。

在临床上，利用 OCT 评价 ACS 患者冠状动脉病变情况，选择适当的介入治疗手段，评估支架植入术的即刻效果与远期预后以及两者之间的关系，评价 OCT 指导下的支架随访，尤其是支架内再狭窄、内皮修复和晚期血栓等情况的观察，对临床治疗策略的指导作用，进一步"优化"冠状动脉介入治疗效果。例如我们发现 33.3% 的随访平均 6 年以上的金属裸支架内膜中有新生脂质斑块，在国际上首次报道了支架新生内膜脂质斑块的形成。目前我们已经应用 OCT 检测冠状动脉粥样斑块、指导 PCI 治疗及介入治疗后随访完成了 1500 余例。发表论文共 18 篇，其中 SCI 收录 12 篇，他引总次数 52 次，其中 SCI 他引次数 40 次。

中国东北地区青光眼相关致病基因的研究

原慧萍 肖 铮 宋武莲 李元媛 瞿 芳

1. 通过分子遗传学分析，证实东北地区一个原发性开角型青光眼家系为常染色体显性遗传疾病，OPTN 基因是该家族性原发性开角型青光眼的致病基因；为人类 OPTN 基因变异体数据库增加了新突变位点，即：A1274G，是世界上首次报道的突变位点。在此基础上鉴定并建立了三个独立 OPTN（E50K）转基因小鼠品系。

2. 应用限制性片段长度多态性技术对 57 例散发性原发性青光眼进行 APOE 基因多态性分析，发现 APOEε4 等位基因可能是原发性青光眼发病的危险因子，ε2 等位基因对原发性开角型青光眼的发生可能具有一定的保护作用。

3. 证实 PAX6 基因是我国东北地区两个先天无虹膜继发青光眼家系的致病基因，为人类 PAX6 基因变异体数据库增加两个突变位点，即：c.483del9 和 IVS10 + 1G > A。同时发现在另一个家系 PAX6 基因下游区域有 566kb 的大片段基因缺失，此区域基因缺失导致先天性无虹膜以及其他眼部发育不良疾病的发生。发表论文共 16 篇，其中 SCI 收录 12 篇，他引总次数 2 次，其中 SCI 他引次数 2 次。

M3 受体——心肌保护的新靶点

杜智敏 刘 艳 吕延杰 孙宏丽 张 勇

此项研究证实心脏 M3 受体具有重要的生理功能和病理意义，为心血管疾病的发病机制提供更完善的理论依据，为寻找药物作用的最佳靶点研发更加有效的治疗药物提供科学依据。

研究团队长期从事心脏 M3 受体的生理及病理功能的研究，取得一些有价值的成果，运用转基因技术首次成功建立心肌 M3 受体转基因鼠和转基因 H9c2 细胞系，为研究心脏 M3 受体的功能提供了较为理想的动物模型和细胞模型，具有重要的科学价值。成果相继在《Mol Med》《PLoS One》《Br J Pharmacol》等国内外期刊上发表论文 20 余篇，累计影响因子达 83，被引次数 249 次，其中本项目的 10 篇代表性论文累计影响因子 34.8，被引 61 次。

浙江分院（浙江大学医学院）

（浙江省杭州市余杭塘路 388 号，310058）

工 作 概 况

2012 年在全体师生员工的共同努力下，浙江分院在科学研究、学科建设、教育教学、医疗服务、地方合作、国际交流与合作等方面都取得了较好的成绩，为下一步发展打下了坚实的基础。总结如下：

一、科研研究与学科建设

1. 科研项目与经费　2012 年浙江分院获批国家自然科学基金项目 261 项，比 2011 年增加 31 项，增长 11.87%，批准总经费 1.5273 亿元。其中国家基金创新研究群体项目 1 项、重点项目 6 项、杰出青年基金 1 项、优秀青年基金 2 项、国家自然科学基金国际（地区）合作项目 1 项。获批项目和经费数继续保持浙江大学全校第一。此外，获批科技部"973"计划 1 项；获批"十二五"863 项目 7 项，获批国家支撑计划 6 项；获批国家传染病重大专项 4 项，获批浙江省科技计划重大专项 24 项，浙江省科技计划公益性项目 65 项，浙江省自然科学基金各类项目 96 项，浙江省钱江人才项目 23 项，浙江省创新团队建设 4 个。全年到位科研经费 49288 万元，其中纵向经费 42628 万元，横向经费 6660 万元。

2. 科研论文与奖励　2012 年王建安教授主持的"心肌梗死后心肌组织修复和功能重建的机制研究和临床应用"获国家科技进步二等奖；欧阳宏伟教授主持的"运动系统组织工程技术"和沈华浩教授主持的"支气管哮喘诊断和治疗新技术及临床应用"等获教育部高等学校科学研究优秀成果奖（科

学技术）一等奖；此外，获批浙江省科学技术奖一等奖三项。全年发表 SCI 收录论文 1170 篇（2011 年 860 篇），其中：鲁林荣、李兰娟、刘伟等教授分别在《Nature Immunology》《Hepatology》等影响因子 10 以上的国际著名期刊上发表论文。授权发明专利约 101 项，实用新型专利约 8 项，外观设计专利约 27 项。

3. 学术交流与管理工作　积极开展学术交流活动。全年举办杏林论坛系列学术活动 10 场，邀请到 11 位国内医学相关领域有较高影响力的专家学者来访开展学术交流。此外，还组织 45 场学术报告（含百年浙医系列 22 场），邀请 45 位国内外专家学者来访开展学术交流，其中包括美国医学科学院院士，罗切斯特大学医学中心教授 Griggs、我国著名的神经生理学家中国科学院院士陈宜张教授等。

4. 公共平台建设与实验室、仪器设备管理　进一步提高公共平台的服务水平和能力。加强在岗人员的培训，提高队伍水平与素质；完善和修订了岗位职责与考核细则；根据师生需求，调整了服务细节。继续举办各种形式的讲座，不断完善仪器独立操作资格培训制度，加强宣传推广工作，提高仪器使用率。经过论证，利用 985 经费购置了一批科研工作急需的大型仪器设备，千方百计地满足师生的需要。2012 年公共平台有七台仪器设备利用率进入学校大仪网热点仪器排名前 10 名。有两个机组荣获学校大型仪器共享服务优秀机组称号。公共平台也荣获省教育厅授予"2012年浙江省高校实验室工作先进集体"称号。

进一步落实实验室安全责任人制度；协助完成实验室消防安全演练的组织和实施；督促做好实验垃圾分类工作，做好生化固废回收站的管理工作；落实实验室安全卫生值班制度；完成对剧毒品、易制毒品、易燃易爆品、冰箱等物品的购置审批。完成对剧毒品、易制毒品、易燃易爆品、超期服役冰箱、加热设备、压力设备、安全设施检修等专项调查工作；开设实验室安全讲座等。做到全年实验室安全无事故。完成学校仪器设备资产管理系统的推广工作，督促各仪器设备资产账户设备认领工作的进度；完成每年两次的贵重精密仪器使用情况走访调查和统计工作，做好每年一次的教育部实验室基本信息统计。

5. 转化医学研究院与研究基地建设 制定浙江大学转化医学研究院建设规划，得到学校的批准正式启动建设。2012年完成了转化医学研究院研究大楼装修设计工作，正式进场开工。研究和制定了转化医学研究院建设共建、共管、共用的各项管理体制、运行机制，起草制定了各项管理制度。制定了研究院公共平台仪器设备清单，完成了各实验室家具与办公家具清单制定工作。完成了转化医学研究院院长招聘工作。

二、人才培养和教学改革

1. 招生和就业 2012年本科招生429人，其中医学试验班（巴德年班）55人，医学试验班类（口腔医学七年制）27人，医学试验班类（医药专业）329人，基础医学（生物医学方向）求是科学班18人。2012年录取研究生698人，其中博士研究生291人，硕士研究生407人。目前在校研究生2633人（其中博士研究生950人，硕士研究生1138人，临床医学七年制341人，临床医学八年制254人）。本年度授予学位

人数1227名。本科生初次就业率为100%，研究生初次就业率为99.45%。

2. 本科教学和改革 成功举办第七届中国八年制医学教育峰会和第二届全国医药院校药学/中药学实验教学研讨会暨全国医药院校药学/中药学实验教学示范中心联席会会议。

教学改革和教学研究成绩显著。被教育部、卫生部批准为第一批卓越医生教育培养计划项目的试点高校，并承担拔尖创新医学人才培养模式和五年制临床医学人才培养模式改革试点项目。为更好地推进卓越医生项目计划，浙江分院着手改革现有培养方案，全面整合医学基础与临床课程，目前已开展2013级培养方案的相关研讨，并完成初步设想。此外，有7个项目荣获2012年学校教学成果一等奖，9个项目荣获二等奖。临床医学（五年制）、临床医学（八年制）和药学专业获得学校本科专业综合改革试点建设项目立项，其中药学专业还获得教育部本科专业综合改革试点建设项目立项。

注重师资培训和教学队伍建设。多位老师先后荣获浙江大学"心平教学贡献提名奖"、浙江省首届"五星级青年教师"、学校优质教学二等奖、浙江大学第七届青年教师教学技能比赛一、二、三等奖以及浙江省高等学校第七届青年教师教学技能竞赛优秀奖。积极推进临床技能综合培训中心建设工作。

3. 研究生教学和改革 做好优质生源工程，组织多学科专家教授进行招生咨询和宣传。开展专业学位研究生教育综合改革项目，调整专业学位硕士研究生培养方案和考核制度。在2012级硕士研究生中实行临床专业学位研究生培养和住院医生规范化培训两轨合一工作。基础医学等6个一级学科参与国务院学位办组织的第三轮学科评估。完成2013年研究生指导教师招生资格遴选工作。4篇论文被推荐参加2012年全国优秀

博士学位论文评选，其中 1 篇论文获得全国优秀博士学位论文提名奖。

此外，继续推进留学生医学教育。2012年共招收来自 25 个国家的 92 名新生。首批招收的 43 名留学生经过五年半的学习于今年顺利毕业。逐步开展留学研究生培养工作，2012 年新招留学研究生 9 人。开办研究生课程进修班 18 个，招收学员 840 余人；结业研究生课程进修班 18 个。接受同等学力申请博士学位 66 人，同等学力申请硕士学位 381 人。

三、人才队伍建设

认真组织和完成教师职务评聘工作，晋升教授职务 3 名，主任医师兼评教授 3 名，晋升副教授职务 5 名；晋升研究员职务 2人，副研究员职务 11 人。有 7 名引进人才参加学校的绿色通道职务评审。顺利完成附属医院卫生技术高级职务评审工作。

在学科布局和发展规划的框架内有针对性地合理引在学科布局和发展规划的框架内有针对性地合理引进人才，2012 年共引进新教师 17 人。完成各类层次人才荣誉和项目的申报、审核、遴选及推荐工作等。

四、医疗事业及地方服务

附属医院保持良好的发展势头，为全省及周边地区人民提供优质卫生服务。据不完全统计，附属医院 2012 年的业务总收入85.58 亿元，门急诊人数 1179.06 万人次，住院人数 35.46 万人次。有 14 个专科成功入选国家临床重点专科。此外，一院、二院被评为 2012 年中国医药卫生信息技术"金鼎奖"先进单位，邵逸夫医院获全国卫生系统"先进集体"称号。儿童医院被评为第四届全国医院（卫生）文化建设先进单位。

继续推进与杭州市的合作项目，滨江医院、下沙医院已顺利开院；附属义乌医院一期工程进入装修和安装阶段。与绍兴市医学合作成效显著。今年 10 月金华市中心医院正式挂牌"浙江大学金华医院"。

继续做好援疆援藏援外工作。今年先后接收了 79 名少数民族医疗技术骨干来我校各附属医院进修学习，同时选派 50 名专家支援新疆、西藏、青海、内蒙古等地。积极担当援非重任，下半年又从各附属医院选派9 名医务人员参加第 23 批援马里医疗队。

五、国际交流与文化合作

继续实施高层次海外合作伙伴计划。先后访问台湾大学医学院等 5 所台湾医学院校及其附设医院，慕尼黑大学等 6 所德国医学院校和医疗机构和普林斯顿大学等 5 所美国著名高校。接待国外院校来访代表团体和个人共 76 批次 148 人，与国外院校签订交流协议 6 份。参加海外交流学生 116 人。选拔6 名教师赴美国罗马琳达大学进行为期 2 个月的教学培训；选派 3 名医生到美国康奈尔大学附属教学医院进行为期 3 个月的专科医生培训。邀请短期外国专家 14 人，长期外国专家 1 人，客座和名誉教授 10 人。举办高水平国际会议 1 项。

六、试点学院改革

基础医学系承担国家试点学院的改革和建设任务。制定了改革试点方案。明确了试点学院改革的任务是"设立新专业，建立新模式，创建新机制，达到新水平"。经过一年的改革，基础医学试点学院在新专业、新模式、新机制和新水平上取得了明显成效。在国内率先启动生物医学专业人才培养。创建知识、能力、视野和人文四层次兼备的新颖生物医学人才培养模式。创建内部管理新机制，调整和组建了 10 个学科系、5 个研究中心、17 个课程组以及 1 个实验教学中心，激活基层学术组织和凝聚力。师资队伍整体实力显著提升，科研能力和成果显著提高，拔尖人才培养能力显著增强。获得了教育部检查组的好评。

七、百年浙医庆典活动、筹资工作

百年浙医庆典活动是 2012 年浙江分院重点工作之一。国家和省部级领导，学校老领导，杰出校友代表、师生代表以及来自75 所兄弟院校和 100 余家医院的代表出席了庆典活动。校友工作全面铺开，在浙江省内以及广东、上海、北京乃至北美都成立了校友组织。创新捐赠模式，筹资工作开展得有声有色，目前各种基金项目已到账 1200 万余元。

（易　平　编）

分院及各所、室行政领导名单

主　任	段树民	教授	中国科学院院士
名誉院长	巴德年	教授	中国工程院院士
常务副主任	罗建红	教授	

党委书记、副主任

	陈　智	教授	
副主任	许正平	教授	
副主任	黄　河	教授	
副主任	沈华浩	教授	
副主任	郑树森	教授	中国工程院院士
副主任	王建安	教授	
副主任	何　超	教授	
副主任	陈　忠	教授	

浙江大学传染病研究所

| 所长 | 李兰娟 | 教授 | 副所长 | 陈　智 | 教授 |
| | | | | 马伟杭 | 主任医师 |

浙江大学外科研究所

| 所长 | 郑树森 | 教授 | 副所长 | 吴育连 | 教授 |
| | | | | 于吉人 | 主任医师 |

浙江大学环境医学研究所

| 所长 | 陈　坤 | 教授 | 副所长 | 孙文均 | 研究员 |

浙江大学肿瘤研究所

| 所长 | 张苏展 | 教授 | 副所长 | 胡　汛 | 教授 |
| | | | | 陈丽荣 | 研究员 |

浙江大学免疫研究所

| 所长 | 曹雪涛 | 教授（兼） | 副所长 | 王青青 | 研究员 |

浙江大学血液病研究所

| 所长 | 金　洁 | 教授 | 副所长 | 赵小英 | 教授 |
| | | | | 黄　河 | 教授 |

浙江大学儿科研究所

所长	赵正言	教授	副所长	杜立中	教授
				俞惠民	教授

浙江大学心血管病研究所

所长	胡申江	教授	副所长	王建安	教授
				付国胜	教授

浙江大学脑医学研究所

所长	刘伟国	教授	副所长	李惠春	主任医师
				胡兴越	主任医师

浙江大学急救医学研究所

所长	徐少文	主任医师	副所长	蒋国平	主任医师
				崔　巍	副主任医师

浙江大学骨科研究所

所长	严世贵	主任医师	副所长	陈其昕	主任医师
				范顺武	教授

浙江大学妇产科计划生育研究所

所长	黄荷凤	教授	副所长	金　帆	教授
				吕卫国	教授

浙江大学邵逸夫临床医学研究所

所长	姒健敏	教授	副所长	何　超	教授

浙江大学眼科研究所

所长	姚　克	教授	副所长	李毓敏	主任医师
				姚玉峰	教授

浙江大学细胞生物学研究所

所长	李继承	教授	副所长	周天华	教授
				张咸宁	教授
				欧阳宏伟	教授

浙江大学病理学与法医学研究所

所长	周　韧	教授

浙江大学社会医学与全科医学研究所

所长	李鲁	教授	副所长	杨廷忠	教授
				杜亚平	副教授

浙江大学营养与食品安全研究所

所长	朱心强	教授	副所长	冯　磊	副教授

浙江大学呼吸疾病研究所

所长	沈华浩	教授	副所长	周建英	教授
				应可净	教授

浙江大学神经科学研究所

所长	罗建红	教授	副所长	陈　忠	教授

浙江大学微创外科研究所

所长	蔡秀军	教授	副所长	高　力	主任医师
				牟一平	主任医师
				何　闻	主任医师

浙江大学核医学与分子影像研究所

所长	张　宏	教授	副所长	楼　岑	主任医师
				李林法	主任医师

浙江大学药物研究所

所长	蒋惠娣	教授	副所长	戚建华	教授

浙江大学药物制剂研究所

所长	邱利焱	教授	副所长	袁　弘	教授

浙江大学药物信息学研究所

所长	程翼宇	教授	副所长	瞿海斌	教授

浙江大学现代中药研究所

所长	吴永江	教授	副所长	刘雪松	教授

浙江大学药理毒理与生化药学研究所

所长	何俏军	教授	副所长	韩　峰	教授

传染病诊治国家重点实验室

主任	李兰娟	教授

卫生部传染病重点实验室

主任	李兰娟	教授	副主任	陈　智	教授
				陈亚岗	教授
				沃健儿	研究员

卫生部医学神经生物学重点实验室

主任	罗建红	教授

卫生部多器官联合移植重点实验室

主 任　　郑树森　　教授

恶性肿瘤预警与干预教育部重点实验室

主 任　　胡　汛　　教授

生殖遗传教育部重点实验室

主 任　　黄荷凤　　教授

浙江省生物电磁学重点实验室

主 任　　许正平　　教授

浙江省医学分子生物学重点实验室

主 任　　胡　汛　　教授

浙江省器官移植重点实验室

主 任　　郑树森　　教授

浙江省女性生殖健康重点实验室

主 任　　谢　幸　　教授

浙江省生物治疗重点实验室

主 任　　何　超　　教授

浙江省医学分子影像学重点实验室

主 任　　张　宏　　教授

浙江省新生儿疾病（诊治）重点实验室

主 任　　赵正言　　教授

浙江省血液肿瘤（诊治）重点实验室

主 任　　金　洁　　教授

浙江省心血管病诊治高新技术重点实验室

主 任　　王建安　　教授

浙江省疾病蛋白质组学研究重点实验室

主 任　　来茂德　　教授

浙江省腔镜外科重点实验室

主 任　　蔡秀军　　教授

浙江省医学神经生物学重点实验室

主 任　　罗建红　　教授

浙江省重要致盲眼病防治技术研究重点实验室

主 任　　姚　克　　教授

浙江省组织科学与组织工程技术重点实验室

主　任　　　欧阳宏伟　　　教授

浙江省肾脏疾病防治技术研究重点实验室

主　任　　　陈江华　　　教授

国家药品监督管理局药品评价中心浙江呼吸药物研究重点实验室

主　任　　　卞如濂　　　教授

获奖科研成果（题录）

国家科技进步二等奖

心肌梗死后心肌组织修复和功能重建的机制研究和临床应用

高等学校自然科学奖一等奖

运动系统组织工程技术

高等学校科学技术进步奖一等奖

支气管哮喘诊断和治疗新技术及临床应用

浙江省科技进步一等奖

终末期肾病一体化治疗体系创建与推广应用
胃癌前病变癌变准确监测和有效阻断评估体系的建立
小儿先天性心脏病围手术期重要器官损伤的临床与基础研究

浙江省科技进步二等奖

重要眼表疾病发病机理与防治研究
多发性骨髓瘤耐药逆转及新疗法的基础与临床研究
牙周炎症与系统性疾病相关性的研究
ⅡB期骨肉瘤系统化治疗研究
树突状细胞在白血病治疗中的作用及其机制研究
去骨瓣减压术在颅脑创伤救治中的应用价值和技术改进研究
葛根素注射液不良反应的研究和应用

手性药物分析与手性药物代谢

浙江省科技进步三等奖

高效基因传递体系的构建及其抗肿瘤作用的研究

反社会型人格障碍的脑部信息加工

糖尿病并发症及其相关机制研究

胃肠癌发病相关性病因——"饮不洁水和幽门螺杆菌感染"的研究

帕金森病及相关运动障碍疾病的发病机制和治疗的基础与临床研究

苦参碱抗大肠肿瘤作用的机制及评价

消化病内镜诊疗及细菌生物膜清除新技术临床应用研究

面向癌症诊治的系统生物学信息辨析方法研究

创伤整体评估法在急救中的应用研究

获奖科技成果（摘要）

心肌梗死后心肌组织修复和功能重建的机制研究和临床应用

王建安 陈绍良 戴建武 高传玉 魏盟 等

项目围绕心肌梗死后心肌组织修复和功能重建中的关键问题，揭示了心肌梗死后心肌组织修复和功能重建的重要机制，建立并优化了促进心肌组织修复的关键技术，促进了心肌组织修复关键技术的临床应用及推广。项目组发现了干细胞或生长因子通过调控 RISK 及 NF-kB 通路促进心肌细胞损伤修复和调控 MMP/TIMP 通路抑制心肌间质纤维化，促进心肌组织修复和功能重建的重要机制，为心肌组织修复和功能重建的转化研究和临床应用提供了重要的理论基础和依据。在机制研究的基础上，提出了干细胞缺氧预处理提高心肌组织修复和功能重建能力的方法，为实现临床疗效优化奠定了基础；构建了具有靶向心肌组织修复能力的生长因子，有效解决了生长因子移植后扩散的难题，为心肌组织修复提出了安全高效的新方法。项目单位在国内首先建立了自体骨髓干细胞移植治疗心肌梗死的方法，开展了国内第一个干细胞治疗心肌梗死的临床研究，相关技术被国际多项大型临床试验采用。共发表论文 201 篇，获得授权国家发明专利 4 项。自体骨髓干细胞移植技术推广至全国 23 省市 102 家医院，使心肌梗死患者运动耐量提高，心功能分级提高，生活质量总体评分提高，再次住院患者中 5 年无事件生存率提高，减轻了社会和家庭的负担，为提高人民健康水平做出了贡献。

项目获 2012 年国家科技进步二等奖。

运动系统组织工程技术

欧阳宏伟 邹晓晖 姜洋子 戴雪松 施培华 等

随着生物材料和组织工程技术不断发展，再生医疗正在成为继外科手术和内科药物之后最重要的治疗手段，我国的组织工程基础研究很多方面已处于国际先进水平，但如何实现组织工程技术的临床转化一直是困扰该领域进一步发展的难题。另外，运动系统骨关节和肌腱损伤非常常见，仅我国骨关节炎病人就达四千万。由于肌腱软骨自愈能力很差，目前临床的对症和手术处理疗效都很不理想（如刘翔，姚明等），因此，运动损伤治疗也是困扰医生的难题。项目组在教育部、科技部和国家基金委等课题资助下，历经多年努力，开拓了组织工程技术临床转化途径并创新了肌腱软骨的组织工程技术。

1. 创新建立更安全的新一代软骨组织工程技术：建立了关节软骨细胞无动物血清的扩增方法，实现从 200 毫克软骨组织中扩增出千万级细胞的关键技术；研发了以胶原为基础的双层软骨组织工程支架，突破了国外公司的技术垄断，建立了具有我国自主知识产权的可临床转化的软骨组织工程技术。

2. 在国内率先获批建立组织工程技术转化途径和临床示范：推动制订了我国软骨组织工程行业标准和卫生部三类医疗新技术《组织工程化组织移植治疗技术管理规范》，并在浙江省最先实现卫生部门批准的软骨组织工程临床转化（2012 年《Science》杂志中国再生医学专刊收录），为我国骨关节炎患者带来组织工程化软骨移植再生医疗新技术。

3. 在国际上最先报道全能干细胞的肌腱分化体系，建立了肌腱干细胞技术，研发了符合肌腱力学特性的功能性蚕丝支架，以及建立了自体血小板生长因子修复再生肌腱组织的新技术。

本研究创新了肌腱软骨组织工程技术，促进了我国组织工程领域的国际声誉和杰出人才培养：发表 SCI 论文 22 篇，平均影响因子 >5（尚有三篇已被接受待发表）论文他引 339 次。单篇引用最高 85 次，研究成果被 40 多本英文专著引用。参编英文学术专著 5 部；国际获奖 8 次，培养了国家杰青 1 名和国家优博提名 1 名，浙江省优博和优硕各 1 名。在浙江省试点开拓了组织工程技术转化通道：推动制定国家行业标准 1 项和卫生部三类医疗新技术管理规范 1 项，产业转化专利 4 项；建立了一批软骨组织工程技术临床示范基地：浙江大学三家附属医院，浙江省人民医院，浙江省中医院，浙江体育职业技术学院体育医院等。

项目创新了运动损伤治疗手段，促进了临床再生医学发展：第一批治疗骨关节和肌腱损伤 43 例（其中国家和省级运动员 16 例），疗效优良率 85% 以上。本项目的成功示范对推动临床再生医学发展和提升运动系统损伤治疗水平具有重要作用。巨大的经济前景：国外同类技术在我国的服务价格是 20 万/例，而我国自主产权的技术服务价格只有其 25%，所以该项目成果的推广可为我国广大的骨关节损伤患者节约巨大的医疗费用。

项目获 2012 年高等学校自然科学奖一等奖。

支气管哮喘诊断和治疗新技术及临床应用

沈华浩　钟南山　郑劲平　王　凯　李　雯　等

支气管哮喘（简称哮喘）是最常见的慢性疾病之一，尚无根治手段。我国约有 3900 万哮喘患者，其中 90% 患者，尤其是基层地区患者未得到规范的诊断和治疗，这与我们对疾病的认识不足、缺乏有效且易于开展的诊断和治疗技术有关。本项目在多项国家级科研项目资助下，深入研究了哮喘的发病机制，创建了系列简易有效的哮喘诊治新技术，并在全国推广应用。

1. 在国际上率先阐明了嗜酸性粒细胞与哮喘发病之间存在直接因果关系，第一次证实嗜酸性粒细胞可以直接引起哮喘发病，开辟了哮喘靶向治疗研究新领域。在国际上首先提出哮喘发病的骨髓祖细胞-Eotaxin-

CCR3 调控新机制，制备的鼠抗人 CCR3 单抗有望成为哮喘治疗新手段。

2. 在国际上首先提出"隐匿性哮喘"概念，并提出早期预防手段，这对及早发现和预防哮喘的发生和发展具有重要意义。在国内首创简易支气管激发试验新技术并得到广泛应用，被我国《哮喘诊断和治疗指南》所推荐。在国际上首先观察了儿童和老年哮喘气道反应性特点，对指导该人群哮喘诊治具有重要价值。

3. 创建了系列哮喘治疗新技术。在国际上率先将疫苗接种预防传染性疾病的思路用于研究疫苗接种预防哮喘这一非传染性疾病，发现在生命早期多次、小剂量接种卡介苗可达到长期预防哮喘的作用；临床随机、双盲、安慰剂对照研究证实了卡介苗多糖核酸治疗哮喘的有效性和安全性；率先联合口服小剂量茶碱加吸入低剂量糖皮质激素治疗哮喘并取得良好临床疗效；在国内最早开展吸入糖皮质激素加长效 β2 受体激动剂联合治疗哮喘的多中心、随机、对照临床研究。为我国哮喘防治新技术的临床应用提供了循证医学依据，并已成为我国哮喘患者的一线治疗方案。

4. 自主研发了 9 个 "过敏原特异性抗体 ELISA 检测试剂盒"，用于哮喘的诊断和疗效观察。该产品于 2010 年 1 月 4 日获国内首家自主研发的过敏原体外诊断试剂 SFDA 注册证［国食药监械（准）字 2010 第 3400014 号］。为临床哮喘诊断提供了有效手段。

共发表学术论文 148 篇，他引 4508 次。其中 SCI 收录 32 篇，影响因子合计 96，SCI 他引 360 次；中文核心期刊论文 116 篇，他引 4148 次。作为牵头人负责我国第一版《哮喘诊断和治疗指南》及多次修订版的制订。主编著作 3 部，参编 15 部。本项目创建的哮喘诊治新技术写入了我国哮喘防治指南和全国高等医学院校统编教材《内科学》中。自 1997 年在国内最早举办国家级继续教育项目《哮喘诊治进展学习班》至今已举办 30 次，培训医生近万名。成果在国内及香港、台湾地区 111 家医院，包括卫生部直属医院、知名大学附属医院以及全国各地的省、地/市、县级医院推广应用。项目组自主研发的过敏原检测试剂盒已在全国 300 多家医院使用。本研究在国内外学术界产生了重大影响，取得显著的经济和社会效益，对进一步提高哮喘诊治水平具有重要意义。鉴定委员会一致认为，本成果学术思想新颖，研究结论可靠，科学性和实用性强，具有广阔的应用前景，总体达到国际先进水平。

项目获 2012 年高等学校科学技术进步奖一等奖。

终末期肾病一体化治疗体系创建与推广应用

陈江华　吴建永　寿张飞　张　萍　张晓辉　等

终末期肾病是严重威胁人类健康的重大慢性疾病，中国患病人数高达 200 万左右，主要依赖血透、腹透和肾移植三种肾脏替代技术生存。由于各种肾脏替代治疗均存在一定的技术局限和瓶颈，单一肾脏替代治疗患者长期生存率均不理想，要进一步提高患者的长期生存率，需要取得技术突破和创建新的治疗体系。本项目在国家和省部委等重大科技项目的支持下，历经 45 年的系列研究，取得了下列创新性成果：

1. 肾移植关键技术创新。通过创建无创性急性排斥诊断、个体化免疫治疗、特异性感染防治、慢性移植肾肾病防治等技术体系，显著降低了肾移植急、慢性排斥发生率，实现了肾移植术后特异性感染零死亡，显著提高了患者和移植肾长期生存率。

2. 血透关键技术突破。通过血管通路

技术、无菌无热源透析用水技术、血透相关心脑血管疾病防治技术和血透交叉感染防控技术的突破以及相关产品研发应用，显著降低了透析相关心脑血管疾病死亡率，实现了血透患者乙、丙肝炎的零交叉感染，提高了血透患者的长期生存率。

3. 腹透关键技术创新。个体化腹膜透析技术和腹透分级网络管理体系的创建，显著降低了透析治疗费用和腹膜炎发生率，提高了腹透患者长期生存率。

4. 创建了终末期肾病一体化治疗体系。创建了以肾移植为主的终末期肾病一体化治疗体系，实现了终末期肾病肾脏替代的个体化治疗，进一步提高了患者肾脏替代的长期生存率。

项目组 45 年来累计治疗终末期肾病患者 7550 例，一体化治疗患者 10 年生存率达 82.2%，显著提高了终末期肾病患者的预期寿命，其长期生存率指标达到了国际领先水平。共获国家专利 5 项；发表学术论文 148 篇，其中 SCI 论文 58 篇（总影响因子 204.7），论文他引 510 次；受邀在国际会议作专题报告 9 次，国内专题报告 157 次。制定 1 个国家标准，参与制定 4 个卫生部技术规范/指南，2 个行业标准操作规程（SOP）。项目整体技术在全国 28 个省市自治区的 245 家医院（浙江省 95% 以上透析单位）推广应用，使 162 032 例患者获益，效果良好；举办国家级继教培训班 21 次，共培训 3920 人次；主办国际及全国会议 4 次；接受进修 829 人。该项研究成果得到国际同行专家的认可，主要完成人陈江华教授被美国肾脏基金会（NKF）授予 2012 年度国际杰出成就奖，有力推动了肾脏病事业的发展，社会效益显著。

项目获 2012 年浙江省科技进步奖一等奖。

胃癌前病变癌变准确监测和有效阻断评估体系的建立

姒健敏 王良静 周天华 陈淑洁 孙蕾民 等

胃癌发病率和死亡率均居我国常见恶性肿瘤的第二位，胃癌前病变癌变率国外报道为 8.6%~13.8%，我国为 1.2%~7.1%。对胃癌前病变的准确监测和有效干预阻断，将使胃癌的发病率及病死率降低 50% 以上。然而，如何准确监测病灶和有效干预阻断胃癌前病变癌变仍是国际难题。

1. 国际上首创胃黏膜定标活检（MTB）技术体系，根本性解决准确监测病灶和可靠判断癌变等技术难题。MTB 技术充分满足内镜随访监测的要求，具有操作简便、长效识别和安全可靠等特点。开创了计算机模拟定标技术，实现癌前病灶的无创定标和自动识别导航。

2. 建立胃癌前病变癌变预测生物学公式，率先创建了全国胃癌前病变监测平台，目前已对高危人群进行癌变监测和预警，数据已被近 10 万人次医生利用；鉴定了多个胃癌相关 miRNA（如 miR-141，-375）和抑癌基因（ZIC1，HOXD10）的新功能与新机制。

3. 首次制定规范的基于 MTB 技术的疗效评估体系，实现胃癌前病变的有效治疗和癌变阻断。采用 MTB 技术客观评价疗效，筛选出替普瑞酮联合叶酸逆转胃癌前病变病理的新疗法并推广。研发出国家专利新药-腾诺尔散剂和凝胶剂（主含云母），正进行癌前病变治疗的 II 期临床试验。

4. 提出胃癌发病机制新假说，创建胃癌前病变规范化诊治策略和癌变阻断临床路径，科学指导胃癌的防治。新假说从胃黏膜损伤，骨髓干细胞定植，炎症微环境促癌变等方面揭示胃癌的发生机制。对癌前病灶实施 MTB 动态监测，癌变预警，干预阻断治疗和标定切除的规范诊治路径。

研究成果获 3 项国家发明专利，1 项国家医疗器械注册证，2 项新药临床试验批件。近 5 年发表核心期刊 35 篇，SCI 论著 17 篇，10 篇被高影响 SCI 论文他引 58 次。MTB 技术在全国 6 省 16 市多家大医院推广应用，并作为国家 973 和十一五科技支撑项目指定的关键技术，并被认定为能对胃癌前病变进行精准而独到的动态监测。创建胃癌前病变规范化诊治策略和临床路径，建立了全国首个胃癌前疾病远程防治平台，已造福数万患者，对 3000 例以上患者进行在线监测。主办多期"消化病新理论，新技术，新疗法"学习班，培训医生 >5000 人次。两项专利技术成功转化为临床新诊治产品。三家企业进行新产品开发和技术升级，生产销售黏膜定标活检仪的南京微创公司获得了上千万的经济效益；另二家医药公司采用 MTB 技术重新评价已上市药品的疗效，经济效益明显上升。同时，还有二家企业正联合开发新药。

项目获 2012 年浙江省科技进步奖一等奖。

小儿先天性心脏病围手术期重要器官损伤的临床与基础研究

舒 强 谈林华 林 茹 施珊珊 俞建根 等

先天性心脏病是人类发生率最高的一组严重危害围产儿生存并增加婴儿死亡率的出生缺陷，也是 0~5 岁儿童的首位死亡原因。我国每年有 10~15 万先心病，治疗费高达 150 亿元，针对我国新生儿及复杂先心病的手术死亡率超过 10% 以上的现状，项目组实施了小儿先天性心脏病围手术期重要器官损伤的临床与基础研究。

1. 率先在国内开展了心肺转流中对未成熟脏器保护新技术应用及其机制研究，在国际上首次报道匹那地尔通过调节肌浆网内钙瞬态变化对未成熟心肌保护的作用机制，在国内首创联合应用改良超滤－自体血回输技术，为新生儿、婴儿先心病手术心肌、肾脏等保护提供新方法，术后心脏自动复跳率 99% 以上，术后严重低心排发生率从 28.4% 降至 10.4%，术后肾功能损伤发生率从 8.7% 降至 2.3%。

2. 开展了婴幼儿体外循环心脏手术诱发急性肺损伤发生发展的相关机制及防治研究，在国际上首次报道在体内表达的重组－防御素 2 可明显改善炎症所致急性肺损伤的肺部病变及其预后；证实婴幼儿体外循环诱发的异常炎症反应、β-防御素基因拷贝数与体外循环术后急性肺损伤发生发展相关，为体外循环术后肺损伤的诊断与防治提供预警指标，并指导个体化防治。

3. 率先在国内开展了围术期严重低心排应用体外膜肺氧合（ECMO）支持治疗技术，创造了国内首例、亚洲最低体重（2.8KG）成功地将 ECMO 应用于新生儿心脏术后严重低心排的治疗记录，证明了 ECMO 治疗是一种有效地治疗心脏手术后急性心肺功能衰竭的有效方法。

4. 率先在国内开展了围术期呼吸、循环和并发症治疗优化策略研究，研究了婴儿先心病术后呼吸机相关性肺炎的致病菌分布和长期机械通气的独立危险因素；研究了围术期感染的遗传易感性和免疫相关性；探讨了脑利钠肽对重症监护失偿性心力衰竭患儿预后的预测价值，为提高围术期监护水平提供了有力的循证学依据，术后呼吸机相关性肺炎发生率从 21.5% 降至 6.5%，平均 ICU 住院时间从 4.3 天降至 3.8 天，术后 ≤1 岁死亡率从 10.7% 降至 5.72%。

研究成果在复旦大学儿科医院等国内 12 家医院推广，施行先心病体外循环心内直视术 5658 台，其中新生儿、婴儿 2360

例，占总手术例数的 39.2%；≤1 岁手术量较本研究前提高 7 倍多，≤1 岁死亡率降至 5.72%。本研究已发表学术论文 73 篇（中文 49 篇，英文 24 篇），SCI 收录 22 篇，累计影响因子 54.084，被他引 264 次，其中被 SCI 期刊他引 142 次，一级刊物 38 篇，被他人引用 88 次。获国家发明专利 2 项。主办国际国内会议 3 次，取得良好的经济效益和社会效益。

项目获浙江省科技进步奖一等奖。

重要眼表疾病发病机理与防治研究

叶　娟　王嬅君　苟中入　吴　涵　陈　健　等

自 1980 年 Nelson 提出"眼表疾病"这一概念以来，眼表作为一个整体的概念逐渐被认识和重视。眼表由角膜上皮、结膜上皮和泪膜组成，是维持眼球表面健康的重要防护体系，机械创伤、化学烧伤、微生物感染等所导致的眼表损伤常伴视觉功能障碍，严重危害患者正常生活。近几年来，我国危重眼表疾病的致盲率仅次于白内障，以干眼为代表的功能性眼表疾病在人群中发病率不断增长，药物毒性眼表损伤也随慢性眼病发病率的增加而显著增高。因此，对重要眼表疾病发病机理及有效防治的研究与人类健康直接相关。本研究项目涉及眼科学、生物材料科学、毒理学，属于交叉学科研究领域，针对目前国内外研究的热点和难点，探讨并阐明重要眼表疾病发病机制，为有效防治提供科学理论基础。

1. 化学烧伤眼表修复重建研究。骨髓基质干细胞（MSC）联合造血干细胞（HSC）全身移植及以羊膜为载体 MSC 和 HSC 联合培养局部移植。通过研究对外源性干细胞参与损伤修复的生物学效应，发现正常骨髓微环境对移植细胞成熟分化和局部趋化的重要作用，并首次证实了 MSC 和 HSC

在眼表损伤修复中的协同作用，丰富了干细胞移植参与眼表损伤修复机制的理论基础。

2. 眼表创伤治疗研究。以干细胞联合移植修复眼表损伤的理论研究成果为基础，创新性地提出 MSC 与 HSC 联合移植治疗眼表损伤的治疗方案，并以体内体外实验论证了该方案的可行性及有效性，有望为临床推广奠定基础。

3. 干眼症发病机制研究。证实干眼症激素相关发病机制，结合生物材料科学纳米技术，研究制备眼用纳米载药缓释微胶囊凝胶体系的可能性，并研发载药注入式泪道栓缓释系统，为干眼症安全、长效的治疗方案的制定奠定了理论和实验基础。

4. 眼用治疗药物眼表毒性研究。首次从蛋白和基因水平证实防腐剂作用于细胞核 DNA 即时性及迟发性损伤，并论证透明质酸、羟甲基纤维素等高分子聚合物对眼表上皮保护作用，为减少药物毒性眼表损害、提高眼科药物治疗安全性提供了客观理论依据。

已发表 SCI 论文 9 篇，其中 2 篇发表于 TOP 期刊；论文被权威杂志多次引用，他引 63 次。已申请国家专利 5 项，授权 4 项。本项目的研究成果是对重要眼表疾病相关发病机理的深入阐述和对该理论体系的进一步完善，并对眼部其他眼病发病机理的探索具有重要启发性意义。该理论研究成果为临床高发和难治性眼病的有效防治提供理论基础，具有重要的学术价值和社会意义。

项目获 2012 年浙江省科技进步奖二等奖。

多发性骨髓瘤耐药逆转及新疗法的基础与临床研究

金　洁　钱文斌　孟海涛　娄引军　杨　敏　等

多发性骨髓瘤是一种常见的、多发于老

年人的血液恶性肿瘤。随着我国人口趋于老龄化，骨髓瘤发病明显增多，严重影响人们的健康和生命。目前，多发性骨髓瘤仍不能治愈。常规化疗病人平均生存为 3 年；高剂量化疗联合自体干细胞移植平均生存仅为 4~5 年。异基因干细胞移植可能是治愈骨髓瘤的一种方法，但老年患者移植相关死亡率极高，限制了其应用。近年来，蛋白酶体抑制剂（硼替佐米）、免疫调节剂等新药使得病人生存延长到 7~8 年。但这些新药也有其局限性，如费用昂贵、副作用和耐药问题。此外，硼替佐米虽然昂贵但对复发、难治骨髓瘤疗效也不佳；例如，硼替佐米联合地塞米松治疗难治、复发骨髓瘤患者，缓解时间只有 11.8 个月。因此，研究多发性骨髓瘤的新疗法、克服耐药，减轻硼替佐米等治疗骨髓瘤患者的副作用等，对提高疗效、改善病人存活时间和生活质量具有十分重要的意义。

1. 通过临床研究发现硼替佐米治疗骨髓瘤患者导致带状疱疹的副作用，在国际上首次报道硼替佐米引起的免疫抑制是病毒感染发生带状疱疹的主要原因，创新性地应用预防性抗病毒治疗显著减少了带状疱疹的发生，使得带状疱疹发生率从 57% 降到 5% 以下。研究成果在省内外 27 家医院（其中 20 家三甲医院）推广应用。

2. 研究了中国特色药物——雷公藤内酯醇、高三尖杉酯碱等治疗多发性骨髓瘤的作用及其机制。在此基础上，在国际上首先应用高三尖杉酯碱联合化疗组成新的方案治疗难治、复发的骨髓瘤患者取得良好的疗效。为多发性骨髓瘤患者提供了一种疗效好、医疗费用低的治疗新方法，其费用只有进口药的几十分之一。

3. 通过体内外实验在国内外首次报道了雷公藤内酯醇等能上调骨髓瘤细胞表明糖皮质激素受体、抑制与耐药有关的信号通路，单独或联合其他治疗骨髓瘤药物能显著

杀死 MM 细胞，为将来在临床上设计治疗多发性骨髓瘤患者新方案奠定了良好的基础。

应用抗病毒预防万珂发生严重副作用（带状疱疹）的成果为国际著名专业杂志《临床肿瘤学杂志》所引用，临床应用后将带状疱疹发生率从 57% 降低到 5% 以下，该方法在上海瑞金医院、北医大人民医院、苏州大学附属第一医院等 27 家医院（含 20 家三级甲等医院）推广应用，受益病人 2000 余例，取得了良好的社会效益和经济效益。研究成果在 8 次国家级继续教育学习班授课，培训医技人员 500 余人次，提高了基层医院血液病医师对多发性骨髓瘤的诊治能力。已发表论文 20 篇。其中 11 篇为 SCI 收录，他引共 51 次。

项目获 2012 年浙江省科技进步奖二等奖。

牙周炎症与系统性疾病相关性的研究

陈　晖　郑　沛　李晓军　朱建华　赵莉莉　等

牙周炎发病率高达 80%，是成年人牙齿脱落的首要原因。临床研究证实，作为细菌感染性疾病，牙周炎可能是冠心病、早产等系统性疾病的一个独立的危险因素，作用途径主要包括细菌的直接侵入、细菌毒性产物、炎症介质，并通过血液循环造成影响。但对于牙周炎与相关系统性疾病之间的作用确切机制仍需要系统深入的研究加以证实。

1. PAF 可引起血小板聚集，中性粒细胞聚集和释放；但其在牙周病及其与冠心病的关系仍缺乏研究。本研究分别从牙周炎患者、冠心病患者龈沟液及血液中 PAF 水平和活性，悬浮芯片仪检测牙周炎及冠心病人血清和龈沟液 IL-1β、MCP-1、VEGF 水平对其进行了深入研究，结果表明 PAF 等炎症

因子在牙周炎和冠心病的相互关系中发挥了重要作用。

2. 口腔常住菌血链球菌是亚急性细菌性心内膜炎的主要致病菌，但其与冠心病的关系未见报道。本项目研究结果提示冠心病人口腔中血链球菌的数量和种类与冠心病间存在相关性。

3. 牙周炎症产生的促炎因子及毒素刺激羊膜可激活蜕膜产生 TNF-α，前列腺素从而引发早产，但目前并没有足够的证据支持。本研究以 ELISA 法检测和比较先兆早产孕妇与正常孕妇组血清 IL-6、IL-1β、TNF-α 水平，发现各炎症因子水平与牙周病变程度及早产相关。

共发表 SCI、IM 等收录论文 26 篇，论文共被引用 88 次，他引 82 次，其中 2 篇 SCI 论文分别被国际牙科顶级杂志，排名第一、第二的 JDR 和 J. Clin Period 引用，论文多次在国际顶级会议国际牙科研究年会上演讲或墙报展示。从 2004 年至 2010 年每年举办二次"牙周炎症与系统性疾病的相关性"的国家级继续教育学习班，参加人员来自上海、北京、江苏、广东、山东、湖北、湖南、广西，贵州，江西等地区。成果分别被中山大学光华口腔医院，上海交通大学附属第九人民医院等省内外 20 余家包括 211 大学附属口腔医院在内的三甲医院推广应用，对冠心病、早产的有效防治开辟了新途径，获得了显著社会效益和经济效益。

项目获 2012 年浙江省科技进步奖二等奖。

ⅡB 期骨肉瘤系统化治疗研究

杨迪生　叶招明　陶惠民　李伟栩　范顺武　等

骨肉瘤是最常见好发于青少年的原发恶性骨肿瘤，其恶性程度极高，位于躯干骨的肿瘤迄今 5 年生存率接近于零。临床最常发生的长骨干骺部的肿瘤，即使截肢，生存率仍难突破 20%。绝大多数患者最终死于肺转移。20 世纪 70 年代以来，手术联合化疗、放疗等系统化治疗措施使生存率明显提高，治疗目的从单纯抢救生命进展到同时保留肢体功能。骨肉瘤的治疗是一项系统化工程，包含术前化疗、保肢手术、化疗效果评估、术后化疗。该项研究采用我院自创化疗方案，强调术前化疗剂量强度，多药联合，缩短术后化疗时间的系统化治疗。

1. 完成骨肉瘤系统化治疗病例数及随访时间均处于国内外单中心报告的前列，随访病人中 5 年、10 年随访生存率及保肢率达到 71% 和 60.5%，已处于国内领先、国际先进的水平。

2. 开发了使用氟-18 FDG PET 法来评估新辅助化疗疗效，通过化疗前后进行 FDG PET 检查，计算每例患者 FDG 的最大标准摄取值（SUV）和肿瘤背景比值（TBR），研究发现其与肿瘤坏死率呈正相关。为临床评估化疗效果提供更简单准确的方法。

3. 个体化选择保肢重建方法为保肢的患者提供多种选择。单纯肿瘤型假体费用高昂，我们结合国内外经验，根据患者的影像学改变（肿瘤范围、化疗效果、部位等），经济条件，年龄及治疗意愿等选择如瘤骨高温灭活回植，液氮冷冻灭活回植，异体骨重建，自体锁骨/带血管蒂腓骨重建，单纯肿瘤型假体重建和肿瘤型假体复合异体骨重建等。

4. 在基础研究上也有多项创新性成果，首先发现咖啡因可诱导骨肉瘤细胞凋亡，咖啡因和顺铂联合使用，可使诱导细胞凋亡的作用明显增强。我们还最早发现另一种生物学方法使用腺病毒介导反义 C-myc 可以增强骨肉瘤细胞对顺铂化疗敏感性。另外，本研究组还发现细菌氧化还原蛋白 azurin 在体外可以对人骨肉瘤 U2OS 细胞诱导凋亡。

研究成果英文文章被 SCI 收录十余篇，有多篇文章他引次数达到 10 次以上，另外还发表了中文一二级期刊近 50 篇。通过举办全国性骨肿瘤诊治学习班及发表论文方法推广应用我院骨肉瘤系统化治疗经验，目前省内 II B 期骨肉瘤的规范化治疗已经应用于各大中心医院临床。可以减少患者术后化疗周期 10 次左右，平均化疗每一次 5000 元左右，我院方案可给每人节省 4~5 万元的支出，骨肉瘤的人群发病率约为十万分之一，因此保守计算省内至少年就诊患者数量约 400 人，如果都采用这样方案可每年节省医疗支出上千万。

项目获 2012 年浙江省科技进步奖二等奖。

树突状细胞在白血病治疗中的作用及其机制研究

童向民　王金福　姚航平　沈　丹　李建虎　等

白血病目前的治疗手段包括化疗和骨髓移植。无论是何种治疗，目前不能从根本上解决白血病的复发问题，白血病复发的根本原因是白血病残留灶的存在。所以国际上开始重视白血病的免疫治疗，期待于消灭白血病残留细胞。但如何提高白血病生物治疗的特异性，如何诱导激活白血病特异性免疫功能，是迫切需要解决的问题。目前，只有少数白血病特异性抗原是已知的，如 CML。大部分白血病没有找到特异性抗原，而且白血病细胞具有高度异质性，若只针对单一抗原决定簇难以发挥最佳抗肿瘤作用。

树突状细胞（dendritic cell，DC）是目前功能最强的专职抗原递呈细胞，也是唯一一类可直接活化初始型 T 细胞的抗原递呈细胞，如何使得 DC 携带白血病抗原并且传递给 T 淋巴细胞发挥特异性抗肿瘤效应是目前研究的热点。将白血病细胞直接诱导分化成为 DC，这类 DC 携带白血病抗原，而且不受 MHC-I 类抗原限制。但是对这类 DC 的生物学功能认识是不清楚的。

本项目通过了一系列分子生物学，免疫学以及基因工程等方法，阐明了白血病来源的 DC 生物学功能，以及双向调节这类 DC，并将 DC 与热休克蛋白白血病抗原肽瘤苗结合，高效地杀伤白血病细胞，使其更好地消灭白血病细胞残留，防止复发。①体外能够将白血病细胞成功诱导分化成为 DC，但是白血病来源的树突状细胞分化缓慢，抗原递呈功能低下。部分解决了白血病来源 DC 生物学功能不清的问题。②中成药冬虫夏草体外提取物增强白血病 DC 生物学功能，而骨髓来源的间充质干细胞抑制 DC 的发育、成熟和功能。解决了体外对树突状细胞双向调节的问题，正向调节可以提高抗白血病的免疫力，负向调节可以减轻白血病移植后的排异程度。③利用分子生物学技术构建高效的热休克-gp96 重组腺病毒载体，成功制备了 HSP-gp96 白血病抗原肽瘤苗。在此基础上，与 DC 结合，对多种常见的白血病细胞株，和白血病原代细胞有更强的免疫杀伤作用，从而建立更加深入完善的白血病免疫治疗的平台。为研究白血病 DC 免疫调节机制以及制备理想的 DC 疫苗奠定了实验基础，使其用于消灭微小残留病。

共发表 SCI 收录论文 17 篇，累计影响因子 41.77，他引 25 次，授权国家发明专利 1 项，参加国际国内会议 5 次。该项目成果目前已在 7 家医院得到应用，并连续三年在国家级继续教育班上讲授相关内容，参加学员 300 余人次，覆盖医疗单位 30 余个，实行省内外技术辐射，取得良好的社会效益。

项目获 2012 年浙江省科技进步奖二等奖。

去骨瓣减压术在颅脑创伤救治中的应用价值和技术改进研究

杨小锋　温　良　李　谷　龚江标　黄　欣　等

恶性颅高压是目前颅脑创伤治疗中的难点，致死、致残率极高。去骨瓣减压术是目前治疗恶性颅高压最常用的外科手段。但目前国际及国内在去骨瓣减压术应用上仍存在各种缺陷和不足：首先，目前去骨瓣减压术并无统一的手术标准，临床应用中不够规范；其次，去骨瓣减压术由于去除的骨瓣范围大，手术并发症多，临床上缺乏有效的并发症防治体系；第三，尽管去骨瓣减压术已经被广泛地应用于颅脑创伤的救治，但临床上仍缺乏该手术在颅脑创伤救治中应用的前瞻性临床研究结果，同时，在临床研究中，并没有区分应用方式，这也导致了研究结果的可信度降低，对于该手术的最终效果难以评价。项目主要研究成果：

1. 去骨瓣减压术的技术改进和并发症防治技术。①通过临床研究证实了标准外伤大骨瓣在治疗重型颅脑创伤方面较之常规骨瓣能够提高患者预后水平；②通过大样本的临床研究对颅脑创伤行去骨瓣减压术术后的并发症进行了系统的研究，并提出了针对去骨瓣减压术后并发症的防治体系；③通过大样本的临床研究对硬膜下积液术后的发生率进行了报导，并对该疾病的分类、处理进行了系统的研究；④项目组通过临床比较研究，证实了在掌握适应证的情况下去骨瓣减压术后早期行颅骨修补术对患者预后的改善安全有效；⑤提出了通过可调压分流管调整分流压力解决临床上去骨瓣减压术后巨大颅骨缺损合并脑积水二期行颅骨修补手术时易形成死腔的难题；⑥通过文献归纳、临床比对研究，总结了去骨瓣减压术在颅脑创伤领域的应用历史和技术改进，并发表总结性论文。

2. 去骨瓣减压术在颅脑创伤救治中的应用价值研究。首先在国际上对去骨瓣减压术预后研究中区分二线应用和一线应用，并指出了去骨瓣减压术的应用方式或手术时间并非患者预后水平的决定性因素。

共发表 SCI 收录论文 9 篇，中华医学系列杂志 2 篇，出版著作 1 部，并通过各种形式在全国范围内推广成果，在各单位累积应用 2799 例（外单位应用共计 2184 例）。经鉴定项目成果整体水平达到国际先进水平，部分成果为国际领先。应用后证实可使得去骨瓣减压术后并发症发生率整体降低 10% 以上，并改善相关合并症的治疗效果，其中早期颅骨修补可使得 35% 的患者的远期预后得到显著改善。在项目应用中还提高了去骨瓣减压术在颅脑创伤方面的应用规范性，使得该术式的使用效率大大提高、改善了手术患者的预后。

项目获 2012 年浙江省科技进步奖二等奖。

葛根素注射液不良反应的研究和应用

张幸国　马葵芬　饶跃峰　赵青威　王如伟　等

葛根素注射液临床用于缺血性心脑血管疾病、突发性耳聋等疾病的治疗，随着其临床的广泛应用，近年时有不良反应报道。其主要不良反应有发热、皮疹、血管神经性水肿、头胀、头痛等，其中严重不良反应有过敏性休克、急性溶血性贫血并发肾衰竭等。这些不良反应已引起国家食品药品监督管理局的高度重视，并为此多次下达其不良反应通报，建议临床谨慎使用，国内销量急剧下降，已对生产厂家带来了巨大的经济压力。目前，研究机构仅对葛根素注射液的不良反应进行观察及对其机制进行初步研究。鉴于此，对葛根素注射液引起不良反应的机制进行深入分析，明确引起严重不良反应的过敏原，开发新制剂，对葛根素注射液的安全性及临床应用意义重大。

1. 通过 HPLC-MS、中压色谱、重结晶法等分离纯化葛根素并鉴定了葛根素原料中除葛根素本体以外的另 3 种异黄酮类化合物，同时也获得了纯度为 99.9% 葛根素新单晶。

2. 建立了能反映 Ⅱ 型变态反应免疫毒理学的家兔模型，为其他中药注射剂的免疫毒性反应及评价提供了研究方法。

3. 将葛根素注射液分解为葛根素本体、黄酮类杂质成分及注射液溶媒，应用该免疫毒理学模型研究葛根素注射液中部分疑似致敏物质的致敏反应，获得了葛根素注射液产生不良反应的过敏原及机制的结论。

4. 结合临床葛根素注射液引起的不良反应报告分析了其不良反应发生的类型、特点、变化趋势及致病机制，为减少或解决临床葛根素注射液的不良反应提供了对策。

5. 加强原料控制、改进辅料及处方、开发新剂型等 3 方面对葛根素注射液进行二次开发，研发了冻干粉针制剂。

共发表相关文章 10 篇，其中 SCI 论文 5 篇，共被引用 41 次，其中被他人引用 39 次；国际国内会议交流论文 3 篇；申请了国家专利 2 项，获授权 1 项。制订了"葛根素注射液临床合理使用建议"并通过浙江省医院药事质控管理中心在全省医疗机构推广应用。通过该建议的推广应用，全省葛根素注射液的不良反应报告明显减少，2011 年全省共上报的不良反应仅 3 例，严重不良反应的报告 0 例；通过二次开发，研发了冻干粉针制剂，并在浙江康恩贝制药股份有限公司、山东瑞阳制药有限公司、浙江震元制药有限公司、南京正大天晴药业股份有限公司等 4 家制药公司进行成果推广应用，促使葛根素注射液在成果应用后的年销售量逐年增加，4 家制药公司的年销售额增加 4682.9 万元，新增利税 1913.8 万元。

项目获 2012 年浙江省科技进步奖二等奖。

手性药物分析与手性药物代谢

曾　苏　余露山　蒋惠娣　姚彤炜　陈枢青　等

临床上使用的药物超过一半是手性药物，其中大部分以消旋体的方式给药。然而，手性药物对映体之间的生物效应可有不同。"错误"的对映体，不但无效甚至有严重的毒副反应，如反应停。对映体的理化性质相同，其拆分和同时测定在分离科学上曾被认为是最困难的工作之一。常规的分析方法用于外消旋体药物的药动学、浓度–效应关系研究时，无法区分各对映体会导致错误的结果。因此，需要建立对映体选择性分析方法，用于研究手性药物对映体的 ADME 和手性药物的质量控制。我们在国家基金支持下，开展对映体分离分析方法和体内外药物吸收、分布、代谢、排泄过程的立体选择性研究。

1. 应用手性色谱学、质谱学和免疫学原理，建立了立体选择性的手性 HPLC（手性流动相添加剂法、手性衍生化试剂，手性固定相法）、手性气相色谱法（手性衍生化试剂，手性固定相法）、加压毛细管电色谱法、毛细管液相色谱法、手性质谱法、抗体免疫分析法，分析测定了 50 多对手性药物对映体，主要用于监测不对称合成工艺中原料、中间体或终产物的光学纯度；鉴别手性药物、检查对映体杂质、分析体外对映体选择性释放。完成了 10 种手性药物中对映体杂质的检测和稳定性研究；11 种手性药物代谢物对映体分析，4 种手性毒品分析检测方法；已帮助研发机构申请手性药物 SFDA

和国际注册 9 个。特别是在常规反相色谱柱上，建立的 OFLX 对映体手性配合交换 HPLC 方法，被左 OFLX 原料药及制剂质量标准采用。

2. 应用大鼠细胞、微粒体，皮肤、血浆、尿、胆汁、粪便和人细胞、微粒体、重组酶、血浆、HSA 与 α1-酸性糖蛋白，研究了 20 多种手性药物对映体的肠道吸收、转运、透皮吸收、蛋白结合、一相和二相代谢和体内外 ADME 过程的立体选择性及其机制。并用于 CYP 基因表型测定和滥用药物对映体检测。建立的细胞和重组酶模型已提供给 20 多家新药研发机构和医院使用。

为我国手性药物研发提供了对映体选择性检测方法，同时为临床合理应用手性药物提供了科学依据。已出版著作 3 部；发表相关论文 110 多篇其中 SCI 收录 70 余篇，其中影响因子大于 5 的 1 篇、大于 4 的 3 篇，大于 3 的 6 篇，总他引次数 317 次；培养博士生 6 名，硕士生 16 名。项目获 2012 年浙江省科技进步奖二等奖。

高效基因传递体系的构建及其抗肿瘤作用的研究

高建青　梁文权　胡瑜兰　陈金亮　等

自 1989 年首次进入临床试验以来，基因治疗已经经历了近二十年的发展。迄今为止已有上千例基因治疗被批准进入临床试验。然而基因治疗的广泛应用依然受制于一个关键的瓶颈，即安全性好、能产生基因高效、定位表达的载体的构建。基因治疗载体有病毒载体与非病毒载体两大类，病毒载体尽管具有转染效率高，基因表达持续时间长等优点，但由于其安全性差，易引起免疫反应以及由于整合入基因组所带来的突变风险等，其使用往往受到限制。另一方面，非病毒载体因其安全和易于大量获得等优点而日益受到关注。经过近二十年的发展，人们开发出了多种非病毒基因载体，如阳离子脂质体、囊泡与阳离子多聚物等，对于此类化合物的研究和开发将是近期内开发非病毒类载体的研究重点。除此之外，基于干细胞肿瘤趋向的特性，将基因修饰的干细胞作为基因靶向载体逐渐成为另一个具有发展前景的研究方向。

本项目成功构建了一系列高效低毒的新型非病毒载体，如聚阳离子脂质体，表面活性剂修饰的阳离子脂质体，聚乙二醇修饰的阳离子囊泡，聚乙烯亚胺修饰的壳聚糖纳米粒，普鲁兰糖-精胺复合物等。通过这些载体在肿瘤细胞，干细胞等细胞上的研究表明，它们在体外基因转染效率，安全性及促使 DNA 入胞入核等方面，均显示出较大的优势。体内的研究效果表明，所构建的新型载体携载抗肿瘤基因后产生了显著的抗肿瘤效果，预示本研究所构建的新型载体具有良好的临床应用潜力。

本研究进一步构建了三维反向基因转染体系。三维支架表面积大，可以吸附大量的 DNA，相比二维环境能将更多 DNA 传递给细胞从而提高基因转染效率。另外，如果表面能储存大量的 DNA 而不发生复合物的聚集，不仅可以提高转染效率，而且可以实现基因的持续表达，体现了显著的创新性。将基因重组的干细胞作为新型高效基因输送载体运用于肿瘤治疗的研究，取得了较好的肺肿瘤治疗效果。

基因的递送体系研究一直是医药领域内的研究重点和热点，并具有显著的社会效益和经济效益。本项目围绕一系列非病毒基因载体的合成，开展了广泛深入的研究，显示了良好的转染效率和较低的毒性，已获得国家发明专利授权 2 项，发表论文（SCI 数据库收载）15 篇，其中影响因子大于 5.0 的 2 篇，影响因子 3.0~5.0 之间的论文 3 篇，SCI 他引次数近 60 次。因此对今后进一步研制新型转染试剂、以及相关新型制剂领域的研发，具有重要价值。

项目获 2012 年浙江省科技进步奖二等奖。

反社会型人格障碍的脑部信息加工

王 伟 柴 浩 陈婉珍 郑磊磊 等

先前研究主要针对反社会型人格障碍的诊断学标准和病因学，但其脑部信息加工尚未明确。尚有的脑部研究多用主动"oddball"范式进行，并以时长或强度不同的声音刺激诱发失匹配负波，同时存在诊断不清、人格特质因素控制不严的问题，其结果也存在不一致性，这对探讨反社会型人格障碍的脑部信息加工造成极大阻碍。单音刺激诱发的被动 P3 电位与主动 P3 有类似潜伏期及波幅，但其操作较简易，同时与被动注意相关，比较适合于研究病人；而频率不同的声音刺激能诱发更好更可靠的失匹配负波。近五年来，本研究团队利用脑电、肌电并人格特质测评创新性地对反社会型人格障碍、青少年注意力缺陷多动症合并品行障碍以及与其外部行为相关的精神分裂症、表演型人格障碍及边缘型人格障碍的脑部信息加工进行了系列研究，并积累了一定的成果。

首先利用肌电图分别在高攻击性和低攻击性的参与者中观察了颞肌外感受抑制（ES2）反射，发现高攻击特质的人群 ES2 缩短了，提示其脑干抑制功能明显减退。其次将人格特质测评与 ERPs 技术相结合后，发现注意力缺陷多动症合并品行障碍青少年的 P2、N2、P3 潜伏期明显延长，P3 幅度明显降低，而其相较正常青少年有着更高的自认困难、情感欠稳、猜疑和自残。利用同样的方法，我们发现在分裂型和反社会型人格障碍患者中 MMN 的幅度均增高，分裂样和偏执型人格障碍组的被动 P3 明显降低，同时分裂样人格障碍组有缩短的 N1 潜伏期和增高的 N2 幅度。以上结果表明反社会型人格障碍患者存在较大的情绪控制问题，对无关刺激的抑制明显偏低，有较高皮层唤醒水平及较低的被动注意力水平。

我们还首次发现了表演型人格障碍中显著的听觉诱发电位强度依赖性，表明其脑部 5-HT 能神经元的功能支配较弱。我们还使用听觉 MMN 和人格测评技术发现边缘型人格障碍对与其共病的难治性抑郁症的"难治性"没有影响。

所有成果均发表在 SCI/SSCI 杂志上，共计 SCI 杂志他引 15 次，SSCI 杂志他引 13 次。关于其情绪控制存在问题的成果现已被两本美国参考书引用，而听觉诱发电位强度依赖性的发现被一本美国教科书引用。项目获 2012 年浙江省科技进步奖三等奖。

糖尿病并发症及其相关机制研究

张晓明 周建维 顾传龙 洪正华 沈水珍 等

糖尿病已成为一种常见病，其发病率呈逐年上升趋势。作为一种病程伴随终身的慢性疾病，其对人类的危害主要在于并发症，如糖尿病性阳痿、糖尿病肾病、糖尿病性心肌病、糖尿病视网膜病和糖尿病痴呆等，严重影响人民健康和生活质量，并给患者带来沉重的经济负担和劳动力损失。因此如何控制血糖并防治各类并发症一直是各国研究的热点和难题，但迄今为止其发生发展的相关机制尚未完全阐明。

本课题组以高血糖对各组织细胞的损伤为研究重点，采用糖尿病动物模型、细胞培养和相关分子生物学等技术研究高血糖状态下各组织器官的功能、形态和结构的改变，系统地研究了 MKP-1 与 TSP-1 等信号通路相关基因的转录、表达和调控与上述组织器官损伤之间的关系。经大量实验，取得了以下重要发现：

1. 首次发现了糖尿病大鼠各组织脏器功能下降与其下述病理改变密切相关：如阴茎白膜厚度的增加，阴茎胶原纤维破坏，内皮和平滑肌细胞退化；肾小球萎缩，囊腔增大，足突排列紊乱，微绒毛排列紊乱或部分脱落；心肌细胞间质纤维化和心肌肥厚，肌原纤维片状坏死、溶解，肌小节失去正常结构；海马区神经元内部线粒体嵴消失，神经元之间突触结构蜕变，突触致密物质减少等病理改变。初步明确了糖尿病各类并发症发生的形态学改变基础。

2. 在国际上首次揭示了糖尿病多器官损伤的一种新机制——高血糖状态下各组织细胞存在 MKP-1 和 TSP-1 相关信号通路的改变。初步阐明了糖尿病各类并发症发生的相关分子机制。

在糖尿病并发症的发生发展机制上，国内外研究主要集中于糖基化终末产物形成、蛋白激酶 C 信号通路激活、氧化应激等，而我们首次发现高血糖状态下各组织细胞 MKP-1 与 TSP-1 等信号通路改变，导致上述细胞纤维和胶原增生、各组织器官间质纤维化、细胞凋亡、突触可塑性改变等，从而引发了上述组织器官的病变。为今后靶向药物研制提供了理论依据和实验基础，并通过早期针对性治疗，提高糖尿病患者的预期寿命、减少医疗费用，获得良好的社会经济效益。项目组成员也因此多次受邀在国内外学术会议上做上述学术报告，并获得同行专家一致认可。研究结果发表在《Exp Neurol》《Int J Cardiol》等国际重要期刊上，累计SCI 影响因子 20，其中 4 篇主要论文累计SCI 引用 50 余次。主要成果被神经科学领域权威美国约翰霍普金斯大学 Mattson 教授和心血管领域权威 Murphy-Ullrich 教授等广泛引用。

项目获 2012 年浙江省科技进步奖三等奖。

胃肠癌发病相关性病因——"饮不洁水和幽门螺杆菌感染"的研究

朱永良　毛建山　钟　献　郑　树　张苏展　等

胃肠癌是常见的恶性肿瘤，环境生物因素在胃肠癌发生中起重要作用。中美华人病例对照研究表明食用高动物蛋白、高脂肪、低蔬菜及少体力活动等是美籍华人大肠癌高发的原因。随着饮食及生活方式的改善，美国大肠癌发病率已呈下降趋势，而我国则以3.7% 递增。我国大肠癌发生除与吃红烧鱼外的高危因素有待明确。另外，我国是一个幽门螺杆菌（Hp）感染率较高的国家，感染 Hp 与胃癌关系密切。因而，明确我国胃肠癌关键环境生物因素病因及其分子作用机制对进一步的有效干预阻断有重要意义。本研究发现微囊藻毒素污染和幽门螺杆菌感染是两个重要的且为我国所特有的与胃肠肿瘤发病相关的环境生物因素。

近年来水污染的问题已引起人们广泛的重视，为了解这些水源与大肠癌发病的关系，本研究第一部分是基于我们先前对大肠癌防治海宁市现场进行了流行病学研究。第二部分是在实验室水平研究微囊藻毒素诱发大肠癌和 Hp 主要致病因子 CagA 在胃肿瘤发病中可能的分子机制。

1. 长期饮用含微囊藻毒素污染的不洁水与大肠癌发病正相关。通过对大肠癌高发区海宁现场的多项大样本流行病学研究表明饮用不洁水中的微囊藻毒素水平与该地区大肠癌发病呈正相关。提示微囊藻毒素是该地区大肠癌发病的一个重要的环境生物因素，饮不洁水为我国大肠癌发病生物因素新线索。

2. 微囊藻毒素通过持续激活 Akt, p38,

JNK 通路致永生化细胞转化。我们以条件永生化人胚大肠干（Crypt）细胞为实验靶点，发现微囊藻毒素在体外可转化细胞并呈非锚着生长，其增殖活性明显增强，Akt，p38，JNK 通路被持续激活；抑制 Akt，p38 和 JNK 活性显著降低转化细胞的增殖。提示 Akt，p38，JNK 通路的持续激活可能是微囊藻毒素作为一个重要外因致大肠癌变的机制。

3. 幽门螺杆菌 CagA 蛋白通过激活 Erk1/2 通路致细胞转化和抑制细胞凋亡。我们发现 CagA 蛋白通过以非 Ras 依存性的方式持续激活 Erk1/2 通路而具有致胃上皮细胞转化作用；而永生化 B 淋巴细转染 cagA 后通过 Erk1/2 致 Bad 磷酸化而抑制 Bcl-2/Bax/Bad 凋亡通路。

本研究为当地政府进行居民饮用水改造工程提供了理论依据，为胃肠癌的有效干预阻断打下了扎实基础。本研究共发表论文 SCI 8 篇，国内核心期刊 4 篇。SCI 总当年影响因子 24.263。其中当年影响因子>5.0 的论文 3 篇，SCI 它引 119 次。

项目获 2012 年浙江省科技进步奖三等奖。

帕金森病及相关运动障碍疾病的发病机制和治疗的基础与临床研究

张宝荣　赵国华　罗　巍　殷鑫浈　刘志蓉　等

运动障碍疾病是由锥体外系结构及功能障碍所致，主要表现为随意运动调节功能障碍，包括帕金森病、亨廷顿舞蹈病、遗传性痉挛性截瘫、遗传性共济失调、Wilson 病、原发性震颤、抽动秽语综合征等。运动障碍疾病是神经科一大类重要疾病，严重影响患者的功能和生活质量。多数运动障碍疾病是由神经退行性病变所致，目前尚无有效的治疗手段阻断其发展。因此，揭示其复杂的发病机制、探寻早期诊断方法和有效治疗的新策略将成为运动障碍疾病研究的焦点和热点。

项目组经过多年的研究工作：

1. 建立了全国最大之一、省内最大的运动障碍疾病临床数据库：共完成 1053 余例帕金森病（PD）患者、78 例亨廷顿舞蹈病（HD）患者、89 例遗传性痉挛性截瘫（SPG）患者和 265 例遗传性共济失调（IA）患者的临床资料和 DNA 数据库的建立。

2. 在浙江省内首先开展 PD 的基因突变分析研究工作，建立了完善的 PD 基因诊断方法，同时将 PET 技术用于 PD 病人的早期诊断，大大提高了 PD 早期诊断水平；与国外单位合作，初步建立了帕金森病患者诱导多能干（iPS）细胞，为进一步探究 PD 分子机制及治疗奠定基础。

3. 在国内首次系统地研究了中国 HD 患者的 CCG 多态性，发现其多态性与日本人及西方人群有明显不同（$P<0.05$），部分解释了 HD 在东西方人群中发病率的差异及原因；从亨廷顿蛋白的出核功能研究，到突变亨廷顿蛋白对基因转录的影响，系统地研究了 HD 的分子发病机制，发现突变 Htt 出核功能受损，异常积聚于核内，干扰细胞基因转录可能是 HD 的关键分子发病机制。这为我们进一步探究 HD 的治疗靶点提供新思路。

4. 国内首先开展了 SPG 的分子发病机制研究，对 spastin 蛋白功能进行了研究，发现突变型 spastin 蛋白不改变蛋白亚细胞定位，spastin 蛋白调控微管功能并不是通过线粒体能量障碍来控制的。

5. 在浙江省内首先开展 IA 家系的基因突变分析工作，发现了 15 个确诊的 SCA3 家系，1 个 SCA7 家系。

共发表相关论文 35 篇，其中 SCI 论文 24 篇，中华系列论文 11 篇，参加国际性学术会议 7 次，全国性学术大会交流 24 次，他引次数共达 349 次。本技术在上海交通大学附属瑞金医院等国内多家大学等医疗单位推广应用，为运动障碍疾病提供了准确有效的诊断和基因分型方法；这对疾病的早期诊断，早期治疗，节约医疗资源，提高患者生活质量，带来了极大的经济效益和社会效应。

项目获 2012 年浙江省科技进步奖三等奖。

苦参碱抗大肠肿瘤作用的机制及评价

黄　建　邱福铭　金胜航　吴先国　隋梅花　等

苦参碱（matrine，Mat）是中药苦参主要活性成分，具有抗肝损伤、抗心血管疾病、抗肿瘤等作用。临床上用于胃肠道肿瘤治疗，取得一定疗效，表现为增效减毒功效。但其抗肿瘤机制尚不明确。开展 Mat 抗胃肠肿瘤作用机制研究及评价，有助于开发中药在肿瘤治疗中的新优势和途径。

项目组通过观察 Mat 对胃肠癌细胞杀伤效应，经高通量基因芯片筛选与细胞增殖、凋亡等相关调控基因的改变，阐明 Mat 诱导细胞凋亡的可能分子模式及抑制增殖具体机制；为降低 Mat 潜在毒副反应，对 Mat 进行载体修饰，评价修饰 RGD 的循环长链脂质体包裹的 Mat 抗肿瘤效应。结果显示：

1. Mat 抑制肠癌细胞增殖、诱导凋亡及其基因表达谱分析。0.5mg/ml 的 Mat 对人结肠癌 HT29 细胞有很强增殖抑制作用，但凋亡诱导作用不明显；而 1.0mg/ml 的 Mat 诱导凋亡作用显著增强；Genechip 发现 Mat 下调细胞周期基因、凋亡抑制基因及 MAPK 信号通路表达，上调凋亡诱导基因表达，对化疗药物三个重要靶基因 TOP2A、RRM1 和 GGH 有很强抑制作用。

2. Mat 抑制增殖的分子机制。Mat 调节翻译起始因子 eIF4E 和 4E-BP1 磷酸化、减弱 Erk1/2 活性抑制 MKN45 细胞翻译起始、抑制 PP2A 活性进而增强 4E-BP1 去磷酸化等；

3. Mat 诱导凋亡的分子机制。Mat 经 G0/G1 期阻滞致细胞凋亡；其中 bcl-2 亚家族成员中仅 bcl-2、bcl-xL 在高剂量时降低，促凋亡 Bak 亚家族低剂量时增高、高剂量时降低；BH3-only 亚家族四个分子中仅 Bim、Puma 低剂量时增高、高剂量时降低，但并不涉及 bcl-2/Bad/Bax 通路；而上游调控分子 p53 与促凋亡分子的表达一致。故 Mat 能增加 bcl-2 家族促凋亡分子 Bak、Bok 等及上游分子 p53 表达；且 NF-κB 亚单位存在核浆转位调节 NF-κB 活性。

4. 提出 Mat 诱导肿瘤细胞凋亡的分子模式图。即在 Mat 作用下，触发了 NF-κB 浆核转位并活化，上调 p53 蛋白表达，诱发促凋亡分子 Bak、Bok 等活化，促使 caspase-3、-7 激活，诱导细胞凋亡；

5. Mat 结构改造及载体靶向输送。对 Mat 开环、或乙酰化修饰，发现改造后 Mat 对细胞作用差异较小，不能有效降低 Mat 的 IC50 值。但经 RGD 修饰循环长链脂质体包裹的 Mat 具有较强抗肿瘤效应。

本项目较早应用高通量技术分析药物作用后基因表达谱，提出以载体输送技术改善 Mat 作用方式达到增效减毒、靶向治疗目的，可为多学科交叉改造传统化疗药物及中药单体提供良好借鉴；对 Mat 作用肿瘤细胞及其机制的阐明有望为胃肠肿瘤化疗增敏及靶向治疗提供分子靶标，为筛选开发具有高效低毒作用的分子靶向药物提供理论及实践依据；已发表论文 9 篇，其中 SCI 收录 4 篇，被他引 19 次。

项目获 2012 年浙江省科技进步奖三等奖。

消化病内镜诊疗及细菌生物膜
清除新技术临床应用研究

季　峰　陈小丽　周辛欣　陈毅鹏　李霖　等

消化病学是一门实践及操作的科学，消化内镜下的诊治已成为当前消化系统疾病诊疗的热点，内镜下诊断直观、操作性强、敏感性及诊断率高，内镜下治疗具有选择性高、创伤性小、并发症少等优势。消化病学的发展已经和内镜技术的发展息息相关，更多疾病的诊治需依赖内镜技术的发展，但国内各项应用尚属于起步探索阶段，基本是照着别人的印迹模仿，前瞻性研究设计少之又少，自主创新有待提高。对于消化道内镜的诊治新技术国内尚无学者进行完整系列研究来总结评价并加以临床推广应用。因此，我们从 20 世纪 90 年代已开始探索各种内镜诊治新技术的临床疗效，以期通过临床实践来研究各技术的诊治价值，并在实践中大胆创新，不断完善各项方法和技术，争取形成自己的诊治理论，做到实践和理论相互相长。

1. 消化内镜诊断新技术。应用超声内镜（EUS）、超声内镜引导下细针穿刺活检（EUS-FNA）、经鼻胃镜及分子生物学和免疫组化等方法对各种消化道疾病诊断、黏膜下病变定位定性、恶性肿瘤的分期及胃肠道间质瘤（GIST）的临床病理特征进行分析，肯定了 EUS 对 GIST 的定性定位诊断价值。

2. 消化内镜治疗新技术。证实内镜下金属钛夹治疗各种消化道疾病出血的疗效；建立胃镜活检孔道快速放置营养管途径改善重病患者营养状况；应用尼龙绳勒扎、内镜下黏膜切除术（EMR）及内镜下黏膜下剥离术（ESD）成功治疗黏膜下病变及早期恶性肿瘤；内镜下放置定制可回收带膜食管堵瘘支架成功进行食管良恶性瘘的个性化治疗；随机对照研究证实经鼻型肠梗阻导管在粘连性小肠梗阻上的疗效；胃镜下置放 5-FU 缓释粒子联合放疗对老年食管癌进行治疗尝试获得延长生存的结果；确定了食管静脉曲张套扎术后早期再出血的危险因素；随机对照研究根除幽门螺旋杆菌（Hp）与胃增生性息肉的相关性，发现根除 Hp 能使大部分胃增生性息肉消退。

3. 消化内镜消毒新技术。根据生物膜新概念，对内镜有效清除细菌及病毒进行了有基础及临床相关研究，获得了机器最佳消毒时间及消毒方式。

该项目通过举办专业技术培训班，推广技术培训班，论文发表，学术交流及相关途径已在国内 20 余家医疗单位进行临床推广应用。带动相关医院开展消化内镜的新技术的诊疗，推动 EUS、EMR、ESD、内镜下置放营养管及肠梗阻导管、内镜下食管良恶性病变的诊治等消化内镜诊疗新技术的发展应用，拯救了许多患者的生命，改善了他们的生存质量，总体上提高了浙江省各地区消化内镜诊治水平，使医疗资源平衡利用。

项目获 2012 年浙江省科技进步奖三等奖。

面向癌症诊治的系统生物学
信息辨析方法研究

沈　朋　范骁辉　王书芳　王　毅　程翼宇　等

基于系统生物学的癌症诊治新方法研究是国际医学界前沿科研方向，其生物信息的辨析和整合诠释是当今所面临的关键科技问题。本项目在国家自然科学基金及浙江省科技计划项目的资助下，针对癌症早期诊断、多药耐药及个体化治疗等难题，聚焦于化学生物信息检测及整合分析，研究基因组学、代谢组学和蛋白质组学等系统生物学信息辨析方法，取得的主要创新成果有：

1. 创建了癌症相关差异基因选择算法、

不同微阵列芯片平台数据的整合建模方法、决策森林改进算法等基因表达谱芯片信息处理方法，为使用基因表达谱诊断癌症、估测化疗预后及预测个体化治疗效果提供了核心技术方法。

2. 创立肿瘤患者检样中核苷类、氨基酸、有机酸及邻二羟基类代谢物组毛细管电泳-质谱联用等分析检验方法，结合代谢组学信息辨析算法，用于诊断肿瘤及预测乳腺癌患者化疗效果。

3. 创新构建了肿瘤蛋白质组与代谢物组协同分析、多源代谢物组信息整合分析等关键技术工具；首创单独最优特征组合与BP神经网络整合建模等肿瘤代谢物组模式特征辨析方法，用于诊断乳腺癌等。

4. 创新提出一种基于形状特征的双向电泳图像中蛋白质点自动识别方法，明显降低了蛋白质点的误识率，为肿瘤蛋白质组研究提供了技术支撑。

5. 首创以碳纤维微电极检测单层人乳腺癌敏感细胞 MCF-7 内药物浓度和多药耐药细胞 MCF-7/ADR 对阿霉素外排过程，创建了 MCF-7 细胞多柔比星转运和扩散数学模型。此外，成功筛选出逆转肿瘤 MDR 的中药活性物质。

共发表论文 24 篇，被国际著名学术期刊《Nature Protocols》《Clinical Cancer Research》等 SCI 他引和 CNKI 引用次数达百余次（其中前十篇代表性论文被他引 87次）；获发明专利 1 项。

项目获 2012 年浙江省科技进步奖三等奖。

创伤整体评估法在急救中的应用研究

金静芬　沈国丽　孙淑英　胡彩珍　邵林玲　等

近年来，随着高速公路和建筑业的迅猛发展，创伤在急诊中占有的比例越来越高，并且严重程度和伤情的复杂性也不断增加。目前国内绝大部分医院无论在急诊预检分诊时还是在严重创伤的救治过程中还没有规范、科学的创伤评估方法，急诊护士往往凭借临床经验做粗略估计，容易造成判断失误，病情延误，引起创伤病人不必要的死亡和医疗纠纷；国外虽有医院应用创伤评分，有 CRAMS、TS、ISS、APACHE 等，CRAMS、TS 但受生理指标影响较大，易造成类选不足或过量，类选不足会造成急诊创伤病人漏检，类选过量造成急诊资源的浪费和急诊服务质量降低等。因此，如何应用科学的评估手段或方法，以便迅速做出正确的判断和处理，是救治急诊创伤病人是否成功的关键。

为了探讨急救时快速有效的急诊创伤评估方法，本课题提出了 CRAMS、RTS 二种不同创伤评分和以解剖部位为主的创伤评估程序相结合的全新的评估方法，即创伤整体评估法。分别应用于急诊预检的检伤分类和急诊多发伤的评估救治这二个方面。同时充分利用计算机技术，将创伤整体评估法编程，以更便捷、科学、规范的方法应用于临床。经过两年多的临床实践，证明了创伤整体评估法在急诊预检的检伤分类和急诊多发伤的救治中的独特作用。①创伤抢救成功率上升 5.1%，致残率下降 7.3%，漏检率下降12.3%，误判率下降 6.8%；②应用创伤分诊管理软件大大提高了护士的工作效率和正确率；③急诊创伤预检分诊正确率从 92.1%提高到 97.80%。

1. 建立规范先进的评估系统进行科学分诊，甄别病人的危重等级，提高急诊预检分诊的正确率、提高分诊效率及正确度的同时合理利用急诊资源。

2. 建立一种新型创伤评估系统，正确判断严重创伤及多发伤的严重程度及预后，提高严重创伤和多发伤救治率，降低致残率，减轻社会和家庭负担，提高急诊服务品牌。

3. 科学的评估方法可避免造成判断失误，病情延误，以减少创伤病人不必要的死亡和医疗纠纷。

4. 2009 年至 2011 年，急诊就诊人次平均年增长 8.9%，急诊抢救人次平均年增长 29%。

研究成果发表相关论文 5 篇，分别为 SCI 收录期刊 1 篇、中华一级期刊 3 篇、二级期刊 1 篇，其中有引用证明的 3 篇文章他引 10 余次；另外，还拥有国家专利局颁发的软件著作权 1 项。该项目已在省内外应用广泛，其中出具应用证明的有 16 家；三级医院应用 12 家，项目推广应用的形式有专利、举办专业培训、推广应用学习班、学术交流等。项目获 2012 年浙江省科技进步奖三等奖。

华西分院（四川大学华西医学中心）

（四川省成都市人民南路三段 17 号，610041）

工 作 概 况

2012 年一年里，华西分院各学院医院在四川大学党政领导下，以党的十八大精神为指导，全面贯彻党的教育和卫生方针，全面落实教育规划纲要和医药卫生体制改革意见，全面提高医学教育质量，把立德树人作为根本任务，把师资队伍建设作为重点内容，把转变作风作为重要保证，以创新模式、加强文化建设和完善改革发展顶层设计为导向，以创建国家优质医院、等级医院评审复查和深入推进医疗质量万里行、"三好一满意"、惩防体系建设等活动为契机，通过产业平台建设引领学科发展，以多院区运作探索模式创新，积极参与防灾救灾坚持公立医院公益性，团结协作，锐意进取，各项工作扎实有序推进，医教研管事业全面发展，区域引领作用更加明显，为学校"十二五"期间的发展和未来的跨越打下了坚实基础。

一、工作措施

（一）创新医学人才培养模式，提高医学教育质量

继续推进"323+X"教学改革，不断提高医学教育质量；学科专业建设获得突破，教学质量稳步提升；加强医学教育的区域辐射和社会服务；努力孵化教学标志性成果；加强学生综合素质、社会技能、能力培养；推广国际交流合作，提高学生综合素质。全面实施创新人才培养计划，规范教学管理，严格教学监控，营造良好育人环境，教学工作有序进行。加强高层次人才队伍建设，加强青年教师培养，加强职工继续教育与岗位培训，认真做好工资福利与社会保障工作。

（二）加强医学学科交叉协作，提升医学科研水平

开展学科建设科室调研，做好学科发展导向服务；筹建"华西临床研究中心"；成立西部医药技术转移中心，搭建产业转化开放平台；创新人才培养及引进工作；完成学科评估及验收工作；持续加强论文、课题和专利的管理和服务工作。积极鼓励、组织申报国家自然基金项目及其他国家级和部省级项目，加大项目申报的宣传、指导和培养工作；举办国内外会议，加强与国内外知名科研院所和学者的联系，提高科研学术影响力；鼓励和引导在本学科及专业领域内有较高学术价值和国际影响力的论文发表，组织多渠道多层次申报各级成果奖励。

（三）健全医疗管理体系，全面提高医疗服务质效

加强医疗核心制度的完善和执行，继续做好外科手术围术期管理、抗菌药物专项整治、输血管理，做好激素的规范化治疗、免疫抑制剂分级治疗、肿瘤药物临床使用管理、胃肠外营养的治疗等提高治疗质量；完善和健全医疗质量评价体系，建立医疗组长考评体系和管理数据库；建立和实施医技科室医疗质量考核和评价体系；加强院感管理，创新感控分片区管理模式，建立感控定期考核和公示体系；总结感控护士模式试点工作，扩大试点范围；强化诊疗服务管理、

进一步优化流程，努力改善门诊病人就医体验，提高满意度。华西医院成立了"临床路径及单病种质量管理委员会"，对各单病种的质量控制指标进行诊疗质量分析，提出持续改进措施。继续深入开展抗菌药物专项整治活动，成效显著。继续深入推进资源节约型治疗服务。华西第二医院率先在西南地区实行诊间收费，并推出网上查询检验报告服务项目，减少患者长时排队等候难题。华西口腔医院持续优化预约挂号服务，志愿者服务常态化，增设医疗专家委员会制度，修订医嘱制度。华西第四医院成功完成2012年防灾救灾大演练任务。

（四）加强区域协同医疗服务，推广带动区域医疗卫生事业发展

依托信息网络系统拓展与区域应用的先发优势，以"网络+联盟"的方式，走出医院围墙，建立完善与区域内各级医疗机构的信息共享和在线协同工作的长效模式，建设以华西医学为中心的区域医疗服务联盟，协同开展整合与细分的医教研工作，在协同中体现帮扶，在帮扶中体现引领，在引领中实现跃升。从学科发展高度抓区域发展，利用西部地区区位优势、先发优势、影响力与信息技术建设区域共同发展生态圈，跨越机构边界，实现共同成长。

二、标志性成果

2012年，医学在学科建设、人才培养、师资队伍建设、国际交流与合作和社会服务等各方面工作都实现了新发展。

（一）学科建设成果丰硕

新增2个博士后科研流动站（华西基法学院特种医学、华西临床医学院护理学），总数达10个。新增1个硕士点（华西临床医学院全科医学），总数达71个。增设目录外二级学科2个（华西临床医学院重症医学和再生医学）。新增8个国家临床重点专科建设项目（华西医院），总数达32个，其中华西医院国家临床重点专科总数达到24个，

居全国医院第1。华西第四医院姑息医学和卫生检验获批为"四川省医学重点学科建设项目"。同时，医学学院与学院、学院与医院跨学科基础上形成的课题项目已经进入实质性实施。四川大学华西儿童医学中心（华西医院和华西第二医院）和西部医药技术转移中心（华西医院）正式挂牌成立。

（二）创新人才培养改革稳步推进

成为教育部直属高校医学教育管理体制改革首批试点单位和国家首批"卓越医生教育培养计划项目"试点高校。新增1个国家级实验教学示范中心（四川大学华西医学基础实验教学中心），总数达3个。新增1个国家大学生校外实践教育基地（四川大学-四川科伦药业股份有限公司药学实践教育基地），总数达2个。新增1篇全国百篇优秀博士论文（临床医学苟马玲、导师魏于全），总数达11篇。22本医学教材入选教育部第一批"十二五"普通高等教育医学本科国家级规划教材。获批国家级精品视频公开课1门（华西医院万智、急救技能在身边的应用）。4人获评2012年教育部博士学术新人奖（口腔医学伍颖颖，导师宫平；药学杨洋，导师黄园；基础医学张奎，导师张林；临床医学刘非，导师李波）。华西临床医学院荣获全国大学生临床技能竞赛一等奖、全国大学生"外研社杯"英语演讲比赛特等奖。华西临床医学院临床技能实验教学中心获批教育部第一批"'十二五'本科教学工程"建设项目。

（三）师资队伍建设成效显著

陈君石院士（华西公共卫生学院）、诺贝尔生理学或医学奖获得者巴里·马歇尔教授（华西临床医学院）受聘为四川大学名誉教授。新增杰青1人（华西临床医学院黄灿华），总数达19人。新增国家"973"项目首席科学家1人（华西临床医学院黄灿华），总数达4人。新增"千人计划"2人（口腔曹旭、毛剑），总数达12人。新增

"青年千人计划" 3 人（口腔王政严、冯明业，公卫成果），总数达 5 人。新增教育部创新团队 1 个（华西临床医学院龚启勇团队），总数达 5 个。华西基法学院侯一平教授获评 2012 年国家高层次人才特殊支持计划教学名师（高等学校）、赵玉华副教授荣获 2012 年 AFCR-USCACA 优秀学者奖。华西医院刘协和教授荣获中国医师协会中国睡眠医学终身成就奖。华西第二医院郑德元教授荣获"感动未来"优秀儿科、儿保医师圆梦公益行动终身成就奖。

（四）科学研究取得新的突破

新增国家工程中心 1 个（口腔再生医学国家地方联合工程实验室、田卫东），国家级科研基地总数达 3 个。新增国家国际科技合作基地 1 个（华西口腔医学院"口腔疾病国际联合研究中心"）。获准 2012 年度国家自然科学基金项目 194 项，项目金额合计 1.02 亿元。其中，华西医院在各种类型项目获准全覆盖，共获准项目 122 项，包括杰出青年基金 1 项。华西口腔医院获准项目 35 项，华西第二医院获准项目 20 项，华西基础医学与法医学院获准项目 10 项。华西医院牵头国家科技重大专项 2 项、牵头卫生部行业专项基金 1 项。华西公共卫生学院获建食品安全监测与风险评估四川省重点实验室。华西口腔医学院获国家科技进步奖二等奖 1 项（第二完成单位、李龙江等）。华西医院严律南课题组、何成奇课题组，华西药学院王曙课题组分别荣获首届（2011 年度）华夏科技奖一等奖。2011 年度中国科技论文统计结果：医学领域 SCI 收录论文数量在中国机构排名中第 5 位；四川大学华西医院"表现不俗"论文数在全国医疗机构中排名第 1 位；四川大学华西口腔医院"表现不俗"论文数在全国医疗机构中排名第 21 位，是唯一进入该年度排名的口腔专科医疗机构。华西基法学院（朱玲）与美国俄亥俄州立大学医学中心合作在 PNAS 上发表高水平科研成果；华西第二医院（陈小章）与香港中文大学合作在《自然医学》杂志上发表高水平创新成果；华西口腔医学院（叶玲）与美国加州大学洛杉矶分校牙学院合作在《Cell Stem Cell》杂志上发表高水平创新成果。华西口腔医学院主办的 SCI 杂志 IJOS 签约 Nature 出版集团，影响因子由 0.815 上升到 1.411；主办的第 2 本英文杂志 Bone Research 获准发行。

（五）国际交流与合作开创新局面

在华西校区成功接待了包括俄罗斯联邦委员会主席马特维延科、法国参议院副议长前总理 Jean-Pierre RAFFARIN、加拿大驻华大使马大维、澳大利亚诺贝尔生理医学奖获得者巴里·马歇尔教授等国（境）外来宾 251 批，计 1279 人次；出国（境）994 人次，其中交换学生 138 人次；涉外医疗急诊 559 人次，住院 65 人次，门诊 494 人次，共计 1118 人次；引进包括 CMB 项目、欧盟（EU）项目、NIH 项目等，计 12 个项目，资助金额 600 多万人民币。成功举办了中加基层全科医生远程培训研讨会、2012 牙与骨发育及再生国际学术会、四川大学第八届交叉学科论坛"医学教育发展与挑战"等国际学术会议 18 次。

（六）医疗及社会服务能力持续提高

四所附属医院共完成门急诊 637.14 万人次，同比增长 13.5%，出院病人 24.66 万人次，同比增长 10.6%，各类手术 14.15 万台次，同比增长 19%。华西网络医院总数已达 532 家，服务人口超过 5 亿人。远程教学培训 338 057 人次，同比增长 35.2%；远程疑难病例会诊 1862 例次，同比增长 16%，单日最高会诊 18 例；全年远程会诊医生满意度 100%；管理员满意度 99.79%。华西医院成为首批国家优质医院创建重点联系单位。华西第二医院"锦江分院"工作取得突破性进展，已正式奠基，并成立四川省人类精子库和卫生部儿科专业临床药师培训基地。华西第四医院"职业病防治综合大楼"项目已经完成立项审批，将于 2013 年正式动工建设，并成为首批国家级卫生监督培训基地。华西医院成功开展世界首例"全胸腔镜支气管肺动脉双袖式成形肺癌切除术"和第 3 例心死亡器官捐献的器官移植，肾移植中心连续 4 年亲属活体肾移植数量居全国第 1。在 2011 年度中国医院排行榜上，华西医院（连续三年）第 2 名，华西第二医院第 53 名，华西口腔医院 75 名，全校共 23 个专科排名"2011 年度中国医院排行榜"前 10，4 个专科获提名。在 2012 年中国健康年度总评榜上，华西医院获全国最受欢迎三甲医院、最受欢迎便民门诊医院称号。在 2012 年中国公立综合性医院社会贡献度排行榜上，华西医院第 2 名。在 2012 年中国大学医学教育排行榜上，四川大学第 4 名。华西第二医院荣获全国妇联颁发的"全国三八红旗集体"称号。

（李　夏　栾长涛　编　杨志刚　审）

联系电话：028-85501029
邮箱:hxlixia@ scu.edu.cn

分院及各所、室行政领导名单

四川大学华西医学中心

主　任　　　　李　虹　　　　教授

生物治疗国家重点实验室

主　任　　　　魏于全　　　　教授

口腔疾病研究国家重点实验室

主　任　　　　周学东　　　　教授

教育部人类疾病生物治疗重点实验室

主　任　　　　魏于全　　　　教授

教育部妇儿疾病与出生缺陷实验室

主　任　　　　毛　萌　　　　教授

卫生部移植工程与移植免疫重点实验室

主　任　　　　李幼平　　　　教授

卫生部口腔生物医学工程重点实验室

主　任　　　　宫　萍　　　　教授

国家（成都）中药安全性评价中心/GLP中心

主　任　　　　王　莉　　　　教授

卫生部时间生物学重点实验室

主　任　　　　王正荣　　　　教授

教育部靶向药物与新型给药系统重点实验室

主　任　　　　张志荣　　　　教授

教育部循证医学网上合作研究中心

主　任　　　　李幼平　　　　教授

四川省核医学重点实验室

主　任　　　　李　林　　　　教授

四川省发育与妇儿疾病实验室

主　任　　　　毛　萌　　　　教授

四川省出生缺陷研究实验室

主　任　　　　王　和　　　　教授

四川省感染性疾病分子生物学重点实验室

主　任　　　唐　红　　　教授

四川省移植工程与移植免疫重点实验室

主　任　　　李幼平　　　教授

四川省人类疾病生物治疗重点实验室

主　任　　　魏于全　　　教授

四川省肿瘤学重点实验室

主　任　　　毕　锋　　　教授

四川省生物精神病学重点实验室

主　任　　　李　涛　　　教授

四川省康复医学重点实验室

主　任　　　何成奇　　　教授

四川省疾病基因组学与法医学重点实验室

主　任　　　张思仲　　　教授
　　　　　　侯一平　　　教授

四川省医学分子生物学开放重点实验室

主　任　　　覃　扬　　　教授

四川省围产与生殖医学重点实验室

主　任　　　毛　萌　　　教授

四川省生物分子毒理学重点实验室

主　任　　　张立实　　　教授

四川省病理研究重点实验室

主　任　　　周　桥　　　教授

四川省口腔医学技术重点实验室

主　任　　　石　冰　　　教授

四川省天然药物学重点实验室

主　任　　　王锋鹏　　　教授

四川省干细胞应用研究中心

主　任　　　羊惠君　　　教授

四川省功能与分子影像重点实验室

主　任　　　龚启勇　　　教授

四川大学华西医院国家药品临床研究基地

负责人　　　梁茂植　　　教授

四川大学华西第二医院（原华西医科大学第二附属医院）国家药品临床研究基地

负责人　　　郏明蓉　　　教授

四川大学华西口腔医院（原华西医科大学口腔医院）国家口腔药物临床研究基地

负责人　　　王晓毅　　　副教授

中国出生缺陷监测中心/全国妇幼卫生监测办公室

主　任　　　朱　军　　　教授

中国循证医学中心

主　任　　　李幼平　　　教授

四川大学华西公共卫生学院分析测试中心

主　任　　　马　骁　　　教授

四川大学华西法医学鉴定中心

主　任　　　侯一平　　　教授

四川省食品安全监测与风险评估重点实验室

负责人　　　裴晓方　　　教授

主　任　　　张立实　　　教授

职业卫生应急省重点实验室

负责人　　　王永伟

主　任　　　杨跃林

分子毒理学实验室

负责人　　　王津涛

主　任　　　未命名

获奖科研成果（题录）

国家科技进步奖二等奖（第二完成单位）

涎腺肿瘤治疗新技术的研究及应用

高等学校科学研究优秀成果奖科技进步奖二等奖

口腔黏膜癌变及转移的新分子事件与防治研究

高等学校科学研究优秀成果奖自然科学奖一等奖（第二完成单位）

牙齿磨损机理及抑制研究

华夏医疗保健国际交流促进科技奖二等奖

口腔鳞癌发生发展及转移的分子机制与防治研究

四川省科技进步一等奖

细胞寿命调控：从基础研究到临床探索

四川省科技进步三等奖

妊娠相关疾病基础与临床研究

四川省医学科技一等奖

牙髓疾病的基础与临床研究
胎儿、婴幼儿及儿童先天性心血管畸形规范化防治基础及临床研究

四川省医学科技奖二等奖

认知功能受损病因学的基础与临床研究

四川省医学科技奖三等奖

重症急性胰腺炎的发病机制和临床研究
两种等离子术式治疗阻塞性睡眠呼吸暂停低通气综合征的疗效比较研究

成都市科技进步二等奖

建立胎儿结构异常超声筛查策略、转诊体系和超声诊断新技术的研究

获奖科研成果（摘要）

口腔黏膜癌变及转移的新分子事件与防治研究

陈谦明　李龙江　江　潞　梁新华　王　智　等

为了诠释口腔黏膜癌变与转移相关的新分子事件，尝试将基础研究成果向临床应用转化，为最终实现靶向预防与治疗奠定基础，本项目开展了系列研究，取得成果如下：利用比较蛋白组学获得了口腔黏膜癌变与转移可能高度相关的新分子谱，对近十个功能不明的新分子进行了系统的研究与评价，发现 RACK1 与 ORAOV1 在调控口腔黏膜癌变和口腔鳞癌生长转移中的重要作用；建立了 OSCC 高转移克隆，阐述了 u-PAR，microRNA-138，CXCR4，HIF-1α、2α 等多分子事件与口腔鳞癌侵袭、转移的关系及其可能的机制，揭示了这些分子成为口腔黏膜癌变与转移诊断、治疗以及预后判断新靶标的潜力；应用人重组腺病毒 p53 皮内注射治疗口腔癌前损害，并结合化学药物治疗晚期 OSCC，明显强化了癌前损害癌变的预防效果、提高了晚期患者的生存率与生存质量；发现去乙酰化酶抑制剂 SAHA 可以通过 p53 依赖和非依赖两个途径，调控 OSCC 细胞的生长与凋亡，利用注射温度敏感型水凝胶 PECE 装载此抑制剂，联合顺铂原位缓释治疗 OSCC，可降低毒性，提高疗效。本项目的成果促进了我国口腔黏膜癌变与转移领域基础研究与临床诊治水平的提高，社会和经济效益显著，整体处于国际先进水平，

RACK1、ORAOV1-A 等分子在口腔黏膜癌变及转移中的作用及口腔癌前病变的基因治疗研究处于国际领先水平。

牙髓疾病的基础与临床研究

叶　玲　周学东　黄定明　谭　红　胡　涛　等

本项目系统研究了关键信号通路 HGF、WNT 等在牙髓损伤修复过程中的时空表达特点，对牙髓细胞、间充质干细胞分化选择的调控机制，丰富了牙髓生物学理论，并对牙髓保存治疗提供了新的思路和选择；采用 CBCT 技术系统研究了中国西南地区成人恒牙根管系统的解剖特点，为临床上正确认识根管解剖的复杂性提供实验依据，对有效预防临床牙髓疾病治疗过程中的不良并发症起到了重要的作用；通过系统回顾研究了牙髓疾病治疗过程中的疼痛、药物选择等问题，得出了疗程选择对治疗后疼痛无显著影响，药物选择应根据根管感染状态等情况的结论，为提高临床牙髓疾病治疗的有效率和成功率起到了积极的促进作用。本项目研究成果在四川大学华西口腔医院、中山大学光华口腔医院等全国 14 所专科医院推广应用，通过在国内外权威期刊上发表论文，参与编写专业相关专著和教材，参加专业学术会议并作大会交流，使本项目研究成果在口腔医学研究领域得以推广。本项目共发表学术论文 60 余篇，其中主要论文 32 篇，SCI 收录 17 篇；为国家培养了一批专业技术人才，包括博士研究生 8 人，硕士研究生 20 人。

西安分院（西安交通大学医学部）

（陕西省西安市雁塔区雁塔西路 76 号 165 信箱，710061）

工 作 概 况

2012 年，是西安交通大学医学学科发展极为重要的一年。在学校党政的领导和大力支持下，分院认真贯彻落实教育部《关于进一步推进教育部直属高校医学教育管理体制改革的意见》的文件精神，积极推进医学教育管理体制改革，构建了符合医学教育发展趋势、符合学校医学学科发展实际的医学教育管理体制和运行机制。组建了医学部，统筹管理医学学科基础与临床的教学、科研、医疗等工作。

新组建的医学部下设基础医学院、公共卫生学院、药学院、法医学院、护理学系、第一临床医学院、第二临床医学院、口腔医学院等院系，组建了综合办公室、人才培养处、科学技术与学科建设处、人力资源处、医院管理处等 5 个职能部门。

本年度分院围绕学校"十二五"规划和阶段目标，认真落实"985 工程"三期建设任务，推动各项工作全面发展。

一、科研工作

分院充分利用优势资源，不断改善科研条件，创新激励模式，使科研实力得到进一步增强，科研成果的质量和数量都有所增加。2012 年分院共获国家自然科学基金资助项目 130 项，项目数占全校总量的三分之一，总经费达 7391 万元。其中重点项目 2 项，重大科学仪器专项 1 项，重大国际合作 1 项，优秀青年基金 1 项。获国家级与部委重大项目共 7 项，经费 4313 万元，其中李生斌教授和马爱群教授分别负责的获 2 项科

研项目获科技部专项。获"十二五"重大专项 4 项，教育部创新团队 1 个。教育部高校博士点专项基金 13 项，其中优先发展领域 2 项。入选教育部新世纪人才 2 人。

科研成果突出。分院获得国家技术发明二等奖 1 项，实现了新突破。获陕西省科学技术奖 13 项，其中一等奖 1 项，二等奖 7 项，3 等奖 5 项。高质量论文数量与质量明显提高，发表 SCI 论文 367 篇，Medline 收录论文 331 篇，论文引用次数和篇均影响因子稳步提高。科研基地建设取得较大进展，李宗芳教授牵头的"生物诊断治疗国家地方联合工程研究中心"获国家发改委授牌，吕毅教授牵头组建了"陕西省再生医学与外科工程研究中心"。

分院积极组织学科评估，加强平台建设。组织 6 个一级学科（基础医学、临床医学、药学、口腔临床医学、中西医结合、护理学）参加教育部评估工作。完成医学博士点学科调研，针对博士学科点现状做好公共平台建设，筹集"985"经费 320 万元改善博士学科点研究育人环境。

二、教学工作

分院更加重视教学工作，以优异成绩通过国家口腔医学专业认证和护理学专业现场认证。全面启动了临床医学专业认证的筹备工作，向教育部提交了我校 2015 年上半年进行专业认证的申请。组织了相应工作小组学习认证指南，解读认证标准，准备认证材料。继续大力推动培养模式和课程体系改

革，从培养模式和课程体系改革入手推动医学创新人才培养。全面引入以问题为导向的PBL教学法。与阳明大学合作，将现行的按照学科设置的课程体系重组为以"器官系统"为核心的课程模块，建立生物医学与临床医学两个单元的"回旋式"新的课程体系。其中基础医学课程设置为12区段课程，临床医学课程设置为12区段课程，按照区段模式组织教学活动。启动"侯宗濂医学实验班"课程改革与PBL任课教师资质认证工作，本年度有58位教师获得了台湾阳明大学的资质认证。统筹规划实施专业认证工作。

教学工程建设成果丰硕。本科教学工程建设获得丰硕成果，其中《生理学》《法医学》获国家级精品资源共享课程，《分子生物学》等8门课程获陕西省精品资源共享课程。《药学类课程教学团队》《内科学教学团队》获陕西省优秀教学团队。《口腔医学实验教学中心》获陕西省实验教学示范中心。"拔尖创新医学人才培养模式改革试点""五年制临床医学人才培养模式改革试点"改革项目成为教育部卫生部第一批试点单位。获得学校第十三届教学成果奖6项，其中特等奖1项、一等奖3项、二等奖2项。获得第二届全国大学生基础医学与创新论坛暨实验设计大赛二等奖1项，三等奖1项，优秀奖3项。获得第五届全国大学生药苑论坛三等奖2项。承担主编国家规划教材5部。

全面推动实践教学建设。分院获得教育部修缮项目800万元建设项目支持，获准执行"985"三期医学学科人才培养子项目420万元，用于基础临床实验教学条件的改善。建成了现代微创医学虚拟仿真诊治技能训练实验室，更新了部分临床使用频率高、严重老化、急需升级改造的教学系统和设备。获本科生实验室开放项目56项，276名本科学生参与；获学校大学生创新基金项目62项，267名学生参与；获国家大学生创新项目36项，144名本科学生参与，争取各类支持经费63.5万元。

完善研究生教学改革方案。继续全面实施以培养"强能力"为目标的医学硕士研究生改革计划。借鉴发达国家医学教育的成功经验，形成了分院医学硕士研究生教学改革方案。修订了博士、硕士临床医学专业学位培养方案，留学生博士、硕士专业学位和科学学位英文培养方案。修订、新增了2012年研究生课程目录。探索以培养研究生创新意识和创新能力的教育模式，5人获得校博士生学术新人奖，3人获校级优秀博士论文。5门研究生创新教材、1门精品课程及2项教学研究与改革项目获得立项，教材建设项目"药学研究进展——现代分离技术与药物分析"、精品课程建设项目"生物信息学基础"、教学研究与改革项目"医学硕士研究生公共实验课教学效果评估研究"三个项目获得优秀。

积极服务于地方医疗卫生教育。根据地方政府对培养高层次临床医学人才的迫切需要，继续发挥分院医学教育、科学研究的优势，在安康、咸阳设置研究生教学基地，使分院研究生教学基地共增加5个。共承办2期"细胞膜色谱技术"、"外科创新实践"教育部全国研究生暑期班，来自全国52所大学138名博、硕士生来我院学习与交流。

2012年招收各类研究生1274名（博士357名、硕士917名），授予681人研究生学位（117名博士学位、564名硕士学位）。

三、医疗工作

2012年，第一附属医院（西安医院）、第二附属医院（西北医院）、附属口腔医院在学校和各级卫生医疗行政部门的领导和支持下，以公立医院改革为切入点，以创建"全国优质医院"为目标，推行科学管理，狠抓医疗安全，不断提升医疗服务质量，各方面取得了很大成绩。其中两所综合医院全年门（急）诊病人达 311 万人次，较去年增速显著。三所医院的总收入也较去年有很大的增长。

第一附属医院不断深化"创先争优"意识，坚持民主决策，大力推行院务公开。以"人有专长""科有特色""院有名医"为目标，引进高级人才，加强队伍建设。10 月份总面积 5.4 万平方米的新门急诊大楼正式投入使用，就医条件有了质的飞跃。建成首家血液透析门诊。完成精神心理科病房、神经内科区域调整，高压氧、放疗科实验室等装修改造。不断优化医疗流程，修订医院《医疗质量评价指标体系》和《医疗质量统计指标体系》。加强医院感染控制和医疗安全管理。圆满完成年度各项医疗服务指标。器官移植位居全国第三，磁压榨治疗胆道狭窄入围 2012 西安"十大科技新闻"评选。

第二附属医院以创建"百优"医院和国家区域医疗中心为近期目标，医疗服务能力及社会影响力有明显增强，蝉联中国公立医院"社会贡献度 50 强"。医院不断优化工作流程，努力提高工作效率，促进医院民主科学管理。下大力气铸造品牌医疗技术，成功开展了全脊柱截骨治疗重度脊柱畸形，消化道肿瘤腔镜根治，腔镜下肝脏肿瘤根治术

等前沿技术。皮肤科、小儿外科获中国医院最佳专科声誉榜提名。

附属口腔医院注重品牌建设和医院文化建设，已完成《交大口腔医院品牌管理体系规划报告》等系列品牌建设与文化建设规划报告。大力加强医疗质量管理，建立健全各项管理制度。结合医院专业性特点，创新性开展龋病、牙周炎、单侧唇裂、腭裂、舌癌、腮腺多形性肿瘤等 7 个病种质量检测与控制工作，医疗服务质量进一步提升。实施预约挂号，方便群众就医。不断促进新业务、新疗法的开展，各方面取得了很大的成绩。

四、交流与合作

2012 年邀请国内外著名、知名教授，举办了 50 余次学术报告，其中国外著名学者所做的学术报告 20 余场次。设立了人才培养基金，选派骨干教师前往国外学习及学术交流，为学院可持续发展奠定了基础。成功举办了第四届中美全科医学论坛和培训活动。当年新增美国中华医学基金会（CMB）资助项目 1 项，共获经费 20 万美元。

（医学部　编）

分院及各所、室行政领导名单

院长	闫剑群	教授			
副院长	颜　虹	教授		吕　毅	教授
	贺浪冲	教授		王子明	教授
办公室主任	黄湘怀				

天然血管药物筛选与分析国家地方联合工程研究中心

主任	贺浪冲	教授	副主任	王嗣岑	教授

生物诊断治疗地方联合国家工程研究中心

主任	李宗芳	教授	副主任	杨　军	教授

国家中医管理局中药分析三级实验室

主任	王嗣岑	教授			

环境与疾病相关基因教育部重点实验室

主任	闫剑群	教授	副主任	王治伦	教授
				李生斌	教授
				刘　勇	教授

法医学卫生部重点实验室

主任	李生斌	教授	副主任	郑海波	高级实验师

微量元素地方病卫生部重点实验室

主任	王治伦	教授	副主任	曹峻玲	教授

神经科学研究中心

主任	朱宏亮	教授	副主任	刘　勇	教授
				胡海涛	教授
				韩太真	教授

分子病毒研究所

所长	楚雍烈	教授			

生殖医学研究中心

主任	邱曙东	教授	副主任	曹瓒孙	教授
				陈小燕	主任医师

临床药理研究所

所长	袁秉祥	教授	副所长	刘俊田	教授

| | | | | 臧伟进 | 教授 |
| | | | | 王美娜 | 教授 |

医学教育研究所

| 所长 | 闫剑群 | 教授 | 副所长 | 王海江 | 研究员 |

预防医学研究中心

| 所长 | 颜 虹 | 教授 | 副所长 | 王学良 | 教授 |

医学电子工程研究所

| 所长 | 孙卫新 | 副教授 |

心血管研究所

| 所长 | 刘治全 | 教授 | 副所长 | 马爱群 | 教授 |
| | | | | 牛小麟 | 教授 |

内分泌代谢疾病研究所

| 所长 | 朱本章 | 教授 | 副所长 | 施秉银 | 教授 |
| | | | | 戴信刚 | 教授 |

肝炎研究所

| 所长 | 张树林 | 教授 | 副所长 | 赵英仁 | 教授 |
| | | | | 邓 红 | 主任医师 |

临床分子医学研究中心

| 主任 | 李 旭 | 教授 | 副主任 | 叶国岭 | 主任医师 |
| | | | | 陈 葳 | 主任技师 |

血液学研究中心

所长	刘陕西	教授	副所长	马 西	教授
				张 梅	教授
				张王刚	教授

中西医结合研究所

| 所长 | 邱根全 | 主任医师 | 副所长 | 李 玺 | 研究员 |

医学影像研究所

| 所长 | 鱼博浪 | 教授 | 副所长 | 齐乃新 | 主任医师 |

泌尿外科研究所

| 所长 | 贺大林 | 教授 | 副所长 | 王子明 | 教授 |

器官移植研究所

| 所长 | 薛武军 | 主任医师 | 副所长 | 吕 毅 | 教授 |

				黎一鸣	教授

皮肤性病研究所

所长	彭振辉	教授	副所长	肖生祥	研究员
				刘彤	主任医师

眼病研究所

所长	孙乃学	教授	副所长	秦莉	主任医师

耳病研究所

所长	张全安	主任医师	副所长	许珉	教授
				李随勤	教授

胃肠动力疾病研究所

所长	董蕾	教授	副所长	张军	教授
				苌新明	主任医师

肝胆研究所

所长	纪宗正	教授	副所长	李宗芳	教授
				马清涌	教授

骨病研究所

所长	陈君长	教授	副所长	刘淼	教授

医学超声研究所

所长	段学蕴	主任医师	副所长	艾红	主任医师

儿童行为与发育研究室

所长	黄绍平	主任医师

口腔内科研究室

所长	苟建重	主任医师	副所长	郭青玉	主任医师

颌面外科研究室

所长	张引成	教授	副所长	文抑西	主任医师

肿瘤研究中心

主任	张学斌	教授	副主任	王一理	教授
				王子明	教授
				董德全	教授

获奖科研成果（题录）

国家科学技术发明二等奖

细胞膜色谱技术及其在中药筛选中的应用

陕西省科学技术成果一等奖

肝癌发生发展机制和临床多模式治疗研究

陕西省科学技术成果二等奖

分子遗传标记多样性在免疫遗传学及法医学中的系的研究
植入式心脏起搏器专用电路关键技术及应用
人体蠕形螨的致病性、流行防制及分子标记研究
心脏性猝死预警指标 Tp-e/QT 比值的临床及细胞电生理研究
傅里叶变换红外光谱用于肿瘤临床诊断的相关研究
雄黄诱导的维甲酸耐药急性早幼粒白血病细胞凋亡的分子机制研究
脑损伤的细胞分子机制与神经保护治疗

陕西省科学技术成果三等奖

肾综合征出血热 β 整合素相关发病机理和疾病严重程度临床评价研究
脂肪因子基因 SNPs、炎症及肥胖与 T2DM 的关系的临床研究
AgNOR 定量测定联合 TD I-FP 法在宫颈癌早期诊断中的应用
硅胶封闭治疗感染性残留起搏器电极
矫治反颌畸形的良种改良使矫治器应用

获奖科研成果（摘要）

细胞膜色谱技术及其在中药筛选中的应用

贺浪冲　王嗣岑　杨广德　袁秉祥
李西玲　张彦民

　　该项目历时 15 年，将细胞生物学、受体药理学和色谱分离科学相结合，发明了一种仿生亲和色谱技术，建立了中药及其方剂活性成分筛选平台，发现了中药及其方剂的活性成分及用途，开发了系列的医药产品。项目在研究过程中，申请国家发明专利 29 项，已授权 16 项。发表论文 162 篇，其中 SCI 收录 81 篇，EI 和 MI 收录 68 篇，他引 1012 篇次，单篇最高引用 54 次，有 31 人次参加国内外学术会议；尤其在色谱领域国际最知名的 SCI 期刊如《J Chromatogr A》

《J Chromatogr B》 和《Chromatographia》 等发表相关论文 36 篇；国内相关领域的专家评价认为："具有原创性、系统性、特异性和应用价值""总体技术水平具有独创性并达到国际同类技术的先进水平"。举办了全国"细胞膜色谱技术与应用"暑期学校，面向全国 24 个省市的 50 多家大专院校、科研院所，10 多家制药企业推广应用，产生了显著的经济和社会效益。促进了中药学、药理学和分离科学的技术进步，推动了中药现代化的发展进程。

本项目获 2012 年度国家科学技术发明二等奖。

肝癌发生发展机制和临床多模式治疗研究

吕　毅　刘青光　南克俊　刘亚民　张谞丰　等

原发性肝癌是我国最常见的恶性肿瘤之一，治疗困难，预后极差，严重威胁人民群众的身体健康和生命安全。本项目历时 17 年，对肝癌发生发展机制和临床多模式治疗进行了深入及系统研究，丰富了肝癌的基础研究理论，提高了临床治疗效果，取得突出的成绩。

本项目获 2012 年度陕西省科学技术成果一等奖。

分子遗传标记多样性在免疫遗传学及法医学中的系的研究

朱波峰　沈春梅　王红丹　袁国莲　王振原　等

本研究所属科学技术领域是医药卫生学的基础研究，围绕 KIR、HLA 和 STR 等多样性分子遗传标记在免疫遗传学、群体遗传学和法医学中的系统研究展开。应用 PCR-SSP 技术对汉族、藏族、白族、维吾尔族、蒙古族、哈萨克族和土家族群体的 17 个 KIR 基因等位基因、单倍型结构的多态性分布进行研究。研究率先获得国内多民族的 KIR 基因多态性信息，极大丰富了 KIR 基因数据库；同时获取了民族特异性基因频率信息，发现了民族特有的新基因型，连锁性分析进一步揭示了一些民族特征性基因连锁板块，这些研究结果均表明 KIR 基因的多态性可以反映民族的遗传结构。研究 KIR 基因的多态性和进行单倍型分析对于民族演绎的研究具有重要意义。也为进一步研究 KIR 基因多态性与各类白血病亚型发病及感染性疾病的相关性研究奠定基础。

本项目获 2012 年度陕西省科学技术成果二等奖。

植入式心脏起搏器专用电路关键技术及应用

金　捷　孙卫新　郭　萍　陈　翔
王东琦　薛小临　等

本项目属生物和医药技术领域的现代医学技术。植入式心脏起搏器是治疗心动过缓、心脏传导阻滞以及心衰的有效手段，其应用大大提高了这类疾病患者的生活质量，是近代生物医学工程对人类的一项重大贡献。然而九十年代后国内起搏器市场基本被国外公司垄断，价格居高不下，广大患者难以承担高额的费用，市场急需价格合适的心脏起搏器产品。本项目针对植入式心脏起搏器核心技术—专用电路的设计和制造，历经十余年研究，在国家"863"计划的支持下，在植入式心脏起搏器生产的核心技术——专用电路的设计和制造方面取得了重要的突破，研制出的植入式心脏起搏器系列专用电路具有完全的自主知识产权，其综合性能指标达到国际同类产品的先进水平，打破了国外技术垄断，使我国的心脏起搏器生产和制造实现了真正的国产化。

本项目获 2012 年度陕西省科学技术成果二等奖。

人体蠕形螨的致病性、流行防制及分子标记研究

赵亚娥　吴李萍　郭　娜　寻　萌　成　慧　等

本研究成果发现，蠕形螨感染与酒渣鼻、痤疮、睑缘炎等多种面部皮肤病明显相关；年龄和皮肤类型是蠕形螨感染的重要危险因素；75%酒精、58℃ 以上高温以及艾叶等多种植物精油具有良好的体外杀螨作用，为临床蠕形螨病的诊断和防制提供了可靠的实验和理论依据；成功地对蠕形螨基因组 DNA 进行了提取和分子标记，为基因水平研究蠕形螨的分子发病机制和系统进化打下了坚实基础。本成果不仅确定了蠕形螨具有致病性，而且修正了以前教科书和专业书对蠕形螨描述的诸多错误，在国内外同领域研究处于领先地位，填补了蠕形螨在分子水平研究的空白。

本项目获 2012 年度陕西省科学技术成果二等奖。

心脏性猝死预警指标 Tp-e/QT 比值的临床及细胞电生理研究

舒　娟　李红兵　朱参战　王东琦　杨　琳　等

本课题围绕着目前心脏性猝死发生机制及预警研究热点，从临床、动物模型及细胞生理水平不同侧面进行近 10 年系列研究，而且我们从 2009 年开始已把该项目新技术推广应用于我院及西交大第二附属医院临床，至今已预测患者心脏性猝死 400 例，预测成功率 86.5%，预测效果显著。

本项目获 2012 年度陕西省科学技术成果二等奖。

傅里叶变换红外光谱用于肿瘤临床诊断的相关研究

孙学军　石景森　王建生　任　予　杜俊凯　等

红外光谱作为一种探测分子结构变化的灵敏探针，能在分子水平上反映生物组织的各种病理变化，其在分子水平上深化肿瘤分子生物学的认识，表征肿瘤的生物学行为和发展肿瘤诊断方法等方面具有巨大潜力。本项目用于分析辐射损伤组织随辐射剂量的生化变化过程，有望成为临床估算受照剂量的新方法。

本项目获 2012 年度陕西省科学技术成果二等奖。

雄黄诱导的维甲酸耐药急性早幼粒白血病细胞凋亡的分子机制研究

张　梅　贺鹏程　刘陕西　齐　珺　王怀宇　等

急性早幼粒细胞白血病（APL）是急性白血病中病情最为凶险的一种类型，全反式维甲酸的应用能够使 90% 以上的急性早幼粒细胞白血病患者获得完全缓解，而且不诱导 DIC，如何诊断，逆转以及治疗维甲酸耐药的 APL 已经成为 APL 治疗的一系列棘手难题。本项目围绕难点展开，取得创新性的成果。

本项目获 2012 年度陕西省科学技术成果二等奖。

脑损伤的细胞分子机制与
神经保护治疗

张蓬勃　刘勇　师蔚　陈新林　石秦东　等

本项目在"缺氧反应元件 BDNF 基因修饰治疗脑缺血损伤的研究（30200291）"等 10 项国家自然科学基金项目的支持下，以临床上脑损伤病人的发病和治疗为切入点，综合应用医学影像学、细胞生物学、分子生物学、生物信息学、行为学、实验动物学等技术，历经 10 余年，针对脑损伤的细胞分子机制与神经保护治疗进行研究，具体包括：以脑损伤病人为对象，研究脑损伤的发病机制。结果证实脑缺血缺氧是临床上脑损伤的主要病理基础。明确了脑损伤早期治疗的重点；以脑缺血、脑出血、脑切割伤大鼠为对象，研究脑损伤对成体室管膜/室下区神经发生的影响。结果证实脑损伤刺激成体室管膜/室下区细胞神经发生。为通过药物或基因工程的方法干预内源性神经干细胞治疗脑损伤奠定了基础；以缺氧缺血性脑病患儿为对象，研究川芎嗪对新生儿缺氧缺血性脑病的治疗效果，结果证实川芎嗪治疗减轻新生儿脑缺血缺氧损伤并改善预后；以脑缺血大鼠为对象，研究干预内源性神经干细胞对脑损伤的影响。结果证实脑损伤后川芎嗪治疗和神经干细胞移植能增加宿主脑内的神经发生和减轻脑损伤，发现了川芎嗪神经保护的新机制，明确了脑损伤后促神经发生治疗的方向；以脑缺血大鼠为对象，研究损伤急性期移植神经干细胞的存活、迁移和分化。结果发现脑缺血后 24 小时移植的神经干细胞能够存活、迁移、分化、增加半暗带内的血管发生，为早期进行干细胞移植治疗脑损伤提供了依据；以人、大鼠、小鼠胚胎神经干细胞为对象，研究低氧和 mGluR5 对干细胞神经发生的调节作用。结果证实低氧

和 mGluR5 均调节神经干细胞增殖和分化，低氧和 mGluR5 对神经干细胞增殖和分化具有协同作用。为体外扩增神经干细胞、定向诱导分化和开发受体亚型特异性的治疗脑损伤的药物奠定了基础；以颅脑外伤患者、高血压脑出血患者、脑梗死患者、小鼠、大鼠和体外培养的小鼠胚胎神经干细胞等为对象，研究低氧和谷氨酸靶向治疗对脑损伤的神经保护作用。创建了低氧靶向的 BDNF 腺病毒表达载体，证实了鞘内给氧、低氧调节 BDNF 表达的腺病毒载体基因转移、清除自由基和靶向谷氨酸及其离子型受体治疗能够明显减轻脑损伤和改善行为学缺陷。创新了脑损伤的治疗方法，提供了脑损伤神经保护的新策略。

所有研究结果均已论文形式发表在《Neuroscience》《Neuropathology》《Neurochemistry International》《Neurological Res》《Neurosci Lett》《Acta Anaesthesiol Scand》《Brain Research Bulletin》等最有学术影响力的国际期刊，共形成论文 105 篇，这些论文被国内外多家检索系统收录，由教育部科技查新中心出具的收录引用报告证实，其中 SCI 收录 29 篇，MI 收录 19 篇；中英文引用共计 302 次，被 SCI 收录期刊引用 110 次。

本项目获 2012 年度陕西省科学技术成果二等奖。

肾综合征出血热 β 整合素相关发病机理和疾病严重程度临床评价研究

刘正稳　韩群英　高麦仓　韩丹　房婕　等

肾综合征出血热（HFRS）是一种严重危害人类健康的疾病，我国是世界上 HFRS 流行最严重和发病人数最多的国家，我省是重疫区，然而，迄今对于 HFRS 的发病机理尚未完全阐明，也没有世界统一的疾病严重程度评价标准，本课题组围绕这两方面的问

题进行了研究，取得较大的突破。

本项目获 2012 年度陕西省科学技术成果三等奖。

脂肪因子基因 SNPs、炎症及肥胖与 T2DM 的关系的临床研究

何 岚 贺 明 刘 萍 吕晓虹 叶 枫 等

本研究用流行病学方法了解青少年肥胖糖脂代谢异常作为基础，用先进分子生物学方法探索陕西地区汉族人群脂肪因子基因多态性入手，结合临床糖尿病患者，多层面的探索了遗传和环境因素的 2 型糖尿病发生的复杂作用。

本项目获 2012 年度陕西省科学技术成果三等奖。

AgNOR 定量测定联合 TD I-FP 法在宫颈癌早期诊断中的应用

曲 群 樊江波 吴 静 彭慧霞 高艳娥 等

本课题联合检测了多个原癌基因、抑癌基因从正常宫颈-癌前病变-宫颈癌中的表达，发现两者的异常表达与宫颈癌的发生发展密切相关，提示联合检测抑癌基因及原癌基因的表达，可作为宫颈癌早期诊断的指标。首次应用 TDI-FP 法检测宫颈癌组织中高危型 HPV 感染及 HPV16 多个位点突变率，对宫颈癌的危险度进行预警分析。对严重危害妇女健康，居妇科恶性肿瘤首位的宫颈癌进行了系列研究，从细胞水平到分子水平对宫颈癌的病因、病变、发生发展及治疗进行了深入、细致的研究和探索。创新和应用了简单、准确、敏感可靠的新方法，对于宫颈癌的早期诊断和预防有重要意义。其方法简单易行，准确可靠，特异、灵敏。有助于提高宫颈癌早期诊断的敏感性和特异性。

对于宫颈癌的预警筛查，早期诊断和预防奠定了基础。具有较高的社会推广价值和应用前景。研究结果对宫颈癌的早期诊断、宫颈癌疫苗的临床应用、基因治疗、和宫颈癌的防治提供了理论依据和先进有效的方法。该课题发表论文 17 篇，论文被引用 7 篇，引用次数 20 次。培养硕士研究生 8 名，博士生 3 名。

本项目获 2012 年度陕西省科学技术成果三等奖。

硅胶封闭治疗感染性残留起搏器电极

王聪霞 董 新 李永勤 韩振华 朱参战 等

本研究为心血管应用技术研究，是在既往处理起搏器残端方法疗效不可靠，感染难以控制的基础上开展的。纳入标准明确，受其他器官、系统病变影响较小，从而保证结论的可靠性。为前瞻性研究，干扰因素少，所得出的结论可靠，有很强的说服力。主要通过随访完成，既有短期疗效的观察，又有长期疗效的随访，同时我们还关注此方法的副作用以及是否改善患者的生活质量。应用硅胶封闭后所有患者伤口均按期或略延期愈合，未继续发生溃烂，短期疗效可靠。在长期随访中患者感染同样未复发。硅胶封闭副作用小，尤其是因封闭管腔引起的心内膜炎、局部渗漏或癌变、局部及全身过敏反应方面分析，未发现明显的不良反应，与先前国内研究人员提出的诸多方法相比具有很高的安全性。最终研究结果以论文形式在国家级高水平的学术期刊上发表 7 篇，例如，"永久性起搏电极残端感染的硅胶包埋治疗"（《中国介入心脏病学杂志》）、"硅胶充填起搏电极残端管腔防治感染的体会"（《中国心脏起搏与电生理杂志》）、"残留起搏电极硅胶封闭治疗感染的临床研究"

（《心肺血管病杂志》）、"硅胶封闭感染起搏电极残端的疗效"（《中国心脏起搏与电生理杂志》）等等。并形成博士论文1篇，待发表文章1篇，均将发表在国家科技部科技论文统计源期刊上。多次参加学术交流，受到国内外同行的一致好评。能够推动本学科领域的发展，具有很强的基础理论研究和临床应用推广价值。

主要创新点及贡献：①本研究首先提出应用硅胶封闭法治疗感染起搏器电极，并通过不同时间的随访证明此方法可明显控制感染的电极，而且无明显副作用；②本研究提出的硅胶封闭法与既往处理起搏器残端电极的方法相比，可明显提高手术安全性和成功率，提升患者生活质量；③手术操作简单，易于广大医师；④掌握费用低廉，硅胶来源丰富，适合在基层医院开展；⑤患者住院时间明显缩短，费用明显降低。

本项目获2012年陕西省科学技术成果三等奖。

矫治反颌畸形的良种改良使矫治器应用

李湘琳

矫形Angle Ⅲ类错合畸形目前国内外常用正畸方法有经典的FR Ⅲ型矫治器、前牵引等，但因FR Ⅲ型矫治器结构复杂，制作工艺繁琐，自凝塑胶涂塑，苯污染较重，基板厚度难以掌握，初带时病人难配合，语言、吞咽功能需要较长时间才能适应，临床推广应用难；前牵引矫治器种类虽多，但因有塑胶、口臭、黏膜可出现糜烂、高角型患者不宜，或因不需要扩弓而额外装配扩弓器，影响发音等。为了解决以上不足，作者发明两项改良矫治器。发明①：用机器代替人力，革新技术，简化工艺，制成无毒、功能良好、美观舒适的人性化新型FR Ⅲ型矫治器，患者易合作，提高治疗效果。于2010年4月21日通过省科技厅攻关项目验收；同年9月获中华人民共和国国家知识产权局专利，在国内外尚属首例。用真空成型技术改良FR Ⅲ型矫治器数同行领先地位。发明②：是研制改良式口内上颌支架式前牵引器，以简化矫治器结构，易制作、廉价，配戴无口臭、黏膜糜烂，抑制高角型患者垂直生长型面型；扩大矫治范围，提高了临床疗效。于2010年9月获中华人民共和国国家知识产权局专利。在国内外尚属首例。两项发明在西安交通大学口腔医院正畸科、陕西省人民医院、陕西省咸阳市秦都区平陵中心医院等多家医院应用3年，共应用病例500多例，效果良好。直接经济效益约60万，间接经济效益约50万。两项发明已获得一定的经济效益和社会效益，已推广应用。

本项目获2012年陕西省科学技术成果三等奖。

大　　事　　记

一月

1月4日，召开院校第二次归侨侨眷代表大会，进行换届改选。

1月11日，院校举办党外人士通报会暨新春团拜会，京内所院党外人大代表、政协委员，民主党派、无党派以及归侨侨眷代表共聚一堂，共贺新春。

1月16~17日，2012年院校工作会议在京召开。院校党政班子成员，各所院党政主要领导、办公室主任和院校机关副处以上管理干部等出席大会。

1月17日，2011年中国十大科技进展于在京揭晓。曹雪涛院士研究团队的成果"发现人肝癌预后判断和治疗新靶标"入选。

1月18日，院校党委在京召开2012年党建工作会，院校领导班子成员、各所院党政主要负责人、党委副书记、纪委书记、党政办主任、纪检监察干部，以及院校机关中层干部100多人参加了会议。

1月18日，院校2012年党风廉政建设工作会在京召开。院校领导班子成员、各所院党政主要负责人、纪委书记、纪委副书记，京内所院监察部门负责人、审计部门负责人，院校机关副处长以上干部参加了会议。

二月

2月8日，哈佛医学院科研院长 William Chin 教授、临床与转化医学研究院长 Lee Nadler 教授和研究生教育院长、海外教育项目主任 David Golan 等一行访问院校并与曹雪涛院长座谈。

2月13日，北京协和医学院2012年教育工作会议在京召开。

2月14日 国家奖颁奖大会在人民大会堂召开。阜外医院院长胡盛寿主持完成的"冠心病外科微创系列技术的建立及应用推广"项目荣获国家科技进步二等奖。项目组历时14年，以"减少搭桥手术创伤，提高外科疗效"为研究方向，在国内率先开展非体外循环冠状动脉搭桥术、创新"一站式"复合技术治疗冠心病等系列冠心病外科微创技术，研究成果在全国24省市自治区104家医院得到了应用和推广，获得良好的社会经济效益，显著提高了我国冠心病外科的整体水平和学术影响力。

2月14日上午，2011年度国家科学技术奖励大会在京举行。我院作为第一完成单位的两项成果获得国家科技进步二等奖。

2月22日，生物所获得"云南省'十一五'科技计划执行先进集体"，姜莉同志获得"云南省'十一五'科技计划组织管理先进个人"，胡云章同志获得"云南省'十一五'科技计划执行先进个人"荣誉称号。

2月24日，血研所杨仁池教授主持完成的《免疫性血小板减少症发病机制及治疗策略研究》荣获天津市科技进步一等奖。

2月29日 阜外医院成功完成国内首四例"使用去肾交感神经射频消融专用导管系统开展的去肾交感神经射频消融术"。

三月

3 月 2 日，院校第四届四次教职代会暨第八届四次工代会举行。

3 月 2 日，由药植所海南分所作为技术支撑单位，海南香树资源科技有限公司承担的国家中药材生产扶持重点项目"濒危南药沉香产业化生产基地建设"顺利通过了国家工信部组织的现场绩效考核。

3 月 3 日，国家癌症中心第二届学术年会在北京召开。

3 月 4 日，全国党建研究会科研院所专业委员会一届五次全体委员会议暨 2012 年课题成果交流会在南京召开。肿瘤医院《医疗机构党员教育和管理中问题与对策的研究》和病原所《新建科研院所加强人才队伍建设和培养的探索与实践》论文被选为 2011 年全国党建研究会科研院所专委会年会交流论文，分获二等奖和三等奖。

3 月 7 日，卫生部副部长刘谦一行到院校对国家心血管病中心和国家癌症中心的筹建工作进行调研。

3 月 14 日下午，院校召开 2012 年统战工作会议。

3 月 15 日，曹雪涛院长在印度新德里召开的第五届亚洲大洋洲免疫学联盟（FIMSA）国际学术大会上当选为新一届主席。

3 月 16 日上午，美国亚利桑那州立大学生物研究所可持续健康中心首席科学家、2001 年诺贝尔医学与生理学奖获得者 Lee Hartwell 教授一行人，应邀到血研所进行参观访问。

3 月 25 日，2011 年度华夏医疗保健国际交流促进科技奖颁奖大会在京举行。院校有 2 项成果获科技进步一等奖，2 项成果获科技进步三等奖。

3 月 26 日，全国党建研究会高校党建研究专业委员会 2013 年年会在北京大学召开。肿瘤医院论文《在科技骨干中培养发展党员》荣获全国党建研究会高校专委会"十七大以来全国高校党建研究成果"一等奖。

四月

4 月 1~2 日，中国医学科学院北京协和医学院 2011~2012 年度院校科技工作会议在京召开。

4 月 6 日上午，泰国诗琳通公主一行到我院校进行友好访问。

4 月 7~8 日，院校 2012 年医疗工作会在京召开。

4 月 10 日下午，院校召开中共中国医学科学院北京协和医学院党员代表大会，以无记名投票的方式，选举产生了院校出席中共北京市第十一次党代会代表。李立明和朱兰同志当选出席北京市第十一次党代会代表。

4 月 13 日下午，在卫生部陈竺部长的见证下，中国医学科学院院长曹雪涛院士和法国巴黎公立医院集团总裁米海伊·芙若尔（Mireille FAUGERE）女士分别代表两个机构在法国巴黎米拉农巴黎医院博物馆签署合作谅解备忘录，正式宣布两家国立医疗机构的全面合作。

4 月 13 日，曹雪涛院长随卫生部陈竺部长访问了法国国家医学与健康研究院（Inserm）

及法国巴斯德研究所。

4月13日，北京市委、市政府在京召开了北京市科学技术奖励大会暨2012年北京科技工作会议。院校16项成果荣获2010~2011年度北京市科学技术奖奖励。

4月15日，输血研究所与整形外科医院共建整形专科医院项目签字仪式在成都举行。

4月15日上午，由中国抗癌协会、中国癌症基金会联合主办，肿瘤医院承办，航空总医院协办的第十八届全国肿瘤防治宣传周在肿瘤医院启动。

4月25日下午，院校在京举办了《临床路径释义》研讨会暨新书发布会。

4月26~27日，首届中国医学科学院——香港大学李嘉诚医学院转化医学论坛在京举行。

五月

5月10日，中国医学科学院、上海交大医学院、复旦大学上海医学院与美国哈佛医学院签署建立中国-哈佛医学院转化医学联合中心的合作备忘录。

5月10日，由北京市教育工委副书记唐立军等一行9人组成的专家组莅临我校督导评估学生心理素质教育工作。

5月11日，农工党中国医学科学院委员会第四次党员代表大会召开，顺利完成换届选举工作。

5月14日下午，瑞士苏黎世大学和苏黎世联邦理工学院代表团访问院校，曹雪涛院长及多位专家代表与其就加强中瑞医学科技合作进行会谈。

5月21日上午，丹麦哥本哈根大学 Axel Kornerup Hansen 教授和 Jens Lykkesfeldt 教授一行访问医学实验动物研究所临床前药物安全评价中心。

5月23日，北京市科学技术委员会公布了2011年度认定北京市重点实验室名单，院校4实验室均通过评审。

5月26~27日，曾益新校长陪同陈竺部长访问加拿大安大略省多伦多市，与多伦多大学家庭与社区医学系和加拿大家庭医生协会负责人进行了座谈。

5月30日，由北京市归国华侨联合会、中国医学科学院党委统战部、北京中医药大学党委统战部联合主办，北京市华侨服务中心、中国医学科学院侨联、北京中医药大学侨联联合承办的"北京公益行"健康义诊活动，在北京市华侨服务中心举行。

六月

6月7日，护理学院举行世界卫生组织"护理政策制定与质量管理"合作中心挂牌仪式。

6月8~9日，2012协和护理学术研讨会在京召开，400余位来自国外和港澳台地区以及境内的嘉宾和代表出席会议。

6月9日，由卫生部海峡两岸医药卫生交流协会肿瘤防治专家委员会、肿瘤医院、国家癌症中心联合主办的"海峡两岸医药卫生交流与合作大会——肿瘤防治规范化高峰论坛"在人民大会堂召开。

6月13日上午，中国科学院、中国工程院在人民大会堂举行陈嘉庚科学奖和光华工程科技奖颁奖仪式，颁奖仪式在中国科学院第十六次院士大会和中国工程院第十一次院士大会全体院士会议上举行。曹雪涛院士获第九届光华工程科技奖。

6月13号，肿瘤医院与中国科学院签署了院士医疗保健合作协议。

6月17日，第四届全国医院（卫生）文化建设先进表彰暨经验交流大会在青岛召开。经北京医院协会推荐，院校肿瘤医院《"增强服务观念提升服务形象"医师培训制度》被评为"第四届全国医院（卫生）文化建设优秀成果"。

6月25日，首都高校纪念中国共产党成立91周年暨创先争优表彰大会在清华大学举行。院校有2个基层党组织荣获"北京高校创先争优先进基层党组织"称号，2名同志荣获"北京高校创先争优优秀共产党员"称号。

6月26日，北京市创先争优表彰大会在京召开。北京协和医院党委荣获"北京市创先争优先进基层党组织"称号。

6月28日，全国创先争优表彰大会在北京人民大会堂召开。北京协和医院党委荣获"全国创先争优先进基层党组织"称号。

6月28日，院校召开庆祝"七一"暨创先争优表彰大会。院校领导、受表彰的先进基层党组织负责人、优秀共产党员、京内外各所院领导班子成员、党委委员以及院校机关党委委员、党员代表等300余人参加了大会。

6月29日，阜外医院隆重召开庆祝中国共产党成立91周年党员大会。院校组织部岳颖副部长、李惠君等院所领导、朱晓东院士等老专家、离退休老党员、统战人士代表、全院党员、入党积极分子及群众五百余人参加会议。会上宣读了胡盛寿同志和吕建华同志荣获"北京市系统2010~2012年创先争优优秀共产党员"荣誉称号的表彰决定以及院所关于批准发展马丽红等24名同志为中共预备党员的决定。新党员庄严宣誓，新党员代表王欣和入党积极分子代表王古岩发言，表达了对党的热爱以及入党的决心。医院党委特邀请中共中央党校党史部原二室主任王海光教授作了题为《风雨兼程——中国共产党与新中国沧桑巨变》的党课辅导报告。

七月

7月1日，在卫生部疾病控制局、中国健康教育中心的支持下，国家心血管病中心、高血压联盟（中国）、中华心血管病分会、中国医师协会高血压专业委员会联合组启动了《中国高血压患者教育指南》（教育指南）的编制工作。

7月5日上午，护理学院举行了2012届毕业生授帽仪式暨欢送会。兄弟单位领导、院校机关各处室领导、兄弟单位护理部主任及护理学院全体教师和2012届毕业生参加了授帽仪式。

7月9日，卫生部科教司副司长金生国、卫生部科教司继续教育处处长陈昕煜、北京协和医学院继续教育学院何仲院长一行来阜外医院调研继续教育及住院医师培养工作，充分肯定阜外医院"全员学习"继续教育模式，以及作为"国家队"在心血管病领域人才培养方面所做的贡献和成绩。

7月13日，院校举行2012届毕业典礼暨学位授予仪式。院校领导、清华大学副校长邱勇以及我校基础学院、临床学院、护理学院的有关领导和教师与 2012 届毕业生共同参加了仪式。

7 月 19 日，全国人大常委会副委员长桑国卫率领卫生部、科技部等领导来阜外医院就"十二五"期间的 GCP 建设进行调研。卫生部科教司司长何维，国家食品药品监督管理局（SFDA）药品注册司研究监督处处长李金菊等陪同调研。

八月

8 月 1 日，国家心血管病中心阜外心血管病医院与默克实验室合作签字仪式在钓鱼台国宾馆隆重举行。卫生部刘谦副部长、中国医学科学院曹雪涛院长、默克实验室金彼得总裁、默克实验室新兴市场董瑞平高级副总裁发表了重要讲话。双方表示将进一步加强交流与合作，为推动中国和世界心血管领域的发展和人类的健康事业不断作出重要贡献。

8 月 9~12 日，中国心脏大会 2012 在国家会议中心隆重召开。本届大会共设 42 场分论坛，1200 余场讲座，22 场卫星会。来自国内外的 7476 位同道聚集一堂，其中外宾 167 人。此次大会全面展示了心血管病临床防治和基础研究方面的新成就，介绍转化医学研究的新进展，探索未来的个体化诊疗、防治与科研发展趋势，促进了我国心血管病学的进一步发展。

8 月 20 日，卫生部在北京举行全国医药卫生系统创先争优活动总结表彰大会。院校有 6 个基层党组织、11 名同志受表彰。

8 月 20 日，卫生部在北京举行全国医药卫生系统创先争优活动总结表彰大会。院校有 6 个基层党组织被评为"全国医药卫生系统创先争优活动先进集体"，8 名同志被评为"全国医药卫生系统创先争优活动先进个人"，3 名同志被评为"全国创先争优活动指导工作先进个人"。

九月

9 月 10 日下午，院校 2012 年教师节暨表彰大会在京召开，院校领导、院校专家委员会、教学督导委员会、本专科教学工作委员会、研究生教学工作委员会、继续教育工作委员会、学生工作委员会成员以及院校教学主体单位、教学管理部门的领导、各所院分管教育工作的领导等 300 余人出席了大会。

9 月 12 日，院校组织实施了 2012 年度协和学者、协和新星、协和创新团队、协和博士后科学基金的评选工作。经所院推荐、专家评审、公示，"女性盆底障碍性疾病及生殖道畸形"等 5 个团队当选"协和学者与创新团队发展计划"创新团队、朱兰等 14 位同志受聘协和学者特聘教授、寿伟年等 4 位同志受聘协和学者讲座教授、龙笑等 11 位同志当选协和新星、赵静等 10 位博士后研究人员获得协和博士后科学基金。

9 月 12 日，阜外医院率先应用"冷冻球囊导管消融治疗"新技术治疗房颤。

9 月 15~17 日，由中华医学会整形外科学分会、亚太颅颌面协会（Asian pacific craniofacial association）联合主办，中国医学科学院整形外科医院承办的第九届亚太颅颌面外科学会年会暨第四届北京国际整形美容外科学术研讨会在京召开。

9月19日上午，"第五届国际医学教育研讨会"在协和礼堂召开。美国哈佛医学院、杜克大学医学院、加州大学圣地亚哥医学院、加州大学旧金山分校、香港中文大学医学院、宾夕法尼亚大学医学院、美国密西根大学、北京大学、台湾大学医学院等著名大学的校长和医学研究机构的领导、美国中华医学基金的主席和理事以及国内多所著名医学院校和医疗机构的领导和嘉宾等近300位代表参加了此次会议。

9月20日，北京协和医学院校友代表大会暨校友会筹备会议在京召开，来自国内外的200余名校友代表参加了会议。

9月21日，北京协和医学院以建校95周年、中国医学科学院建院56周年为契机，以总结协和经验、传承协和精神为目的，召开协和精神座谈会。

9月21日下午，作为协和精神研讨会的系列活动，北京协和医学院建校95周年、中国医学科学院建院56周年学术报告会在京举办。院校领导、国内外的著名专家以及各所院领导、老中青科技人员代表和学生代表共300余人参加了报告会。

9月30日~10月3日，北京协和医院新门诊楼完成大规模门诊搬家，10月4日试运行，10月8日起全面启用。

十月

10月11~12日，由科技部主办、心血管疾病国家重点实验室承办的新建国家重点实验室工作交流会在京胜利召开。国家科技部、财政部等12部委领导、地方科技厅领导、全国49个新建重点实验室主管领导、优秀国家重点实验室代表共计145人参加大会。此次工作交流会为各新建实验室能够按照科技部相关办法和规则做好建设工作，并按期完成验收提供了很好的平台。

10月17日，由卫生部医政司、北京市卫生局领导带队，广东省12家医院组成的专家一行23人到肿瘤医院开展督导检查。

10月19日，卫生部重症医学质控评价中心授牌仪式、第五届协和重症与血流动力学大会在北京举行。卫生部委托北京协和医院开展重症医学质控中心工作，时间为2012年4月1日~2015年4月1日。

10月19日，国家外国专家局经济技术专家司袁旭东司长、经济技术专家司管理处彭浩处长、经济技术专家司计划处梁沈平处长和金红副处长一行四人莅临阜外医院中国牛津国际医学研究中心，就该中心的引智工作进行调研。

10月22~23日，院校经审委员会对京内13个所院工会进行2011年度财务工作集中检查。

10月29日 阜外心血管病医院院长、心血管疾病国家重点实验室主任胡盛寿教授喜获何梁何利基金"科学与技术进步奖"，全国医学、药学领域共六位专家获此项殊荣。

10月30日，由中国医学科学院 北京协和医学院主办，血液病医院、中国医学科学院干细胞中心及实验血液学国家重点实验室联合承办的血液学和干细胞生物学全国优秀博士生论坛在血液病医院召开。

10月31日，北京高校《党建和思想政治工作基本标准》入校检查组第六组专家对我校党建和思想政治工作进行了为期一天的入校检查。

十一月

为加强院校内外的学术交流与科研合作，从而推动院校在人口与健康领域重大科学问题的相关研究向前发展，抢占国际上医学研究的热点与前沿阵地，院校创办了协和学术沙龙活动。协和学术沙龙每周三晚上 6：30~8：30 在东单三条礼堂会议室举办，首期活动于 2012 年 11 月 7 日晚举办。

11 月 4~6 日，由院校与美国国家癌症基金会（national foundation of cancer research, NFCR）共同举办、肿瘤医院承办的"中美癌症及全球合作方向高峰论坛"在京召开，卫生部部长陈竺、曹雪涛院长及来自中美两国癌症基础研究、临床研究和药物研发领域的多位院士、首席科学家等出席了此次高峰论坛。

11 月 12 日，肿瘤医院与美国加州大学洛杉矶分校（UCLA）的罗纳德·里根医疗中心医院、琼森癌症综合治疗中心（UCLA-HOSPITAL）签署谅解备忘录的仪式在京举行。

11 月 16 日，2012 年院校人才工作会议在院校召开。院校领导，老领导，两院院士，所院班子成员，机关处级干部及所院相关职能部门负责人、千人计划人选、长江学者、杰出青年基金获得者、协和学者、协和学者创新团队带头人、协和新星等代表、部分党外人士等参加了会议。

11 月 17~18 日，2012 院校科技产业工作研讨会于在四川成都召开。曹雪涛院长和詹启敏副院校长出席会议。

11 月 27 日上午，中国医学科学院青年科学家创新联盟成立暨首届理事会第一次全体会议在京召开。创新联盟成立的主旨是为搭建中国医学科学院青年科学家交流的平台，营造激发创新活力和促进协同创新的环境；为中国医学科学院机制创新和战略研究思想库建设发挥参谋助手作用；培育领军拔尖创新人才。

11 月 27 日下午，国家级实验教学示范中心验收专家组莅临我校，对北京协和医学院基础医学实验教学中心进行实地考察。

11 月 27 日，由中国红十字基金会主办、北京协和医学院继续教育学院承办的"红十字天使计划"第 41 期乡村医生培训班开班仪式在我校三条礼堂举行。

11 月 28 日下午，院校学习贯彻党的十八大精神报告会在教学科研楼报告厅举行，院校班子成员，京津地区所院班子成员、党办主任、纪委委员，京内各所院总支书记、支部书记，院校机关处级干部和在职党员代表参会听取了报告。

11 月 28 日，"抗凝血化学 1 类新药 SAR"项目启动和"治疗血管性痴呆中药新药天麻苷醇酯苷片"成果转让签约仪式在京举行。会议由詹启敏副院校长主持，国家卫生部、国家新药创制专项办、北京市等相关机构领导出席。

十二月

12 月 3 日下午，北京协和医学院 2012 年学生工作研讨会在京举办，院校党委书记李立明、校长曾益新、党委副书记林长胜等领导同志均作了重要发言，院校督导委员会、学生工作委员会、机关各处室处长、各所院党委书记、党政办主任、教育处处长以及辅导员参加了本次会议。

12月5日是院校在北京市委教育工委"首都百万师生微党课"微博上的主责日,我校积极参与微党课活动,与首都大学生共话"十八大精神",分享学习心得。

12月6~7日,由肿瘤医院与英国癌症研究院(cancer research UK,CRUK)共同举办的"中英肺癌与食管癌研究论坛"在北京召开。

12月10日下午,北京协和医学院和广东珠江投资股份有限公司捐赠及战略合作框架协议签字暨捐款仪式在新科研楼805会议室举行。

12月13日,中国医学科学院 北京协和医学院科技大会在协和学术会堂举行。

12月14日,河南省人民政府、中国医学科学院阜外心血管病医院在北京举行合作共建框架协议签字仪式,卫生部部长陈竺、河南省人民政府省长郭庚茂出席签字仪式并分别讲话。河南省人民政府副省长王铁、阜外心血管病医院院长胡盛寿代表双方签署合作共建框架协议。此次合作,将依托卫生部、河南省人民政府合作平台,共建阜外华中心血管病医院,打造辐射中原经济区、造福亿万人民的区域医疗中心。

12月14~15日,协和循证健康管理学术论坛会议在京召开。

12月20~21日,卫生部组织的大型医院巡查第五巡查组到整形医院检查并指导工作。本次巡查共分三个组进行,分别是:领导班子与医院建设发展组、医疗管理组和财务管理组。